Peter Franke · Allgemeine und spezielle Auskultation des Herzens

Peter Franke

# Allgemeine und spezielle Auskultation des Herzens

Hämodynamische Grundlagen – Differentialdiagnose –
Praktische Hinweise

Mit 138 Abbildungen und 69 Tabellen

Springer-Verlag Berlin Heidelberg GmbH 1984

Dr. med. Hans-Jörg Peter Franke
Medizinische Klinik Innenstadt
der Ludwig-Maximilians-Universität München
Ziemssenstr. 1
8000 München 2

ISBN 978-3-8070-0340-5

CIP-Kurztitelaufnahme der Deutschen Bibliothek:

Franke, Peter: Allgemeine und spezielle Auskultation des Herzens:
hämodynam. Grundlagen – Differentialdiagnose – prakt. Hinweise /
Peter Franke.
ISBN 978-3-8070-0340-5     ISBN 978-3-642-54200-8 (eBook)
DOI 10.1007/978-3-642-54200-8

Das Werk ist urheberrechtlich geschützt. Die dadurch begründeten Rechte, insbesondere die der Übersetzung, des Nachdrucks, der Entnahme von Abbildungen, der Funksendung, der Wiedergabe auf photomechanischem oder ähnlichem Wege und der Speicherung in Datenverarbeitungsanlagen, bleiben, auch bei nur auszugsweiser Verwertung, vorbehalten.

Die Vergütungsansprüche des § 54, Abs. 2 UrhG werden durch die „Verwertungsgesellschaft Wort", München wahrgenommen.

© Springer-Verlag Berlin Heidelberg 1984
Ursprünglich erschienen bei J.F. Bergmann Verlag München 1984

Die Wiedergabe von Gebrauchsnamen, Handelsnamen, Warenbezeichnungen usw. in diesem Werk berechtigt auch ohne besondere Kennzeichnung nicht zu der Annahme, daß solche Namen im Sinne der Warenzeichen- und Markenschutz-Gesetzgebung als frei zu betrachten wären und daher von jedermann benutzt werden dürften.

Zeichnungen: Fritz E. Urich, München

Satz: Daten- und Lichtsatz-Service, Würzburg

# Vorwort

Im Zeitalter der hochtechnisierten Medizin neigt die Diagnostik oft allzu schnell zu technisch aufwendigen und teueren Methoden, wobei die „alte Kunst" der körperlichen Untersuchung gerade bei den mit „modernem" Wissen überhäuften und überforderten Studenten etwas in den Hintergrund tritt.

Während die Kunst der Perkussion durch die heute fast allgegenwärtige Röntgendiagnostik wohl nie wieder die Bedeutung und Blütezeit erreichen wird, die sie vor über einem halben Jahrhundert erlebte, so haben gerade die neueren Techniken der Kardiologie die Aussagekraft der Herzauskultation verbessert.

Durch Herzkathetertechniken wie Cineangiographie und die intrakardiale Ableitung von Drucken und Schallphänomenen konnte vieles bestätigt werden, anderes mußte korrigiert oder fallengelassen werden.

Heute ist es gerade die Ultraschall-Echokardiographie, die mit ihrer Verbreitung einer größeren Anzahl gerade junger Kollegen Einblick in die Hämodynamik des Herzens gewährt und die in einigen Punkten wie z.B. dem Click-Syndrom wertvolle neue Gesichtspunkte brachte.

Aber nicht nur unser zunehmendes Wissen über die hämodynamischen Zusammenhänge macht die dadurch zuverlässiger gewordene Interpretation von Auskultationsphänomenen „modern": Durch den raschen Fortschritt der Herzchirurgie ist die Auskultation nicht länger nur zur Beurteilung der Prognose und der körperlichen Leistungsfähigkeit von Patienten mit unbehandelbaren Herzfehlern verurteilt. Andererseits wird insbesondere dem niedergelassenen Arzt eine besondere Verantwortung übertragen, denn von ihm muß der Anstoß zur weiterführenden, aufwendigen und teueren Diagnostik im Vorfeld der Herzchirurgie ausgehen.

Aber auch in der Betreuung nach Herzklappenersatz hat die Auskultation ihren festen Platz: Hier zwischen den oft verwirrenden „normalen" Prothesentönen das pathologische Geräusch herauszuhören und zu interpretieren erfordert etwas Geschick – und Wissen.

Auch außerhalb der kurativen Medizin wird z.B. im Rahmen der Arbeits- und Versicherungsmedizin eine zunehmende Anzahl von Normalpersonen oft mit einfachen Mitteln untersucht. Gerade hier, wo die Schwelle zur technischen Medizin aus ethischen, finanziellen oder Kapazitätsgründen höher ist, kann durch die falsche Deutung von Auskultationsbefunden ein oft nur schwer wiedergutzumachender sozialer Schaden für den Betroffenen entstehen.

# Zum vorliegenden Buch

Der Anstoß zum Zusammenstellen dieses Kompendiums kam während des Auskultationskurses von seiten der Studenten. Bald nach dem ersten Erfassen der Herztöne und -geräusche zeigte sich ein lebhaftes Interesse für die hämodynamischen Zusammenhänge, bei deren Diskussion sich insbesondere echokardiographische Demonstrationen an den zuvor auskultierten Patienten als ungemein befruchtend erwiesen.

EKG, Röntgenbild und intrakardiale Druckwerte waren – dem Ausbildungsstand entsprechend – noch zu abstrakt.

Die häufig gestellte Frage nach einem modernen Kompendium der Herzauskultation zur Vertiefung des besprochenen Themas mußte unbeantwortet bleiben.

Dies ist kein Lehrbuch für den kardiologischen Spezialisten – er sei an die Fachliteratur, an (meist fremdsprachige) Originalarbeiten sowie an Phonokardiographieatlanten verwiesen.

Es ist die Aufgabe des vorliegenden Buches, den derzeitigen wissenschaftlichen Stand der Herzauskultation zusammenzufassen und in übersichtlicher Form unter Herzvorhebung des Wesentlichen dem Studenten (und nachschlagenden Kollegen) anzubieten.

Aus didaktischen Gründen wurde der Text ausschließlich auf die **linken** Seiten des Buches konzentriert und auf den gegenüberliegenden **rechten** Seiten der Extrakt des Textes in Form von Skizzen, Merksätzen oder differentialdiagnostischen Tabellen hervorgehoben, was besonders zur schnellen Rekapitulation geeignet ist. Schematischen Darstellungen und – soweit lehrreich – echokardiographischen Skizzen wurde der Vorzug vor phonokardiographischen Mehrkanalregistrierungen eingeräumt. Ein umfangreiches Literaturverzeichnis für jedes Kapitel steht am Ende des Werkes.

Über den praktischen Wert dieses Konzeptes, sei es beim eingehenden oder nur orientierenden Studium oder beim eiligen Nachschlagen eines in der täglichen Praxis gesuchten Details, muß der Leser entscheiden.

Für fachliche Diskussionen und wertvolle Ratschläge möchte ich mich – stellvertretend für viele andere – besonders herzlich bei Herrn Dr. V. Mühlberger (Innsbruck), Herrn Dr. R. Halbritter und Herrn Prof. Dr. H. Blömer bedanken.

Herrn F. E. Urich und Frau Ch. Volkmann danke ich für ihre Geduld und Umsicht bei der Erstellung der Graphiken und des Manuskriptes.

Herrn Prof. Dr. H. J. Clemens und seinen Mitarbeitern im Bergmann Verlag schulde ich Dank für die ausgezeichnete Zusammenarbeit, ihr stetes Wohlwollen und die großzügige Hilfe bei der Herausgabe dieses Buches.

München, im Sommer 1984 H. J. Peter Franke

# Inhaltsverzeichnis

Vorwort . . . . . . . . . . . . . . . . . . . . . . . . . . . . . . V
Zum vorliegenden Buch . . . . . . . . . . . . . . . . . . . . . . VI
Verwendete Abkürzungen . . . . . . . . . . . . . . . . . . . . XIX

## A. Allgemeiner Teil . . . . . . . . . . . . . . . . . . . . . 1

**1.    10 Regeln der Herzauskultation** . . . . . . . . . . . . . . . . . 3

1.1    Auskultiere nie in Eile und nur bei bestmöglicher äußerer Ruhe .   4
1.2    Auskultiere selbst – übernimm keinen Fremdbefund ungeprüft .   6
1.3    Auskultiere mit Membran- und Glockenteil eines leistungsfähigen
       Stethoskops . . . . . . . . . . . . . . . . . . . . . . . . . .   8
1.4    Auskultiere jeden Herzton, jedes Herzgeräusch für sich . . . . .  14
1.5    Auskultiere alle Areale . . . . . . . . . . . . . . . . . . . .  16
1.5.1  Die Fortleitung der Geräusche . . . . . . . . . . . . . . . . .  16
1.5.2  Auskultationspunkt oder -areal? . . . . . . . . . . . . . . . .  16
1.6    Auskultiere nach einem festen Schema . . . . . . . . . . . . . .  22
1.7    Auskultiere und dokumentiere . . . . . . . . . . . . . . . . .  30
1.8    Auskultiere dynamisch: Der Einfluß von Atmung, Lagewechsel,
       Belastung und Medikamenten . . . . . . . . . . . . . . . . . .  32
1.9    Auskultiere nach Anamnese und orientierender Untersuchung . .  40
1.10   Auskultieren lernt man nur am Krankenbett . . . . . . . . . .  42

**2.    Inspektion, Palpation, Perkussion und Herzauskultation** . . . . .  44

2.1    Inspektion . . . . . . . . . . . . . . . . . . . . . . . . . . .  44
2.2    Perkussion . . . . . . . . . . . . . . . . . . . . . . . . . . .  44
2.3    Palpation . . . . . . . . . . . . . . . . . . . . . . . . . . .  46
2.3.1  Herzspitzenstoß . . . . . . . . . . . . . . . . . . . . . . . .  46
2.3.2  Rechtsventrikuläre Impulse . . . . . . . . . . . . . . . . . .  48
2.3.3  Ektope Brustwandimpulse . . . . . . . . . . . . . . . . . . .  48
2.3.4  Tastbare Herztöne . . . . . . . . . . . . . . . . . . . . . . .  48
2.3.5  Systolische Einziehungen . . . . . . . . . . . . . . . . . . .  50
2.3.6  Tastbares Schwirren . . . . . . . . . . . . . . . . . . . . . .  50
2.3.7  Tastbares Reiben . . . . . . . . . . . . . . . . . . . . . . .  50

**3.    Echokardiographie und Herzauskultation** . . . . . . . . . . . .  52

3.1    Methodik . . . . . . . . . . . . . . . . . . . . . . . . . . . .  52
3.2    Die normale TM-Registrierung . . . . . . . . . . . . . . . . .  54

| | | |
|---|---|---|
| **4.** | **Der 1. Herzton** | 56 |
| 4.1 | Definition | 56 |
| 4.2 | Punctum maximum | 56 |
| 4.3 | Unterscheidung vom 2. Herzton | 56 |
| 4.4 | Entstehungsmechanismus des 1. Herztones | 58 |
| 4.4.1 | Die Theorien | 58 |
| 4.4.2 | Die Hämodynamik | 62 |
| 4.5 | Der gespaltene 1. Herzton | 68 |
| 4.5.1 | Die physiologische Spaltung | 68 |
| 4.5.2 | Die pathologische Spaltung | 68 |
| 4.5.2.1 | Elektrische Ursachen | 68 |
| 4.5.2.2 | Hämodynamische Ursachen | 70 |
| 4.5.2.3 | Hämodynamische und elektrische Ursachen | 70 |
| 4.6 | Die Lautstärke des 1. Herztons | 72 |
| 4.6.1 | Die Mitralklappenstellung zu Beginn der Systole | 72 |
| 4.6.2 | Die Schließfähigkeit der Mitralklappe | 74 |
| 4.6.3 | Die Beweglichkeit der Mitralklappe | 74 |
| 4.6.4 | Die linksventrikuläre Kontraktionskraft | 74 |
| 4.6.5 | Extrakardiale Faktoren | 76 |
| **5.** | **Der 2. Herzton** | 78 |
| 5.1 | Definition | 78 |
| 5.2 | Punctum maximum | 78 |
| 5.3 | Die physiologische Spaltung des 2. Herztones | 80 |
| 5.3.1 | Hämodynamik | 80 |
| 5.3.2 | Kriterien der physiologischen Spaltung | 82 |
| 5.4 | Die pathologische Spaltung des 2. Herztones | 82 |
| 5.4.1 | Die bleibende Spaltung | 82 |
| 5.4.2 | Die fixierte Spaltung | 86 |
| 5.4.3 | Die paradoxe Spaltung | 88 |
| **6.** | **Der 3. und 4. Herzton** | 90 |
| 6.1 | Definition | 90 |
| 6.2 | Punctum maximum und Provokationsmöglichkeiten | 90 |
| 6.3 | Hämodynamik und Pathophysiologie | 92 |
| 6.4 | Der physiologische 3. und 4. Herzton | 94 |
| 6.5 | Der 3. Herzton beim Erwachsenen | 94 |
| 6.5.1 | Der 3. Herzton bei Hyperzirkulation | 94 |
| 6.5.2 | Der 3. Herzton bei Herzinsuffizienz | 96 |
| 6.5.3 | Rechts- oder linkskardialer 3. Herzton? | 98 |
| 6.6 | Der 4. Herzton beim Erwachsenen | 100 |
| 6.7 | Der sog. Galopprhythmus | 102 |
| 6.7.1 | Der „systolische Galopp" | 102 |
| 6.7.2 | Der präsystolische Galopp | 104 |
| 6.7.3 | Der protodiastolische Galopp | 104 |
| 6.7.4 | Der Summationsgalopp | 104 |
| **7.** | **Der Ejection-Click** | 106 |
| 7.1 | Definition | 106 |
| 7.2 | Der nichtvalvuläre aortale Ejection-Click | 106 |

| 7.2.1 | Hämodynamik | 106 |
|---|---|---|
| 7.2.2 | Vorkommen | 108 |
| 7.3 | Der valvuläre aortale Ejection-Click | 108 |
| 7.3.1 | Hämodynamik | 108 |
| 7.3.2 | Vorkommen | 108 |
| 7.4 | Der nichtvalvuläre pulmonale Ejection-Click | 110 |
| 7.4.1 | Hämodynamik | 110 |
| 7.4.2 | Vorkommen | 110 |
| 7.5 | Der valvuläre pulmonale Ejection-Click | 110 |
| 7.5.1 | Hämodynamik | 110 |
| 7.5.2 | Vorkommen | 110 |
| | | |
| **8.** | **Mesosystolische Clicks (Non-Ejection-Clicks)** | **112** |
| 8.1 | Extrakardial bedingte systolische Clicks | 112 |
| 8.2 | Kardial bedingte systolische Clicks | 112 |
| 8.2.1 | Der Mitralklappenprolaps | 112 |
| 8.2.1.1 | Definition | 114 |
| 8.2.1.2 | Punctum maximum | 114 |
| 8.2.1.3 | Häufigkeit | 114 |
| 8.2.1.4 | Hämodynamik | 114 |
| 8.2.2 | Differentialdiagnose | 118 |
| | | |
| **9.** | **Extrakardiale Clicks bei Herzschrittmacher** | **120** |
| 9.1 | Definition | 120 |
| 9.2 | Ursprung | 120 |
| 9.3 | Ursachen | 120 |
| | | |
| **10.** | **Die diastolischen Extratöne** | **122** |
| 10.1 | Der Mitralöffnungston (MÖT) | 122 |
| 10.1.1 | Definition | 122 |
| 10.1.2 | Punctum maximum | 122 |
| 10.1.3 | Vorkommen | 122 |
| 10.1.4 | Hämodynamik | 124 |
| 10.1.5 | Das 2-MÖT-Intervall | 126 |
| 10.1.6 | Differentialdiagnose | 128 |
| 10.2 | Der Trikuspidalöffnungston (TÖT) | 130 |
| 10.3 | Der Perikardton | 132 |
| 10.3.1 | Definition | 132 |
| 10.3.2 | Punctum maximum | 132 |
| 10.3.3 | Hämodynamik | 132 |
| 10.3.4 | Differentialdiagnose | 132 |
| 10.4 | Der Tumor-„Plop" | 134 |
| 10.4.1 | Definition | 134 |
| 10.4.2 | Punctum maximum | 134 |
| 10.4.3 | Hämodynamik | 134 |
| | | |
| **11.** | **Prothesentöne und -geräusche** | **136** |
| 11.1 | Kugelprothesen | 136 |
| 11.2 | Kippscheibenprothesen | 138 |

| | | | |
|---|---|---|---|
| 11.3 | Doppelflügelprothesen | | 140 |
| 11.4 | Bioprothesen | | 142 |

## Herzgeräusche ... 144

| 12. | **Systolische Herzgeräusche** | 144 |
|---|---|---|
| 12.1 | Die Austreibungsgeräusche (Ejektionsgeräusche) | 144 |
| 12.1.1 | Organische rechtsventrikuläre Stenosen | 146 |
| 12.1.2 | Organische linksventrikuläre Stenosen | 148 |
| 12.1.3 | Austreibungsgeräusche ohne organische Stenosen | 148 |
| 12.1.3.1 | Funktionelle Geräusche | 150 |
| 12.1.3.2 | Akzidentelle Geräusche | 152 |
| 12.2 | Die systolischen Refluxgeräusche | 156 |
| 12.2.1 | Mitralinsuffizienz | 156 |
| 12.2.2 | Trikuspidalinsuffizienz | 158 |
| 12.2.3 | Ventrikelseptumdefekt | 158 |

| 13. | **Diastolische Herzgeräusche** | 162 |
|---|---|---|
| 13.1 | Die diastolischen Füllungsgeräusche | 162 |
| 13.1.1 | Organische AV-Klappenstenosen | 162 |
| 13.1.2 | Relative AV-Klappenstenosen | 164 |
| 13.2 | Die diastolischen Refluxgeräusche | 168 |
| 13.2.1 | Aorteninsuffizienz | 168 |
| 13.2.2 | Pulmonalinsuffizienz | 170 |

| 14. | **Kontinuierliche Geräusche** | 172 |
|---|---|---|
| 14.1 | Bei schnellem Blutfluß | 172 |
| 14.2 | Bei Shunts zwischen Hoch- und Niederdrucksystem | 174 |
| 14.3 | Bei lokalisierten arteriellen Stenosen | 174 |

| 15. | **Perikardreiben** | 178 |
|---|---|---|
| 15.1 | Definition | 178 |
| 15.2 | Ätiologie | 178 |
| 15.3 | Charakteristik | 178 |

## B. Spezieller Teil ... 183

| 16. | **Die Aortenstenose** | 184 |
|---|---|---|
| 16.1 | Definition | 184 |
| 16.2 | Ätiologie und Häufigkeit | 184 |
| 16.3 | Pathologische Anatomie | 184 |
| 16.3.1 | Angeborene Formen | 184 |
| 16.3.2 | Erworbene Formen | 186 |
| 16.4 | Pathophysiologie und Hämodynamik | 186 |
| 16.5 | Klinische Gesichtspunkte | 190 |
| 16.6 | Auskultation | 190 |
| 16.6.1 | Der 1. Herzton | 190 |

| | | |
|---|---|---|
| 16.6.2 | Der 2. Herzton | 190 |
| 16.6.3 | Der Ejection-Click | 192 |
| 16.6.4 | Das systolische Geräusch | 192 |
| 16.6.5 | Diastolische Geräusche | 196 |
| 16.6.6 | Der 4. Herzton | 196 |
| 16.6.7 | Supra- und subvalvuläre Aortenstenosen | 198 |
| 16.6.7.1 | Die supravalvuläre Aortenstenose | 198 |
| 16.6.7.2 | Die fixierte subvalvuläre Aortenstenose | 198 |
| 16.7 | Differentialdiagnose | 198 |
| **17.** | **Die Aorteninsuffizienz** | **202** |
| 17.1 | Definition | 202 |
| 17.2 | Ätiologie | 202 |
| 17.3 | Pathologische Anatomie | 202 |
| 17.3.1 | Aortenklappenerkrankungen | 202 |
| 17.3.2 | Aortenwurzelerkrankungen | 204 |
| 17.4 | Pathogenese und Hämodynamik | 204 |
| 17.5 | Klinische Gesichtspunkte | 208 |
| 17.6 | Auskultation | 208 |
| 17.6.1 | Der 1. Herzton | 208 |
| 17.6.2 | Der 2. Herzton | 208 |
| 17.6.3 | Der Ejection-Click | 210 |
| 17.6.4 | Das diastolische Geräusch | 210 |
| 17.6.5 | Das Austin Flint-Geräusch | 214 |
| 17.6.6 | Systolische Geräusche | 216 |
| 17.6.7 | Der 3. Herzton | 216 |
| 17.7 | Differentialdiagnose | 216 |
| **18.** | **Die hypertrophe obstruktive Kardiomyopathie** | **220** |
| 18.1 | Definition und Terminologie | 220 |
| 18.2 | Häufigkeit und Ätiologie | 220 |
| 18.3 | Pathologische Anatomie | 222 |
| 18.4 | Pathophysiologie und Hämodynamik | 222 |
| 18.5 | Klinische Gesichtspunkte | 224 |
| 18.6 | Auskultation | 224 |
| 18.6.1 | Der 1. Herzton | 224 |
| 18.6.2 | Der 2. Herzton | 224 |
| 18.6.3 | Der Ejection-Click | 226 |
| 18.6.4 | Der 4. Herzton | 226 |
| 18.6.5 | Systolische Geräusche | 226 |
| 18.6.6 | Diastolische Geräusche | 228 |
| 18.6.7 | Zusätzliche Töne | 228 |
| 18.6.8 | Dynamische Auskultation bei HOKM | 228 |
| 18.7 | Differentialdiagnose | 230 |
| **19.** | **Die Mitralstenose** | **232** |
| 19.1 | Definition | 232 |
| 19.2 | Ätiologie und Häufigkeit | 232 |
| 19.3 | Pathologische Anatomie | 232 |

| | | |
|---|---|---|
| 19.4 | Pathophysiologie und Hämodynamik | 234 |
| 19.5 | Klinische Gesichtspunkte | 236 |
| 19.6 | Auskultation | 236 |
| 19.6.1 | Der 1. Herzton | 236 |
| 19.6.2 | Der 2. Herzton | 238 |
| 19.6.3 | Der Mitralöffnungston | 238 |
| 19.6.4 | Diastolische Geräusche | 240 |
| 19.6.4.1 | Das diastolische Intervallgeräusch | 240 |
| 19.6.4.2 | Das präsystolische Geräusch | 242 |
| 19.6.5 | Auskultationsbild der Mitralstenose bei pulmonaler Hypertonie | 244 |
| 19.6.6 | Der Wandel des Auskultationsbefundes im Verlauf der Erkrankung | 246 |
| 19.6.7 | Die stumme Mitralstenose | 248 |
| 19.7 | Differentialdiagnose | 248 |
| **20.** | **Die Mitralinsuffizienz** | **254** |
| 20.1 | Die chronisch-rheumatische Mitralinsuffizienz | 256 |
| 20.1.1 | Pathologische Anatomie | 256 |
| 20.1.2 | Pathophysiologie und Hämodynamik | 256 |
| 20.1.3 | Klinische Gesichtspunkte | 258 |
| 20.1.4 | Auskultation | 258 |
| 20.1.4.1 | Der 1. Herzton | 258 |
| 20.1.4.2 | Der 2. Herzton | 260 |
| 20.1.4.3 | Das systolische Geräusch | 260 |
| 20.1.4.4 | Der 3. Herzton | 262 |
| 20.1.4.5 | Der Mitralöffnungston | 262 |
| 20.1.4.6 | Das diastolische Mitralströmungsgeräusch | 264 |
| 20.1.5 | Differentialdiagnose | 264 |
| 20.2 | Die Mitralinsuffizienz bei Papillarmuskeldysfunktion | 266 |
| 20.2.1 | Definition | 266 |
| 20.2.2 | Ätiologie und Pathophysiologie | 266 |
| 20.2.3 | Auskultation | 268 |
| 20.2.3.1 | Der 1. Herzton | 268 |
| 20.2.3.2 | Der 2. Herzton | 268 |
| 20.2.3.3 | Das systolische Gräusch | 268 |
| 20.2.3.4 | Diastolische Zusatztöne | 268 |
| 20.2.3.5 | Das Mitralströmungsgeräusch | 268 |
| 20.3 | Die Mitralinsuffizienz bei Mitralklappenprolaps | 270 |
| 20.3.1 | Definition und Terminologie | 270 |
| 20.3.2 | Ätiologie und Häufigkeit | 270 |
| 20.3.3 | Pathologie und Pathophysiologie | 270 |
| 20.3.4 | Klinische Gesichtspunkte | 272 |
| 20.3.5 | Auskultation | 272 |
| 20.3.5.1 | Der 1. und 2. Herzton | 272 |
| 20.3.5.2 | Der systolische Click | 272 |
| 20.3.5.3 | Das systolische Geräusch | 274 |
| 20.3.6 | Differentialdiagnose | 274 |
| 20.4 | Seltene Ursachen einer Mitralinsuffizienz | 276 |
| 20.5 | Die akute Mitralinsuffizienz | 276 |
| 20.5.1 | Ätiologie | 276 |

| | | |
|---|---|---|
| 20.5.2 | Hämodynamik | 276 |
| 20.5.3 | Klinische Gesichtspunkte | 278 |
| 20.5.4 | Auskultation | 278 |
| 20.5.4.1 | Das systolische Geräusch | 278 |
| 20.5.4.2 | Die Füllungstöne | 278 |
| 20.5.5 | Differentialdiagnose | 278 |

## 21. Die Trikuspidalstenose . . . . . . . . . . . . . . . . . . . . 280

| | | |
|---|---|---|
| 21.1 | Definition | 280 |
| 21.2 | Ätiologie | 280 |
| 21.3 | Pathologische Anatomie | 280 |
| 21.4 | Pathophysiologie und Hämodynamik | 280 |
| 21.5 | Klinische Gesichtspunkte | 282 |
| 21.6 | Auskultation | 282 |
| 21.6.1 | Der 1. Herzton | 282 |
| 21.6.2 | Der 2. Herzton | 284 |
| 21.6.3 | Der Trikuspidalöffnungston | 284 |
| 21.6.4 | Die diastolischen Geräusche | 284 |
| 21.6.4.1 | Das Präsystolikum | 284 |
| 21.6.4.2 | Das Diastolikum | 286 |
| 21.7 | Differentialdiagnose | 286 |

## 22. Die Trikuspidalinsuffizienz . . . . . . . . . . . . . . . . . . 288

| | | |
|---|---|---|
| 22.1 | Definition | 288 |
| 22.2 | Ätiologie | 288 |
| 22.3 | Pathophysiologie und Hämodynamik | 288 |
| 22.4 | Klinische Gesichtspunkte | 290 |
| 22.5 | Auskultation | 290 |
| 22.5.1 | Der 1. Herzton | 290 |
| 22.5.2 | Der 2. Herzton | 292 |
| 22.5.3 | Das systolische Geräusch | 292 |
| 22.5.4 | Diastolische Zusatztöne | 294 |
| 22.5.5 | Diastolische Geräusche | 294 |
| 22.6 | Differentialdiagnose | 294 |

## 23. Die Ebstein-Anomalie . . . . . . . . . . . . . . . . . . . . 296

| | | |
|---|---|---|
| 23.1 | Definition | 296 |
| 23.2 | Häufigkeit | 296 |
| 23.3 | Pathologische Anatomie | 296 |
| 23.4 | Pathophysiologie und Hämodynamik | 296 |
| 23.5 | Klinische Gesichtspunkte | 298 |
| 23.6 | Auskultation | 298 |
| 23.6.1 | Der 1. Herzton | 298 |
| 23.6.2 | Der 2. Herzton | 298 |
| 23.6.3 | Der 3. Herzton | 300 |
| 23.6.4 | Der 4. Herzton | 300 |
| 23.6.5 | Systolische Geräusche | 300 |
| 23.6.6 | Diastolische Geräusche | 302 |
| 23.7 | Differentialdiagnose | 302 |

## 24. Die Pulmonalstenose ... 304

24.1 Definition ... 304
24.2 Häufigkeit ... 304
24.3 Pathologische Anatomie ... 304
24.4 Pathophysiologie und Hämodynamik ... 304
24.5 Klinische Gesichtspunkte ... 306
24.6 Auskultation ... 306
24.6.1 Der 1. Herzton ... 306
24.6.2 Der 2. Herzton ... 306
24.6.3 Der Ejection-Click ... 308
24.6.4 Der 4. Herzton ... 308
24.6.5 Das systolische Geräusch ... 308
24.7 Sonderformen der Pulmonalstenose ... 312
24.8 Differentialdiagnose ... 312

## 25. Der Vorhofseptumdefekt ... 314

25.1 Definition ... 314
25.2 Häufigkeit ... 314
25.3 Pathologische Anatomie ... 314
25.4 Pathophysiologie und Hämodynamik ... 316
25.5 Klinische Gesichtspunkte ... 318
25.6 Auskultation ... 318
25.6.1 Der 1. Herzton ... 318
25.6.2 Der 2. Herzton ... 318
25.6.3 Systolische Geräusche ... 320
25.6.4 Diastolische Geräusche ... 320
25.6.5 Der Ejection-Click ... 322
25.6.6 Der ASD mit pulmonaler Hypertonie ... 324
25.7 Sonderformen eines Vorhofseptumdefekts ... 324
25.7.1 ASD mit Mitralklappenprolaps ... 324
25.7.2 Ostium primum-Defekt (partieller AV-Kanal) ... 324
25.7.3 Kompletter AV-Kanal ... 326
25.7.4 Lutembacher-Syndrom (ASD + MS) ... 326
25.8 Differentialdiagnose ... 326

## 26. Der Ventrikelseptumdefekt ... 328

26.1 Definition ... 328
26.2 Häufigkeit ... 328
26.3 Pathologische Anatomie ... 328
26.4 Pathophysiologie und klinische Gesichtspunkte ... 328
26.5 Auskultation ... 330
26.5.1 Der 1. Herzton ... 330
26.5.2 Der 2. Herzton ... 330
26.5.3 Der 3. Herzton ... 332
26.5.4 Der Ejection-Click ... 332
26.5.5 Systolische Geräusche ... 332
25.5.5.1 Der kleine VSD ... 334
26.5.5.2 Der große VSD ohne schwere pulmonale Hypertonie ... 336
26.5.5.3 Der große VSD mit schwerer pulmonaler Hypertonie ... 336

| | | |
|---|---|---|
| 26.5.6 | Diastolische Geräusche | 336 |
| 26.6 | Differentialdiagnose | 338 |

| | | |
|---|---|---|
| **27.** | **Der persistierende Ductus arteriosus (offener Ductus Botalli)** | **340** |
| 27.1 | Definition | 340 |
| 27.2 | Häufigkeit | 340 |
| 27.3 | Pathologische Anatomie | 340 |
| 27.4 | Pathophysiologie und Hämodynamik | 340 |
| 27.5 | Klinische Gesichtspunkte | 342 |
| 27.6 | Auskultation | 344 |
| 27.6.1 | Der 1. Herzton | 344 |
| 27.6.2 | Der 2. Herzton | 344 |
| 27.6.3 | Der Ejection-Click | 344 |
| 27.6.4 | Der 3. Herzton | 344 |
| 27.6.5 | Das „Botalli-Geräusch" | 344 |
| 27.6.6 | Das Mitralströmungsgeräusch | 346 |
| 27.6.7 | Der persistierende Ductus arteriosus mit pulmonaler Hypertonie | 346 |
| 27.7 | Differentialdiagnose | 350 |
| 27.7.1 | Aortopulmonales Fenster | 350 |
| 27.7.2 | Das Sinus-Valsalva-Aneurysma | 350 |
| 27.7.3 | Koronararterienfisteln | 350 |
| 27.7.4 | Pulmonale AV-Fisteln | 352 |

| | | |
|---|---|---|
| **28.** | **Das Eisenmenger-Syndrom** | **354** |
| 28.1 | Definition | 354 |
| 28.2 | Ätiologie und Vorkommen | 354 |
| 28.3 | Pathophysiologie und Hämodynamik | 354 |
| 28.4 | Klinische Gesichtspunkte | 356 |
| 28.5 | Auskultation | 356 |
| 28.5.1 | Der 1. Herzton | 356 |
| 28.5.2 | Der 2. Herzton | 356 |
| 28.5.3 | Der Ejection-Click | 358 |
| 28.5.4 | Systolische Geräusche | 360 |
| 28.5.5 | Diastolische Geräusche | 360 |

| | | |
|---|---|---|
| **29.** | **Die Aortenisthmusstenose** | **362** |
| 29.1 | Definition | 362 |
| 29.2 | Häufigkeit | 362 |
| 29.3 | Pathologische Anatomie | 362 |
| 29.4 | Pathophysiologie und Hämodynamik | 362 |
| 29.5 | Klinische Gesichtspunkte | 364 |
| 29.6 | Auskultation | 364 |
| 29.6.1 | Der 1. und 2. Herzton | 364 |
| 29.6.2 | Der Ejection-Click | 366 |
| 29.6.3 | Der 4. Herzton | 366 |
| 29.6.4 | Geräusche bei Aortenisthmusstenose | 366 |
| 29.6.4.1 | Ursprungsort Isthmusstenose | 366 |
| 29.6.4.2 | Ursprungsort Kollateralen | 368 |
| 29.6.4.3 | Intrakardialer Ursprung | 368 |
| 29.7 | Differentialdiagnose | 368 |

## 30. Der Vorhoftumor ... 370

30.1 Definition ... 370
30.2 Ätiologie und Vorkommen ... 370
30.3 Pathologische Anatomie ... 370
30.4 Pathophysiologie und Hämodynamik ... 370
30.5 Klinische Gesichtspunkte ... 372
30.6 Auskultation ... 372
30.6.1 Der 1. Herzton ... 372
30.6.2 Der 2. Herzton ... 374
30.6.3 Der Tumor-„Plop" ... 374
30.6.4 Weitere Zusatztöne ... 374
30.6.5 Systolische Geräusche ... 374
30.6.6 Diastolische Geräusche ... 376
30.7 Differentialdiagnose ... 376

## 31. Die Pericarditis constrictiva (Panzerherz) ... 378

31.1 Definition ... 378
31.2 Ätiologie ... 378
31.3 Pathologische Anatomie ... 378
31.4 Pathophysiologie und Hämodynamik ... 378
31.5 Klinische Gesichtspunkte ... 380
31.6 Auskultation ... 380
31.6.1 Der 1. und 2. Herzton ... 380
31.6.2 Der Perikardton ... 382
31.6.3 Systolische Clicks ... 382
31.7 Differentialdiagnose ... 382

## 32. Die Trichterbrust und das Straight-Back-Syndrom ... 386

32.1 Definition ... 386
32.2 Vorkommen ... 386
32.3 Pathophysiologie und Hämodynamik ... 386
32.4 Auskultation ... 388
32.4.1 Der 1. Herzton ... 388
32.4.2 Der 2. Herzton ... 388
32.4.3 Systolische Clicks ... 388
32.4.4 Das systolische Geräusch ... 388
32.4.5 Diastolisches Geräusch ... 388

## 33. Herzauskultation bei der koronaren Herzerkrankung ... 390

33.1 Die Auskultation beim akuten Myokardinfarkt ... 390
33.1.1 Der 1. und 2. Herzton ... 390
33.1.2 Die Füllungstöne: Der 3. und 4. Herzton ... 390
33.1.3 Neuauftretende systolische Geräusche ... 392
33.1.3.1 Die Mitralinsuffizienz bei Papillarmuskeldysfunktion ... 392
33.1.3.2 Die akute Mitralinsuffizienz bei Papillarmuskelein- oder -abriß ... 394
33.1.3.3 Links-rechts-Shunt bei Ventrikelseptumruptur ... 394
33.1.4 Myokardinfarkt bei hypertropher abstruktiver Kardiomyopathie ... 396
33.1.5 Perikardreiben ... 396
33.2 Die Auskultation im Angina pectoris-Anfall ... 396

| | | |
|---|---|---|
| 33.2.1 | Der 3. und 4. Herzton | 398 |
| 33.2.2 | Das transiente Systolikum | 398 |
| 33.3 | Die Auskultation nach aortokoronarer Bypass-Operation | 400 |
| 33.3.1 | Das Systolikum des RIVA-Grafts | 400 |
| 33.3.2 | Kontinuierliches Geräusch nach Bypass-Operation | 400 |

**34. Herzauskultation in der Schwangerschaft** . . . . . . . . . . 402

| | | |
|---|---|---|
| 34.1 | Physiologie und Pathophysiologie | 402 |
| 34.2 | Auskultation bei normalem Herz-Kreislauf-System | 403 |
| 34.2.1 | Der 1. Herzton | 403 |
| 34.2.2 | Der 2. Herzton | 403 |
| 34.2.3 | Der Ejection-Click | 404 |
| 34.2.4 | Der 3. Herzton | 404 |
| 34.2.5 | Der 4. Herzton | 404 |
| 34.2.6 | Systolische Geräusche | 404 |
| 34.2.7 | Diastolische Geräusche | 404 |
| 34.2.8 | Extrakardiale Geräusche | 404 |
| 34.3 | Auskultation bei erworbenen oder angeborenen Herzfehlern | 405 |
| 34.3.1 | Mitralstenose | 405 |
| 34.3.2 | Mitralinsuffizienz | 405 |
| 34.3.3 | Aortenstenose | 405 |
| 34.3.4 | Aorteninsuffizienz | 406 |
| 34.3.5 | Rechtskardiale Klappenvitien | 406 |
| 34.3.6 | Shuntvitien | 406 |
| 34.3.7 | Mitralklappenprolaps | 406 |
| 34.3.8 | Hypertrophe obstruktive Kardiomyopathie | 406 |
| 34.3.9 | Dilatative Kardiomyopathie | 406 |
| 34.3.10 | Marfan-Syndrom | 407 |

Literaturauswahl . . . . . . . . . . . . . . . . . . . . . . . . 409

Sachregister . . . . . . . . . . . . . . . . . . . . . . . . . . 419

# Abkürzungen

| | |
|---|---|
| $A_2$ | Aortenkomponente des 2. Herztons |
| AF | Austin Flint-Geräusch |
| AI | Aorteninsuffizienz |
| AML | *anterior mitral leaflet* = vorderes Mitralsegel |
| AP | Angina pectoris |
| AS | Aortenstenose |
| ASD | atrialer Septumdefekt = Vorhofseptumdefekt |
| ASH | asymmetrische Septumhypertrophie |
| AV | atrioventrikulär |
| CI | *cardiac index* = Herzindex |
| CX | A. circumflexa = Ramus circumflexus der linken Herzkranzarterie |
| DD | Differentialdiagnose |
| EC | *Ejection-Click* = Austreibungston |
| EF | *ejection fraction* = Auswurffraktion |
| ES | Extrasystole |
| HF | Herzfrequenz |
| HG | Herzgeräusch |
| HNKM | hypertrophe nichtobstruktive Kardiomyopathie |
| HOKM | hypertrophe obstruktive Kardiomyopathie |
| HT | Herzton |
| HZV | Herzzeitvolumen |
| ICR | Interkostalraum |
| IHSS | idiopathische hypertrophe Subaortenstenose |
| IVS | interventrikuläres Septum |
| KHE | koronare Herzerkrankung |
| KMP | Kardiomyopathie |
| KÖF | Klappenöffnungsfläche |
| KOF | Körperoberfläche |
| LA | *left atrium* = linker Vorhof |
| LAPW | *left atrium posterior wall* = Hinterwand des linken Vorhofs |
| LGL | Lown-Ganong-Levine-Syndrom = Präexzitationssyndrom = Syndrom des kurzen PQ-Intervalls |
| LJ | Lebensjahr |
| LKA | linke Kranzarterie |
| LSB | Linksschenkelblock |
| LSL | Linksseitenlage |
| LV | linker Ventrikel |
| LVEDP | *left ventricular enddiastolic pressure* = linksventrikulärer enddiastolischer Druck |
| LVH | linksventrikuläre Hypertrophie |
| LVOT | *left ventricular outflow tract* = Ausflußtrakt des linken Ventrikels |
| LVPW | *left ventricular posterior wall* = Hinterwand des linken Ventrikels |
| $M_1$ | Mitralkomponente des 1. Herztons |
| MI | Mitralinsuffizienz |
| MKP | Mitralklappenprolaps |
| MÖT | Mitralöffnungston |
| MS | Mitralstenose |
| MV | *mitral valve* = Mitralklappe |
| OP | Operation |
| $P_2$ | Pulmonalkomponente des 2. Herztons |
| PA | Pulmonalarterie (in eindeutigem Zusammenhang auch Pulmonalareal) |
| p. a. | posterior-anterior (Strahlengang bei röntgenologischer Thoraxaufnahme) |

| | |
|---|---|
| PDA | persistierender Ductus arteriosus = offener Ductus Botalli |
| p.m. | punctum maximum |
| PML | *posterior mitral leaflet* = hinteres Mitralsegel |
| PQ | Überleitungsintervall im EKG (von Beginn der P-Welle bis zum Beginn der Q-Zacke) |
| PS | Pulmonalstenose |
| PV | *pulmonic valve* = Pulmonalklappe |
| RA | rechtes Atrium |
| RKA | rechte Kranzarterie |
| RR | Riva-Rocci (stellvertretend für arteriellen Blutdruck) |
| R-R | Intervall zwischen zwei R-Zacken (Herzaktionen) im EKG |
| RSB | Rechtsschenkelblock |
| RV | rechter Ventrikel |
| RVAW | *right ventricular anterior wall* = Vorderwand des rechten Ventrikels |
| RVEDP | *right ventricular enddiastolic pressure* = enddiastolischer rechtsventrikulärer Druck |
| RVOT | *right ventricular outflow tract* = Ausflußtrakt des rechten Ventrikels |
| SR | Sinusrhythmus |
| SV | Schlagvolumen |
| SVT | supraventrikuläre Tachykardie |
| $T_1$ | Trikuspidalkomponente des 1. Herztons |
| TI | Trikuspidalinsuffizienz |
| TÖT | Trikuspidalöffnungston |
| TS | Trikuspidalstenose |
| TV | *tricuspid valve* = Trikuspidalklappe |
| UKG | Ultraschallkardiographie = Echokardiographie |
| VCI | *Vena cava inferior* = untere Hohlvene |
| VCS | *Vena cava superior* = obere Hohlvene |
| VES | ventrikuläre Extrasystolen |
| VHF | Vorhofflimmern |
| VSD | Ventrikelseptumdefekt |
| WPW | Wolff-Parkinson-White-Syndrom = Präexzitationssyndrom |
| ZVD | zentralvenöser Druck |

# A. Allgemeiner Teil

*„1816 wurde ich von einem Mädchen konsultiert, das allgemeine Symptome einer Herzerkrankung bot; aufgrund ihrer Beleibtheit ermöglichten Palpation und Perkussion nur wenig Informationen. Ihr Alter und Geschlecht verboten eine Untersuchung (mittels direkter Auskultation, d. h. durch Auflegen des Ohres).*
*Da erinnerte ich mich einer altbekannten akustischen Tatsache, daß wenn man das Ohr an das eine Ende einer Röhre hält, man am anderen Ende leicht eine schabende Nadel hören kann. So erwog ich, diese Eigenschaft in vorliegendem Fall auszunutzen. Ich nahm ein Blatt Papier, rollte es sehr fest und setzte ein Ende der Rolle auf das Präkordium auf; als ich dann mein Ohr an das andere Ende legte, war ich überrascht und erfreut, die Schläge des Herzens viel klarer zu hören, als wenn ich mein Ohr direkt auf die Brust aufgelegt hätte."*

René Theophile Hyacinthe Laennec, 1826

# 1. Zehn Regeln der Herzauskultation

1. Auskultiere nie in Eile und nur bei bestmöglicher äußerer Ruhe!
2. Auskultiere selbst! Übernimm keinen Fremdbefund ungeprüft!
3. Auskultiere mit Membran und Glockenteil eines leistungsfähigen Stethoskops!
4. Auskultiere und beurteile jeden Ton und jedes Geräusch für sich!
5. Auskultiere alle Areale!
6. Auskultiere nach einem festen Schema!
7. Auskultiere und dokumentiere!
8. Auskultiere dynamisch: Der Einfluß von Atmung, Lagewechsel, Belastung und Medikamenten!
9. Auskultiere nach Anamnese und zumindest orientierender Untersuchung!
10. Auskultieren lernt man nur am Krankenbett!

## 1.1 Auskultiere nie in Eile und nur bei bestmöglicher äußerer Ruhe

Das flüchtige Auskultieren ist leider auch heute noch (oder gerade heute?) eher die Regel denn die Ausnahme. Solange dies nur zur orientierenden Kontrolle des Herz*rhythmus* dient, ist weiter nichts dagegen einzuwenden.

Die große Gefahr, die jedoch von einer flüchtigen Auskultation („Kassendreieck" nach Schulten) ausgeht, ist der falsche Glaube, hiermit ein Herz*vitium* oder – viel schlimmer – eine Herz*erkrankung schlechthin* ausgeschlossen zu haben.

Bei der ersten Auskultation eines Patienten und insbesondere bei Verdacht auf eine Herzerkrankung müssen wir nicht nur dem Kranken zum völligen Entkleiden des Oberkörpers und zum Erreichen der Ruheherzfrequenz Zeit lassen, sondern auch uns selbst. Eine systematische Auskultation, wie sie im folgenden besprochen wird, benötigt oft weniger Zeit als ein meist ineffektives „Hin- und Herspringen" mit dem Stethoskop.

Der Untersuchungsraum sollte bestmöglich von Umgebungsgeräuschen abgeschirmt sein. Radio, Fernsehen und Unterhaltungsgeräusche im Zimmer behindern nicht nur die akustische Wahrnehmungsfähigkeit, sondern auch das Konzentrationsvermögen des Untersuchers.

## 1. 10 Regeln der Herzauskultation

**Eine flüchtige Herzauskultation („Kassendreieck") kann nie ein Vitium oder eine „Herzerkrankung schlechthin" ausschließen!**

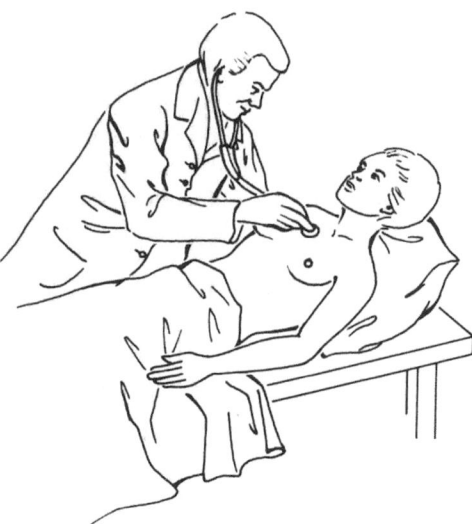

Abb. 1.1. *Auskultation am entkleideten Patienten*

## 1.2 Auskultiere selbst – übernimm keinen Fremdbefund ungeprüft

Die Wiederholung der Herzauskultation trotz vorliegender Fremdbefunde (z. B. bei Verlegungspatienten oder nach Krankenhausentlassung) soll nicht aus Mißtrauen dem Voruntersucher gegenüber zur Routine gemacht werden, sondern wegen der Varianz und Flüchtigkeit der Herztöne und -geräusche unter verschiedenen äußeren Bedingungen. Auch wandelt sich der Auskultationsbefund im Rahmen einer progredienten Grunderkrankung oft innerhalb kurzer Zeit.

Um dies auch bei späteren Kontrolluntersuchungen beurteilen zu können, muß der Ausgangsbefund persönlich erhoben und dokumentiert werden. So erreicht er *für den jeweiligen Untersucher* die Wertigkeit eines Phonokardiogramms.

Auch für die Verlaufskontrolle des Auskultationsbefundes ist es wichtig, den Ausgangsbefund selbst erhoben zu haben.

**Überprüfe jeden Auskultationsbefund selbst**
- bei der erstmaligen Untersuchung eines Patienten
- bei Neuauftreten kardialer Beschwerden
- nach Umstellung einer herzwirksamen Therapie
- nach Krankenhausentlassung
- bei Verlegung des Patienten

## 1.3 Auskultiere mit Membran- und Glockenteil eines leistungsfähigen Stethoskops

Wenngleich die Suche nach dem idealen Stethoskop noch nicht abgeschlossen ist, so sollte ein modernes Stethoskop gewisse Mindestvoraussetzungen erfüllen.

*Abb. 1.2*     Ein Stethoskop besteht aus Ohrstöpseln, Spange, Schlauch und Kopf- oder Bruststück (= Schallaufnahmeteil):

**Die Ohrstöpsel ("Oliven")** sollten sich exakt, d. h. dicht gegen Schallverlust und Umweltgeräusche und nicht zu tief in den äußeren Gehörgang einfügen und trotzdem bequem sitzen. Die individuell verschiedene Größe und Form muß sorgfältig ausgewählt werden. Einige Firmen bieten hierfür einen Satz mit verschiedenen Größen und Ausführungen an, aus denen die jeweils richtigen in Ruhe bzw. bei der praktischen Anwendung herausgefunden werden können.

**Die Spange** ist nur insoweit von Bedeutung, als sie die Ohrstöpsel im individuell einstellbaren Winkel ans Ohr führt und sie bequem dort hält. Harte Spangen sind oft unkomfortabel und können insbesondere in Verbindung mit zu kleinen Oliven eine Reizung des äußeren Gehörgangs verursachen. Spangen mit einem Gelenk zum Abwinkeln lassen sich zwar besser in der Manteltasche verstauen, müssen jedoch jeweils erneut auf den korrekten Sitz der Oliven im Ohr eingestellt werden und erweisen sich in dieser Position bei Bewegungen oft nicht als stabil. Heute setzen sich Spangen aus flexiblem Kunststoff durch.

**Die Schläuche** sollten so kurz und steif wie möglich sein, um Übertragungsverluste insbesondere der hohen Frequenzen niedrig zu halten. Anderseits sollen sie lang und flexibel genug für eine bequeme Anwendung sein. Als geeignete, wenn auch gelegentlich gewöhnungsbedürftige Länge haben sich hier 25–30 cm bewährt. Doppelschläuche scheinen dem Einfachschlauch bei Übertragung der hohen Frequenzen überlegen zu sein. Störgeräusche durch Zusammenschlagen der Schläuche werden durch Spreizspangen und Klebestreifen vermieden oder entfallen von vorneherein bei einem doppelläufigen Einzelschlauch. Die Schlauchwand sollte zur Abschirmung von Umweltgeräuschen relativ dick sein, als lichter Innendurchmesser werden allgemein ca. 3 mm empfohlen.

*Abb. 1.3*     **Im Kopf (Bruststück)** der handelsüblichen Stethoskope zeigt sich die größte Vielfalt:

Hier sollen Membran und Glocke in einem einzigen Körper vereint sein und sich mittels eines leichtgängigen, gut einrastenden Gelenks (meist durch Drehung) umschalten lassen.

*Tab. 1.1*     Prinzip: Eine steife **Membran** überträgt durch Mitschwingen vorzugsweise höhere Frequenzen und wirkt dadurch sozusagen als Filter für die meist störenden, niederfrequenten Schwingungen. Der Benutzer interpretiert dies als Verstärkung der für die Diagnostik wichtigen höheren Frequenzen.

Die **Glocke** überträgt alle Frequenzen ohne Filter. Durch das natürliche Überwiegen der niederfrequenten Schwingungen entsteht im Gegensatz zur Membran der Eindruck, daß diese verstärkt seien. Voraussetzung hierfür ist jedoch ein niedriger Anpreßdruck der Glocke, da die sonst gespannte Haut ihrerseits als Membran wirkt und somit hohe Frequenzen "verstärkt".

1.10 Regeln der Herzauskultation 9

„Nur wenige moderne Stethoskope weisen einen signifikanten Fortschritt seit der Zeit von Laennec auf" (Ertel et al. [28]).

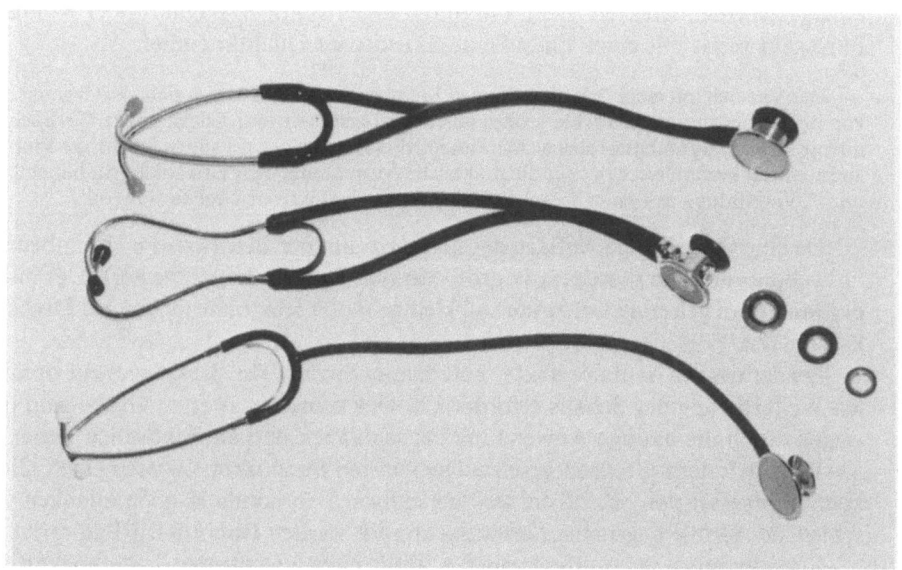

Abb. 1.2. *Verschiedene Stethoskopstypen*
*Oben:* Littmann „Kardiologie"
*Mitte:* Hewlett-Packard „Rappaport-Sprague"
*Unten:* Lightweight „Chirurg"

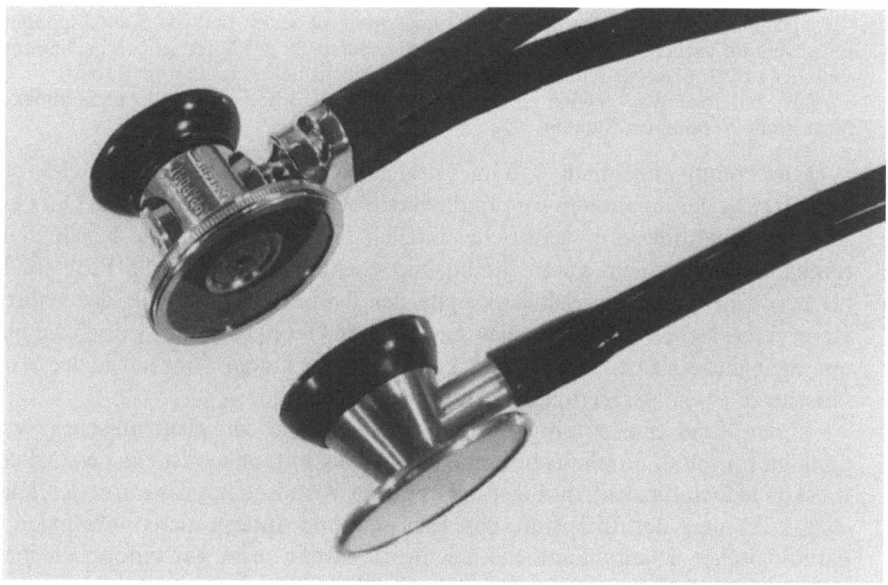

Abb. 1.3. *Stethoskopköpfe mit solider Drehmechanik setzen sich durch*

Auf die Bedeutung einer steifen Membran kann nicht genug hingewiesen werden, zumal eine beträchtliche Anzahl käuflicher Stethoskope mit einem zu weichen „Diaphragma" ausgerüstet ist, das dann *alle* Frequenzen abschwächt. Auch der Austausch einer defekten Membran durch Eigenbau (z. B. Bagalitt oder Röntgenfilm) geht meist mit einer Einbuße an akustischer Qualität einher.

Der Versuch mit einer 0,08 mm dünnen Membran aus Stahl erwies sich als ausgezeichnet zur Beurteilung gespaltener Herztöne, von Öffnungstönen und Clicks sowie für hochfrequente systolische und diastolische Geräusche; dies muß jedoch mit einer deutlichen Einbuße an Intensität bezahlt werden. Für die praktische Anwendung wäre eine solche Stahlmembran nur in Verbindung mit einer (regelmäßig benutzten) effektiven Glocke sinnvoll.

Da eine vollständige Auflage der *Membran* auf der Brustwand nicht unbedingt notwendig ist, kann diese relativ groß sein (ca. 4 cm im Durchmesser). Der hinter der Membran gelegene Luftraum soll kleingehalten sein, ohne jedoch bei Druck zu kollabieren.

Bei der *Glocke* ist ein perfekter und dichter Sitz auf der Brustwand zur optimalen Weiterleitung des Schalls erforderlich. Der wünschenswerten Größe sind deswegen durch die häufige Anwendung bei schlanken und kachektischen Patienten sowie bei Kindern Grenzen gesetzt. Die meisten Stethoskope weisen einen Glockendurchmesser von ca. 2,5 cm auf; bei einigen Fabrikaten können Glocken verschiedener Größe gegeneinander ausgetauscht werden (wichtig für Pädiatrie).

Zusammenfassend soll ein gutes – wenn nicht gar ideales – Stethoskop mit individuell passenden und bequemen Ohrstöpseln auszurüsten sein, eine nicht zu harte Spange, 25–30 cm lange Doppelschläuche, einen Kopf mit solider Drehmechanik, eine steife Membran von ca. 4 cm Durchmesser sowie eine (evtl. in verschiedenen Größen austauschbare) Glocke besitzen.

Bunte oder gar vergoldete Modelle beeindrucken das Ohr wenig und sind auch im Sortiment wirklich guter Stethoskope nicht zu finden.

*Tab. 1.2*      Ein hoher Preis bürgt nicht immer für Qualität. Doch sollte dem Arzt, der es nicht nur zum Blutdruckmessen verwendet, eines seiner wenigen Handwerkzeuge etwas wert sein.

Apropos Wert: Gute Kardiologie-Stethoskope sind teuer, und die Handelspannen im Einzelverkauf variieren beträchtlich. Die meisten Hersteller gewähren jedoch bei Sammelbestellungen (z. B. über die Klinikverwaltung) einen nicht unbeträchtlichen Rabatt.

Der „billigste" Weg zu einer größeren Auswahl an Kardiologie-tauglichen Stethoskopen führt in die Vereinigten Staaten.

Man könnte annehmen, daß im Zeitalter der Mikroelektronik eine elektrische Verstärkung der im unteren Empfindlichkeitsbereich des menschlichen Ohrs angesiedelten Herztöne und -geräusche nützlich sei. Bisher erwies sich jedoch kein tragbares Gerät einem guten Stethoskop ebenbürtig. Das große Problem liegt hierbei in der enormen Schwankbreite der Amplitude innerhalb des typischen Herzzyklus. Neben der Hervorhebung der leisen Geräusche führt jedoch die bisher unumgängliche gleichzeitige Verstärkung auch der lauten Töne sowie der Störgeräusche zu einem verzerrten und störenden Klangbild.

In der Hand eines erfahrenen Untersuchers kann eine elektronische Verstärkung im Einzelfall durchaus hilfreich sein. Völlig untauglich ist ein Verstärkerstethoskop jedoch für den Anfänger, da es durch Verfälschung des normalen Klangcharakters und der Intensität das Erfassen und Interpretieren normaler und pathologischer Schallphänomene erschwert – wenn nicht gar unmöglich macht.

Die Bedeutung des scheinbar so banalen Teils **„Ohrstöpsel"** wird meist weit unterschätzt; dabei können sie bei schlechtem Sitz auch das beste Stethoskop wertlos machen. Wichtig ist die Kombination von dichtem und bequemem Sitz. Eine ausreichende Auswahl verschieden großer und geformter Oliven sollte für jedes Stethoskop erhältlich sein. Ein Tropfen Klebstoff im Gewinde verhindert den Verlust der gewählten Oliven (aber erschwert die Reinigung).

**Kriterien eines guten Schlauches:** *Kurz, paarig bzw. doppellumig und relativ steif.*

Schon die Kürzung eines (oft handelsüblichen) Halbmeterschlauches bringt hörbaren Zugewinn an hohen Frequenzen und weniger Störgeräusche.

**Das Herzstück eines guten Stethoskops: Die steife Membran.**

Nur eine solche überträgt vorzugsweise die für die Diagnostik wichtigen hohen Frequenzen und hält die (meist niederfrequenten) Störgeräusche zurück.

Paradebeispiel einer „heiklen" hohen Frequenz ist ein leises, gerade noch hörbares hauchendes Diastolikum der Aorteninsuffizienz. Hier muß ein Stethoskop „Farbe" (resp. Frequenz) bekennen: Vergleiche verschiedene Stethoskope am gleichen Patienten!

**Tab. 1.1.** Membran oder Glocke?

| | **Membran** | **Glocke** |
|---|---|---|
| **Praktische Anwendung** | Mit genügend Druck auf die Brustwand aufsetzen, so daß beim Wegnehmen der Rand auf der Haut eine Zeichnung hinterläßt. Die Membran muß nicht unbedingt allseits aufliegen! | Die Glocke muß rundherum auf der Haut aufsitzen, um schalldicht abzuschließen. Nur gerade soviel Druck aufwenden, daß dies erreicht wird. Die darunter liegende Haut darf nicht gespannt werden, da ansonsten Membranwirkung der Haut. |
| **Frequenzbereich** | hochfrequente Töne/Geräusche | niederfrequente Töne/Geräusche |
| **Bevorzugt zur Auskultation von:** | – 1. und 2. Herzton, besonders zur Erfassung einer Spaltung ($M_1 T_1/A_2 P_2$)<br>– Ejection-Clicks<br>– Mesosystolische Clicks (MKP)<br>– Öffnungstöne (MÖT, TÖT)<br>– Systolika bei MI, TI, VSD<br>– Diastolika bei AI, PI bei Aortenstenose und Pulmonalstenose (Diaphragma jedoch lauter!) | – 3. Herzton bzw. Galopp<br>– 4. Herzton<br>– Diastolika der MS<br>    der TS<br>    der kongen. PS |
| **Areal** | Alle Areale | meist linksventrikuläres Areal |

*Das menschliche Ohr – physiologische Randbemerkungen*

Abb. 1.4    Das menschliche Ohr weist zwar eine enorme Belastbarkeit und einen großen Empfindlichkeitsbereich (20 bis ca. 20 000 Schwingungen/sek) auf, trotzdem ist es zur Erfassung kardiovaskulärer Geräusche keineswegs ideal: die maximale Empfindlichkeit liegt in einem Frequenzbereich zwischen 1000 und 4000 bis 5000 Hz. Unter 1000 Hz, in dem Bereich, in dem die vom Herzen ausgehenden Vibrationen angesiedelt sind, nimmt die Empfindlichkeit jedoch stark ab. So muß z. B. ein Geräusch (oder Ton) einer Frequenz von 100 Hz tausendmal energiereicher sein, um die gleiche subjektive Lautstärke wie ein Geräusch von 1000 Hz hervorzurufen.

Glücklicherweise beeinträchtigt die Herabsetzung des Hörvermögens im Alter, durch Otosklerose und viele andere Erkrankungen kaum (wie oft angenommen) die Fähigkeit, Geräusche im Frequenzbereich, wie sie im Herzen entstehen, wahrzunehmen.

Die Ursache für das den jungen Assistenten oft verblüffende „Hörvermögen" des alten Klinikers ist ohnehin „zwischen den Ohrstöpseln" zu suchen – dem wichtigsten Teil des ganzen Systems.

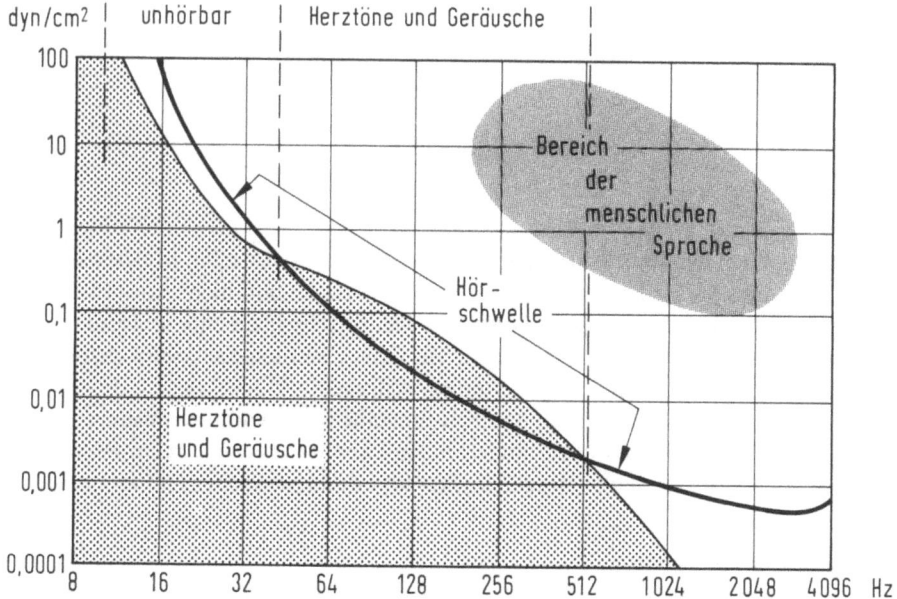

Abb. 1.4. *Frequenzbereich der Herztöne und -geräusche und die Hörschwelle des menschlichen Ohrs* (nach S. Butterworth [3])

Tab. 1.2. Die in Deutschland gebräuchlichsten Stethoskop-Modelle (kleine Auswahl ohne Anspruch auf Vollständigkeit, insbesondere ohne Pädiatrie-, Anaesthesie- und Schwestern-Stethoskope, M = Membran, G = Glocke).

| Hersteller | Modell | derzeitiger Ladenpreis | Bruststück | Schläuche | Oliven weich | hart | Bemerkungen |
|---|---|---|---|---|---|---|---|
| 3 M | Littmann Kardiologie 2125 | ca. 350,– | M + G komb. | doppellumiger Einzelschlauch | + | + | weitere Oliven erhältlich |
| Hewlett-Packard | Rappaport-Sprague | ca. 350,– | M + G komb. | doppelt | + | + | 3. P. Oliven 3 versch. Glocken-, 2 versch. Membrangrößen |
| 3 M | Littmann 2102 | ca. 150,– | M + G komb. | einfach | | + | weitere Oliven gegen Aufpreis |
| Bauer und Häselbarth | Leightweight Chirurg | ca. 55,– | M + G komb. | einfach | + | + | |
| ? (Japan) | Multiscope | ca. 85,– | M + G komb. | doppelt | + | + | minderwertiger HP-Nachbau |

## 1.4 Auskultiere jeden Herzton und jedes Herzgeräusch für sich

Lauscht man einem Symphoniekonzert, so genießt man das von allen Musikinstrumenten gemeinsam modellierte Klangbild und die Melodie und nicht jedes Instrument einzeln. Ist man mit dem Klangcharakter der Einzelinstrumente vertraut und ausreichend konzentriert, so ist es möglich, aus dem gesamten Klangbild einzelne Instrumente herauszuhören und sie weiter zu verfolgen.

Mit einer ähnlichen Einstellung, nämlich Einzelheiten bewußt heraushören zu wollen, soll auch bei der Herzauskultation an den Patienten herangetreten werden.

Dabei sollte man sich selbst Fragen stellen und dann versuchen, sie zu beantworten:

– Welches ist der 1. Herzton?
– Welches ist der 2. Herzton?
– Ist der 2. Herzton gespalten? Atemvariabel?
– Ist ein 3. oder 4. Herzton vorhanden?
– Höre ich ein hochfrequentes Diastolikum? Usw.

Bei den einzelnen Schritten ist es möglich, andere, zunächst nicht interessierende Geräuschphänomene aus der Wahrnehmung „auszublenden", auch wenn diese lauter sind.

Man kann ein Geräusch überhören, wenn man nicht danach sucht. Die Suche ist jedoch nur dann effektiv, wenn der Klangcharakter des Gesuchten bekannt ist – dann kann der Ton oder das Geräusch geistig sozusagen vorgebahnt werden (Engl.: „tuning in").

Deshalb ist es gerade für den Studenten wichtig, am Krankenbett unter geduldiger Anleitung an die Schallphänomene herangeführt zu werden. Dabei ist das Erfassen der einzelnen Töne und Geräusche wichtiger als deren Deutung.

**Frage dich beim Hören eines Konzertes:**
- Wie ist der Rhythmus (Marsch? Walzer? usw.)
- Wo ist das Schlagzeug?
- Wo die Violine?
- Wo die Oboe?
- Wo der Baß?
- Usw.

**Frage dich genauso bei der Herzauskultation:**
- Wie ist der Rhythmus (Regelmäßig oder arrhythmisch? Langsam oder schnell?)
- Welches ist der 1. Herzton?
- Welches ist der 2. Herzton?
- Ist da ein 3. oder 4. Herzton?
- Ist da ein systolisches Geräusch?
- Ein diastolisches?
- Usw.

## 1.5 Auskultiere alle Areale

### 1.5.1 Die Fortleitung der Geräusche

Herzgeräusche werden nur selten an genau der Stelle am deutlichsten auskultiert, die der direkten Projektion ihres Ursprungsortes auf die Brustwand entspricht. Häufig liegt das punctum maximum eines Geräusches weit vom Entstehungsort entfernt und außerhalb der anatomischen Lage des Herzens.

Ursache für diese Fortleitung ist die Blutströmung, die stets eine Richtung aufweist und die das durch Turbulenzen entstehende Geräusch auf ihrem Weg gleichsam „mitnimmt".

So werden z.B. die bei der Austreibung an der Aortenklappe entstehenden Geräusche entlang der Aorta ascendens und bis in die Karotiden hinein „mitgenommen" und sind dort gut zu hören, wo diese Gefäße einen oberflächennahen Verlauf aufweisen. Bei der Aorteninsuffizienz hingegen, bei der die Richtung des diastolischen Regurgitationsstroms durch die Klappen zurück in die linke Herzkammer weist, wird auch das Geräusch dorthin mitgenommen, und es wird daher entlang des linken Sternalrandes und gelegentlich auch im Bereich der Herzspitze am deutlichsten gehört.

*Abb. 1.5*
*Abb. 1.6* Dementsprechend demonstrieren die Abbildungen auf der rechten Seite die Richtung der Geräuschvorleitung auch bei anderen Herzklappenfehlern.

Dabei sollte jedoch nicht übersehen werden, daß der Brustkorb mitsamt seinen Organen auch eine *dritte Dimension* besitzt. So weist der Regurgitationsstrom bei der Mitralinsuffizienz in den dorsal gelegenen linken Vorhof, was die typische Fortleitung des Geräusches in die linke Axilla erklärt.

*Abb. 1.7* Das Computertomogramm zeigt besonders eindrucksvoll die dorsale Lage des linken Vorhofs im Thorax.

Bei vergleichbaren Herzfehlern kann die Fortleitung der Geräusche im Einzelfall jedoch stark von der „Norm" abweichen: Trotz prinzipiell vergleichbarer hämodynamischer Abläufe wird die Geräuschfortleitung im Einzelfall durch unterschiedlich starke Wirbelbildung und Blutströmungsgeschwindigkeiten, durch unterschiedliche anatomische Größe und Lage der einzelnen Herzabschnitte und der herznahen Gefäße sowie durch eine unterschiedliche Thoraxgröße und Lungenüberlagerung modifiziert.

### 1.5.2 Auskultationspunkt oder -areal?

*Abb. 1.8* Seit vielen Jahrzehnten haben sich (ohne jemals systematisch untersucht worden zu sein) vier den Herzklappen entsprechende Auskultationspunkte etabliert: Der Mitral-, Trikuspidal-, Pulmonal- oder Aorten*punkt*.

Diese Punkte entsprechen nicht der direkten Projektion der Herzklappen auf die Thoraxwand, sondern dem Ort der erfahrungsgemäß besten Fortleitung eines von der jeweiligen Klappe ausgehenden Geräusches.

Da sich diese starre Einteilung in der Praxis nicht bewährte, wurde ein zusätzlicher Auskultationspunkt (Erb'scher Punkt = aortaler Hilfspunkt = zentraler Auskultationspunkt, 3. ICR links parasternal) eingeführt und zahlreiche, inzwischen allgemein bekannte Abweichungen von der Regel (z. B. Aortendiastolikum

1.10 Regeln der Herzauskultation    17

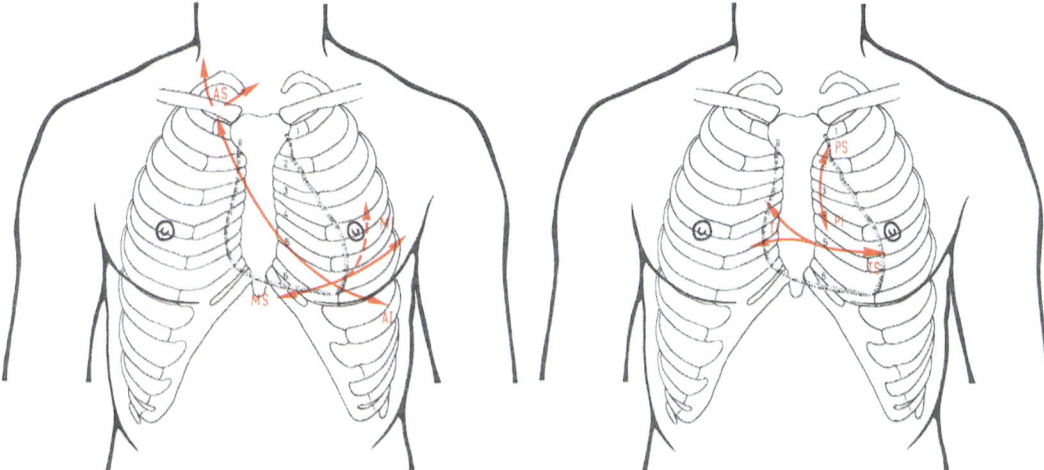

Abb. 1.5. *Ausstrahlung von Geräuschen der* **linken** *Ein- und Ausflußbahn* (nach Shah [43])

Abb. 1.6. *Ausstrahlung von Geräuschen der* **rechten** *Ein- und Ausflußbahn* (nach Shah [43])

Abb. 1.7. *Thorakales Computertomogramm bei hochgradiger Mitralinsuffizienz.* Beachte die dorsale Lage des linken Vorhofs (LA) und seine Ausdehnung zur linken Axillaregion.
(Die computertomographische Abbildung stellte dankenswerterweise Herr Dr. med. B. Mayr, Radiologische Poliklinik Innenstadt der Radiologischen Klinik der Universität München (Prof. Dr. med. J. Lissner) zur Verfügung.)

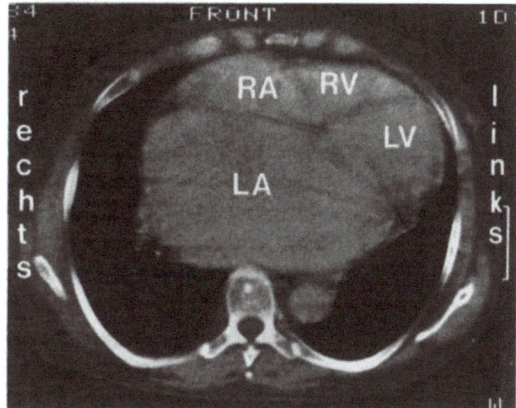

Der Auskultations**punkt** ist tot – es lebe das Auskultations**areal**!

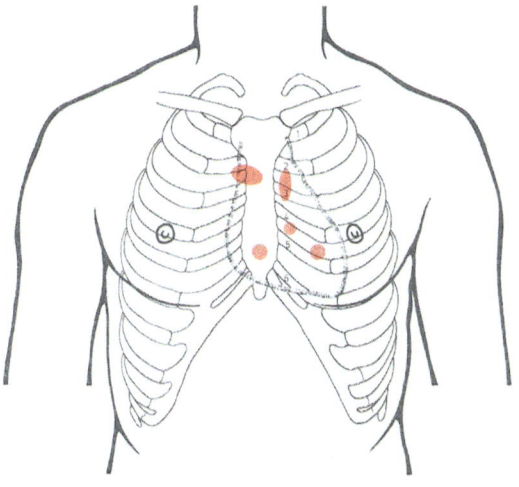

Abb. 1.8. *Die klassischen Auskultations***punkte** *der Herzklappen*

über „Erb", Aortensystolikum oft über „Mitralis", Pulmonaldiastolikum über „Trikuspidalis" usw.) festgestellt.

Diese flexible Betrachtungsweise der klassischen Auskultationspunkte hat sich in der jahrzehntelangen Praxis mit zunehmender Erfahrung des jeweiligen Untersuchers bewährt und ist insbesondere aus der Dokumentation (und den vorgedruckten Untersuchungsbögen) kaum mehr wegzudenken.

Der Anfänger jedoch hat mit dieser dynamischen Betrachtung der klassischen Auskultationspunkte erfahrungsgemäß Schwierigkeiten: Zum einen ist ein starres Schema leichter zu erlernen, täuscht jedoch eine falsche Sicherheit bezüglich des Geräuschursprungs vor; zum anderen ist die in der Praxis gewachsene dynamische Betrachtung für ihn zunächst verwirrend.

Im folgenden soll eine modifizierte Einteilung der Auskultationsareale (Shah et al. [43]) vorgestellt werden, die insbesondere den engen Mitral- und Trikuspidalpunkt durch ein großflächigeres links- bzw. rechtsventrikuläres Areal ersetzt und den klassischen Aortenauskultationspunkt im 2. ICR rechts über das Manubrium sterni zum 3. ICR links ausdehnt. Auch auf die Änderung der ventrikulären Areale bei isolierter Links- oder Rechtsherzhypertrophie wird hingewiesen.

### Aortenareal

Der klassische Aortenauskultations*punkt* befindet sich über dem 2. ICR rechts parasternal. Da sich dieser, insbesondere zum Erfassen des Diastolikums einer Aorteninsuffizienz, des Meso- bis Spätsystolikums einer hypertrophen obstruktiven Kardiomyopathie, eines aorten Ejection-Clicks und gelegentlich auch einer valvulären Aortenstenose als unzureichend erwies, wurde ein sog. Aortenhilfspunkt (= Erb'scher Punkt = 3. ICR links parasternal) eingeführt.

*Abb. 1.9*  Das Aorten*areal*, das beide Auskultationsorte umfaßt und somit der Geräuschfortleitung vom LV-Ausschlußtrakt, von der Aortenklappe sowie der Aortenwurzel mit der aszendierenden Aorta eher gerecht wird, besteht daher aus einem 3–5 cm breiten schlauchförmigen Bezirk; er reicht vom linken Sternalrand des 3. ICR über das Manubrium sterni zum rechten Sternalrand in Höhe des 1. bis 3. ICR und weiter hinauf bis zur Supraclaviculargrube.

Die meisten im Bereich der Aortenklappe entstehenden Austreibungsgeräusche werden von dort typischerweise mit dem Blutstrom in beide Karotiden fortgeleitet.

### Pulmonalareal

Der klassische Pulmonalauskultations*punkt* befindet sich am linken Sternalrand in Höhe des 2. ICR.

*Abb. 1.9*  Auch dieser Ort erwies sich wegen der Fortleitung der Geräusche entlang der Pulmonalarterie und aufgrund unterschiedlicher Schalleitungsbedingungen (Emphysem, Kammerhypertrophie etc.) als zu begrenzt. Das Pulmonal*areal* füllt daher ca. 4–5 cm breit den linken Sternalrand vom 3. ICR (hier Überlappung mit dem Aortenareal) bis hinauf zum 1. ICR (Infraclaviculargrube und Sternoclaviculargelenk) aus. Gelegentlich strahlen die von der Pulmonalklappe bzw. der A. pulmonalis ausgehenden Geräusche nach dorsal jeweils 2–3 cm beidseits der Wirbelsäule in Höhe der 3. bis 5. Rippe aus.

### Rechtsventrikuläres Areal

Der klassische Trikuspidalauskultations*punkt* befindet sich im 4. ICR rechts parasternal.

Da ein punctum maximum der von der Trikuspidalklappe und insbesondere der vom rechten Ventrikel ausgehenden Geräusche und Töne über diesem Ort eher

Abb. 1.9. *Projektion des Aorten- (rot) und Pulmonalareals (grau)*

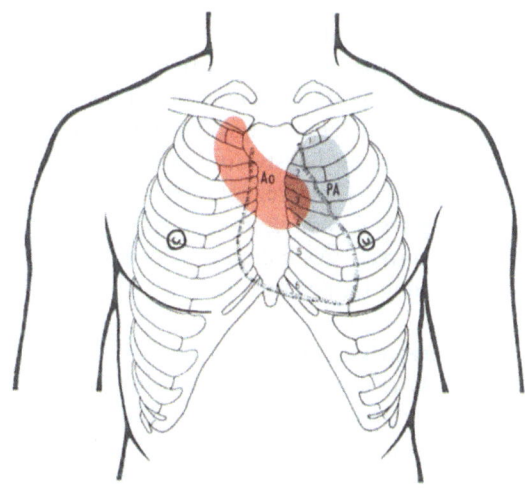

| **Punctum maximum (p. m.)** =
| Auskultationsstelle über dem Herzen, an der der jeweilige Herzton bzw. das Herzgeräusch **am deutlichsten** gehört werden.

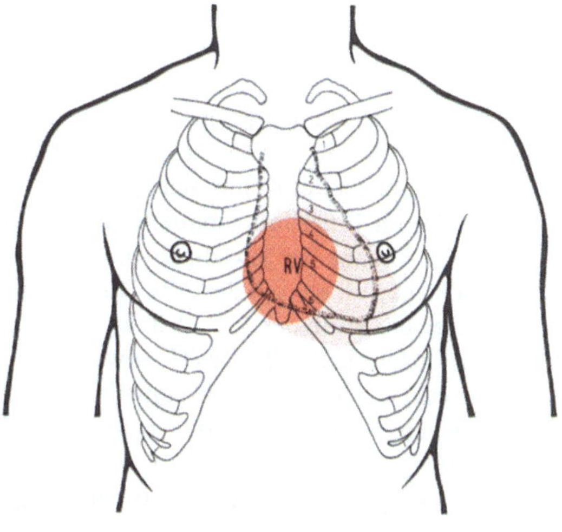

Abb. 1.10. *Projektion des rechtsventrikulären Areals*
- im Normalfall, d.h. ohne rechtsventrikuläre Hypertrophie (rot)
- bei isolierter Rechtshypertrophie (grau) (nach Shah [43])

zur Ausnahme denn zur Regel gehört, wurde ein erweitertes rechtsventrikuläres *Areal* vorgeschlagen:

*Abb. 1.10*   Dieses befindet sich im Bereich des unteren Sternums (4. und 5. ICR) mit einer Ausdehnung von 2–4 cm nach links und ca. 2 cm nach rechts.

Bei erheblicher Vergrößerung des rechten Ventrikels dehnt sich diese Fläche bis zum tastbaren Brustwandimpuls aus, da in solchen Fällen die Herzspitze durch den *rechten* Ventrikel gebildet wird. Somit können Töne und Geräusche über der Herzspitze („Mitralpunkt") vom rechten Herzen herrühren, eine Tatsache, die beim starren Festhalten an der klassischen Einteilung zu Verwirrung und Verwechslung führen würde.

**Linksventrikuläres Areal**

Der klassische Mitralauskultations*punkt* befindet sich über dem Herzspitzenstoß (falls tastbar) oder über dem 5. ICR links in der Medioclavicularlinie.

Hier haben jedoch nicht nur die Geräusche der Mitralstenose und -insuffizienz ihre beste Fortleitung, sondern auch andere akustische Phänomene, welche offensichtlich nicht in Verbindung mit der Mitralklappe stehen, wie z. B. der linksventrikuläre 3. und 4. Herzton und der aortale Ejection-Click. Überdies werden die Geräusche einer Aorteninsuffizienz sowie einer (insbesondere *sub*valvulären) Aortenstenose hierhin oft am besten fortgeleitet.

*Abb. 1.11*   Dies berechtigt, dieses Areal „linksventrikulär" anstatt „mitral" zu bezeichnen. Da der linke Ventrikel sich nicht in einem Punkt konzentriert, sondern eher einer diffusen Fläche um die Herzspitze herum entspricht, dehnt sich dieses Areal im 4. und 5. ICR nach medial bis zum Sternalrand und nach lateral bis zur vorderen Axillarlinie aus. Die Größe dieses Areals wird überdies durch die anatomische Beziehung beider Ventrikel zueinander bestimmt: Bei Vergrößerung des linken Ventrikels reicht es weiter nach medial, während es bei Patienten mit

*Abb. 1.12*   rechtsventrikulärer Hypertrophie oder -dilatation mehr nach links reicht.

**Zusätzliche Areale**

Zusätzliche typische Auskultationsgebiete, wie sie insbesondere bei kongenitalen Vitien (z. B. bei der Aortenisthmusstenose oder einem persistierenden Ductus arteriosus Botalli) oder bei extremen anatomischen Gegebenheiten (z. B. Vitien im Spätstadium) anzutreffen sind, werden in den speziellen Kapiteln besprochen.

**Zum praktischen Sprachgebrauch**

Die Kenntnis und das Verständnis dieser zum Teil großflächigen Auskultationsareale sind bei der Interpretation erhobener Auskultationsbefunde überaus hilfreich.

Für die Dokumentation des Befundes (dieser sollte auch für andere Untersucher nachvollziehbar sein) ist jedoch z. B. die lapidare Angabe „p.m. LV-Areal" oft zu ungenau. Es hat sich daher eingebürgert, bei der Niederschrift des erhobenen Befundes im Einzelfall genauere und dadurch leichter nachvollziehbare Termini, z. B. die Angabe der jeweiligen Intercostalraums (ICR) zu verwenden.

So liegt z. B. sowohl der 2. ICR rechts als auch der 3. ICR links im Aortenareal. Andererseits kann der 3. ICR links parasternal (Erb'scher Punkt = zentraler Auskultationspunkt) im Einzelfall sowohl dem Aorten- oder Pulmonalareal als auch dem rechts- oder auch linksventrikulären Areal zugehörig sein.

Daneben sind die beiden etwas ungenauen, aber allgemein gebräuchlichen Begriffe „Herzbasis" (2. bis 3. ICR) und „Herzspitze" oder „Apex" aus dem täglichen Sprachgebrauch nicht mehr wegzudenken.

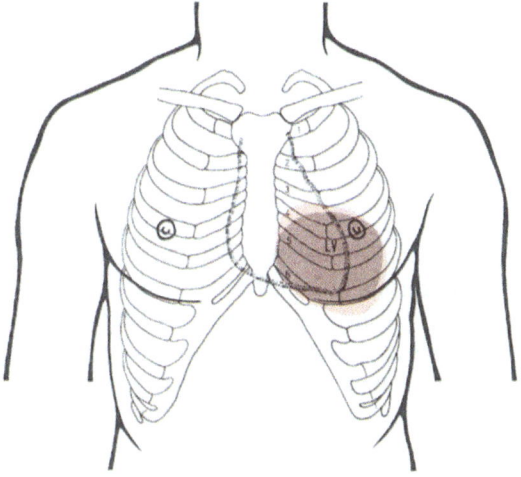

Abb. 1.11. *Projektion des linksventrikulären Areals*
– im Normalfall, d.h. ohne LV-Hypertrophie (rot)
– bei isolierter linksventrikulärer Hypertrophie (grau) (nach Shah [43])

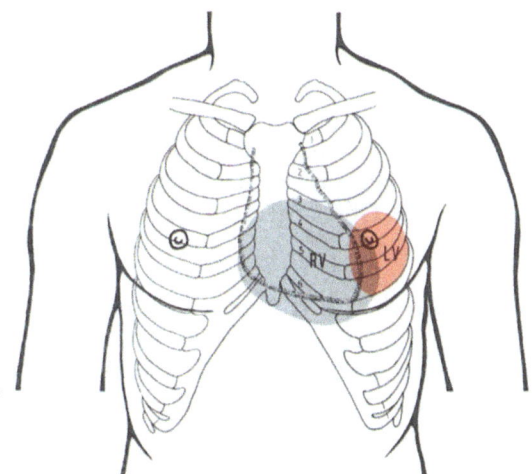

Abb. 1.12. *Projektion des linksventrikulären Areals* (rot) *bei isolierter rechtsventrikulärer Hypertrophie* (nach Shah [43])

| Der 4. ICR ist beispielsweise der Interkostalraum **unterhalb** der 4. Rippe.

| **Nota bene: Herzbasis** = „oben" (2. bis 3. ICR parasternal)
   **Herzspitze** = „unten" (5. ICR im MCL $\pm$ 1 cm).

## 1.6 Auskultiere nach einem festen Schema

Wie bei der umfassenden körperlichen Untersuchung hat sich auch bei der Herzauskultation ein schematisches, immer in der gleichen Weise wiederholtes Vorgehen bewährt. Durch stetes Wiederholen lernt das Ohr, normale und pathologische Töne und Geräusche über den einzelnen Auskultationsarealen zu erwarten, zu suchen und zu identifizieren. Ein solches schematisches Vorgehen ist wesentlich effizienter und oft auch zeitsparender als ein planloses „Hin- und Herspringen" mit dem Stethoskop auf der Brustwand.

Dabei ist es von untergeordneter Bedeutung, wo die Untersuchung begonnen wird und in welcher Reihenfolge die verschiedenen Auskultationsareale abgegangen werden. Der eine beginnt mit der Glocke über der Herzspitze, der andere mit der Membran über der Herzbasis.

*Abb. 1.13*  Im folgenden sei ein systematischer Auskultationsvorgang in seinen Einzelschritten (als Vorschlag) beschrieben, bei dem wir uns mit dem Membranteil des Stethoskops von der Herzbasis in kleinen Schritten zur Herzspitze bewegen, um von dort aus mit dem Glockenteil wieder einige Schritte zurück zu tun.

Wir beginnen in Rückenlage des Patienten mit einem um ca. 30 bis 40 Grad erhöhten Oberkörper und benutzen zunächst ausschließlich das Membranteil des Stethoskops.

*Abb. 1.14*  **1. Schritt: 2. ICR rechts (Aortenareal)**
Hier sind keine komplexen Auskultationsphänomene zu erwarten, so daß der *Herzrhythmus* und der *1. und 2. Herzton* aufgrund der Länge der Herzzyklen (bei normaler Frequenz Systole kürzer, Diastole länger), des Klangcharakters sowie der Lautstärke (1. HT hier dumpfer und leiser, 2. HT kürzer, heller und lauter) meist leicht zu identifizieren sind. In Zweifelsfällen hilft die gleichzeitige Palpation des Karotis- oder Radialispulses, welcher gleichzeitig bzw. kurz nach dem 1. Herzton erscheint.

Daneben wird auf das Geräusch einer *Aortenstenose* und auch einer *Aorteninsuffizienz* geachtet; auch ein *aortaler Ejection-Click* und ein *Mitralöffnungston* (MÖT) kann bis hierher fortgeleitet sein.

*Abb. 1.15*  **2. Schritt: Halsseite beidseits (Karotidenareal)**
Hier wird nach der *Fortleitung eines Aortenstenosegeräusches* (rauh, beidseits) und dem isolierten Gefäßgeräusch einer *Karotisstenose* (heller, meist einseitig) gefahndet. Gelegentlich erhält man bei einer *schwirrenden Struma* einen wichtigen diagnostischen Hinweis auf eine meist schwere Hyperthyreose. Das als *Nonnensausen* bekannte kontinuierliche Venengeräusch trifft man hier nur bei Kindern und auch nur im Stehen an; es besitzt keinerlei Krankheitswert.

## 1.10 Regeln der Herzauskultation

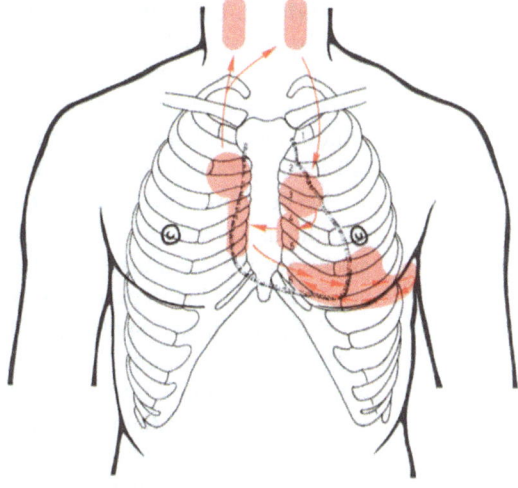

Abb. 1.13. *Vorschlag für ein schematisches Vorgehen bei der Herzauskultation*

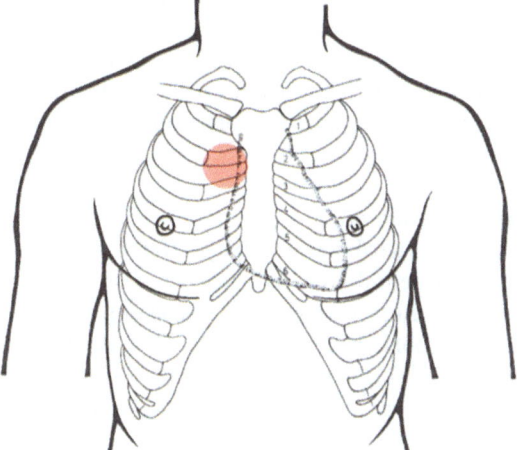

Abb. 1.14. *Schritt 1 (Aortenareal)*

- **Identifikation des Herzrhythmus**
  - Regelmäßig? Absolut arrhythmisch? Extrasystolen? Usw.
- **Identifikation der Herztöne**
  - 2. HT hier lauter, heller und kürzer als 1. HT
  - Diastole länger als Systole (wenn keine Tachykardie)
- **Geräusche?**
  - p.m. des Systolikums der AS
  - selten hier Diastolikum einer AI
- **Akzessorische Herztöne?**
  - aortaler EC und MÖT hier gelegentlich hörbar (aber nie hier p.m.)

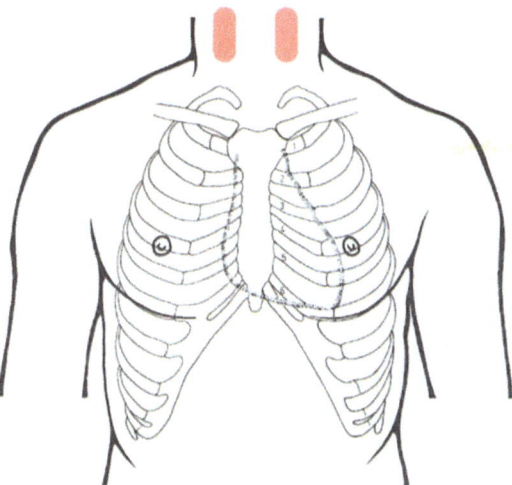

Abb. 1.15. *Schritt 2 (Karotiden bds.)*

- **Fortleitung eines Aortenstenosengeräusches (bds.!)**
- **Karotisstenose?** (meist einseitig, helleres Geräusch!)
- **Kontinuierliche Geräusche?**
  - bei schwirrender Struma
  - als sog. Nonnensausen
  - als Kollateralgeräusch bei Aortenisthmusstenose

*Abb. 1.16*

**3. Schritt: 2. bis 3. ICR links (Pulmonalareal)**
Hier ist meist auch bei älteren Personen die *aortale und pulmonale Komponente* des 2. HT getrennt wahrnehmbar. Der lautere, erste Anteil entspricht dem Aortenklappen-, der normalerweise leisere zweite Anteil dem Pulmonalklappenschluß. Die beiden Komponenten spalten bei Inspiration und sollten im Normalfall in Exspiration verschmelzen.

Bei der Untersuchung von Kindern ist die Entscheidung, ob eine normale oder pathologische Spaltung des 2. Herztones vorliegt, besonders wichtig, da physiologische rechtsventrikuläre Austreibungsgeräusche häufig vorhanden und schwer von organisch bedingten (z. B. bei PS oder ASD) zu unterscheiden sind.

Selten kann eine Spaltung des 2. HT einmal „umgekehrt" auftreten, d. h. sie ist in Exspiration weit und verschwindet in Inspiration, wenn $P_2$ sich physiologischerweise verzögert und hinter dem (pathologisch verspäteten) $A_2$ verschwindet. Diese *paradoxe Spaltung* deutet auf eine Verlängerung der linksventrikulären Systole hin und kann z. B. bei einem Linksschenkelblock auftreten.

Bei Druckerhöhung im kleinen Kreislauf kann $P_2$ betont sein, lauter als die Aortenkomponente werden oder selten einmal hier den 2. HT allein bilden.

Daneben haben ein *pulmonaler Ejection-Click*, das Geräusch einer *Pulmonalstenose*, eines *persistierenden Ductus arteriosus Botalli* sowie das Diastolikum einer *Pulmonal-* und auch *Aorteninsuffizienz* hierher eine günstige Fortleitung (oder ein punctum maximum).

*Abb. 1.17*

**4. Schritt: 4. bis 5. ICR links parasternal (Membran)**
Nachdem zuvor der 2. HT identifiziert wurde, wird hier auf den *1. Herzton*, seine Lautstärke und seine hier oft getrennt wahrnehmbaren Komponenten ($M_1$ und den leiseren, darauffolgenden $T_1$) geachtet. Eine vermeintliche Spaltung des 1. Herztons findet ihre Erklärung oft in einem *aorten Ejection-Click*. Aber auch ein *Mitral- oder Trikuspidalöffnungston* (MÖT/TÖT), das Geräusch einer *Aortenstenose oder -insuffizienz*, einer *Pulmonalinsuffizienz* oder eines *Ventrikelseptumdefekts* haben hier eine günstige (oder die beste) Fortleitung.

*Abb. 1.18*

Um das leise, hauchende Diastolikum einer Aorten- oder Pulmonalinsuffizienz (letztere bei pulmonaler Hypertonie) nicht zu überhören, lassen wir den Patienten jetzt aufsitzen und auskultieren ihn in *weit vornübergebeugter Position und in forcierter Exspiration*. Gelegentlich wird es sogar notwendig sein, den Patienten auf dem Membrananteil des Stethoskops (3. bis 4. ICR) liegen zu lassen, um ein sehr leises Diastolikum einer AI hören zu können.

## 1.10 Regeln der Herzauskultation

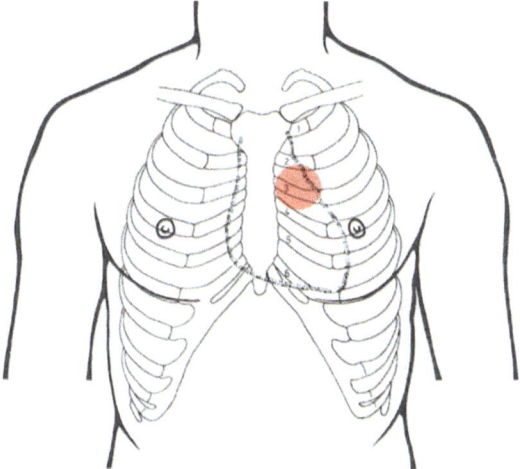

Abb. 1.16. *Schritt 3* (Pulmonalareal)

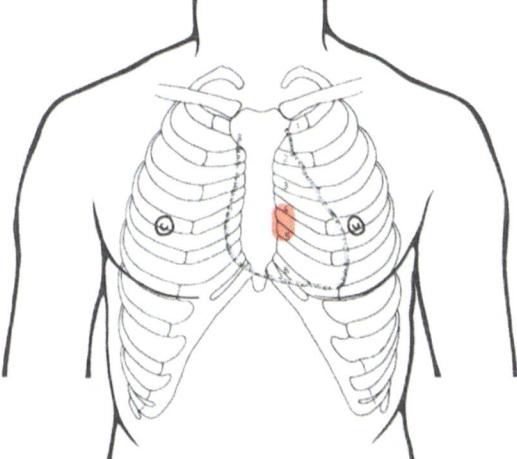

Abb. 1.17. *Schritt 4* (4. bis 5. ICR links parasternal)

> Eine Aorten- und Pulmonalinsuffizienz ist erst dann ausgeschlossen, wenn man auch bei vornübergebeugtem Sitzen und in forcierter Exspiration kein Diastolikum gehört hat!

- **Spaltung des 2. HT?** (Inspiration)
  - wenn ja:
    verschwindet Spaltung in Exspiration?
    = *atemvariable* Spaltung
  - bleibt Spaltung auch im Stehen und Exspiration
    = sog. *bleibende* Spaltung
  - Spaltung weitgehend atemunabhängig
    = *fixe* Spaltung
  - Spaltung nur in Exspiration
    = *paradoxe* Spaltung
- **Pulmonaler Ejection-Click?**
- **Systolikum** e. PS (oder fortgel. VSD oder AS?)
- **Diastolikum** einer PI oder AI?
- **Kontinuierliches Geräusch** eines Ductus Botalli?

---

- **1. Herzton**
  - Lautstärke: normal (d.h. lauter als 2. HT), abgeschwächt oder paukend?
  - beide Komponenten ($M_1$ und $T_1$) hörbar, evtl. atemvariabel?
  - bei weiterer „Spaltung" oft Verwechslung des $T_1$ mit einem EC
- **Aortaler Ejection-Click?**
- **MÖT? TÖT?**
- **Systolische Geräusche?**
  - PS, VSD, AS oder HOKM
- **Diastolische Geräusche?**
  - PI oder AI

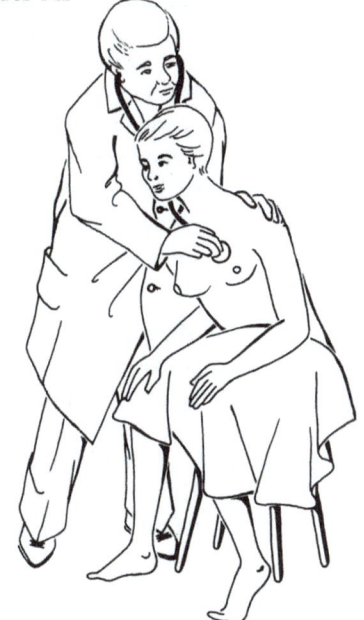

Abb. 1.18. *Auskultation im vornübergebeugten Sitzen*

Abb. 1.19    **5. Schritt: 3. bis 4. ICR rechts**
Hier soll entschieden werden, ob das Diastolikum einer Taschenklappeninsuffizienz (PI, AI) über dem rechten oder linken Sternalrand deutlicher ist: Eine PI ist hier gewöhnlich nicht zu hören, während bei *Aortenwurzeldilatation und -aneurysma* eine *AI* hierher eine gute Fortleitung erfährt.

Zur Beurteilung der tieferfrequenten Trikuspidalgeräusche werden wir später mit dem Glockenteil des Stethoskops hierher zurückkehren.

Abb. 1.20    **6. Schritt: Herzspitze**
In das Areal zwischen dem unteren Sternalrand und der Herzspitze weisen die verschiedensten Auskultationsphänomene ihre beste Fortleitung auf; dementsprechend sorgfältig muß zur Identifizierung normaler und pathologischer Herztöne und -geräusche vorgegangen werden.

Dabei ist es von Vorteil, den Herzrhythmus und die beiden normalen Herztöne (und damit auch die Systole und Diastole) schon bei den vorausgegangenen Schritten identifiziert zu haben. Evtl. müssen einige Untersuchungsschritte nochmals wiederholt werden.

**Membran**
Zur Beurteilung der relativ hochfrequenten Herztöne und -geräusche setzen wir die Auskultationsschritte mit dem Membranteil des Stethoskops fort: *1. HT laut? Gespalten?* Wenn ja: Atemvariabel oder doch ein aortaler *Ejection-Click? Meso- oder spätsystolische Clicks?* 2. HT hier noch betont (er sollte leiser als der 1. HT sein)? *Diastolische Extratöne* wie ein MÖT/TÖT? Sind bereits mit der Membran tieffrequente diastolische *Füllungstöne* (3. oder 4. HT) zu hören?

Auch an Raritäten wie einen *Tumor-„Plop"* oder einen *Perikardton* muß gedacht werden.

Geräusche über der Herzspitze können unterschiedlichen Ursprungs sein und sind nicht zwangsläufig „mitral" bedingt (wie durch die frühere Bezeichnung der Herzspitze als „Mitralareal" vermutet werden könnte). Wichtig ist hier die Unterscheidung von spindelförmigen systolischen *Austreibungs*geräuschen und den bandförmigen, holosystolischen *Reflux*geräuschen einer Mitralinsuffizienz. Letztere weist eine typische Ausstrahlung zur linken Axillarlinie auf; je nach Genese und Schweregrad können weitere auskultatorische Zeichen (z. B. leiser 1. HT, 3. HT etc.) zur Differenzierung herangezogen werden. Aber auch eine valvuläre Aortenstenose hat über der Herzspitze oft ein zweites punctum maximum (sog. *sanduhrförmiges Auskultationsareal der AS*), und auch das Diastolikum einer AI ist hier nicht selten gut zu hören. Bei Kindern und Jugendlichen und bei hyperkinetischen und hyperzirkulatorischen Kreislaufsituationen sind harmlose bzw. funktionelle Austreibungsgeräusche über der Herzspitze häufig.

**Mit der Glocke des Stethoskops**
Nach Umschalten auf das Glockenteil wird das Stethoskop so aufgesetzt, daß der gesamte Rand der Haut nur mit *leichtem* Druck aufliegt; denn nur so gehen die jetzt gesuchten tiefen Frequenzen nicht verloren.

Wir beginnen zunächst noch in Rückenlage des Patienten über dem Ort des Herzspitzenstoßes und suchen nach einem *3. und 4. Herzton* und dem „rumpelnden" *Geräusch einer Mitralstenose*. Auf den Intervallcharakter und eine (bei Sinusrhythmus) evtl. vorhandene präsystolische Verstärkung des Geräusches soll besonders geachtet werden.

1.10 Regeln der Herzauskultation    27

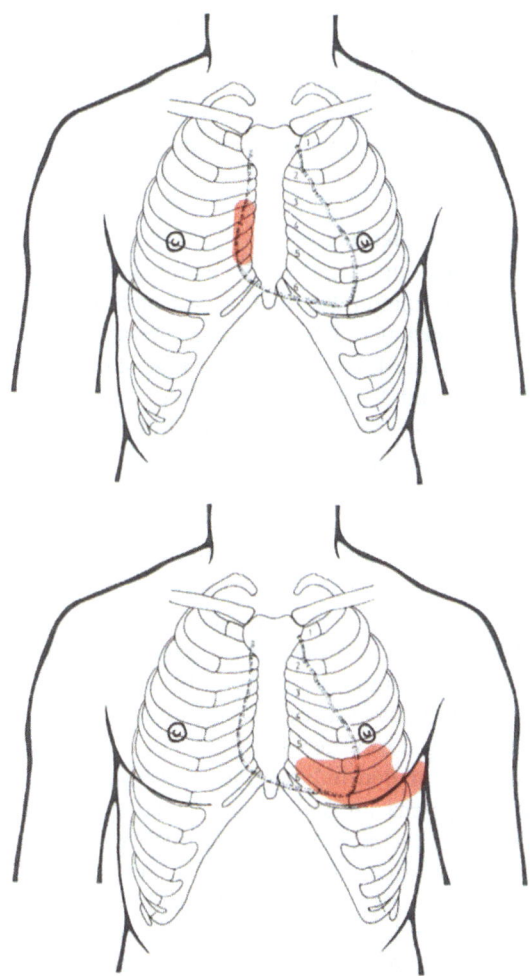

- **Diastolikum (aus Schritt 4) hier lauter?**
  - wenn ja, vermutlich AI bei Aortenwurzeldilatation
- **TÖT oder MÖT?**
- **Systolikum**
  - inspiratorisch verstärkt bei TI?
  - oder fortgeleitetes lautes Systolikum anderen Ursprungs?

Abb. 1.19. *Schritt 5* (3. bis 4. ICR rechts parasternal)

Bei diesem Schritt ist es besonders wichtig, das gesamte linksventrikuläre Areal in kleinen Abständen mit Membran und Glocke des Stethoskops abzusuchen!

Abb. 1.20. *Schritt 6* (linker Sternalrand → Herzspitze → Axilla)

Mit der **Membran** des Stethoskops:

- **1. HT**
  - wie oben: Lautstärke? Spaltung? Aortaler EC?
- **Systolische Clicks?**
  - Kardial (MKP): Änderung in Hocke oder Stand?
  - Extrakardial: z. B. atemabhängig?
- **2. HT** (hier normalerweise leiser als 1. HT)
- **Diastolische Extratöne** (MÖT, TÖT, Tumor-Plop?)
  - 3. oder 4. HT bereits mit Membran hörbar?
- **Systolische Geräusche?**
  - holosystolisch oder von den HT abgesetzt?
  - bandförmig oder spindelförmig?
  - evtl. erst mesosystolisch beginnend?
- **Diastolische Geräusche?**
  - AI gelegentlich hier hörbar
  - MS bereits mit Membran hörbar?

Mit der **Glocke** des Stethoskops:

- **Füllungstöne**
  (3. oder 4. HT, evtl. Galopp)
  - beide Töne ausgesprochen dumpf und meist leise
  - oft nur über kleiner Fläche innerhalb des Areals
- **Diastolikum einer Mitralstenose?**
  - Intervallgeräusch: Vom 2. HT abgesetzt nach MÖT
  - Decrescendo
  - bei erhaltenem Sinusrhythmus: Präsystolikum
  - Ausstrahlung in die Axilla

28  A. Allgemeiner Teil

*Abb. 1.21*

Um diese Töne und Geräusche besser hören zu können, lassen wir den Patienten (zur Steigerung des Herzzeitvolumens) *mehrfach ohne Hilfe aufsetzen und danach in bequeme Linksseitenlage drehen:* Die Füllungstöne werden deutlich lauter oder treten jetzt erst auf. Mitunter gelingt es, eine in Ruhe und Rückenlage „stumme" Mitralstenose durch Belastung und Linksseitenlage „aus der Reserve zu locken".

*Abb. 1.22*

**7. Schritt: Mit der Glocke zurück zum unteren Sternum**
Zunächst noch in Linksseitenlage treten wir mit dem Glockenstethoskop den Rückweg zum linken und dann zum rechten unteren Sternalrand an und achten dabei auf einen *3. oder 4. HT*, der bei *rechts*kardialem Ursprung zum Sternum hin lauter wird oder dort erst auftritt. Auch das in der Lautstärke atemvariable tieffrequente Diastolikum einer *Trikuspidalstenose* und das relativ niedrigfrequente Diastolikum einer *kongenitalen Pulmonalinsuffizienz* weisen am unteren linken (gelegentlich auch rechten) Sternalrand ihr punctum maximum auf.

**Zusatzschritte: Bei Bedarf**
Nach Beendigung dieses Auskultationsschemas kann es notwendig werden, einzelne Schritte zu wiederholen, um sich der Qualität der Ausstrahlung oder des punctum maximum eines Tons oder Geräusches zu vergewissern.

*Abb. 1.23*

Bei Verdacht auf ein angeborenes Vitium ist es erforderlich, die gesamte Brustwand und auch den **Rücken** nach kardiovaskulären Geräuschen abzusuchen, da z. B. das kontinuierliche Geräusch einer Pulmonalatresie oder das systolische einer Aortenisthmusstenose über dem Rücken besser zu hören sind.

Eine **Auskultation im Stehen** ist sinnvoll zur Beurteilung einer *Spaltung des 2. Herztons* (diese sollte im Normalfall wenigstens im Stehen und in Exspiration verschwinden), eines *funktionellen Geräusches* (verschwindet oft im Stehen) sowie bei Clicks und Geräuschen aufgrund eines *Mitralklappenprolaps*. Bei Senken der Nachlast (Afterload) nach dem Aufstehen können sowohl die Clicks als auch ein evtl. vorhandenes Insuffizienzgeräusch früher innerhalb der Systole auftreten. Auch Austreibungsgeräusche bei *linksventrikulärer Ausflußbahnobstruktion* (bei HOKM) nehmen bei vermindertem Afterload zu.

1.10 Regeln der Herzauskultation     29

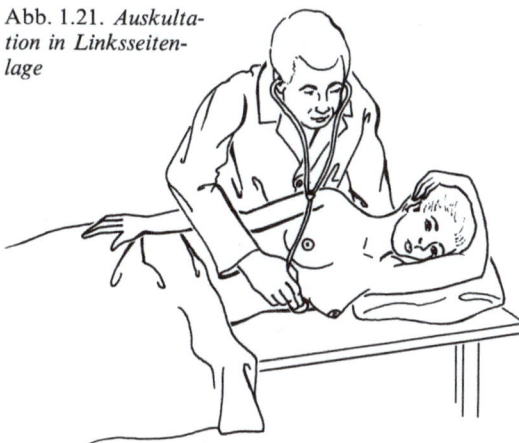

Abb. 1.21. *Auskultation in Linksseitenlage*

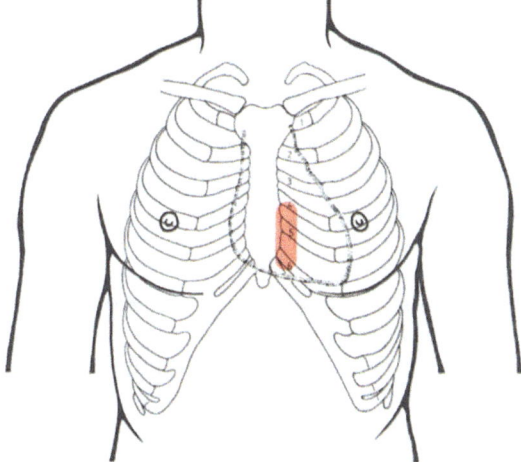

Abb. 1.22. *Schritt 7 (= Schritt 4 mit Glocke)*

- **Füllungstöne** (3. oder 4. HT)
  – werden bei rechtskardialem Ursprung hier lauter (oder treten hier erst auf)
- **Tieffrequente diastolische Geräusche?**
  – bei TS: inspiratorische Verstärkung
  – Klangcharakter wie bei MS, von dieser oft begleitet (und akustisch überdeckt)
  – bei kongenitaler PI (low-pressure-PI) relativ niederfrequentes Sofortdiastolikum.

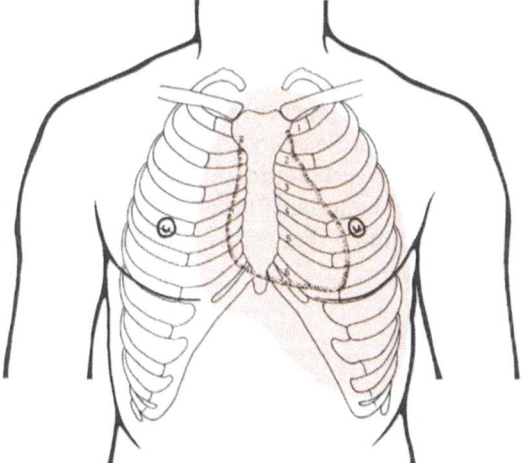

Abb. 1.23. *Großflächiges Auskultationsareal bei Verdacht auf angeborene Herzfehler sowie bei kontinuierlichen Geräuschen*

Bei Verdacht auf ein kongenitales Vitium und bei kontinuierlichen Geräuschen muß die gesamte Brustwand einschließlich des Rückens abgesucht werden!

## 1.7 Auskultiere und dokumentiere

*Abb. 1.24*  Die Aufzeichnung des erhobenen Auskultationsbefundes hat nicht nur dokumentarische Gründe für Vergleich oder eine spätere Verlaufskontrolle (wo sie für den betreffenden Untersucher die Wertigkeit eines Phonokardiogramms erreicht).

Die Dokumentation ist darüber hinaus ein wichtiges, vielleicht sogar das wichtigste Hilfsmittel beim Untersuchungsvorgang: Der Zwang zum schriftlichen Festlegen hält den Untersucher stets zu einem schematischen Vorgehen an. So muß vor der Niederschrift jeder Herzton auf Lautstärke, Spaltung und zeitliches Auftreten innerhalb des Herzzyklus und jedes Geräusch auf Beginn und Ende, Lautstärke und Lage des Intensitätsmaximums, auf Crescendo, Decrescendo, Bandform etc. hin geprüft werden.

Die Empfindung der Lautstärke eines Geräusches ist immer subjektiv und eine Einteilung in Lautstärkengrade wird immer approximativ bleiben. Die am häufigsten benutzte Einteilung (nach Levine) besitzt

**sechs Lautstärkengrade**
Grad 1: Ein äußerst leises Geräusch, das erst nach einem gewissen Konzentrationszeitraum gerade noch gehört werden kann.
Grad 2: Ein leises Geräusch, das aber sofort bei Beginn der Auskultation ohne Schwierigkeiten gehört wird.
Grad 3: Ein mäßig lautes, deutlich hörbares Geräusch, jedoch ohne Schwirren.
Grad 4: Ein lautes Geräusch, von zartem Schwirren begleitet.
Grad 5: Ein sehr lautes Geräusch mit starkem Schwirren, das jedoch nur bei (zumindest teilweise) aufgelegtem Stethoskopkopf zu hören ist.
Grad 6: Ein sehr lautes Geräusch, das noch gehört werden kann, wenn das Bruststück des Stethoskops einige Zentimeter von der Brustwand abgehoben wird (sog. Distanzgeräusch).

Um eine Verwechslung mit einer gelegentlich noch gebräuchlichen vierstufigen Skala (Wood) auszuschließen, wird hinter den Lautstärkegrad nach einem Schrägstrich die höchste Stufe der benutzten Einteilung angegeben, z. B. ein 3/6 (sprich: drei-sechstel) Geräusch entspricht dem Grad 3 der Sechserskala.

Die Niederschrift erfolgt nach den üblichen Auskultationsarealen auf vorgedruckten Untersuchungsbögen oder durch eine handschriftliche Skizze allein.

Beispiele der verwendeten Zeichen und Symbole sind rechts aufgeführt.

**Dokumentiere stets den Auskultationsbefund aller abgehörten Areale** (auch wenn über dem einen oder anderen Areal kein auffälliger Befund zu erheben war)!

## 1.10 Regeln der Herzauskultation

| | 1. | 2. | | I. | II. |
|---|---|---|---|---|---|
| normale Herztöne | | | oder | | |
| 1. HT gespalten | | | oder | | |
| 1. HT betont | | | oder | | |
| 1. HT abgeschwächt | | | oder | | |
| 2. HT normal gespalten | | | oder | | n.Sp. |
| 2. HT fixiert gespalten | | | oder | | fix |
| 2. HT paradox gespalten | | | oder | | n. |
| 3. HT | | 3. | oder | | III. |
| 4. HT | 4. | | oder | IV. | |
| Mitralöffnungston | | MöT | oder | | MöT |
| Ejection-Click | | | oder | | |
| Mesosyst. Click mit spätsyst. Geräusch | | | oder | | |
| Austreibungsgeräusch | | | oder | | |
| Holosyst. Geräusch | | | oder | | |
| Syst. „Strömungsgeräusch" | | | oder | | |
| Diast. „Durchflußgeräusch" | | | oder | | |
| Sofortdiastolikum | | | oder | | |
| Schwirrendes Geräusch (hier: Holodiastolikum) | | | oder | | |
| Kontinuierliches Geräusch | | | oder | | |
| Kombiniertes syst.-diast. Geräusch (Grad 4 bzw. 2 der sechsteiligen Lautstärkenskala) | 4/6 | 2/6 | oder | 4/6 | 2/6 |

**Abb. 1.24.** *Beispiele handschriftlicher Dokumentation verschiedener Auskultationsphänomene*

## 1.8 Auskultiere dynamisch: Der Einfluß von Atmung, Lagewechsel, Belastung und Medikamenten

Nicht selten macht eine sorgfältig durchgeführte Herzauskultation weitere aufwendige Untersuchungen überflüssig oder lenkt die Diagnostik in eine sinnvolle, rationelle Richtung.

Voraussetzung ist jedoch, daß die einfachen Kniffe bei der Auskultation beherrscht und das Ergebnis interpretiert werden kann.

Alle aufgeführten Maßnahmen haben gemeinsam, durch Änderungen von Druckwerten und Blutfluß eine (gelegentlich pathognomonische) Veränderung von Herztönen und -geräuschen zu bewirken.

### 1.8.1 Atmung

Normalerweise auskultiert man bei normaler (flacher) Ruheatmung des Patienten. Will man die Atemvariabilität des 2. Herztons prüfen, läßt man den Patienten einige langsame tiefe Atemzüge tun, während man zum Nachweis und zur Beurteilung leiser Geräusche auf exspiratorische Atemruhe meist nicht verzichten kann.

**Inspiration** (oder Saugen gegen die geschlossene Glottis = Müller'scher Saugversuch) führt über Erniedrigung des intrathorakalen Drucks und Zunahme der vaskulären Kapazität der Lunge zu einem erhöhten venösen Rückstrom zum Herzen und durch das rechte Herz: Dies bedingt eine Lautstärkenzunahme der meisten aus dem *rechten Herz* stammenden Töne und Geräusche (rechtsventrikulärer 3. oder 4. Herzton, Geräusche der Trikuspidalstenose und -insuffizienz; seltener auch bei Pulmonalstenose und kongenitaler „low-pressure" Pulmonalinsuffizienz). Da all diese zu den leisen Tönen und Geräuschen zählen, werden sie mitunter erst durch die inspiratorische Verstärkung entdeckt. Geräusche, die aus dem linken Teil des Herzens stammen sowie häufig auch Geräusche mit Ursprung an der Pulmonalklappe, werden durch die auftretende Lungenüberblähung eher leiser. Daher kann meist auch dann von einem *rechts*kardialen Ursprung ausgegangen werden, wenn ein Geräusch bei tiefer Inspiration *nicht* leiser wird.

Bei Patienten mit schwerer Herzinsuffizienz funktioniert diese inspiratorische Lautstärkenzunahme allerdings nicht: Bei ihnen ist der rechtsatriale und venöse Füllungsdruck ohnehin erhöht und kann durch Inspiration nicht signifikant gesenkt werden. Allenfalls kann sofort nach dem Aufstehen durch eine kurzfristige Abnahme des venösen Drucks eine vorübergehende inspiratorische Lautstärkenzunahme hervorgerufen werden.

**Auskultiere zunächst bei flacher Ruheatmung des Patienten, danach auch während**
- **einiger tiefer Atemzüge** (respiratorische Spaltung des 2. HT? Verstärkung oder Neuauftreten von Geräuschen?)
- **Exspiratorischer Apnoe** (zum Auffinden und zur Beurteilung leiser Herztöne und Geräusche)

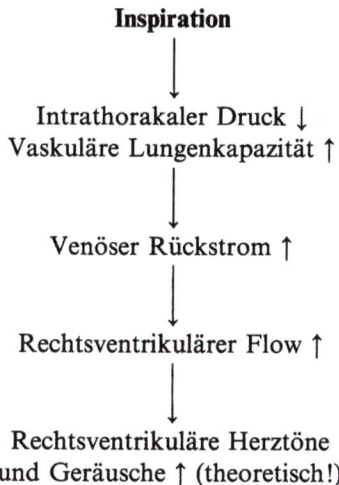

**Rivero-Carvallo-Zeichen** = Intensitätszunahme (oder Neuauftreten) rechtskardialer Geräusche bei tiefer Inspiration bzw. in postinspiratorischer Apnoe (in einigen Fällen auch bereits bei normal tiefer Inspiration).

**Praktischer Wert:**

| | |
|---|---|
| Trikuspidalstenose: | Hier meist vorhanden |
| Trikuspidalinsuffizienz: | Selten vorhanden bei nur *leichter* TI |
| | Häufiger bei *schwerer* TI |
| | Ausnahme: Nicht bei schwerer begleitender Rechtsherzinsuffizienz |
| Pulmonalklappenfehler: | Hier wenig hilfreich, da oft Leiserwerden der Geräusche durch Lungenüberlagerung |

Beim **Pressen (Valsalva-Versuch)** übersteigt der intrathorakale Druck den zentralvenösen Druck (ZVD), der venöse Rückstrom aus den extrathorakalen Venen kommt zum Erliegen oder kann sich kurzfristig sogar umkehren (wie dopplersonographisch leicht nachzuweisen). Damit nimmt zunächst das rechtsventrikuläre Schlagvolumen ab und – bei ausreichend langer Preßdauer – dann auch das linksventrikuläre Schlagvolumen und somit auch der arterielle Blutdruck.

*Beim Pressen werden alle Herzgeräusche leiser mit Ausnahme der beiden hämodynamischen Sonderfälle HOKM und MKP:*
Bei der **hypertrophen obstruktiven Kardiomyopathie (HOKM)** führt die Abnahme des Kammerdurchmessers zu einer stärkeren (oder jetzt erst auftretenden) Obstruktion – das Geräusch wird lauter (oder tritt jetzt erst auf).
Beim **Mitralklappenprolaps (MKP)** kann diese Änderung der ventrikulären Geometrie zum früheren Auftreten des Prolaps innerhalb der Systole und evtl. zu einem längeren (und lauteren) Refluxgeräusch führen (in den entsprechenden Kapiteln wird hierauf näher eingegangen).

### 1.8.2 Lageänderung

Beim **Hocken** (oder besser: sofort nach dem Hinhocken) steigt durch die Kompression der Beinarterien einerseits der systemische Gefäßwiderstand (Afterload) und damit auch der arterielle Blutdruck, andererseits nimmt auch der venöse Rückstrom zum Herzen kurzfristig zu. Dadurch kommt es nicht nur zur Verstärkung der rechtsventrikulären, sondern auch der linksventrikulären Geräusche einer MI, AS und AI; leise Füllungstöne (3. und 4. Herzton) können besser herauskommen.

Besondere differentialdiagnostische Bedeutung erlangt die Auskultation in der Hocke jedoch bei den beiden bereits erwähnten hämodynamischen Sonderfällen, der hypertrophen obstruktiven Kardiomyopathie und dem Mitralklappenprolaps:

Die Obstruktion bei HOKM kann beim Hocken durch die Zunahme der ventrikulären Diameter abnehmen oder verschwinden (und nach dem Aufstehen plötzlich und überschießend wieder auftreten). Ebenso verhält sich der Click bei MKP, der beim Hocken erst später in der Systole – oder gar nicht mehr – auftritt. Mehrfacher Wechsel zwischen Hocke und Stehen kann einen MKP (im Stand) mitunter erst zum Vorschein bringen.

1.10 Regeln der Herzauskultation   35

**Valsalva-Preßversuch**
(ausreichend lange Haltephase!)
↓
Intrathorakaler Druck übersteigt den ZVD
↓
Venöser Rückfluß ↓
↓
Schlagvolumen und Blutdruck ↓

**Herzgeräusche leiser**
außer bei HOKM
und MKP
(siehe rechts)

Linksventrikulärer Durchmesser ↓
  bei HOKM — Zunahme der dynamischen Obstruktion → Austreibungsgeräusch bei HOKM lauter
  bei MKP — Halteapparat der Mitralklappe entlastet, Prolapsgrenze früher erreicht → Click früher in der Systole, fakultativ darauffolgendes Geräusch früher (evtl. lauter)

**Hocken**
(Sofort nach Hinhocken!)

Venöser Rückstrom ↑
(stark, aber nur kurzfristig)
↓
Schlagvolumen ↑
↓
**Verstärkung aller rechts- und linksventrikulären Austreibungsgeräusche**
(außer HOKM: siehe rechts)

Peripherer systemischer Widerstand ↑
↓
arterieller Blutdruck ↑

LV-Durchmesser ↑
↓
Dynamische Obstruktion bei HOKM ↓
↓
Austreibungsgeräusch einer HOKM leiser
(oder verschwunden)

Reflux an LV-Klappen ↑
↓
**Geräusche einer AI und MI lauter** (besonders bei AI zuverlässig!)

**Sofort nach dem Aufstehen** aus vorangegangener liegender Ruheposition oder aus der Hocke kommt es durch das plötzliche Versacken des Blutes in den Venen („venöses pooling") zur Abnahme des venösen Rückstroms und dadurch zur Verkleinerung des Schlagvolumens und der Ventrikeldurchmesser. Reflektorisch steigen die Herzfrequenz und der systemische Gefäßwiderstand, wobei das Ausmaß dieser Änderungen im Einzelfall individuell sehr unterschiedlich sein kann (z. B. bei orthostatischer Dysregulation).

Neben allen rechtsventrikulären Geräuschen werden auch die Geräusche einer rheumatischen Mitralinsuffizienz und einer valvulären Aortenstenose leiser, nur eine HOKM wird (wie oben besprochen) lauter und der Click eines MKP kann früher auftreten (entsprechend den Verhältnissen beim Pressen).

*Besonders wichtig ist die Auskultation im Stehen bei Jugendlichen:* Zum einen verschwinden viele der harmlosen (akzidentellen) Herzgeräusche im Stehen, zum anderen gelingt es mitunter erst im Stand (und bei Exspiration) eine im Liegen zwar atemvariable, jedoch auch exspiratorisch noch bleibende Spaltung des 2. Herztons verschmelzen zu lassen.

### 1.8.3 Belastung

Die Herzauskultation sollte – zumindest bei Verdacht auf eine Abnormität – auch nach bzw. bei Belastung durchgeführt werden. Dabei haben sich zwei verschiedene Belastungsarten bewährt:

1. Durch *mehrmaliges Aufsitzen* aus einer liegenden Position oder auch durch *Kniebeugen* steigt das Herzzeitvolumen und somit auch die Turbulenzbildung (= Geräuschentstehung) besonders an verengten Herzklappen. Hierdurch gelingt es meist auch bei (in Ruhe) leisen oder „stummen" Mitral- und Aortenstenosen ein Geräusch zu verstärken oder zu provozieren.
2. Der *isometrisch gehaltene Handgriff* hat den Vorteil, daß der Patient hierbei nicht preßt. Dabei ist das feste Zusammendrücken der Finger des Untersuchers durch die Patientenhand ausreichend, um durch eine isometrische Anspannung den Gefäßwiderstand und damit die Nachlast (afterload) zu steigern. Dieses Manöver läßt eine Mitralinsuffizienz (z. B. bei Papillarmuskeldysfunktion) und einen diskreten 3. und 4. Herzton deutlicher werden und kann durch Steigerung des Austreibungswiderstandes auch einen Ventrikelseptumdefekt verstärken.

## 1.10 Regeln der Herzauskultation

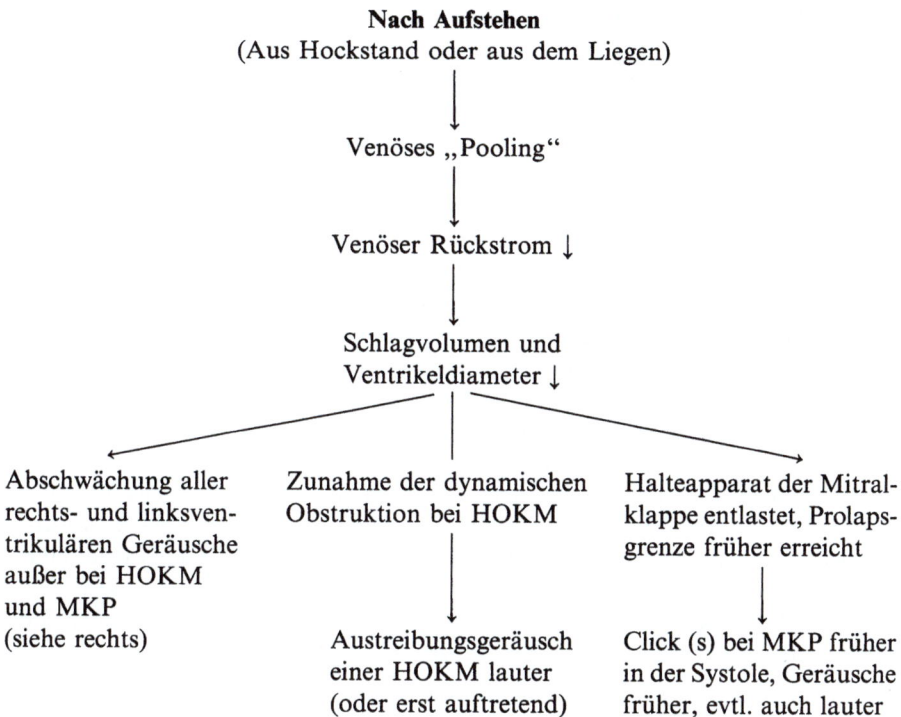

Für die Änderung des Auskultationsbefundes einer HOKM oder eines MKP wichtig ist die **abrupte** Änderung der hämodynamischen Situation **sofort nach** dem Aufstehen!
Nach längerem Stehen darf keine wesentliche Änderung des Auskultationsbefundes mehr erwartet werden!

Gelegentlich gelingt es erst durch mehrmaligen Wechsel von Hocke zum Stand, einen Mitralklappenprolaps zu provozieren!

Belastung betont die unter Ruhebedingungen oft heikel zu auskultierenden
- Füllungstöne (3. oder 4. Herzton)
- Diastolika einer Mitralstenose
- Systolika einer Mitralinsuffizienz bei Papillarmuskeldysfunktion

### 1.8.4 Gefäßaktive Medikamente

**Vasodilatatoren:** Die bequeme Handhabung (riechenlassen an einer Brechampulle) und die nur kurze (15 bis 30 Sek.) aber deutliche Wirkung auf den syst. Blutdruck machen **Amylnitrit** zu einem wichtigen Hilfsmittel der Herzauskultation:

Die prompte systemische Vasodilatation führt zu einem Blutdruckabfall und fordert daher eine liegende Position des Patienten. Durch die Senkung der Nachlast (Afterload) kommt es reflektorisch zu einer Steigerung der Kontraktilität, der Herzfrequenz und somit des Herzzeitvolumens.

*Tab. 1.3*    Dadurch werden alle von der linken Ausflußbahn ausgehenden systolischen Geräusche verstärkt. Leiser werden jedoch die Geräusche der Refluxvitien (Mitralinsuffizienz und Aorteninsuffizienz), da bei sinkendem Afterload der Reflux durch die undichten Klappen abnimmt.

Die Anwendung von Amylnitrit ist besonders hilfreich bei der Differentialdiagnose eines Austin Flint-Geräusches (funktionelles Mitralströmungsgeräusch bei Aorteninsuffizienz) gegenüber dem Geräusch einer möglicherweise begleitenden organischen Mitralstenose. Bei organischer Mitralstenose verstärkt Amylnitrit das apikale rollende Geräusch, während hingegen der Regurgitationsstrom einer AI (und somit das Austin Flint-Geräusch) mit fallendem Blutdruck leise wird.

Auch die Geräusche eines VSD, eines persistierenden Ductus arteriosus Botalli oder die systemischer AV-Fisteln werden leiser.

Wie in der Tabelle rechts aufgeführt, lassen sich gegensätzliche Effekte mit **Vasopressoren** erzielen. Wegen des invasiven Charakters und des Aufwandes (10 mg Phenylepinephrin in 250 ml Glukose 5%, Kurzinfusion bis zu einem RR-Anstieg von ca. 20 mm Hg) haben Vasopressoren in der Routineauskultation keinen festen Platz. Viel einfacher ist hier der Hockversuch (s. o.).

## Die Effekte von Amylnitrit

- Prompte systemische Vasodilatation
- Signifikanter Blutdruckabfall innerhalb der ersten 15–30 Sekunden nach Inhalation
- Reflektorische Steigerung des Sympatikotonus
- Anstieg von Herzfrequenz und Auswurfgeschwindigkeit
- Dadurch Erhöhung des Herzzeitvolumens
- Verstärkter Vorwärtsfluß durch alle Herzkammern
- Verminderter Rückwärtsschluß durch undichte linksventrikuläre Klappen
- Verminderter Links-rechts-Shunt

**Tab. 1.3.** Der Einfluß von Vasodilatatoren und Vasopressoren auf die Lautstärke von Herzgeräuschen

| Diagnose | Vasodilatator (Amylnitrit) | Vasopressor (Phenylephrin) |
|---|---|---|
| **Systolische Geräusche** | | |
| Mitralinsuffizienz (außer bei HOKM) | leiser | lauter |
| Aortenstenose (valvulär) | lauter | unverändert |
| Funktionelles Austreibungsgeräusch | lauter | leiser |
| Ventrikelseptumdefekt – klein | leiser | lauter |
| – groß | oft paradox lauter | |
| Pulmonalstenose (valvulär/muskulär) | lauter | unverändert |
| Persistierender Ductus Botalli | leiser | lauter |
| Fallot-Tetralogie | leiser | lauter |
| Vorhofseptumdefekt | lauter | lauter oder unverändert |
| Trikuspidalinsuffizienz | lauter | unverändert |
| Hypertrophe obstr. Kardiomyopathie | lauter | leiser |
| **Diastolische Geräusche** | | |
| Aorteninsuffizienz | leiser | lauter |
| Austin Flint-Geräusch | leiser | lauter |
| Mitralstenose | lauter | leiser |
| Pulmonalinsuffizienz, kongenital | lauter | unverändert |
| Pulmonalinsuffizienz, bei pulmonaler Hypertonie | leiser | lauter |
| Trikuspidalstenose | lauter | unverändert |

### Die Domäne des Amylnitrit ist die Differentialdiagnose

- **Aortenstenose** versus **Mitralinsuffizienz**
  (AS in 84% lauter, MI in ca. 94% leiser oder gleichbleibend)
- **Austin Flint-Geräusch** versus **organische Mitralstenose**
  (AF-Geräusch bei AI leiser, MS-Diastolikum lauter)
- **Aorteninsuffizienz** versus **Pulmonalinsuffizienz**
  (AI in 94% leiser, PI praktisch immer lauter)
- **Pulmonalstenose** versus **Ventrikelseptumdefekt**
  (PS stets lauter, nur der kleine VSD sicher leiser, große VSD oft paradox lauter)

## 1.9 Auskultiere nach Anamnese und orientierender Untersuchung

Die Auskultation des Herzens ist sicher der schwierigste Teil der Untersuchung des Herzkreislaufsystems. Sie wird jedoch ungemein erleichtert, wenn der Untersucher weiß, wonach er zu suchen hat. Durch entsprechende Vorinformation kann das Gehör für bestimmte Schallphänomene „vorgebahnt" werden.

Es sollte daher zur festen Angewohnheit gemacht werden, keinen Patienten ohne vorausgegangene Anamneseerhebung oder orientierende Untersuchung zu auskultieren.

So läßt die anamnestische Angabe einer Belastungsdyspnoe in Verbindung mit einer Wangenzyanose (Facies mitralis) bereits an das Vorliegen einer Mitralstenose denken. Wird diese Vermutung nicht bereits beim ersten Hinhören bestätigt, so ist man bei ausreichendem Verdacht viel eher dazu bereit, eine „stumme" Mitralstenose durch Auskultation nach Belastung „aus der Reserve zu locken".

Bei Belastungssynkopen älterer Männer wird man an eine schwere Aortenstenose denken und nicht nur auf das systolische Geräusch, sondern auch auf dessen Ausstrahlung, ein evtl. tastbares Schwirren und auch auf die Pulsqualität achten.

Bei jugendlichen Hypertonikern wird der erste Handgriff zu den Fußpulsen führen und die Auskultation der Rückenpartie wird besonders sorgfältig sein, um eine Aortenisthmusstenose nicht zu übersehen.

*Tab. 1.4*     Diese Beispiele ließen sich beliebig fortsetzen; einige sind in der Tabelle auf der rechten Seite aufgeführt.

Tab. 1.4. Anamnese und möglicher Auskultationsbefund

| Anamnese | Kurzuntersuchungsbefund („prima vista") | Mögliche Diagnose | Zu erwartender Auskultationsbefund | Diagnostische Hilfsmittel |
|---|---|---|---|---|
| Belastungssynkopen | häufig ältere Männer | Aortenstenose | rauhes Systolikum im Aortenareal, evtl. auch Herzspitze, Ausstrahlung in die Karotiden, evtl. leiser 2. HT etc. | Belastung (→ lauter) Karotispulsschreibung |
| Palpitationen, früher evtl. rheumat. Fieber oder Lues | Hüpfen der Gefäße, Kapillarpulse, schleudernder Herzspitzenstoß, Marfan(oider)-Aspekt | Aorteninsuffizienz | evtl. nur leises, hauchendes Sofortdiastolikum am linken Sternalrand, evtl. Austin Flint-Geräusch | RR-Messung (große Amplitude) |
| Nächtliche Dyspnoe, Belastungsdyspnoe, früher rheumat. Fieber | Wangenzyanose („Facies mitralis") | Mitralstenose | paukender 1. HT, MÖT, dumpfes Diastolikum, evtl. Präsystolikum | Belastung, Linksseitenlage |
| Jugendl. Hypertonus | Keine oder schwache Fußpulse | Aortenisthmusstenose | Spätsystol. Geräusch links paravertebral, kontinuierliche Kollateralgeräusche | RR-Messung an den Beinen |
| früher Perikarditis (evtl. tuberkulös) | Halsvenenstau, Aszites, „ruhiges Herz" | Pericarditis constrictiva | Perikardton | paradoxer Puls, Kußmaulzeichen etc., seitliches Thoraxröntgen |
| Dialysepatient | evtl. gestaute Halsvenen | evtl. hämodynamisch wirksamer Perikarderguß | evtl. Perikardreiben (nicht obligat), leise HT | Echokardiographie |
| „Funktionelle" Herzbeschwerden, evtl. Rhythmusstörungen | junge, schlanke Patienten, häufig weiblich | Mitralklappenprolaps | Mesosystol. Click (s), evtl. mit nachfolgendem Geräusch | Wechsel von Hocke zum Stand, Amylnitrit |

## 1.10 Auskultieren lernt man nur am Krankenbett

„... und grau ist alle Theorie". Dieser Ausspruch des Famulus Wagner hat für den Studenten der Herzauskultation besonderes Gewicht.

Denn all die schillernden verbalen Beschreibungen der Auskultationsphänomene in Lehrbüchern (auch in diesem) wie „hell" oder „dumpf", „hauchend" oder „rollend", „Click" oder „Plop" sind so lange wenig hilfreich, als man sie nicht selbst am Original (dem Patienten) gehört hat.

Sicherlich kann eine Demonstration der verschiedenen Herztöne und Geräusche auf Schallplatte (z.B. Schmidt-Voigt, Bergmann Verlag) und Tonband oder durch elektronische Geräuschsimulatoren während der Vorlesung für den Anfänger hilfreich sein.

Eine Schallplatte ist auch dem „Lehrbuch der Auskultation und Perkussion" von Holldack beigefügt, 2 Tonbandkassetten sind beim Kauf des Littmann-Stethoskops Nr. 2120 für wenige Mark Aufpreis als „Auskultationsset Nr. 2102P" erhältlich.

Beim Abhören dieser Demonstrationsaufnahmen sollte auf eine möglichst geringe Verstärkung geachtet und ein Kopfhörer benutzt werden.

Nie kann ein elektronisches Lehrmedium jedoch die Übung der Auskultation am Original, dem Patienten ersetzen, da Intensität und Klangcharakter der normalen und pathologischen Auskultationsphänomene an vielen verschiedenen Patienten „erhört" werden müssen.

Benutze beim Abhören von Demonstrationsaufnahmen Kopfhörer und achte auf möglichst geringe Lautstärke!

# 2. Inspektion, Palpation, Perkussion und Herzauskultation

Die Wertigkeit der einzelnen Schritte dieses klassischen Quartetts der körperlichen Untersuchung ist bei der Untersuchung des *Herzens* durchaus unterschiedlich, da das Zielorgan im starren Brustkorb verborgen und zum Teil auch lungenüberlagert ist.

Inspektion, Palpation und Perkussion des Thorax werden heute nicht selten übergangen und die Herzuntersuchung auf die Auskultation beschränkt. Dieser Trend ist bedauerlich, da eine Menge wertvoller und schnell, billig und nicht invasiv zu gewinnender Information verloren geht. Dabei kann gerade eine sorgfältige Inspektion und Palpation des Präkordiums bereits die eine oder andere Herzerkrankung vermuten oder zumindest das Ohr nach bestimmten Schallphänomenen suchen lassen.

## 2.1 Inspektion

Während die Inspektion des *gesamten Körpers* bei Herzkranken (Zyanose, Halsvenenstau, Ödeme, kardiale Kachexie etc.) wichtige Informationen besonders über den Schweregrad der Herzerkrankung bietet, so ist die Inspektion des *Präkordiums* nur in Einzelfällen hilfreich: Thoraxdeformitäten, wie z. B. eine Kyphoskoliose lassen eine Rechtsherzbelastung vermuten, und ein Herzbuckel (konvexe Ausbeulung links sternal) weist auf eine Herzerkrankung hin, die früh, d. h. noch während der Wachstumsphase des Thoraxskeletts entstanden ist (z. B. durch einen dilatierten rechten Ventrikel bei ASD). Systolische Einziehungen eines oder mehrerer Zwischenrippenräume kommen bei Pericarditis constrictiva oder isolierter Trikuspidalinsuffizienz vor.

Pulsationen der Brustwand sind meist besser zu palpieren als zu sehen.

Hilfsmittel zur besseren Sichtbarmachung der Herzpulsationen sind:

- Ein tangential die Brustwand streifender Lichtstrahl projiziert die Pulsationen auf ein senkrecht dazu gehaltenes Blatt Papier
- An eine kleine Saugelektrode (wie sie in der Pädiatrie zum EKG-Schreiben verwendet wird) wird ein Stäbchen (z. B. ein Abstrichtupfer) geklebt. Wird diese Elektrode auf den Ort der maximalen Pulsation aufgebracht, so zeigt das Stäbchen einen „verstärkten" Brustwandimpuls.

## 2.2 Perkussion

Die Perkussion des Herzens hat durch die heute allgegenwärtige Röntgendiagnostik an Bedeutung verloren, zumal sie ein recht ungenaues Verfahren darstellt und selbst starke Veränderungen der Herzgröße mitunter nicht erkannt werden können. Im anglo-amerikanischen Sprachraum wird eine Perkussion des Herzens daher nicht mehr durchgeführt (und auch nicht mehr gelehrt).

> **Inspektion**
> - Allgemeiner Eindruck, Kräftezustand, Mißbildungen
> - Gesichtsfarbe (blaß, ikterisch, zyanotisch (Lippen-, Wangen- oder zentrale Zyanose))
> - Dyspnoe
> - Halsvenenstauung und -pulsationen
> - Sichtbare Herz- und Gefäßpulsationen
> - Thoraxkonfiguration: Herzbuckel, Trichterbrust, Flachrücken
> - Epigastrische Pulsationen
> - Aszites
> - Ödeme

**Nicht selten kann bereits die Inspektion allein eine „prima vista" Diagnose ermöglichen, z. B.:**
- Mitralstenose bei Wangenzyanose (Facies mitralis)
- Aorteninsuffizienz bei hüpfenden Gefäßen (Extremfall: „Homo pulsans")
- Trikuspidalinsuffizienz bei systolischem Halsvenenpuls
- R-L-Shuntvitien bei Zyanose (Fallot bei Kindern, Eisenmenger-Syndrom bei Erwachsenen)
- Aortenisthmusstenose bei schlecht entwickelter unterer Extremität, evtl. Differentialzyanose (nur in schweren Fällen)
- Cor pulmonale bei Faßthorax mit Zyanose etc.

**Die Abschätzung der Herzgröße durch Perkussion ist wegen der methodeneigenen Ungenauigkeiten heute weitgehend verlassen.**

## 2.3 Palpation

Herzaktionssynchrone Pulsationen können über verschiedenen Arealen der Brustwand auftreten (s. rechts).

### 2.3.1 Herzspitzenstoß

*Abb. 2.1* Der Herzspitzenstoß entsteht in der frühen Systole (isovolumetrische Kontraktion) durch das Anschlagen des linken Ventrikels gegen die Brustwand. Seine Lokalisation und Stärke sind abhängig von: Herzgröße, Schlagvolumen, Austreibungsgeschwindigkeit, komplexen Effekten des ballistischen Rückstoßes und der Drehung des Herzens in der Systole, Thoraxwanddicke und Lungenüberlagerung.

Im *vorübergebeugten Sitzen und in Exspiration* entspricht die Stelle des stärksten Impulses etwa dem äußeren Herzrand im Thorax-Röntgen ($\pm$ 1 cm).

In *Rückenlage* ist der Herzspitzenstoß schwächer und kann durch das Zwerchfell nach oben und nach lateral verlagert sein.

*Linksseitenlage* verstärkt den Herzspitzenstoß und ist besonders zur Beurteilung einer diastolischen Pulsation (s.u.) geeignet.

Die Beschreibung des Herzspitzenstoßes muß die *Lokalisation* (Höhe des Interkostalraums und Abstand zur Medioclavicularlinie) und die *Qualität* beinhalten.

**Normaler Herzspitzenstoß:** *Kurzer, schwacher* Brustwandimpuls zu Beginn der Systole im 5. Interkostalraum (ICR) in Medioclavicularlinie (MCL), bei schlanken Personen, insbesondere bei Jugendlichen verstärkt. Normalerweise kein diastolischer Impuls.

**Schwacher (hypokinetischer) Herzspitzenstoß:** Bei Adipositas, Faßthorax, Emphysem, Perikarderguß, Pericarditis constrictiva und im Schock ist der normale (schwache) Herzspitzenstoß weiter *abgeschwächt oder fehlt* überhaupt.

*Abb. 2.1* **Schleudernder (hyperkinetischer) Herzspitzenstoß:** *Starker, schleudernder* Impuls, der jedoch *von normaler (=kurzer) Dauer* ist: Bei Zuständen mit vergrößertem Schlagvolumen wie Aorteninsuffizienz, Mitralinsuffizienz, Links-rechts-Shunt bei Ventrikelseptumdefekt und persistierendem Ductus Botalli, Hyperthyreose und schwerer Anämie. Ein ähnlich starker Impuls findet sich auch bei gesunden schlanken Jugendlichen bei bzw. nach Belastung.

**Hebender Herzspitzenstoß:** *Kraftvoller Impuls von längerer Dauer* bei Zuständen mit besonders kraftvoller Kontraktion (Linkshypertrophie, meist normales Schlagvolumen): Aortenstenose, Hypertonie, hypertrophe Kardiomyopathie. Hierbei läßt sich in Linksseitenlage nicht selten auch ein präsystolischer Impuls tasten, der entsprechend dem 4. HT im Ventrikel durch eine kraftvolle Vorhofkontraktion entsteht.

**Diastolischer Herzspitzenstoß:** Ein 3. und 4. HT entsteht im Ventrikel, wenn sich die Energie der schnellen frühdiastolischen (=3. HT) bzw. der durch Vorhofkontraktion bedingten präsystolischen (=4. HT) Füllung an der Kammerwand bricht. Ist die Erschütterung des Ventrikels hierbei außerordentlich stark, so kann nicht nur ein *lauter* 3. und 4. HT *auskultiert*, sondern gleichzeitig auch ein diastolischer Impuls im Herzspitzenbereich *palpiert* werden.

Ein frühdiastolischer Impuls („ventricular shock") geht daher stets mit einem 3. HT, ein präsystolischer Impuls („atrial shock") mit einem lauten 4. HT einher. Gelingt keine sichere Zuordnung des diastolischen Impulses, so hilft die gleichzeitige Auskultation, bei der diese Töne gehört und mit dem aufgesetzten Stethoskop dabei auch palpiert werden können.

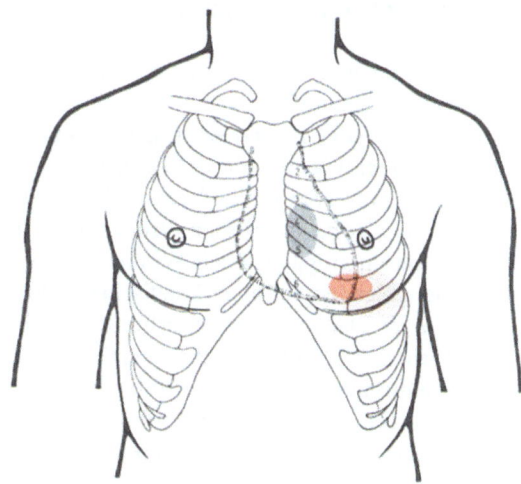

Abb. 2.1. *Lokalisation des Herzspitzenstoßes* bei Normalpersonen (rot) und bei Linksherzvergrößerung (Raster rot). Das graue Areal entspricht der Lokalisation des rechtsventrikulären Impulses bei RV-Belastung

Tab. 2.1. Die Qualitäten des Herzspitzenstoßes

| Beschreibung | Impulsqualität | Vorkommen |
|---|---|---|
| „normal" | schwach, kurz | schlanke Personen, Jugendliche |
| „hypokinetisch" | sehr schwach oder fehlend | Adipositas, Faßthorax, Emphysem, Perikarderguß, Pericarditis constrictiva, Schock |
| „schleudernd" (hyperkinetisch) | kräftig, aber kurz | AI, MI, Hyperthyreose, Anämie, VSD, persistierender Ductus Botalli, schlanke Jugendliche nach Belastung |
| „hebend" | kräftig, längere Dauer | Hypertonie, AS, HOKM, HNKM |
| frühdiastolisch („ventricular shock") | schwach, kurz (nach 2. HT) | bei lautem 3. HT: schwere reine Mitralinsuffizienz, Linksherzdekompensation bei KHE, KMP, hypertensiver Herzerkrankung |
| präsystolisch („atrial shock") | schwach, kurz (vor 1. HT) | bei lautem 4. HT: schwere LVH bei Hypertonie, Aortenstenose oder HOKM/HNKM |

### 2.3.2 Rechtsventrikuläre Impulse

Normalpersonen weisen keine durch den rechten Ventrikel bedingte Impulse über der Brustwand auf.

**Ein hebender rechtsventrikulärer Impuls** (*kräftiger Impuls* von *langer Dauer*) kann bei rechtsventrikulärer Hypertrophie am linken Sternalrand im 3. bis 4. ICR auftreten, wenn der rechte Ventrikel (z. B. bei pulmonaler Hypertonie und Pulmonalstenose) hohe systolische Drucke aufbringen muß. Meist ist hierbei auch eine Pulsation im epigastrischen Winkel sichtbar.

**Ein schleudernder hyperkinetischer rechtsventrikulärer Impuls** (*kräftiger* Impuls von *kurzer Dauer*) kann bei erhöhtem rechtsventrikulären Schlagvolumen (auch bei normalen Drucken) z. B. bei einem Vorhofseptumdefekt oder einer angeborenen Pulmonalinsuffizienz auftreten.

Ein rechtsventrikulärer Impuls fehlt jedoch typischerweise bei der Fallot-Tetralogie und der Ebstein-Anomalie.

### 2.3.3 Ektope Brustwandimpulse

*Abb. 2.2* **Bei koronarer Herzerkrankung** mit Ischämie der linksventrikulären Vorderwand (z. B. bei Angina pectoris oder Vorderwandinfarkt) kann im 3. bis 4. ICR einige Zentimeter links des Sternums (also höher und medial des eigentlichen Herzspitzenstoßes) vorübergehend ein systolischer Impuls auftreten. Bei einem Vorderwandaneurysma können solche systolischen Ausbeulungen bestehen bleiben.

**Bei schwerer Mitralinsuffizienz** können neben einem schleudernden Herzspitzenstoß auch größere Anteile des Präkordiums systolisch pulsieren. Dies tritt auf, wenn der linke Vorhof bei einem großen Regurgitationsvolumen systolisch pulsiert und dabei das ganze Herz anhebt.

**Bei Pulmonalwurzeldilatation** (durch vermehrten Fluß, gesteigerten Druck oder auch „idiopathisch") läßt sich bisweilen im 2. ICR links parasternal ein systolischer Impuls tasten. Aber auch bei schlanken Jugendlichen mit Neigung zur Hyperzirkulation ist ein Impuls im Pulmonalareal nicht selten.

**Bei Aortenwurzeldilatation/Aneurysma** kann ein systolischer Impuls im 2. ICR rechts auftreten.

### 2.3.4 Tastbare Herztöne

Sowohl bei schlanken (hyperkinetischen) Jugendlichen als auch bei Kranken sind die normalen Herztöne gelegentlich palpabel: Ein lauter („paukender") 1. HT läßt sich als „klopfender" Herzspitzenstoß z. B. bei einer Mitralstenose oder einem linksatrialen Myxom tasten.

Die Komponenten des 2. HT sind verstärkt, wenn der Aorten- bzw. Pulmonalklappenschluß unter einem erhöhten Druck erfolgt, z. B. der $A_2$ (2. ICR rechts) bei arterieller Hypertonie oder Aortenisthmusstenose und der $P_2$ (2. ICR links) bei pulmonaler Hypertonie.

| Ein tastbarer rechtsventrikulärer Impuls ist stets pathologisch!

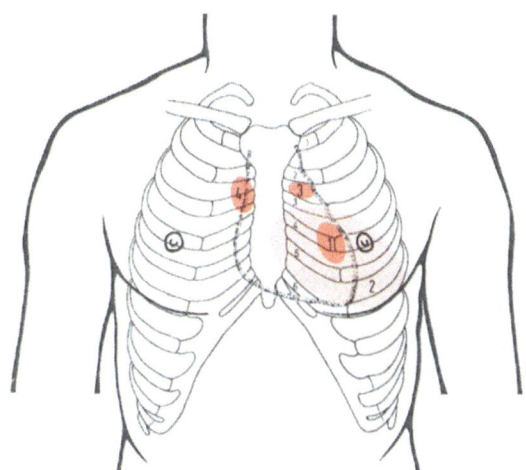

Abb. 2.2. *Lokalisation ektoper Brustwandimpulse*
1. Bei akuter Vorderwandischämie (vorübergehend) oder bei Vorderwandaneurysma (bleibend)
2. Bei schwerer Mitralinsuffizienz
3. Bei Pulmonalwurzeldilatation
4. Bei Aortenwurzeldilatation/ Aneurysma

| Besonders hilfreich ist die Palpation eines schwirrenden Geräusches bei der Differentialdiagnose Ventrikelseptumdefekt versus Pulmonalstenose.

### 2.3.5 Systolische Einziehungen

Systolische Einziehungen eines oder mehrerer Interkostalräume können bei Pericarditis constrictiva (sog. Broadbent'sche Zeichen) und auch bei der seltenen *primären* Trikuspidalinsuffizienz (nicht der *relativen* TI bei rechtsventrikulärer Dekompensation) auftreten.

### 2.3.6 Tastbares Schwirren

Als Schwirren werden tastbare Sensationen bezeichnet, die aufgrund der intensiven Vibrationen eines lauten Geräusches entstehen. Über die Tatsache hinaus, daß stets ein sehr lautes Geräusch (4/6 oder lauter) vorhanden sein muß, bietet ein tastbares Schwirren durch seine *Lokalisation* über der Brustwand wichtige Zusatzinformationen, da das *exakte punctum maximum* eines schwirrenden Geräusches wegen seiner weiten akustischen Fortleitung *oft besser zu tasten als zu auskultieren ist*.

*Abb. 2.3*  So kann eine schwere Aortenstenose, ein kleiner VSD oder eine schwere Pulmonalstenose oft schon vor der Auskultation allein durch Palpation des Schwirrens diagnostiziert oder zumindest vermutet werden (siehe rechts).

Zur Palpation benutzt man besser die Handflächen als die Fingerspitzen: Streicht man mit den Fingern der einen Hand über die andere Hand, so zeigt sich schnell, daß die *Handfläche am Ansatz der Finger sensitiver ist als die Fingerspitzen selbst*. Zum Herausfinden der gefühlvolleren Seite sollten in dieser Weise beide Hände abgetastet werden.

### 2.3.7 Tastbares Reiben

Bei Perikarditis kann ein Perikardreiben mitunter als präkordiales „Schaben" palpiert werden.

Abb. 2.3. *Lokalisation eines tastbaren Schwirrens* bei Aortenstenose, Pulmonalstenose, Ventrikelseptumdefekt und bei akuter Mitralinsuffizienz

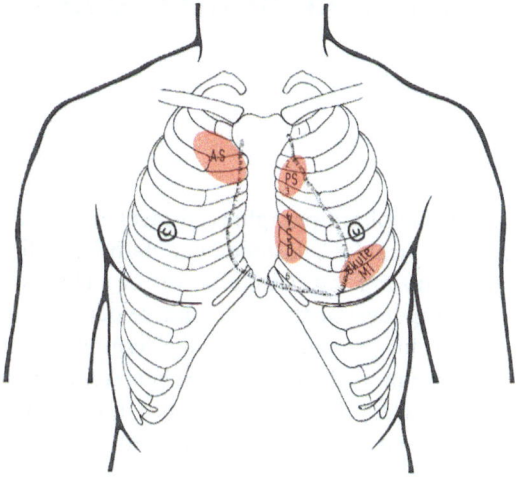

Die Handfläche am Ansatz der Finger ist zur Palpation eines Schwirrens sensitiver als die Fingerspitzen!

# 3. Herzauskultation und Echokardiographie

Die Echokardiographie (Ultraschallkardiographie = UKG) stellt als nichtinvasive, nicht strahlenbelastende und dadurch beliebig oft einsetzbare Methode eine ideale Ergänzung zur Auskultation des Herzens dar. Sie vermag Beschaffenheit und Bewegungsmuster insbesondere der linksventrikulären Klappen verzögerungsfrei und mit großem Auflösungsvermögen darzustellen und gestattet wertvolle Einblicke in die hämodynamischen Abläufe des Herzens. In vielen Fällen ermöglicht bereits die Echokardiographie in eleganter Weise die Zuordnung eines zunächst unklaren Auskultationsbefundes.

*Tab. 3.1* Andererseits darf ihre Wertigkeit innerhalb der Palette der kardiologischen Diagnostik nicht überschätzt werden. Bei der Interpretation echokardiographischer Registrierungen ist die Kenntnis der Grenzen der Methode genauso wichtig, wie die ihrer Aussagemöglichkeiten.

Im folgenden soll nur insoweit auf die Echokardiographie eingegangen werden, wie es zum Verständnis der skizzierten Beispiele dieses Buches erforderlich ist. Das Studium eines Lehrbuches der Echokardiographie sowie praktische Erfahrungen sollten von jedem kardiologisch tätigen oder interessierten Untersucher angestrebt werden.

## 3.1 Methodik

*Abb. 3.1* Von einem auf die Brustwand aufgesetzten Schallkopf werden ca. 25 Schallimpulse/Sek. in einem individuell gewählten Winkel auf das Herz abgegeben. Die von den verschiedenen Strukturen des Herzens reflektierte Schallenergie (= Echo) kann technisch auf verschiedene Weise wiedergegeben werden:

**Eindimensional**
**A-Mode** (Amplitude): Einzelechos als Spitzen unterschiedlicher Höhe (Amplitude), d. h. je kräftiger das Schallecho, desto höher die Spitze. (Das A-Mode ist die Methode der Echo*enzephalographie*.)

**B-Mode** (Brightness): Umwandlung der unterschiedlich hohen Spitzen des A-Modes in *Punkte* unterschiedlicher Helligkeit (Grundlage für die *zweidimensionale* Echokardiographie).

**M-Mode** (Motion): Umwandlung der Punkte des B-Modes durch Einführung des Faktors Zeit in der sog. TM (für Time Motion) Registrierung, wodurch eine Darstellung von Bewegungsabläufen möglich wird: Ein *ruhender* Punkt wird als *Strich*, ein *hin- und herpendelndes* Echo als *Wellenlinie* dargestellt.

**Zweidimensional (2D)**
Hierbei wird nicht ein einziger, sondern es werden *viele (ca. 100) Schallstrahlen gleichzeitig und fächerförmig* (Winkel ca. 80 Grad) ausgesendet. Die empfangenen Echosignale werden im B-Mode (Helligkeitsmode s. o.) nebeneinander aufgereiht, wodurch ein Querschnittsbild des Herzens entsteht. Die Strukturen und Grenzflächen erscheinen als helle Punkte oder Striche, die Binnenräume bleiben dunkel.

Tab. 3.1. Die diagnostische Wertigkeit der Echokardiographie bei verschiedenen Herzerkrankungen

| Diagnostische Wertigkeit | Herzerkrankung | Auskultatorische Differentialdiagnose |
|---|---|---|
| **Methode allererster Wahl** | Perikarderguß | DD leise HT, Reiben |
| | Mitralstenose | DD diast. Zusatzton, Diastolika |
| | Vorhofmyxom | DD diast. Zusatzton, Diastolika |
| | Mitralklappenprolaps | DD syst. Click(s), Systolikum |
| | Hypertrophe obstruktive Kardiomyopathie | DD Systolikum, 4. HT |
| **Wesentlicher Informationsgehalt** | Aortenvitien | DD Systolikum |
| | Mitralinsuffizienzen | DD Systolikum |
| | Kongenitale Vitien | DD ungewöhnl. Geräuschbefund |
| | Hypertrophe nicht-obstruktive Kardiomyopathie | DD 4. HT |
| | Dilatative Kardiomyopathie | DD 3. HT |
| **Interessante Information möglich** (jedoch nicht obligat) | Trikuspidalklappenfehler | DD syst./diast. Geräusche |
| | Pulmonalklappenfehler | DD syst./diast. Geräusche |
| | Künstl. Herzklappen | DD neu aufgetretene Geräusche |
| | Koronare Herzerkrankung | DD Füllungstöne, Systolika |
| | Endokarditis | DD neu auftretende Geräusche |

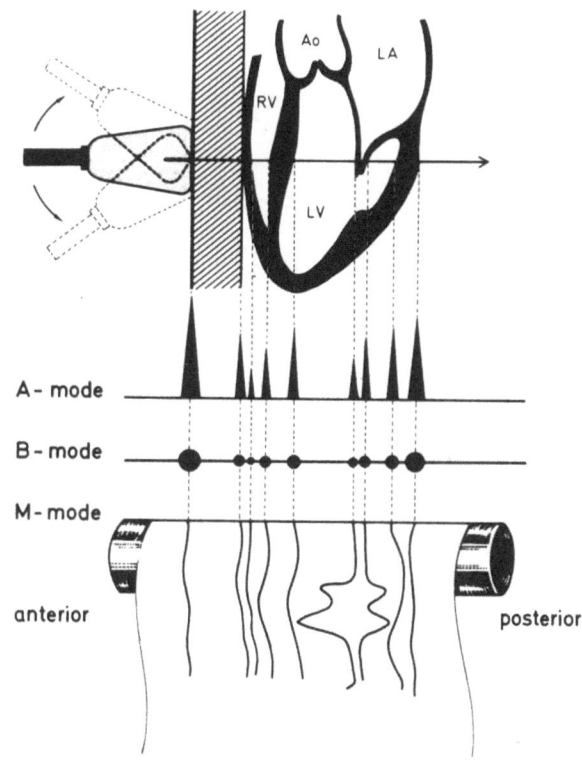

Abb. 3.1. *Umwandlung der nacheinander in Pfeilrichtung vom Ultraschall getroffenen Herzstrukturen von der A- über die B- in die time motion (TM)-Modulation* (nach Müller und Schumacher [18])

## 3.2 Die normale TM-Registrierung

*Abb. 3.2*

Voraussetzung für das Verständnis der echokardiographischen Skizzen in diesem Buch ist die Kenntnis, wie sich Morphologie und Funktion eines normalen Herzens im TM-Mode darstellen:

Die **Aortenklappe** erscheint zwischen Aortenvorder- und -hinterwand *diastolisch (= geschlossen) als mittelständige Linie, systolisch (= geöffnet) als „Kästchen"*, dessen linke Begrenzung der Öffnungs- und dessen rechte Begrenzung der Schlußbewegung entspricht. Die obere und untere Wand dieses Kästchens kennzeichnet die geöffnete rechts- bzw. die akoronare Klappentasche. Unter der Aortenwurzel liegt der linke Vorhof, darüber ein Teil der rechtsventrikulären Ausflußbahn.

**Die Mitralklappenbewegung** zeigt sich als *M-förmiges Muster*, dessen *höherer erster Gipfel der frühdiastolischen* und dessen *niedrigerer zweiter Gipfel der präsystolischen Öffnung* entspricht. Das Echo des hinteren Segels verhält sich spiegelbildlich dazu (nach unten). Systolisch verschmelzen die Echos beider Segel zu einem gebogenen Strich. Dem vorderen Mitralsegel gegenüber befindet sich das interventrikuläre Septum, darüber wechselnde Anteile des rechten Ventrikels.

**Septum und Hinterwand** sind dort am besten zu erkennen (und dort zu beurteilen), wo das charakteristische M-förmige Muster der Mitralklappe beim Schwenk zur Herzspitze hin verschwindet und in Linien ohne typisches Muster (= Chordae tendineae) übergeht.

**Die Trikuspidalklappe** ist beim normalen Herzen nur teilweise darstellbar und weist wie die Mitralklappe die typische M-Form auf.

**Die Pulmonalklappe** ist beim normalen Herzen – wenn überhaupt – nur fragmentarisch darzustellen.

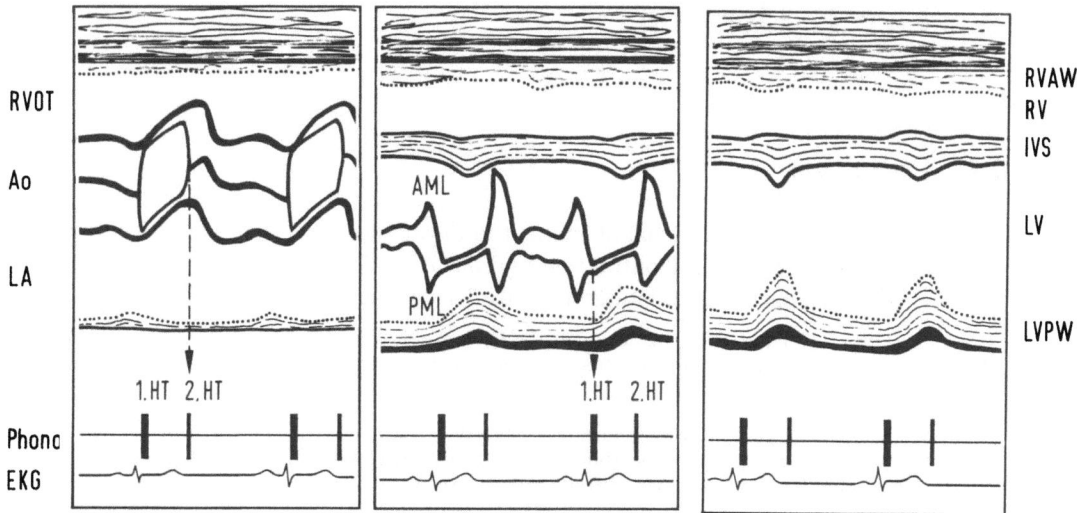

Abb. 3.2. *Darstellung der Aortenklappe* (links), *der Mitralklappe* (Mitte) *und der basalen linksventrikulären Wandanteile* (rechts) *in der TM-Registrierung*

# 4. Der 1. Herzton

## 4.1 Definition

Der 1. Herzton ist das Schallphänomen zu Beginn der Systole, d. h. zum Zeitpunkt der isovolumetrischen Kontraktion und des AV-Klappenschlusses.

Sein Klangcharakter ist dumpfer als der des (helleren und kürzeren) 2. HT.

*Abb. 4.1* Der 1. HT tritt 0,01–0,02 Sek. nach der Q-Zacke bzw. dem aufsteigenden R-Schenkel im EKG auf und besteht phonokardiographisch (abhängig vom Filter) aus 2 bis 4 Komponenten:

**1. „$M_1$" – eine größere, hochfrequente Vibration**
Sie ist der Hauptanteil des hör- (und registrier)baren 1. Herztones und entsteht im wesentlichen durch die Spannung des Mitralklappenapparates.

**2. „$T_1$" – eine zweite Gruppe hochfrequenter Vibrationen**
(0,02–0,04 Sek. nach $M_1$, p.m. linker unterer Sternalrand) Diese entspricht der Spannung des Trikuspidalklappenapparates (entsprechend $M_1$).

**3. „E" – kleine tieffrequente Vibrationen sofort nach $T_1$**
Austreibungskomponente, die, wenn betont, mit einem Ejection-Click übereinstimmt. Dieser gehört jedoch definitionsgemäß nicht mehr zum 1. Herzton.

## 4.2 Punctum maximum

*Abb. 4.2* Beim Gesunden über der Herzspitze und dem mittleren Präkordialabschnitt (sog. linksventrikuläres Areal).

## 4.3 Unterscheidung vom 2. Herzton

Bei normaler Herzfrequenz oder Bradykardie ist der 1. Herzton über allen Arealen durch die vorausgehende längere Diastolendauer leicht zu erkennen. Zusätzlich hilft der dumpfe Klangcharakter im Vergleich zu dem schärfer und kürzer klingenden 2. HT sowie die normalerweise (d. h. bei normal lautem 2. HT) größere Lautstärke des 1. HT über der Herzspitze.

Bei steigender Herzschlagfolge und bei pathologischen Zuständen wird die Unterscheidung der beiden normalen Herztöne zunehmend schwierig, da eine schnelle Herzfrequenz vorwiegend die Diastole verkürzt und hyperkinetische sowie andere pathologische Zustände Lautstärke und Klangcharakter insbesondere des 1. HT verändern.

*Hilfsmittel zur Identifikation der Herztöne sind:*

– Die *gleichzeitige Palpation des Radialis-* oder (wegen der geringeren Pulswellenlaufzeit) *Karotispulses* (vorsichtig!): Der 1. Herzton erscheint gleichzeitig mit oder kurz vor der Pulswelle.

– Das *Aufsetzen des Stethoskops auf den Herzspitzenstoß* (wenn vorhanden): Das gleichzeitige Hören und Palpieren der Herzaktion diente lange Zeit als Argument für die Verwendung eines Holzstethoskops.

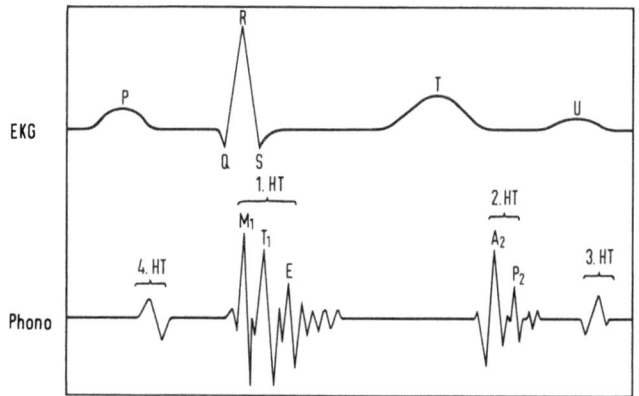

Abb. 4.1. *Der 1. Herzton im Phonokardiogramm*

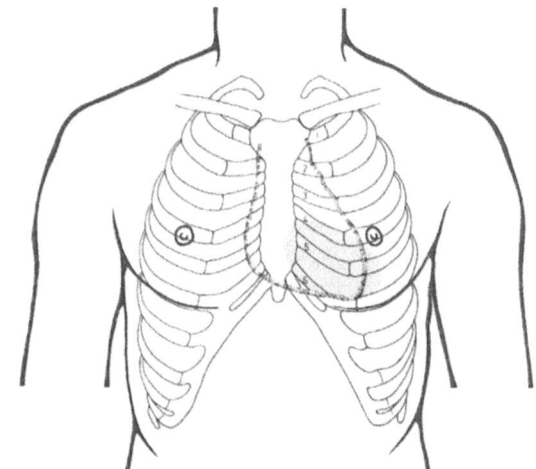

Abb. 4.2. *Das punctum maximum des 1. Herztons*

**Im Gegensatz zum 2. HT:**
- Ist der 1. HT über dem linksventrikulären Areal (Herzspitze bis linker unterer Sternalrand) lauter und wird zur Herzbasis hin leiser
- Weist der 1. HT einen etwas dumpferen Klangcharakter als der schärfer und kürzer klingende 2. HT auf
- Setzt sich der 1. HT im Phonokardiogramm aus mehr als zwei Komponenten zusammen
- Ist der Entstehungsmechanismus dieser Komponenten noch immer umstritten
- Hat die Spaltung des 1. HT meist geringere klinische Wertigkeit
- Hat die Lautstärke des 1. HT oft größere diagnostische Bedeutung

– Das sog. „*inching*": Hierbei wird über der Herzbasis der hier stets lautere 2. HT mit dem Stethoskop in kleinen Schritten (1 inch = 2,54 cm) bis zur Herzspitze verfolgt, wo meist der 1. Herzton dominiert.

## 4.4 Entstehungsmechanismus des 1. Herztones

### 4.4.1 Die Theorien

Der Entstehungsmechanismus des ersten Herztones ist seit über 150 Jahren Gegenstand konträrer Diskussionen, die sich in den letzten Jahrzehnten auf die Beteiligung der Atrioventrikularklappen am Zustandekommen des 1. Herztones konzentrierten.

1832 kam Rouanet [81] aufgrund von experimentellen Untersuchungen zu dem Schluß, daß die Herztöne durch die *Spannung der Herzklappen* hervorgerufen werden. Diese Betrachtungsweise wurde allgemein akzeptiert und erwies sich seither als für klinische Zwecke ausreichend und befriedigend.

1846 beschrieb Hope [69] drei Ursachen für die Entstehung des 1. HT: Die *muskuläre Ausdehnung*, die *muskuläre Kontraktion* sowie die *Klappenspannung*.

1933 etablierte Dock [68] eine *reine Klappentheorie*, die in der Folgezeit von klinischen Kardiologen ausgebaut wurde, indem man versuchte, jedem Tonsegment des Phonokardiogramms eine definierte Klappenbewegung zuzuordnen.

Mancher Kardiologe beschrieb damals den Auskultationsbefund am Krankenbett: „*Mitralklappenschluß normal, Trikuspidalklappenschluß betont, Pulmonalklappenöffnung zart, Aortenklappenöffnung laut.*"

1961 prägte Rushmer [82] die Begriffe „*acceleration und deceleration*" der Blutsäule als verantwortliche Kräfte für die Entstehung des 1. HT. Diese in unserem Sprachraum „*Anspannungstheorie*" genannte Hypothese läßt den 1. Herzton durch das plötzliche Anlegen der gesamten Ventrikelwand um den inkompressiblen Inhalt entstehen.

Mittels Herzkatheterismus und fast verzögerungsfreier intrakardialer Messung von Druck- und Schallwellen konnte diese Betrachtungsweise in einigen Punkten bestätigt werden, ohne jedoch andere für die Klappentheorie sprechende Fakten sicher entkräften zu können.

Etwas unversöhnlich standen sich in den letzten Jahrzehnten die „Klappentheorie" (der eine verstand darunter ausschließlich den Klappen*schluß*, andere dagegen akzeptierten auch die Klappen*spannung*) und die „(Muskel-)Anspannungstheorie" (von manchen nicht ganz richtig „Muskelton-Theorie" genannt) gegenüber. Verschärft wurde die wissenschaftliche Diskussion dadurch, daß Verfechter der Anspannungstheorie (Luisada et al. [13, 73]) der präsystolischen Stellung der Mitralsegel jegliche Beteiligung am Zustandekommen des 1. HT absprachen und darüber hinaus einen *rechts*kardialen Ursprung hörbarer Vibrationen gänzlich infrage stellten.

Mit Einführung der Echokardiographie, die sich in fast idealer Weise zur Beobachtung und verzögerungsfreien Registrierung von Klappenbewegungen eignet, erhielt die Klappentheorie wieder Auftrieb (Leathan, Leech, Craige [61, 62, 65, 66, 71]), nicht ohne jedoch von der Anspannungstheorie befruchtet worden zu sein. Insbesondere die Existenz eines rechtskardialen Anteils des 1. HT (Trikuspidalkomponente $T_1$) konnte gesichert werden.

**Der Widerstreit der Entstehungstheorien des 1. HT**

Rouanet, 1832: Spannung der Herzklappen
Hope, 1846: Muskelton mit Klappenbeteiligung
Dock, 1933: Reine Klappentheorie
Rushmer, 1961: Prägung der Begriffe „acceleration-deceleration" als Grundlage der sog. Anspannungstheorie, darauf bauen bis heute
Luisada et al.: die Theorie des ausschließlich linksventrikulären Ursprungs aller Komponenten des 1. HT ohne Klappenbeteiligung auf
Craige, Leatham,
Leech et al.: unterstützen aufgrund echokardiographischer Untersuchungen seit etwa 1975 eine zum Teil modifizierte Klappentheorie (*Dieser wird in diesem Buch im wesentlichen gefolgt.*)

Die Existenz eines rechtskardialen Anteils am 1. HT (= Trikuspidalkomponente T1) darf nunmehr als gesichert angesehen werden.

Ein Nachteil der Echokardiographie ist es jedoch, nicht zwischen dem eigentlichen Schluß und der darauffolgenden Spannung der Klappensegel unterscheiden zu können.

Heute geht, insbesondere in Europa die Meinung dahin, daß die Wahrheit (wie so häufig) in der Mitte zu suchen ist: Auch stellen beide Theorien keinen unüberbrückbaren Gegensatz dar, sofern man einerseits die Existenz *rechts*kardialer Schallphänomene akzeptiert und andererseits die Vorstellung fallen läßt, daß der Klappenschluß (d.h. das Aneinanderschlagen der normalerweise weichen Klappenränder) *allein* für den 1. HT verantwortlich sei.

Der 1. HT ist somit weder ein reiner Klappen*schluß*ton noch ein „Muskelton" (wie bei ungenauer Interpretation der Anspannungstheorie gelegentlich angenommen). Da der flüssigkeitsgefüllte Ventrikel mitsamt seinem Klappenapparat eine funktionelle Einheit darstellt, können die in der Anspannungsphase freiwerdenden und als 1. HT hörbaren) Vibrationen auch nicht einwandfrei auf eine einzige Struktur allein bezogen werden.

Dennoch fällt den AV-Klappen (der Mitralklappe wegen der 4–5mal höheren linksventrikulären Drucke mehr als der Trikuspidalklappe) eine Schlüsselrolle zu: *Der wesentliche Mechanismus bei der Entstehung des 1. HT dürfte weniger der Schluß als vielmehr die darauffolgende Spannung der bereits geschlossenen Mitralsegel sein, die sich ihrerseits auf die übrigen Strukturen wie die Chordae, die angespannte Ventrikelwand und auch die Blutsäule überträgt. Die ventrikuläre Kontraktion liefert die Energie für diese Spannung.*

*Der Einfluß der präsystolischen Stellung der Mitralsegel* (ob weit offen, halb oder bereits ganz geschlossen) *für das Zustandekommen und insbesondere für die Lautstärke des 1. HT darf* (klinisch und echokardiographisch) *als erwiesen angesehen werden.*

Andererseits gibt es jedoch klinische Situationen (z.B. kardiogener Schock, hyperkinetische Zustände, Kollaps), bei welchen weniger die Funktion oder Morphologie der Klappen als vielmehr die *myokardiale Kontraktilität* im Vordergrund steht. Hier ist die Lautstärke des 1. HT in erster Linie von den ventrikulären Druckverhältnissen abhängig.

Mit Sicherheit ist der 1. HT weder ein reiner „Muskelton" noch entsteht er ausschließlich durch den Klappenschluß.

Der wesentliche Mechanismus bei der Entstehung des 1. HT dürfte weniger der Schluß als vielmehr die darauffolgende Spannung der bereits geschlossenen Mitralsegel sein, die sich ihrerseits auf die übrigen Strukturen, wie die Cordae, die angespannte Ventrikelwand und die Blutsäule überträgt. Die Kammerkontraktion liefert die Energie für diese Spannung.

### 4.4.2 Entstehungsmechanismus – Die Hämodynamik

Der 1. Herzton tritt zu Beginn der Systole auf, seine Entstehung und Lautstärke wird jedoch beeinflußt durch die speziellen Verhältnisse

- in der späten Diastole = Präsystole und
- in der frühen Systole.

Rekapitulieren wir kurz die Phasen der normalen diastolischen Füllung:

Abb. 4.3   Phase 1: **Erschlaffungsphase**
(*alle 4 Klappen geschlossen*)
Phase 2: **Schnelle frühdiastolische Füllung**
(*AV-Klappen öffnen schnell und weit*)
Phase 3: **Phase des weitgehenden Druckausgleichs**
(*AV-Klappen in Mittelstellung = halb geschlossen, kaum Blutfluß*)
Phase 4: **Vorhofkontraktion**
(*AV-Klappen öffnen nochmals*)
Phase 5: **Ende der Vorhofkontraktion**
(*AV-Klappen wieder in Ruhestellung = halb geschlossen*)
Phase 6: **= systolische Phase 1: Isovolumetrische Kontraktion**
(*AV-Klappen werden ganz zugeschlagen*)

Das Verständnis der Phasen *4, 5* und *6* ist wesentlich zur Beurteilung des 1. Herztons:

Durch die **Vorhofkontraktion** wird das restliche (im Vergleich zur frühdiastolischen Füllungsphase kleinere) Füllungsvolumen aktiv in den Ventrikel „gepreßt", was nicht nur einer Steigerung des Füllungsvolumens (um ca. 20–30%) dient, sondern auch der Vorspannung der Herzmuskelfasern für die nachfolgende Kontraktion.

In der TM-Registrierung der Echokardiographie sehen wir eine gleichzeitig mit der P-Welle im EKG auftretende Wiedereröffnung der Mitralklappensegel (die, zusammen mit der größeren frühdiastolischen Öffnung die typische M-Form des Mitralklappenbewegungsmusters bildet).

Die anschließende **Phase 5** ist kurz, aber wichtig:

Normalerweise, d.h. bei nicht behinderter Füllung des LV und bei normaler Koordination von Vorhof- und Kammeraktion (normale PQ-Zeit im EKG) ist die *Vorhofkontraktion noch vor der Ventrikelkontraktion beendet* und es kommt (auf einem etwas höheren Druckniveau) erneut zu einem weitgehenden Druckausgleich zwischen Vorhof und Kammer. Wegen des sistierenden transvalvulären Blutflusses nehmen die Mitralsegel wieder die ihrer Elastizität entsprechende *Mittelstellung* ein.

Zu Beginn der **Kammerkontraktion** übersteigt der LV-Druck den LA-Druck, wodurch die endgültige Schließung der Mitralklappe (entsprechend auch der Trikuspidalklappe) *eingeleitet* (!) wird. Der 1. HT tritt jedoch erst kurz nach der Druckumkehr auf, wenn der Mitralklappenapparat in der Phase des schnellen Druckanstiegs im LV plötzlich stark gespannt wird und (gemeinsam mit der Kammerwand und der linksventrikulären Blutsäule) in Schwingung gerät.

Die Beobachtung, daß die Druckumkehr an der Mitralklappe (und entsprechend auch an anderen Klappen) ca. 30–35 msek. *vor* dem 1. Herzton auftritt, wurde weit publiziert, wodurch sich besonders in den Vereinigten Staaten die Meinung etablierte, daß Herztöne unabhängig von dem Klappenschluß seien (und daß insbesondere im *rechten* Ventrikel keine hörbaren Vibrationen hervorgerufen werden). Da das Blut jedoch eine Masse besitzt und der

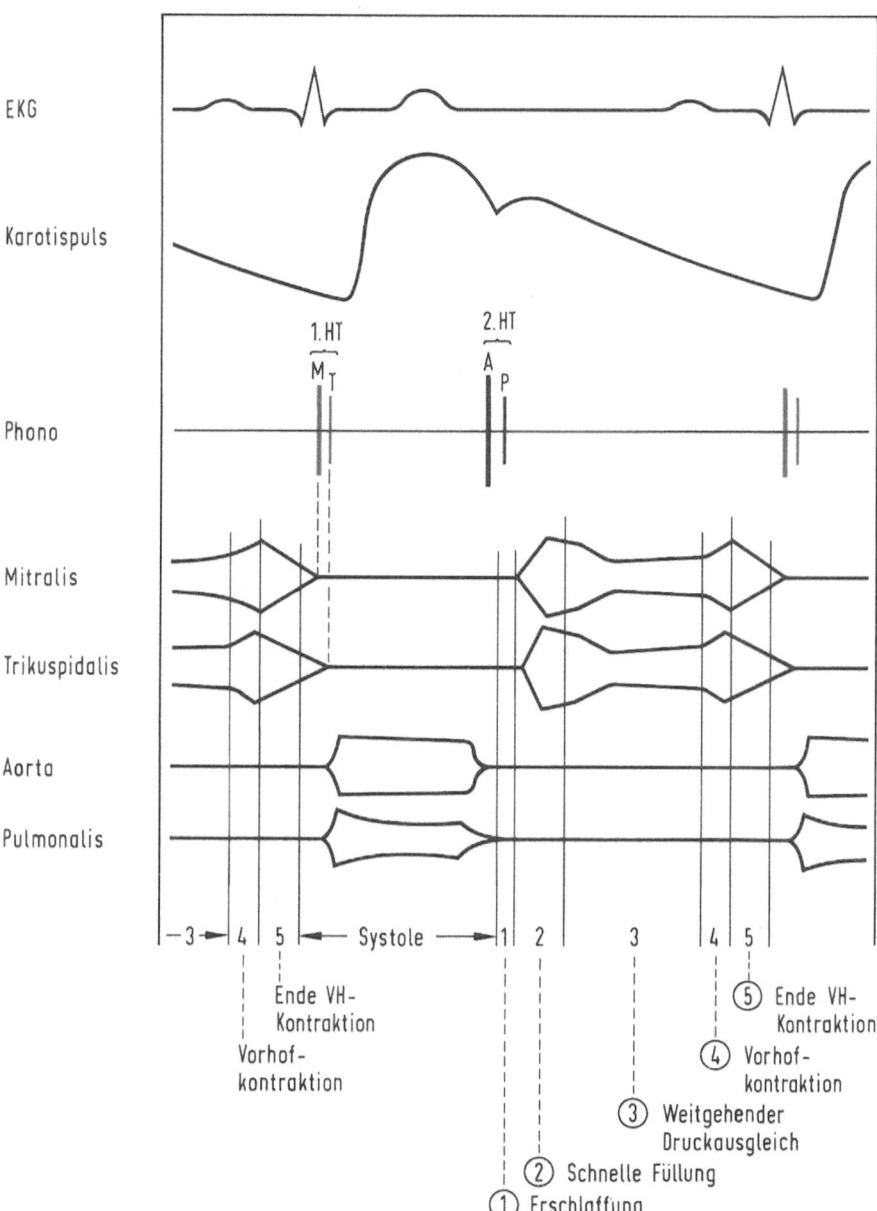

Abb. 4.3. *Die Phasen der diastolischen Füllung* (Erklärung siehe Text). Die Bewegungsmuster der 4 Herzklappen entsprechen deren idealisierten Darstellung im Echokardiogramm

Blutfluß eine Trägheit aufweist (die nicht augenblicklich gestoppt werden kann), entspricht der Moment der Druckumkehr jedoch nicht dem Augenblick des Klappenschlusses, sondern der *Einleitung* der endgültigen Schließbewegung.

Der hörbare 1. Herzton entspricht also im wesentlichen den Vibrationen, die bei der brüsken Spannung des Mitralklappen- (und in geringerem Ausmaß auch des Trikuspidalklappen-)apparates hervorgerufen werden und weniger dem Geräusch, das bei dem eigentlichen Klappenschluß entsteht. Es ist auch kaum vorstellbar, daß das Zusammenschlagen der normalerweise weichen, elastischen Klappenränder allein einen derart akzentuierten Ton hervorruft, wie ihn der 1. HT auch bei Normalpersonen darstellt.

Wenn der eigentliche Klappen*schluß* wenig zum Zustandekommen des 1. Herztons beiträgt – wie kann dann die klinisch und auch durch die Echokardiographie erhärtete Tatsache erklärt werden, daß ein Mitralklappenschluß aus zuvor weit geöffneter Position der Segel zu einem lauten 1. HT und aus präsystolisch bereits weitgehend geschlossener Position zu einem leisen 1. HT führt?

Die Energie für das Zusammenschlagen und insbesondere für die nachfolgende Spannung der Klappensegel stammt von der Kontraktion der Kammern. Somit müßte der 1. HT um so lauter sein, je kräftiger die Kammerkontraktion ausfällt. Diese Aussage ist jedoch ungenau und nur teilweise richtig, da der 1. HT *zu Beginn* der Kontraktion entsteht und daher für seine Entstehung und Lautstärke nur die Verhältnisse während der kurzen *initialen isovolumetrischen* Kontraktion interessieren und nicht der letztlich erreichte maximale Kammerdruck.

Die isovolumetrische Phase umfaßt den Zeitraum vom Beginn der Kontraktion bis zur Öffnung der Aorten- bzw. Pulmonalklappe (d. h. bis zur Austreibung).

*Abb. 4.4* Wie aus dem Diagramm rechts ersichtlich, steigt der Kammerdruck zunächst langsam, bald darauf aber rapide an. Die Geschwindigkeit des Druckanstiegs (dp/dt) ist während der ersten Hälfte der isovolumetrischen Kontraktion am größten und die entsprechende Druckanstiegskurve am steilsten.

Dem Zeitpunkt des Klappenschlusses kommt eine besondere Bedeutung zu, da eine *frühzeitig* schließende Klappe auf relativ niedrigem Energieniveau und eine *spät* schließende Klappe mit entsprechend höherem Druck gespannt wird. *Aufgrund der ausgesprochenen Steilheit der Druckanstiegskurve bedeutet eine auch nur geringe Verzögerung des Klappenschlusses bereits eine Spannung auf einem erheblich höheren Energieniveau – und somit einen lauteren 1. HT.*

*Der Zeitpunkt des Klappenschlusses ist wesentlich (aber nicht ausschließlich) abhängig von der Stellung der Mitral- (und Trikuspidal-)klappensegel zu Beginn der Systole*: Eine präsystolisch noch weit offene Klappe schließt (wegen des längeren Weges bis zum Schluß) etwas später und somit auf einem höheren Energieniveau als eine präsystolisch bereits halb oder fast vollständig geschlossene Klappe.

Je weiter die Mitralklappe zu Beginn der Systole noch geöffnet ist, um so größer ist die Verzögerung bis zum endgültigen Schluß, welcher dann zu einem Zeitpunkt stattfindet, in dem die Steilheit des ventrikulären Druckanstiegs am größten ist.

Im Normalfall haben, wie besprochen, die beiden Mitralsegel nach der Vorhofkontraktion bereits passiv eine halbgeschlossene Mittelstellung eingenommen und werden wegen des nur noch kleinen restlichen Weges bis zum Klappenschluß bereits früh während des systolischen Druckanstiegs zugeschlagen und gespannt. „Früh" entspricht „weit unten" auf der ventrikulären Druckanstiegskurve und die Spannung der Segel erfolgt schon bei (und mit) relativ geringem linksventrikulärem Druck.

**Der hörbare 1. Herzton entspricht im wesentlichen den Vibrationen, die bei der brüsken Spannung des Mitral- (und in geringerem Ausmaß des Trikuspidal-) klappenapparates hervorgerufen werden, und weniger dem Geräusch, das bei dem eigentlichen Klappenschluß entsteht.**

**Trotzdem ist die Lautstärke des 1. HT wesentlich von der Stellung der Mitralsegel zu Beginn der Kontraktion abhängig.**

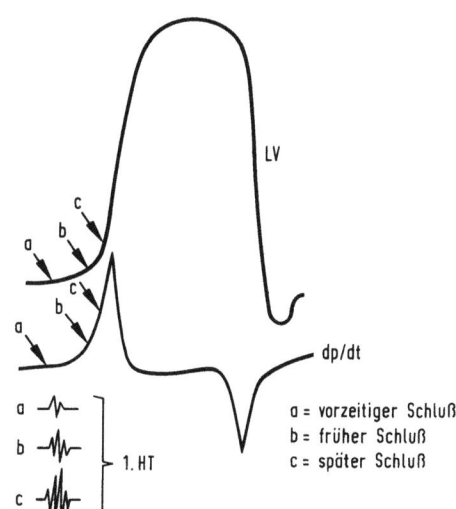

Abb. 4.4. *Diagramm des linksventrikulären Drucks, seiner Druckänderung nach der Zeit (dp/dt) und die Lautstärke des 1. HT zu verschiedenen Zeitpunkten des Mitralklappenschlusses* (nach Shah [83]).

Die ventrikuläre Druckanstiegskurve ist in der isometrischen Kontraktionsphase ausgesprochen steil, d. h. eine nur geringe zeitliche Verzögerung (Verschiebung nach rechts auf dem Diagramm) führt auf ein deutlich höheres Energieniveau und somit zu einem lauteren 1. HT

*Präsystolisch noch weit offen* ist die Mitralklappe z. B. bei der

Abb. 4.5
- **Mitralstenose** (hier ist die Füllung des Ventrikels behindert, dadurch verzögert und zum Systolenbeginn noch nicht abgeschlossen), oder bei
- **kurzer PQ-Zeit** oder bei
- **Kombinationssystolen eines totalen AV-Blocks** (bei beiden liegt die Vorhofkontraktion zu knapp vor der Kammerkontraktion, wodurch die aktive präsystolische Füllung „nicht rechtzeitig fertig wird").

Da die Mitralklappe bei diesen Zuständen aufgrund des weiteren Weges der Segel etwas verzögert schließt und dadurch auf einem höheren ventrikulären Energieniveau gespannt wird, ist der 1. HT laut. Bei der Mitralstenose wird dieser laute 1. HT recht anschaulich „*paukend*", bei den Kombinationssystolen eines totalen AV-Blocks „*Kanonenschlag*" genannt.

*Präsystolisch bereits weitgehend oder sogar ganz geschlossen* ist die Mitralklappe bei

- **langer Diastolendauer** (Sinusbradykardie oder nach langen R-R-Intervallen bei absoluter Arrhythmie) oder bei
- **langer PQ-Zeit im EKG** (AV-Block 1. Grades),

da die diastolische Füllung, der hier eine ausreichend lange Zeitdauer zur Verfügung steht, weitgehend abgeschlossen werden kann und die Klappe in eine ihrer Elastizität entsprechende halb oder fast ganz geschlossene Stellung zurückfällt. Entsprechend früh wird die Klappe dann geschlossen und gespannt – der 1. HT ist leise.

Neben der besprochenen präsystolischen Stellung der Mitralsegel sind für das Zustandekommen und die Lautstärke des 1. HT aber auch noch die anatomische Beschaffenheit und Schlußdichtigkeit der Klappe sowie Variationen des frühsystolischen Druckanstiegs von Bedeutung. Diese Faktoren werden weiter unten im Kapitel über die Lautstärke des 1. HT besprochen.

Je **früher** also der Klappenschluß erfolgt, desto geringer ist die Energie bei der Spannung der Segel: *Der 1. HT ist leise.*

Je **später** der Klappenschluß erfolgt, desto höher ist die Energie bei der Spannung der Segel: *Der 1. HT ist laut.*

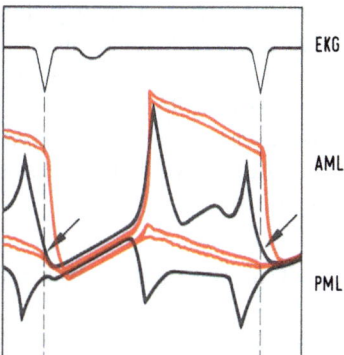

Abb. 4.5. *Die Verzögerung des Mitralklappenschlusses* (Pfeil) *bei Mitralstenose* (rot), ein normales Mitralklappenmuster ist schwarz dargestellt

## 4.5 Der gespaltene 1. Herzton

Liegen besonders gute Schalleitungsbedingungen vor oder sind $M_1$ und $T_1$ weiter als 0,02–0,03 Sek. voneinander getrennt, so können (nicht müssen) die beiden Komponenten als getrennte Töne wahrgenommen werden: *Der 1. Herzton ist gespalten.*

Echokardiographisch vielfach bestätigt wird die Spaltung des 1. HT dadurch hervorgerufen, daß der *Trikuspidalklappenschluß hinter dem Mitralklappenschluß herhinkt*. Dies ist bedingt durch die Verspätung der rechtsventrikulären Erregung, die physiologischerweise 20 bis 30 msek. betragen kann. Die Tonkomponenten treten daher in der Reihenfolge $M_1$-$T_1$ auf.

Da eine Spaltung des 1. HT sowohl bei Herzgesunden (Jugendliche *und* Erwachsene) als auch bei Zuständen mit pathologischer Asynchronie beider Ventrikel auftritt, ist seine diagnostische Aussagekraft (Einzelfälle ausgenommen) beschränkt.

### 4.5.1 Die physiologische Spaltung des 1. Herztones

Bei *Kindern, Jugendlichen und Asthenikern* kann eine Spaltung des 1. HT u. a. auf die *gute Schalleitung* mit besserer akustischer Trennschärfe der beiden Komponenten zurückgeführt werden.

Die gelegentlich beobachtete, vermeintliche Atemvariabilität (eine exspiratorische Spaltung verschwindet in Inspiration) könnte mit einer Abschwächung der leiseren Trikuspidalkomponente durch die inspiratorische Lungenüberlagerung erklärt werden. Schlüssige Untersuchungen hierzu fehlen jedoch und eine Atemvariabilität des Intervalls $M_1$-$T_1$ wird von manchen bestritten.

Auffälligerweise ist das im Phonokardiogramm ausgemessene Spaltungsintervall des 1. HT meist breiter, als es der physiologischen Verspätung der rechtsventrikulären Erregung entspricht. Dies wird dadurch erklärt, daß die passive präsystolische Schließbewegung (Phase 5) bei der *Trikuspidal*klappe wenig ausgeprägt ist und diese somit auch bei einer langen Überleitungszeit aus weit geöffneter Position heraus (und damit gegenüber der Mitralklappe, die bereits halb oder ganz geschlossen ist) etwas verspätet schließt.

Ganz allgemein kann gesagt werden, daß eine Spaltung des 1. HT mehr durch Variation des Trikuspidal- als des Mitralklappenschlusses hervorgerufen wird.

### 4.5.2 Die pathologische Spaltung des 1. Herztones

Von einer pathologischen Spaltung des 1. HT spricht man, wenn die Asynchronität des Kontraktionsbeginns beider Kammern das physiologische Maß von 20–30 msek. (RV *nach* LV) übersteigt.

Für eine solche Asynchronie beider Ventrikel gibt es elektrische und hämodynamische Ursachen:

#### 4.5.2.1 Elektrische Ursachen

**Der Rechtsschenkelblock (RSB)** sollte eigentlich ein Paradebeispiel für eine verzögerte rechtsventrikuläre Erregung sein, da der rechte Ventrikel hier auf dem Umweg über den linken Ventrikel erregt wird.

Eine *Spaltung des 1. HT* scheint jedoch nur in solchen Fällen aufzutreten, bei denen der Leitungsblock als *isolierte* Läsion den *proximalen Teil* des Leitungssystems betrifft und bei denen keine sonstigen Kontraktionsanomalien vorliegen.

Ein nicht gespaltener 1. HT entspricht im wesentlichen der lauteren Mitralkomponente $M_1$, welche die leisere Trikuspidalkomponente normalerweise überdeckt und übertönt.

**Eine Spaltung des 1. HT kann auftreten bei:**
- Guter akustischer Trennschärfe der beiden (physiologischerweise asynchronen) Komponenten (z. B. Kinder, Jugendliche, Astheniker)
- Verspätung des Trikuspidalklappenschlusses
  - proximaler RSB
  - linksventrikuläre ES und idioventrikuläre Rhythmen
  - Vorhofseptumdefekt
  - Trikuspidalstenose
  - prolabierendes rechtsatriales Myxom
  - Vegetationen bei Trikuspidalklappenendokarditis
  - Ebstein-Anomalie
- Verspätung des Mitralklappenschlusses (Rarität!)
  - prolabierendes linksatriales Myxom

Nicht jede auskultierte „Spaltung des 1. HT" entspricht den getrennt hörbaren Komponenten $M_1$ und $T_1$: Besonders häufig ist die Verwechslung der Trikuspidalkomponente mit einem Ejection-Click!

Eine *Spaltung des 1. HT fehlt* bei solchen Fällen, bei denen der RSB Folge eines *diffusen peripheren* („Arborisations"-)Blocks ist, bei dem die gesamte Erregungsausbreitung behindert ist.

Somit kann die Spaltung des 1. HT bei RSB einen prognostischen Wert erlangen, da man allgemein davon ausgeht, daß ein proximaler Block als relativ benigne zu betrachten ist, während der Arborisationsblock oft ein Frühzeichen einer generalisierten Erkrankung des Leitungssystems (oder der rechtsventrikulären Muskulatur) darstellt.

Eine Spaltung des 1. HT *in normaler Reihenfolge* ($M_1$-$T_1$) kann auch bei **linksventrikulären Extrasystolen** oder **idioventrikulären Rhythmen mit Ursprung im linken Ventrikel** sowie gelegentlich beim **Präexzitationssyndrom** beobachtet werden.

Eine *umgekehrte Spaltung* ($T_1$ *vor* $M_1$) vermag bei umgekehrten Verhältnissen auftreten, bei denen der RV vor dem LV erregt wird: Bei **rechtsventrikulären Extrasystolen oder idioventrikulären Rhythmen** sowie gelegentlich bei atypischer Lage einer rechtsventrikulären Schrittmachersonde.

Beim **Linksschenkelblock (LSB)** hingegen tritt jedoch meist *keine* umgekehrte Spaltung auf, da trotz Verzögerung im *Abschluß* der Depolarisation der *Beginn* des Druckanstiegs im linken Ventrikel oft rechtzeitig erfolgt. Darüber hinaus macht die geringere Lautstärke des 1. HT beim LSB die auskultatorische Unterscheidung der Komponenten $M_1$ und $T_1$ schwierig.

### 4.5.2.2 Hämodynamische Ursachen

Beim **Vorhofseptumdefekt (ASD)** sind die Trikuspidalsegel durch das vergrößerte Füllungsvolumen (L-R-Shunt) und bei der seltenen **Trikuspidalstenose (TS)** durch den erhöhten Füllungsdruck enddiastolisch noch weit geöffnet; der Trikuspidalklappenschluß ist hierdurch verspätet, wodurch $T_1$ betont wird und weiter hinter $M_1$ zurückfällt.

Bei der **Mitralstenose** muß der LV-Druck erst den erhöhten LA-Druck übersteigen, um die frühsystolisch noch weit geöffneten Mitralklappensegel zu schließen. Dies verzögert den Klappenschluß, und $M_1$ kann bei schweren Stenosen hinter $T_1$ zurückfallen. Da der leisere $T_1$ im lauten (paukenden) $M_1$ untergeht, spielt diese umgekehrte Spaltung des 1. HT bei der Auskultation der Mitralstenose keine Rolle.

Bei einem **Vorhofmyxom** kann der Klappenschluß durch Prolabieren des Tumors in die Klappenebene verzögert sein und dadurch eine Spaltung des 1. HT hervorrufen ($M_1$-$T_1$ bei *rechts*atrialen, $T_1$-$M_1$ bei *links*atrialen Tumoren).

Mechanisch behindert kann der Klappenschluß auch durch **Vegetationen bei Trikuspidalklappenendokarditis** sein, was eine deutliche Spaltung des 1. HT ($M_1$-$T_1$) hervorzurufen vermag. Ein Verschwinden dieser Spaltung kann auf ein Losreißen der Vegetation mit (septischer pulmonaler) Embolisation hinweisen (Rarität).

### 4.5.2.3 Hämodynamische und elektrische Ursachen

*Abb. 4.6* Bei der **Ebstein-Anomalie** liegt neben der Trikuspidalklappenanomalie oft zusätzlich ein Rechtsschenkelblock vor. Diese Kombination eines verspäteten Schlusses des deformierten, ungewöhnlich großen anterosuperioren Trikuspidalsegels mit einer Verzögerung der rechtsventrikulären Erregung führt zu einer *weiten Spaltung des 1. HT*, die für diese Anomalie zwar typisch, jedoch nicht obligat ist.

**Tab. 4.1.** Differentialdiagnose des „gespaltenen 1. Herztones"

| Beteiligte Tonkomponenten | wahre Spaltung $M_1 - T_1$ | scheinbare Spaltung | |
|---|---|---|---|
| | | $M_1$-Ejection-Click | 4. HT-$M_1$ |
| **Punctum maximum** | Linker unterer Sternalrand (bis Herzspitze) | **aortaler EC:** Herzspitze bis mittlerer li. Sternalrand, selten bis Herzbasis **pulmonaler EC:** Pulmonalareal | **linksventr. 4. HT:** Herzspitze **rechtsventr. 4. HT:** li. (gel. re.) unterer Sternalrand |
| **Spaltungsintervall** | eng: 0,02–0,04 sek. (bei Ebstein-A. weiter) | etwas weiter: 0,04–0,09 sek. | rel. weit: 0,10–0,20 sek. abh. von PQ-Zeit |
| **Klangcharakter** | $T_1$ rel. hell, laut | EC kurz, hell, laut (Clickartig) | 4. HT dumpf, leise (Glockenteil des Steth.) |
| **Vorkommen** | Physiologisch bei Jugendlichen | | |
| | oft physiol. b. Erw. Vorhofseptumdef. Trikuspidalsten. Trikuspidalendokarditis Ebstein-Anomalie **fakultativ** bei Rechtsschenkelblock linksventr. ES Präexzitation | gelegentl. physiol. b. Erw. **aortaler EC:** Hyperkinetische Zustände Aortenwurzeldilat. bei Hypertonie Gefäßsklerose, valv. Aortenstenose **pulmonaler EC:** Pulmonalarteriendilatation: – idiopathisch – pulmonale Hypertonie – valv. Pulmonalsten. | selten physiologisch bei Erwachsenen **linksventr. 4. HT:** Druckbelastung im Kompensationsstadium bei Hypertonie, AS, HNKM, HOKM selten beim akuten Myokardinfarkt **rechtsventr. 4. HT:** Cor pulmonale Pulmonalstenose |
| **Diagnostische Bedeutung** | meist gering (außer bei Ebstein, TS und Trikuspidalendokarditis) | in Einzelfällen wichtiger Hinweis auf valvuläre Stenose oder zur DD ASD : PS | bei Erwachsenen wertvoller Hinweis auf Druckbelastung im Kompensationsstadium |

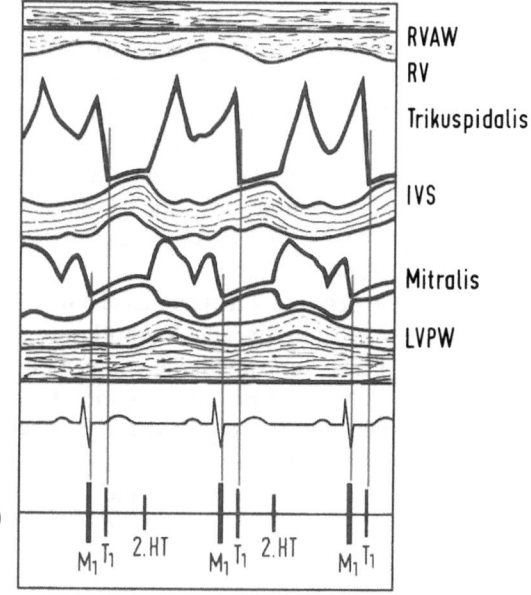

*Abb. 4.6. Der weit gespaltene 1. HT bei Ebstein-Anomalie:* Simultane echokardiographische Darstellung des asynchronen Mitral- und Trikuspidalschlusses

## 4.6 Die Lautstärke des 1. Herztones

Wegen der mindestens 4- bis 5fach höheren Drucke im linken Herzen wird die Lautstärke der Herztöne im wesentlichen von den linksventrikulären Verhältnissen bestimmt, d. h. die Mitralkomponente $M_1$ stellt den Löwenanteil des hörbaren 1. Herztons.

Tab. 4.2    Die Lautstärke des 1. HT ist nicht allein abhängig von einem einzigen Mechanismus, wie z. B. der Stellung der Mitralsegel oder der Kontraktionsstärke, sondern sie wird durch das Zusammentreffen verschiedener Faktoren modelliert, wobei jeweils ein Mechanismus im Vordergrund stehen kann:

- Die Stellung der Mitralklappe zu Beginn der Systole
- Die Schlußfähigkeit der Mitralklappe
- Die Beweglichkeit der Mitralklappe
- Die linksventrikuläre Kontraktionskraft und außerdem
- Extrakardiale Faktoren

### 4.6.1 Die Mitralklappenstellung (-öffnung) zu Beginn der Systole

*Sie ist der wichtigste, die Lautstärke des 1. HT bestimmende Faktor.* Die die enddiastolische Segelstellung beeinflussenden hämodynamischen Gegebenheiten wurden zuvor ausführlich besprochen.

Eine *wechselnde Lautstärke des 1. HT* durch wechselnde enddiastolische Segelstellungen demonstriert der **totale AV-Block** quasi als Naturexperiment besonders eindrucksvoll: Beim totalen AV-Block schlagen Vorhof und Kammer getrennt voneinander. Durch die unterschiedliche Frequenz der beiden wechselt die zeitliche Beziehung von Vorhof und Kammer ständig (meist „überholt" der Vorhof die Kammer). So kommt es immer wieder zum nahen Heranrücken der Vorhof- an die Kammerkontraktion, wodurch während einiger weniger Herzzyklen Situationen entstehen, die normal übergeleiteten Aktionen mit langer, normaler oder kurzer Überleitungszeit (PQ-Zeit im EKG) entsprechen.

Geht die Vorhofkontraktion der Kammerkontraktion weit voraus (einer PQ-Zeit von über 0,20 Sek. entsprechend), so hören wir einen leisen 1. Herzton, dessen Lautstärke mit kürzer werdendem Abstand zunimmt. Kontrahiert sich der Ventrikel „in die noch ablaufende Vorhofkontraktion hinein" (einer extrem kurzen PQ-Zeit entsprechend), so wird die Mitralklappe aus ganz geöffneter Position zugeschlagen, wodurch es zu einem außergewöhnlich lauten 1. Herzton, dem sog. *Kanonenschlag* kommt. Natürlich kommt es auch dann zu diesem Phänomen, wenn wegen eines totalen AV-Blocks ein ventrikelgesteuerter (VVI) Herzschrittmacher implantiert wurde.

Auch die **absolute Arrhythmie bei Vorhofflimmern** weist eine *wechselnde Lautstärke des 1. HT* auf. Da eine Vorhofkontraktion hier fehlt, ist die enddiastolische Mitralklappenstellung abhängig von der Länge der vorausgehenden Diastole. Bei kurzem R-R-Abstand wird die gesamte (kurze) Diastole zur Füllung benötigt, die Klappen sind zum Zeitpunkt der Kammerkontraktion wegen des anhaltenden Flows noch offen und werden aus dieser Position heraus zugeschlagen – der 1. HT ist laut. Bei längerem R-R-Abstand versiegt der Flow enddiastolisch, die Segel haben sich schon weitgehend einander genähert – der 1. HT ist leise.

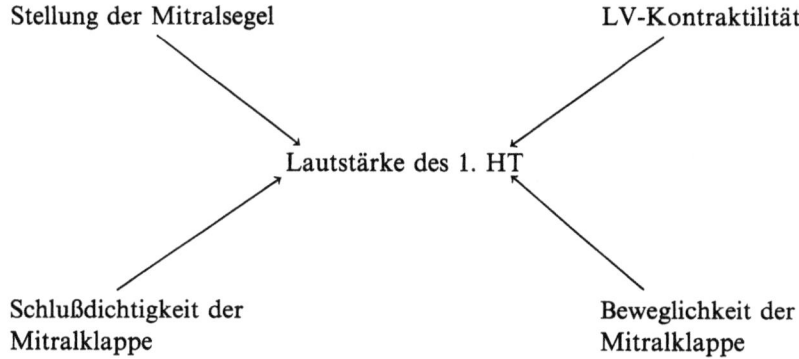

Bei Herzgesunden und bei vielen Herz*muskel*erkrankungen ist die Lautstärke des 1. HT Spiegelbild der myokardialen Kontraktilität.

Die gleichen Verhältnisse finden sich bei **vorzeitigen Extrasystolen**.

Die **Mitralstenose** als Paradebeispiel des lauten („*paukenden*") 1. HT wurde eingehend besprochen. Hier finden wir den lautesten 1. HT überhaupt.

Das **linksatriale Myxom (Vorhoftumor)** kann ebenso durch Behinderung der Füllung zu einem lauten 1. HT führen: Prolabiert dieser (oft gestielte) Tumor diastolisch durch den Mitralring, so schließt die Klappe erst nach Zurückgleiten der Tumormasse in den Vorhof verspätet und somit auf höherem Druckniveau, was den 1. HT zusätzlich betont.

Der *leise 1. HT* bei **schwerer Aorteninsuffizienz** kommt durch einen vorzeitigen Mitralklappenschluß zustande. Ursache hierfür ist der durch das Regurgitationsvolumen rasch ansteigende diastolische Druck.

### 4.6.2 Die Schließfähigkeit der Mitralklappe

Nur eine geschlossene und weitgehend dichte Klappe kann bei der isometrischen Kontraktion so gespannt werden, daß durch Vibrationen ein akzentuierter Ton entsteht.

So ist bei der **schweren Mitralinsuffizienz** der *1. HT oft leise* oder nicht hörbar, insbesondere dann, wenn eine *rheumatische* Herzerkrankung die Klappen verdickt und die Chordae tendineae verkürzt hat. Beim **Mitralklappenprolaps** hingegen schließen die Segel frühsystolisch meist regelrecht mit normalem bis lautem 1. HT und prolabieren erst später während der Austreibungsphase.

### 4.6.3 Die Beweglichkeit der Mitralklappe

Auch bei **rheumatischen Vitien** ist meist noch ein Teil der Klappe beweglich, durch dessen Spannung dann der 1. HT hervorgerufen wird. Ist jedoch der Klappenapparat hochgradig verkalkt und dadurch unbeweglich, so wird der 1. HT leise oder fehlt – auch bei der Mitralstenose!

Wird ein **prolabierendes Vorhofmyxom** nicht vollständig in den Vorhof zurückgetrieben, so ist die Mitralklappe in ihrer Beweglichkeit und Schlußfähigkeit beeinträchtigt und der 1. HT wird leise.

### 4.6.4 Die linksventrikuläre Kontraktionskraft

Wie früher besprochen, entspricht der 1. HT weniger dem Geräusch des Zusammenschlagens der normalerweise weichen Mitralsegelränder, sondern den Vibrationen, die sofort nach dem Schluß bei Spannung der Segel durch den rasch ansteigenden linksventrikulären Druck frei werden.

*Abb. 4.4*

Je höher die Kontraktionskraft zum Zeitpunkt des Klappenschlusses ist, desto lauter wird der 1. HT. Wegen der ausgesprochenen Steilheit der Druckanstiegskurve während der isometrischen Kontraktion bedeutet eine, wenn auch nur geringe Verzögerung des Mitralklappenschlusses ein höheres Energieniveau bei der Segelspannung.

*Doch nicht nur der Zeitpunkt des Mitralklappenschlusses ist variabel, sondern auch die linksventrikuläre Kontraktionskraft (oder genauer: die Steilheit des Druckanstiegs $dp/dt$)*: Ist die ventrikuläre Kontraktionskraft herabgesetzt, so flacht sich der Anstieg der Druckkurve ab und die Segel werden weniger heftig gespannt.

**Tab. 4.2.** Faktoren, welche die Lautstärke des 1. Herztones beeinflussen

| | Laut | Leise |
|---|---|---|
| **Stellung der Mitralklappensegel bei Beginn der Systole** | Noch weit geöffnet bei:<br>• Mitralstenose<br>• Kurzer PQ-Zeit (z. B. LGL-Syndrom, nicht bei WPW!)<br>• Vorzeitigen VES<br>• Absolut. Arrhythmie bei VHF nur bei Aktionen nach kurzem R-R-Intervall<br>• Totalem AV-Block, wenn Vorhofkontraktion kurz vor Kammerkontraktion<br>• Vorhofmyxom (fakultativ) | Bereits weitgehend geschlossen bei:<br>• langer PQ-Zeit (AV-Block I)<br>• absolut. Arrhythmie bei VHF und Aktionen nach langem R-R-Intervall<br>• totalem AV-Block, wenn keine zeitliche Beziehung von Vorhof- und Kammerkontraktion<br>• schwerer Aorteninsuffizienz |
| **Schließfähigkeit der Mitralklappe** | | Herabgesetzt bei:<br>• „flail mitral leaflet"<br>• Mitralinsuff. (rheumat.)<br>• linksatrialem Myxom (fakultativ) |
| **Mitralklappenbeweglichkeit** | | Herabgesetzt bei:<br>• schwerer (!) Verkalkung (bei MS *und* MI) |
| **Kontraktionsstärke** | Gesteigert bei:<br>• hyperkinetischen Zuständen (Jugendliche, Belastung, Fieber, Anämie, arteriovenöse Fisteln)<br>• pos. inotropen Pharmaka<br>• plötzlich vermindertem afterload: orthostatischer Kollaps Amylnitrit<br>• art. Hypertonie, AS, HOKM | Herabgesetzt bei:<br>• akutem Myokardinfarkt<br>• kongestiver Kardiomyopathie<br>• kardiogenem Schock<br>• Hypothyreose<br>• LSB (zusammen mit anderen Faktoren) |
| **Extrakardiale Faktoren** | Gute Schalleitung bei:<br>• Kindern/Jugendlichen<br>• schlankem Thoraxdurchmesser | Schlechte Schalleitung bei:<br>• Emphysem<br>• Perikard-/Pleuraerguß<br>• Adipositas |

Dieser Mechanismus ist für den **leisen 1. HT** beim **akuten Myokardinfarkt,** im **kardiogenen Schock,** bei **dilatativer Kardiomyopathie, Hypothyreose** und bei Gabe **negativ inotroper Pharmaka** verantwortlich.

Bei gesteigerter Kontraktilität der **hyperkinetischen Zustände** (Jugendliche, schwere Hyperthyreose, hohes Fieber, schwere Anämie, AV-Fisteln und positiv inotrope Substanzen) wird der Druckanstieg steiler und der **1. HT lauter.** Auch eine **plötzliche Verminderung der Nachlast** (afterload) z. B. durch Amylnitrit oder bei Orthostase führt trotz (und gerade wegen) des peripheren Druckabfalls zu einem schnelleren ventrikulären Druck*anstieg* und somit zu einem lauten 1. HT.

### 4.6.5 Extrakardiale Faktoren

Die Lautstärke aller Herztöne und -geräusche, und somit auch des 1. HT wird zum Teil wesentlich durch die Schalleitungsbedingungen zwischen Ursprungsort und Brustwand bestimmt: Leise Herztöne hören wir bei Adipositas, Lungenemphysem und Perikard- bzw. Pleuraerguß, laute bei Kindern, Jugendlichen und Personen mit schlankem Thoraxdurchmesser.

Ist bei einem Schock oder einem (auf den ersten Blick) schockähnlichen Zustand der 1. HT *laut*, so liegt mit Sicherheit *kein* kardiogener Schock vor, sondern eher ein Volumenmangelschock (z. B. Blutverlust, Exsikkose) oder ein orthostatischer Kollaps.

**Ursache:** Bei erniedrigtem Afterload ist die Druckanstiegsgeschwindigkeit der LV-Kontraktion erhöht und die Mitralklappe wird auf einem höheren ventrikulären Druckniveau geschlossen und gespannt – der 1. HT ist laut.

# 5. Der 2. Herzton

## 5.1 Definition

*Abb. 5.1*  Der am Ende der Austreibungsphase bei *Schluß der Taschenklappen* von Aorta und A. pulmonalis entstehende Ton. Er setzt sich aus 2 Komponenten (im weiteren $A_2$ und $P_2$ genannt) zusammen, die bei zeitgleichem Klappenschluß als ein einziger Ton, bei asynchronem Klappenschluß jedoch als zwei getrennte Töne wahrgenommen werden. Durch den größeren Anteil an hohen Frequenzen klingt der 2. HT höher und auch kürzer und schärfer als der 1. HT.

## 5.2 Punctum maximum

Im Gegensatz zum 1. HT ist der *2. HT über der Herzbasis am lautesten*, d.h. im 2. ICR rechts (Aortenareal) und links (Pulmonalareal) und auch den linken Sternalrand hinunter bis zum 3. ICR.

*Abb. 5.2*  Normalerweise ist der 2. HT über *allen* typischen Auskultationspunkten hörbar, über der Herzspitze gewöhnlich etwas leiser als der 1. HT. Schließen Aorten- und Pulmonalklappen gleichzeitig, besteht der 2. HT, den wir hören, überwiegend aus dem Aortenanteil $A_2$ – da ja der linke Ventrikel mit 4–5fach höheren Drucken als der rechte arbeitet und bei Umkehr des Blutflusses und dem Klappenschluß dadurch wesentlich höhere Energien (=z.T. Schallwellen) frei werden.

*Die Pulmonalkomponente $P_2$ ist beim Gesunden ausschließlich über dem relativ kleinen Pulmonalareal hörbar.*

**Ausnahmen** machen hier *Kinder, Jugendliche und Personen mit asthenischem Habitus:* Hier ist der $P_2$ wegen des geringeren Abstandes zur Brustwand (keine Lungenüberlagerung) lauter und bis in den 4. ICR hörbar.

Die bei zeit*un*gleichem Aorten- und Pulmonalklappenschluß hörbare Spaltung des 2. HT bietet bei Kenntnis der zugrundeliegenden hämodynamischen Ursache wichtige diagnostische Informationen.

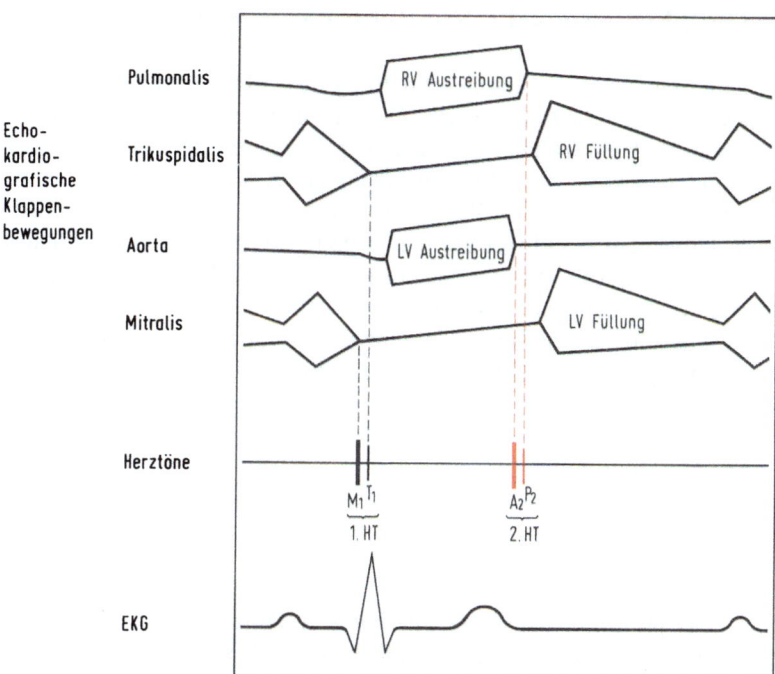

Abb. 5.1. *Die Komponenten des 2. HT und ihre zeitliche Korrelation zur (idealisierten) Klappenbewegung im Echokardiogramm*

**Im Gegensatz zum 1. HT**

- entsteht der 2. HT beim eigentlichen *Schluß* der Aorten- bzw. Pulmonalklappe
- klingt der 2. HT heller, kürzer und schärfer (1. HT: „*dumm*", 2. HT: „*tapp*")
- ist der *rechts*ventrikuläre Anteil des 2. HT (= $P_2$) meist hörbar und bietet wichtige diagnostische Informationen
- ist der 2. HT über der Herz*basis* lauter

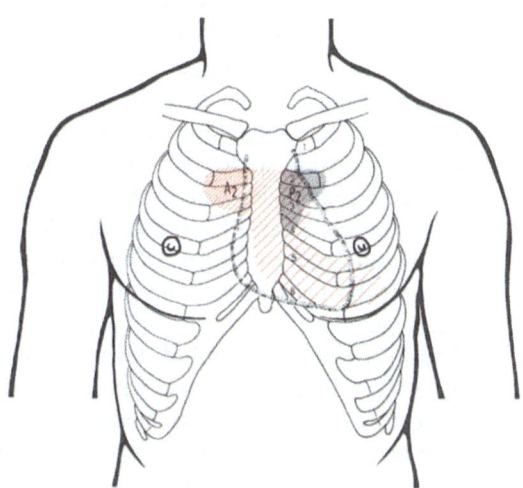

Abb. 5.2. *Das Auskultationsareal der Aorten-* ($A_2$ rot schraffiert) *und der Pulmonalkomponente* ($P_2$ grau) *des 2. HT*

## 5.3 Die physiologische Spaltung des 2. HT

*Abb. 5.3* Unter einer physiologischen Spaltung des 2. HT versteht man die *inspiratorische Zunahme des $A_2$-$P_2$-Intervalls*. Diese ist in erster Linie Folge eines verspäteten $P_2$ (wenn auch ein früherer $A_2$ dazu beitragen kann). Die zwei Komponenten $A_2$ und $P_2$ werden vom menschlichen Gehör getrennt wahrgenommen, wenn das Spaltungsintervall 25 msek. übersteigt. Eine Spaltung dieser Größenordnung tritt normalerweise nur bei Inspiration auf. Da $P_2$ der leisere und auch tieferfrequente Ton ist, hört man die Spaltung fast ausschließlich im Pulmonalareal, gelegentlich auch noch etwas den linken Sternalrand hinab.

Die physiologische, d.h. atemvariable Spaltung soll über mehrere normale Atemzyklen „beobachtet" werden, nicht bei Apnoe (Atemanhalten)!

### 5.3.1 Hämodynamik

Für die physiologische Spaltung des HT sind im wesentlichen zwei Mechanismen verantwortlich:

**1. Der inspiratorisch verstärkte venöse Rückfluß**
Durch die Abnahme des intrathorakalen Drucks bei Inspiration kommt es zu einem erhöhten Blutangebot an den rechten Ventrikel. Das dadurch vergrößerte rechtsventrikuläre Schlagvolumen benötigt zur Austreibung eine längere Austreibungszeit, wodurch sich der Pulmonalklappenschluß etwas verzögert und $P_2$ dadurch hinter den $A_2$ zurückfällt.

**2. Der inspiratorisch verringerte pulmonale Gefäßwiderstand („Pulmonalissog")**

*Abb. 5.4* Die Beobachtung (Shaver [93, 94, 95]), daß der Pulmonalklappenschluß auch bei Normalpersonen deutlich (um 33 bis 89 msek.) hinter dem Ende der rechtsventrikulären Systole hinterherhängt, während dieses (sog. *hangout-*) Intervall im großen Kreislauf, d.h. an der Aortenklappe nur kurz (ca. 12 msek.) ist, führte zu dem Begriff des „Pulmonalissogs" als weitere (und im Einzelfall einzige) Erklärung für die Spaltung des 2. HT.

Unter *„Pulmonalissog"* versteht man *die durch die Trägheit des Schlagvolumens bedingte Verlängerung der Austreibung über den Abschluß der rechtsventrikulären Systole hinaus*. Diese Austreibungsverlängerung des rechten Ventrikels (→ Verspätung von $P_2$) ist Folge der *inspiratorischen Abnahme des Lungengefäßwiderstandes*, da der Gefäßquerschnitt der Lungenstrombahn bei Inspiration zunimmt (die Lunge „saugt sich inspiratorisch voll Blut").

Im *großen* Kreislauf hingegen (kleine Kapazität, großer Widerstand) ändert sich bei Inspiration weder der Gefäßquerschnitt noch der Fluß und somit auch nicht der Zeitpunkt des Aortenklappenschlusses. Allerdings nimmt aufgrund des Lungensogs auch der Zustrom zum linken Herzen etwas ab, wodurch sich die linksventrikuläre Systole geringfügig verkürzen kann und der $A_2$ sich dadurch etwas verfrüht. Dieser Mechanismus dürfte jedoch für die Spaltung des 2. HT nur von geringer Bedeutung sein.

Die Frage, ob der Einfluß des inspiratorisch vermehrt venösen Rückstroms oder der des „Pulmonalissogs" bei der Entstehung der physiologischen Spaltung überwiegt, ist noch nicht entschieden.

Die bisher unklare Ursache einer weiteren Spaltung des 2. HT bei manchen herzgesunden Personen, bei idiopathischer Pulmonalektasie, bei Zustand nach

5. Der 2. Herzton 81

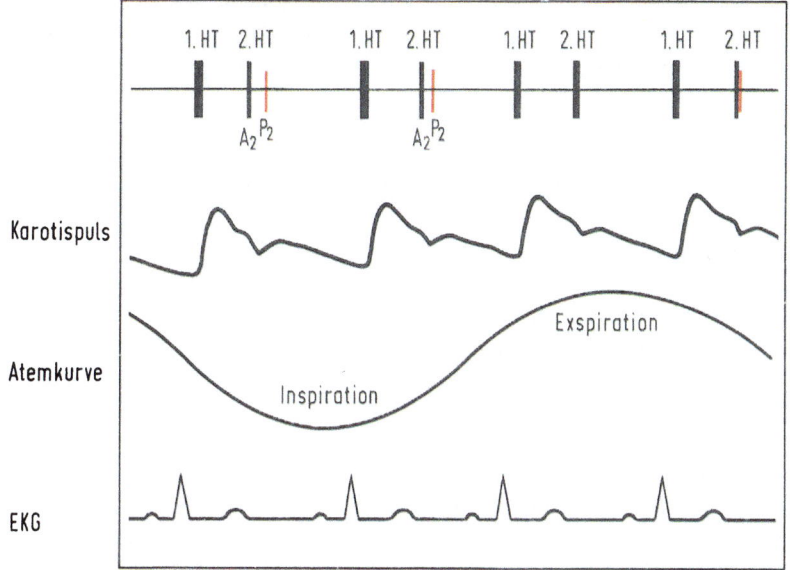

Abb. 5.3. *Die Atemvariabilität der physiologischen Spaltung des 2. HT über dem Pulmonalareal*

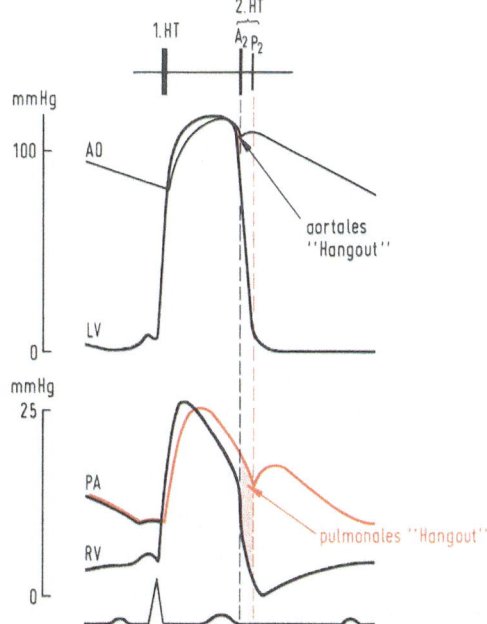

Abb. 5.4. *Schematische Darstellung einer zeitgleichen Registrierung links- (oben) und rechtskardialer (unten) Drucke bei Inspiration.* Das pulmonale „hangout"-Intervall ist deutlich länger als das aortale (nach Curtis, Shaver et al. [89]).

ASD-Verschluß und bei *leichter* Pulmonalstenose, sowie die unterschiedlich weite Spaltung des 2. HT bei pulmonaler Hypertonie findet im „Pulmonalissog" bzw. der unterschiedlichen inspiratorischen Gefäßkapazität beider Kreisläufe eine (auch klinisch) plausible Erklärung.

### 5.3.2 Kriterien der physiologischen Spaltung des 2. HT

*Die physiologische Spaltung ist stark altersabhängig:*

**Kinder** haben eine *weite* inspiratorische Spaltung (bis 0,08 Sek.), die auch bei Exspiration oft nicht ganz verschwindet.

**Junge Erwachsene** spalten den 2. HT *weniger weit* (bis 0,05 Sek.), in Exspiration bleibt bei 15–20 % der Fälle im Liegen noch eine Spaltung hörbar, die jedoch im Stehen meist verschwindet.

Bei **Personen über 45** Jahren ist nur noch in etwa der Hälfte eine *geringe* inspiratorische Spaltung hörbar, eine „normal weite" Spaltung ist bei älteren Personen ungewöhnlich. Die Ursache hierfür liegt in der im Alter zunehmenden Lungenblähung (Emphysem), die zum einen durch Reduzierung des Gefäßquerschnitts den Lungensog vermindert und zum anderen den leiseren $P_2$ weiter abschwächt.

Abb. 5.5   *In fast allen Fällen verschwindet die Spaltung des 2. HT im Stehen*, weswegen eine hörbare exspiratorische Spaltung im Stehen (evtl. Sitzen) ein sichereres Kriterium für eine pathologische hämodynamische Situation darstellt, als es eine weite Spaltung des 2. HT im Liegen ist.

## 5.4   Die pathologische Spaltung des 2. HT

Man unterscheidet eine *bleibende*, eine *fixierte* und eine *paradoxe* Spaltung:

### 5.4.1   Die bleibende Spaltung („weite Spaltung")

*Hier ist die respiratorische Schwankung erhalten (in Inspiration weiter – in Exspiration enger), das Spaltungsintervall von $A_2$ und $P_2$ ist jedoch während des gesamten Atemzyklus weiter als normal und bleibt in Exspiration und auch bei Auskultation in stehender Position als Restspaltung bestehen.*

Ursache kann eine *Verspätung des $P_2$* durch
- Verzögerung der rechtsventrikulären Erregung und Kontraktion
- Verlängerung der rechtsventrikulären Austreibungszeit oder durch einen
- vergrößerten Lungengefäßquerschnitt mit größeren „Pulmonalissog" sein.

Andererseits kann auch die *Vorverlegung des $A_2$*, z. B. durch Verkürzung der linksventrikulären Austreibungszeit zu einer Spaltung des 2. HT in der normalen Reihenfolge $A_2$-$P_2$ beitragen.

#### 5.4.1.1   Verzögerung der rechtsventrikulären Erregung und Kontraktion

Bei einem **Rechtsschenkelblock** (RSB) ist die elektrische Leitung im rechten Schenkel des His'schen Bündels verzögert oder unterbrochen, und der von diesem Schenkel versorgte rechte Ventrikel wird über (und d.h. meist auch nach) dem linken Ventrikel erregt – $P_2$ ist verzögert.

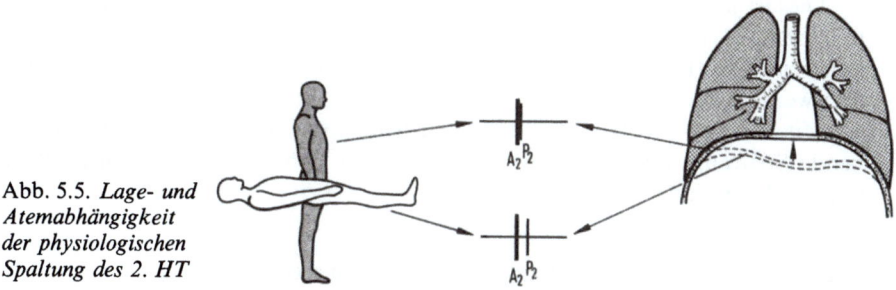

Abb. 5.5. *Lage- und Atemabhängigkeit der physiologischen Spaltung des 2. HT*

---

**Die physiologische Spaltung des 2. HT ist stark altersabhängig:**

Kinder und Jugendliche → weite Spaltung (bis 0,08 sek.)
Mit zunehmendem Alter → enger (bis 0,05 sek.)
Im Alter → normal weite Spaltung ungewöhnlich

---

**Im Zweifelsfall ist eine im Liegen noch hörbare Spaltung des 2. HT als physiologisch anzusehen, wenn sie *im Stehen und bei tiefer Exspiration verschwindet.***

---

**Bleibende Spaltung des 2. HT**
- Weite inspiratorische Spaltung mit
- erhaltener respiratorischer Schwankung, aber
- keine vollständige Fusion von $A_2$ und $P_2$ in Exspiration

Dies ist jedoch nur dann der Fall, wenn der RSB weder durch eine erhebliche pulmonale Hypertonie (verminderter Pulmonalissog), noch durch eine Rechtsdekompensation (RV-Volumen kann durch inspiratorischen Sog nicht weiter gesteigert werden) bedingt ist.

Mit anderen Worten: Bei ansonsten herzgesunden Personen weist eine bleibende Spaltung mit erhaltener respiratorischer Schwankung auf einen Rechtsschenkelblock hin.

### 5.4.1.2 Verlängerung der rechtsventrikulären Austreibungszeit

**Pulmonalstenose**
Hier ist der rechte Ventrikel druckbelastet und die Austreibungszeit dementsprechend verlängert. Der Pulmonalklappenschluß tritt erst dann auf, wenn der initial hohe RV-Druck den (poststenotisch) relativ niedrigen Pulmonalarteriendruck unterschreitet. Eine Spaltung des 2. HT tritt bei leichten bis mittelschweren valvulären und auch infundibulären Pulmonalstenosen auf und die Spaltung ist um so breiter, je schwerer die Stenose ist. Bei sehr schweren Stenosen (z.B. beim M. Fallot) ist eine Spaltung meist nicht mehr hörbar, da $P_2$ für eine auskultatorische Erkennung zu leise wird.

Bei *leichten* Pulmonalstenosen reicht die Verlängerung der Austreibungszeit als Erklärung für die relativ deutliche Spaltung jedoch nicht aus, da der rechtsventrikuläre Druck bei leichten Stenosen nur mäßig erhöht ist. Deshalb dürfte der oben besprochene „Pulmonalissog" (aufgrund der erhöhten Pulmonaliskapazität bei poststenotischer Dilatation) bei leichten Stenosen auch eine Rolle spielen.

**Schwere Lungenembolie (n)**
Durch den plötzlichen Anstieg des Lungenarterienwiderstandes (akutes Cor pulmonale) ist auch hier der rechte Ventrikel druckbelastet und seine Austreibungszeit verlängert. Durch das gleichzeitig herabgesetzte venöse Angebot an den linken Ventrikel verkürzt sich zusätzlich die linksventrikuläre Systole, wodurch der Aortenklappenschluß vorzeitig auftritt (zusätzlich zur $P_2$-Verzögerung).

### 5.4.1.3 Verminderter Pulmonalgefäßwiderstand („Pulmonalissog")

**Pulmonalarteriendilatation**
Die vergrößerte Kapazität des Pulmonalarterienbettes führt durch einen vermehrten inspiratorischen Sog zu einer Verspätung („*hangout*") des Pulmonalklappenschlusses. Eine Pulmonalarteriendilatation kann ohne erkennbare Ursache bestehen (sog. *idiopathische Pulmonalektasie*) und auch nach dem operativen Verschluß eines ASD einer bleibenden Spaltung des 2. HT mit erhaltener respiratorischer Schwankung zugrunde liegen.

### 5.4.1.4 Verkürzte linksventrikuläre Austreibungszeit (= Vorverlegung des $A_2$)

**Mitralinsuffizienz (MI)**
Da das linksventrikuläre Schlagvolumen hierbei teilweise in den linken Vorhof entweicht, wird der Aortendruck schneller als normal unterschritten und der Aortenklappenschluß und somit auch der $A_2$ tritt verfrüht auf: Das Spaltungsintervall des 2. HT nimmt zu. Theoretisch nimmt das Spaltungsintervall mit dem Schweregrad der MI zu; jedoch ist bei schwerer, lange bestehender MI die Spaltung durch die sich entwickelnde reaktive pulmonale Hypertonie und (später) die Rechtsherzdekompensation eher fixiert.

Ein **Rechtsschenkelblock** weist nur dann eine (exspiratorisch noch bleibende) Spaltung des 2. HT auf, wenn er nicht durch eine pulmonale Hypertonie oder eine Rechtsdekompensation bedingt ist!

Je schwerer die Pulmonalstenose, desto breiter die (im Gegensatz zum ASD atemvariable) Spaltung des 2. HT.

Eine (gleichzeitig mit einem akuten Ereignis) neuauftretende Spaltung des 2. HT deutet auf eine **schwere** Lungenembolie hin.

Eine idiopathische Pulmonalektasie kann einen ASD in Auskultation (gespaltener 2. HT, Systolikum über Pulmonalareal) und Thorax-Röntgen (Pulmonalbogenprominenz) täuschend ähnlich simulieren. Die stets erhaltene respiratorische Schwankung spricht jedoch gegen einen ASD.

Tab. 5.1. Die pathologische („bleibende" und „fixierte") Spaltung des 2. HT in normaler Reihenfolge ($A_2$ vor $P_2$)

| | Verspätung von $P_2$ | | | Vorzeitigkeit von $A_2$ |
|---|---|---|---|---|
| Verzögerung der rechtsventrikulären Erregung und Kontraktion | Verlängerung der rechtsventrikulären Austreibungszeit | Vergrößertes pulmonales Gefäßbett | | Verkürzung der *links*ventrikulären Austreibungszeit |
| • Rechtsschenkelblock | • Pulmonalstenose (valvulär, selten auch infundibulär) | • Pulmonalarteriendilatation | | • Mitralinsuffizienz |
| • linksventrikuläre Extrasystolen | • schwere Lungenembolie | – bei valv. PS<br>– bei ASD<br>– idiopath. Pulmonalektasie | | • Ventrikelseptumdefekt |
| • linksventrikuläre epikardiale Schrittmacherelektrode (z. B. passager nach Herz-Op.) | | | | |

**Ventrikelseptumdefekt (VSD)**
Bei einem VSD mit großem Links-rechts-Shunt und bei Abwesenheit einer erheblichen pulmonalen Hypertonie ist auch hier der $A_2$ durch die Verkürzung der linksventrikulären Systole verfrüht. Bei der jedoch meist bald auftretenden pulmonalen Hypertonie wird die Spaltung eng („*close splitting*") und die respiratorische Schwankung weniger ausgeprägt. $P_2$ ist in diesem Stadium oft betont und lauter als der $A_2$, wodurch dann gelegentlich ein „nicht gespaltener 2. HT" gehört wird. Bei kleinen Defekten wird der 2. HT wegen des lauten Preßstrahlgeräusches ohnehin meist überhört.

### 5.4.2 Der fixiert gespaltene 2. HT

*Hier ist während des gesamten Atemzyklus das Intervall $A_2$-$P_2$ weiter als normal und ohne (bzw. mit einer nur geringen) respiratorische Schwankung*: Man hört in In- und Exspiration einen konstant gespaltenen 2. HT.

Mit Ausnahme einiger seltener Normvarianten, der Pulmonalektasie und des ASD weist ein fixiert gespaltener 2. HT stets auf eine deutliche gestörte ventrikuläre Funktion (mit oder ohne Herzinsuffizienz) hin. So können alle zuvor genannten Ursachen einer *bleibenden* Spaltung mit erhaltener Atemvariabilität auch eine *fixierte* Spaltung bedingen, sofern sie mit einer deutlich gestörten links- oder rechtsventrikulären Funktion einhergehen (RSB, PS, MI, Cor pulmonale).

**Der Vorhofseptumdefekt** (*A*trium-*S*eptum-*D*efekt = *ASD*) ist das Schulbeispiel für eine breite und fixierte Spaltung des 2. HT:

*Tab. 5.2*

*Tab. 5.3*

Die Hauptursache der breiten Spaltung liegt zum einen in der *Volumenüberlastung des rechten Ventrikels* durch den Links-rechts-Shunt, was die rechtsventrikuläre Austreibungszeit verlängert und dadurch den Pulmonalklappenschluß verzögert. Die Spaltung ist fixiert, da das ohnehin erhöhte rechtsventrikuläre Schlagvolumen auch durch das inspiratorisch vermehrte Angebot nicht mehr signifikant gesteigert werden kann.

Zum anderen spielt hierbei jedoch auch der oben besprochene „*Pulmonalissog*" eine Rolle, zumal der Lungengefäßwiderstand beim ASD (zumindest in den ersten Lebensjahrzehnten) eher vermindert ist (eine signifikante pulmonale Hypertonie tritt beim ASD – wenn überhaupt – erst nach dem 20. bis 30. Lebensjahr auf).

Nach ASD-Verschluß verschwindet die Spaltung des 2. HT nicht sofort und bleibt in einigen Fällen sogar lebenslang (jetzt aber als atemvariable, bleibende Spaltung) bestehen. Dieses Phänomen findet seine Erklärung in der auch postoperativ vergrößerten Kapazität der Pulmonalgefäße und den dadurch hervorgerufenen „Pulmonalissog" (s. o.).

> **Fixierte Spaltung des 2. HT**
> - Weite Spaltung
> - Ohne (oder allenfalls mit nur geringer) respiratorischer Schwankung

**Einen fixiert gespaltenen 2. HT gibt es nicht nur beim ASD:**
Jede der vorgenannten Ursachen einer bleibenden Spaltung (= erhaltene Atemvariabilität) kann auch eine fixe Spaltung bedingen, sofern sie mit einer deutlich gestörten ventrikulären Funktion (mit oder ohne Herzinsuffizienz) einhergeht.

Tab. 5.2. Differentialdiagnose des gespaltenen 2. HT: Vorhofseptumdefekt (ASD) versus valvuläre Pulmonalstenose (PS)

|  | ASD | Leichte bis mittelschwere PS | Schwere PS |
| --- | --- | --- | --- |
| 2. HT | Weit und fix gespalten, (allenfalls geringe Atemschwankung), $P_2$ betont | Mittelweit bis weit gespalten Atemvariabilität erhalten | Oft keine Spaltung mehr hörbar, da $P_2$ leiser wird |
| Ejection-Click | Selten, allenfalls leise | Stets laut | Wieder seltener |
| Systolikum | Meist vorhanden, maximal 2–3/6, nie Schwirren | Stets laut (2–) 3–6/6, häufig Schwirren | Wird mit zunehmendem Schweregrad wieder leiser |

Tab. 5.3. Differentialdiagnose eines gespaltenen 2. HT bei ASD gegenüber einer vermeintlichen Spaltung (2. HT-MÖT) bei Mitralstenose

|  | ASD | MS |
| --- | --- | --- |
| Komponenten der „Spaltung" | $A_2 - P_2$ | 2. HT-MÖT |
| Atemvariabilität | Keine (allenfalls im Stehen geringe Schwankung) | keine |
| Punctum maximum | Pulmonalareal (PA) (mit Fortleitung bis zum 4. ICR) | Herzspitze (bei lautem MÖT gelegentlich weite Fortleitung bis zur Herzbasis) |
| Begleitende Geräusche | meist Systolikum über PA, gelegentlich kurzes diastolisches Trikuspidalströmungsgeräusch | ab mittelschwerer MS tieffrequentes Diastolikum (Decrescendo), evtl. Präsystolikum |

### 5.4.3 Die paradoxe Spaltung des 2. HT

Tab. 5.4   Die paradoxe Spaltung des 2. HT ist *selten* und darüber hinaus meist *schwer zu auskultieren*, da sie durch begleitende Geräusche verdeckt wird.

Die paradoxe, d. h. umgekehrte Spaltung tritt auf, wenn der Aortenklappenschluß $A_2$ so deutlich verzögert ist, daß er hinter den Pulmonalklappenschluß zurückfällt (also $P_2$ *vor* $A_2$).

*Die normale respiratorische Spaltung kehrt sich um, d. h. bei Inspiration wird sie enger und bei Exspiration weiter.*

Entsprechend der zuvor besprochenen Verzögerung des $P_2$ kann auch $A_2$ *verspätet* auftreten durch eine

- *verzögerte linksventrikuläre Erregung und Kontraktion*: Bei Linksschenkelblock und rechtsventrikulären Extrasystolen oder eine
- *verlängerte linksventrikuläre Systole oder Austreibungszeit*: Durch höhergradige LV-Ausflußtraktobstruktion bei valvulärer Aortenstenose, bei hypertropher obstruktiver Kardiomyopathie sowie bei fortgeschrittener hypertensiver Herzerkrankung (insbesondere bei Hochdruckkrisen). Auch die Volumenbelastung des linken Ventrikels bei Aorteninsuffizienz und bei einem persistierenden Ductus arteriosus Botalli mit großem Links-rechts-Shunt kann eine paradoxe Spaltung des 2. HT zur Folge haben.

**Paradoxe Spaltung des 2. HT**
- Spaltung in Exspiration
- Fusion in Inspiration

Tab. 5.4. Die paradoxe Spaltung des 2. HT ($P_2$ vor $A_2$)

| Durch Verspätung des Aortenklappenschlusses | |
|---|---|
| Verzögerung der linksventrikulären Erregung und Kontraktion | Verlängerung der linksventrikulären Systole oder Austreibungszeit |
| • Linksschenkelblock<br>• rechtsventrikuläre Extrasystolen<br>• rechtsventrikulärer Schrittmacher<br>  (insbesondere bei atypischer Elektrodenlage) | **Druckbelastung** bei höhergradiger Ausflußbahnobstruktion<br>• valvuläre Aortenstenose<br>• HOKM<br>• hypertensive Herzerkrankung<br>  (Hochdruckkrisen)<br>**Volumenbelastung**<br>• persistierender Ductus Botalli mit großem links-rechts Shunt<br>• schwere Aorteninsuffizienz |

Eine paradoxe Spaltung ist wegen der begleitenden Geräusche meist schwer (und oft gar nicht) zu hören!

# 6. Der 3. und 4. Herzton
(„Diastolische Herztöne", „Füllungstöne")

Wegen ihres nahe verwandten Entstehungsmechanismus bei der diastolischen Füllung des Ventrikels werden der 3. und 4. Herzton zunächst gemeinsam besprochen, obwohl sich beide bezüglich Pathophysiologie, klinischer Bedeutung und Prognose zum Teil grundsätzlich unterscheiden.

## 6.1 Definition

Der **3. HT** ist ein leiser, dumpfer, tieffrequenter Ton in der *frühen* Diastole, welcher zum Zeitpunkt der frühdiastolischen Füllungsphase (0,13–0,18 Sekunden nach dem 2. HT) auftritt.

Der **4. HT** ist ebenfalls ein leiser, tieffrequenter Ton, er tritt jedoch zum Zeitpunkt der Vorhofkontraktion in der *späten* Diastole (=Präsystole) auf. Grundvoraussetzung für das Entstehen eines 4. HT ist das Vorliegen einer *ausreichend kräftigen* Vorhofaktion (*Sinusrhythmus!*), er fehlt bei Vorhofflimmern (VHF). Ein 4. Herzton tritt gleichzeitig mit der A-Welle im UKG und Apex-Kardiogramm auf und erscheint 0,09–0,16 Sekunden nach Beginn der P-Welle im EKG.

Der Ursprung beider Töne ist der *Ventrikel*, meist der linke. Beide können jedoch (der 4. HT häufiger als der 3. HT) ihren Ursprung auch im rechten Ventrikel haben.

## 6.2 Punctum maximum und Provokationsmöglichkeiten

*Abb. 6.1*  Das p.m. *beider* Töne ist bei linksventrikulärem Ursprung das LV-Areal (Herzspitze bis linker unterer Sternalrand), bei rechtsventrikulärem Ursprung das RV-Areal (meist mittlerer und unterer linker Sternalrand).

Über der *Herzbasis* ist der 3. HT so gut wie nie, der 4. HT ganz selten und nur bei *rechts*ventrikulärem Ursprung zu auskultieren.

Beide Töne lassen sich provozieren, bzw. kommen auskultatorisch besser heraus durch:

- Linksseitenlage (näherer Abstand Herz-Brustwand)
- Belastung (HZV-Steigerung)
- Sofort nach Hinlegen oder Anheben der Beine (vermehrter venöser Rückstrom)

Beide Töne werden im Stehen leiser oder verschwinden dabei.

Der auskultatorische Nachweis eines 3. oder 4. HT hat große diagnostische Bedeutung am Krankenbett, da dies oft das erste Zeichen einer meist erheblichen ventrikulären Störung darstellt (Ausnahme: Kinder/Jugendliche, Hyperzirkulationszustände und einige Vitien).

Der 3. HT wird bei der Auskultation als „dumpfer Nachschlag" mit deutlichem Abstand zum 2. HT empfunden:

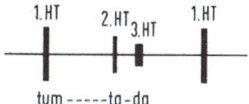

Den 4. HT hört man nicht als „vierten" Ton, sondern empfindet ihn als „Vorschlag" zum 1. HT:

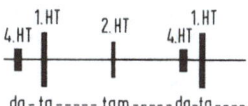

oder bei betontem 1. HT:

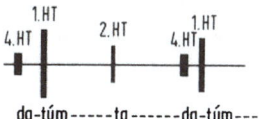

Ein 3. oder 4. HT wird (besonders mit der Stethoskopmembran) häufig überhört, da er sich als dumpfer leiser Ton dem Untersucher „nicht aufdrängt" (wie z. B. ein Click); man muß diese Töne erwarten und mit dem Glockenteil des Stethoskops nach ihnen suchen.

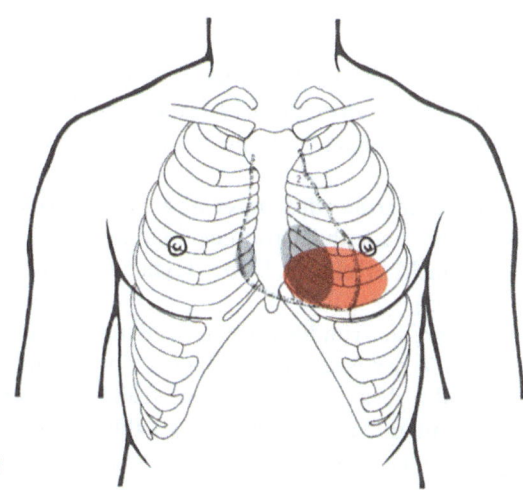

Abb. 6.1. *Punctum maximum des 3. und 4. Herztons*
- Bei linksventrikulärem Ursprung (rot)
- Bei rechtsventrikulärem Ursprung (grau)

## 6.3 Hämodynamik und Pathophysiologie

Im Gegensatz zur Systole, in der das Schlagvolumen kontinuierlich in die großen Gefäße ausgetrieben wird, ist in der *Diastole* die Füllung des Ventrikels *diskontinuierlich:*

Die Füllung findet im wesentlichen in der *frühen* Diastole statt, wenn der Druck in dem erschlaffenden Ventrikel den Vorhofdruck unterschreitet und das atriale Blutvolumen nach Öffnung der AV-Klappen schnell in den Ventrikel strömt („*rapid filling*"). Diese frühdiastolische Füllung erfolgt allein aufgrund der Druckdifferenz ohne Vorhofkontraktion.

*Abb. 6.2*    Besonders anschaulich wird dieses typische Füllungsmuster anhand der Mitralklappenbewegung im Echokardiogramm demonstriert:

Zu Beginn der Diastole öffnen sich beide Mitralsegel schnell und weit, zum Zeitpunkt der maximalen Separation besteht der größte transvalvuläre Fluß vom Vorhof in den Ventrikel.

Ist die Mitralklappe frei durchgängig, so nähern sich die beiden Segel als Zeichen der nachlassenden Füllung meist noch vor Diastolenmitte einander an und verharren dann eine Zeitlang (abhängig von der Diastolendauer respektive der Herzfrequenz) in halb oder gelegentlich auch ganz geschlossener Stellung: Jetzt besteht kein oder kaum ein Fluß.

In der späten Diastole, also kurz vor der Systole werden beide Segel durch die Vorhofkontraktion noch einmal auseinandergedrängt, jedoch nicht mehr so weit wie während der frühen Diastole: Jetzt wird vom Vorhof das restliche kleine Füllungsvolumen in den Ventrikel „gepreßt", was nicht nur der Steigerung des Füllungsvolumens (um ca. 20 bis 30%) dient, sondern auch der Vorspannung der Herzmuskelfasern für die nachfolgende Kontraktion.

Beide diastolischen Herztöne entstehen im Ventrikel, wenn das frühdiastolisch (3. HT) bzw. präsystolisch (4. HT) einströmende Füllungsvolumen die Kammerwand dehnt und an ihre Elastizitätsgrenze bringt. Zu diesem Zeitpunkt der maximalen Beschleunigungs- und Bremskräfte entstehen Vibrationen der Ventrikelwand inklusive ihrer Anhangsgebilde (Papillarmuskeln, Chordae, AV-Klappen), die als 3. bzw. 4. HT gehört und bei starker Ausprägung selten auch einmal palpiert werden können.

Ein 3. und/oder 4. HT läßt sich in einem sorgfältig abgeleiteten *Phonokardiogramm* bei den meisten Patienten aller Altersklassen (und sei es nur als niedrigamplitudige Schwingung) *registrieren* und stellt somit ein physiologisches Phänomen dar.

*Diagnostische Bedeutung erlangt der 3. oder 4. HT erst dann, wenn er eine Intensität erreicht, die auch bei der üblichen Auskultation **gehört** werden kann.* Dazu bedarf es einiger pathophysiologischer Voraussetzungen:

*Tab. 6.1*    **Der 3. Herzton wird lauter bzw. erst hörbar,**
- wenn die frühdiastolische Füllung *unter erhöhtem Druck* (und somit besonders schnell) erfolgt (z. B. bei Hyperzirkulationszuständen und einer Mitralinsuffizienz)
- wenn die frühdiastolische Füllung *mit vermehrtem Volumen* erfolgt (z. B. beim VSD, persistierendem Ductus Botalli und auch der Mitralinsuffizienz)
- und insbesondere, wenn die frühdiastolische Füllung auf einen *dilatierten* und somit an einer passiven Elastizitätsgrenze operierenden *Ventrikel* trifft (z. B. bei Herzinsuffizienz jeglicher Genese).

Abb. 6.2. *Die zeitliche Beziehung des 3. und 4. Herztones zur frühen bzw. späten Füllungsphase*

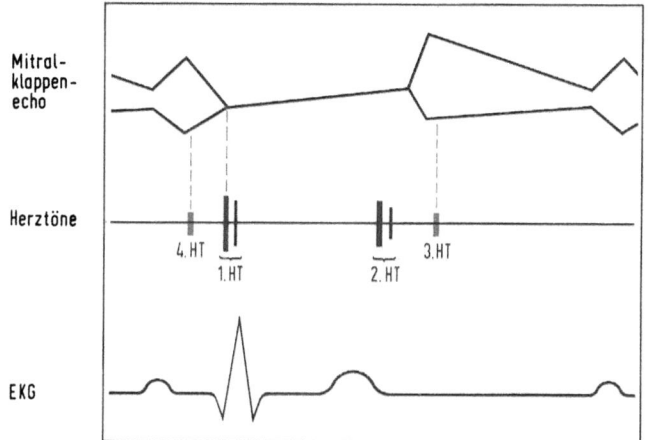

**Die Füllungstöne sind keine konstanten Schallphänomene**, ihr Auftreten und ihre Lautstärke können (besonders bei Arrhythmien) zwischen den einzelnen Herzaktionen stark wechseln.
Im Zweifelsfall hilft hier die Auskultation in Linksseitenlage direkt nach Belastung oder andere Maßnahmen, die den venösen Rückstrom zum Herzen steigern (z. B. Anheben der Beine).

Die *phonokardiographische Registrierung* eines 3. oder 4. Herztones ist bei Jugendlichen und Erwachsenen normal, erst durch den *auskultatorischen Nachweis* beim über 30- bis 35jährigen erlangen die Füllungstöne diagnostische Bedeutung!

Tab. 6.1 **Der 4. Herzton wird lauter bzw. erst hörbar,**
- wenn die spätdiastolische (= aktive) Füllung *unter erhöhtem Vorhofdruck* erfolgt (z. B. bei LV-Hypertrophie jeder Genese, welche bei Sinusrhythmus stets auch eine gewisse Hypertrophie des Vorhofs zur Folge hat)
- wenn das spätdiastolische Füllungsvolumen auf eine *Ventrikelwand mit verminderter Dehnbarkeit* (Compliance) trifft (wie vorher bei Hypertrophie jeder Genese)
- wenn eine längere PQ-Zeit im EKG (z. B. AV-Block 1. Grades) den 4. HT durch das größere Intervall für das Ohr besser trennbar vom nachfolgenden 1. HT macht (dies ist jedoch keine Bedingung für das Auftreten eines 4. HT, es verbessert lediglich die Wahrnehmung)
- und gelegentlich auch, wenn z. B. im Rahmen eines Myokardinfarktes ein exzessiv hoher enddiastolischer Druck den Vorhofdruck ansteigen läßt.

*Unabdingbare Voraussetzung für das Auftreten eines 3. oder 4. HT ist jedoch eine unbehinderte Füllung der Kammer*: Das Vorliegen einer Mitralstenose oder einer Mitralprothese schließt daher (auch bei Herzinsuffizienz) das Auftreten eines hörbaren 3. oder 4. HT aus, da sich die Energie der Füllung bereits vor Auftreffen auf die Ventrikelwand an der verengten Klappe bzw. der Klappenprothese bricht.

Das Auftreten eines 4. HT ist an eine (ausreichend kräftige) Vorhofkontraktion gebunden und verschwindet bei Vorhofflimmern, Vorhofflattern sowie bei AV-Rhythmen.

## 6.4 Der physiologische 3. und 4. Herzton

Bei **Kindern und Jugendlichen** sind die Füllungstöne *häufig*, in Linksseitenlage fast regelmäßig zu hören. Ursache hierfür ist der geringere Abstand zur Brustwand sowie die kindliche/jugendliche Hyperzirkulation.

**Ab dem 15. Lebensjahr** wird der 3./4. HT *seltener* und meist nur bei asthenischem Habitus hörbar.

**Jenseits des 35. Lebensjahres** ist das Vorkommen eines physiologischen Füllungstons (d.h. ohne zugrundeliegende Herzerkrankung) eine *Rarität*.

## 6.5 Der 3. Herzton beim Erwachsenen

Theoretisch nicht ganz unumstritten, aber durch die klinische Praxis erhärtet, signalisiert ein jenseits des 30. bis 35. Lebensjahres *hörbarer* 3. Herzton eine meist recht erhebliche Störung des globalen myokardialen Funktionsablaufs mit zum Teil bedenklicher Prognose.

### 6.5.1 Der 3. HT bei Hyperzirkulation

Nur bei hyperzirkulatorischen Zuständen, wie bei **schwerer Anämie** oder **Hyperthyreose** und bei diastolischer Überlastung durch **Shuntvitien** (VSD, persistierender Ductus Botalli) oder bei großen arteriovenösen Fisteln (traumatisch oder Cimino-Shunt bei chronischer Hämodialyse) kann ein 3. HT auch *ohne* erhebliche linksventrikuläre Funktionseinschränkung auftreten: Die Prognose ist hier deutlich günstiger.

Tab. 6.1. Gegenüberstellung der beiden Füllungstöne

| | 3. Herzton | 4. Herzton |
|---|---|---|
| **Herzzyklus** | frühdiastolische Füllungsphase (bei passiver Füllung) | spätdiast. = präsyst. Füllungsphase (bei Vorhofkontraktion) |
| **Geräuschcharakt.** | leise, weich-dumpf, tieffrequent | leise, dumpf, tieffrequent |
| **Punctum maximum** | Herzspitze bis li. Sternalrand, nie über Herzbasis! | Herzspitze bis li. Sternalrand, sehr selten über Herzbasis |
| **Auskultatorischer Eindruck** | „Nachschlag" nach 2. HT | „Vorschlag" zum 1. HT |
| **Hämodynamische Ursachen** | – Füllungsvolumen ↑<br>– Füllungsdruck ↑<br>– dilatierter Ventrikel | – Vorhofkontraktion ↑<br>– ventr. Compliance ↓<br>– PQ-Intervall ↑<br>– selten: exzessiv hoher LVEDP |
| **Linksventrikuläre Ursachen** | – Hyperzirkulation (Hyperthyreose, Anämie, Belastung)<br>– Mitralinsuff., VSD, PDA<br>– LV-Dilatation jeder Genese (KHE, KMP, art. Hypertonie bei Dekompensation etc.) | – LV-Hypertrophie bei art. Hypertonie, Aortenstenose, HOKM HNKM, Aortenisthmusstenose<br>– selten bei akutem Myokardinfarkt |
| **Rechtsventrikuläre Ursachen** | Cor pulmonale oder pulmonale Hypertonie jeder Genese im Stadium der Dekompensation | RV-Hypertrophie bei<br>– Cor pulmonale<br>– Pulmonaler Hypertonie<br>– Pulmonalstenose |
| **Hämodynamische Parameter** | LVEDP ↑–↑↑<br>LA-Mitteldruck ↑<br>Pulmonalarteriendruck ↑<br>Auswurffraktion (EF) ↓<br>Herzindex (CI) ↓<br>Quotient $\frac{\text{enddiast. Wanddicke}}{\text{Cavum-Durchmesser}}$ ↓ | LVEDP ~–↑<br>ventr. Compliance ↓ (Steifheit ↑)<br>Herzindex ~<br>Auswurffraktion (EF) ~–↑<br>Quotient $\frac{\text{enddiast. Wanddicke}}{\text{Cavum-Durchmesser}}$ ↑ |
| **Klinische Bedeutung** | Ausdruck der Links- (oder Rechts-)herzinsuffizienz zu Beginn oder bereits im Stadium der Dekompensation | Ausdruck der links- (oder rechts-)ventrikulären Druckbelastung im Kompensationsstadium |
| **Prognose** | dubiös, oft ernst | deutlich besser als beim 3. HT |
| **Auftreten ausgeschlossen durch** | Mitralstenose<br>Mitralklappenprothese | Mitralstenose, Vorhofflimmern, AV-Rhythmus |

Der pathologische 3. HT stellt eine Verstärkung eines physiologischen 3. HT dar! Er charakterisiert einen pathologischen Funktionszustand, keine bestimmte Herzerkrankung!

Abb. 6.3    Der **3. HT bei Mitralinsuffizienz** ist das Paradebeispiel einer hämodynamischen Situation, in der eine schnelle *und* voluminöse Füllung vorliegt: Das linksventrikuläre Volumen wird hier systolisch mit hohem Druck einerseits auf normalem Weg in die Aorta ausgetrieben, andererseits durch die undichte Mitralklappe in den meist vergrößerten Vorhof. Wenn dann in der frühen Systole der LV-Druck abfällt, „stürzt" dieses vergrößerte Füllungsvolumen ( = Schlagvolumen + Pendelblut) durch das erhebliche Druckgefälle schnell in den Ventrikel und wird hier brüsk von der bald die Dehnungsgrenze erreichenden Kammerwand gebremst. Bei schwerer (z. B. akuter) MI läßt sich dieser Vorgang bisweilen an der Brustwand tasten („*ventricular shock*") und der 3. HT kann hier die größte Lautstärke erreichen, die man beim 3. HT kennt („*ventricular knock = Ventrikelklopfton*"). Hier ist er etwas höherfrequent und gelegentlich von einem kurzen Strömungsgeräusch begleitet.

### 6.5.2 Der 3. HT bei Herzinsuffizienz

Die größte klinische Bedeutung kommt dem 3. HT bei der Herzinsuffizienz zu, er ist das *Schallphänomen der Herzinsuffizienz schlechthin*.

Mehrere Studien konnten nachweisen, daß bei Herzpatienten mit 3. HT die Drucke bei der linksventrikulären Füllung, im Vorhof und in der Pulmonalarterie deutlich erhöht sind und daß die linksventrikuläre Auswurffraktion (ejection fraction = EF) wesentlich herabgesetzt ist. Ein 3. HT entsteht insbesondere dann, wenn ein dilatierter Ventrikel an seiner Elastizitätsgrenze (herabgesetzte Compliance) arbeitet.

Der 3. HT kann das *erste Zeichen einer Herzinsuffizienz* sein, noch bevor andere Symptome oder klinische Befunde in den Vordergrund treten. Es besteht eine *enge Korrelation zwischen der Lautstärke und dem Grad der Insuffizienz*, wodurch sich der 3. HT zur Verlaufsbeobachtung eignet: Sein Verschwinden, Persistieren oder Wiederauftreten kann Aufschluß über den Verlauf und die Prognose sowie den Erfolg (oder Fehlschlag) einer Therapie geben.

Dies hat insbesondere beim **akuten Myokardinfarkt** eine Bedeutung, wo das Auftreten eines 3. HT während der ersten 2 bis 3 Tage nicht selten ist, ohne daß hieraus ein komplikationsreicher Verlauf abgeleitet werden könnte. Erst wenn der 3. HT bestehen bleibt oder nach Verschwinden wieder auftritt, verschlechtert sich die Prognose (und kann evtl. auf eine Vergrößerung des Infarktareals hinweisen).

Die *Ursache* des Pumpversagens spielt für das Auftreten und die Qualität des 3. HT keine Rolle.

Die häufigsten **linksventrikulären Ursachen** sind eine Herzinsuffizienz bei

- Koronarer Herzerkrankung
- Dilatativer Kardiomyopathie
- Hypertensiver Herzerkrankung und
- Aortenstenose.

Die häufigsten **rechtsventrikulären Ursachen** sind eine Rechtsdekompensation bei

- Cor pulmonale (z. B. bei Lungenfibrose oder rezidivierenden Lungenembolien)
- Pulmonaler Hypertonie (z. B. infolge einer Linksherzdekompensation) oder bei
- Mittelschwerer bis schwerer Pulmonalstenose.

Abb. 6.3. *Der Füllungsdruck im linken Vorhof im Normalfall* (grau) *und bei Mitralinsuffizienz* (rot)

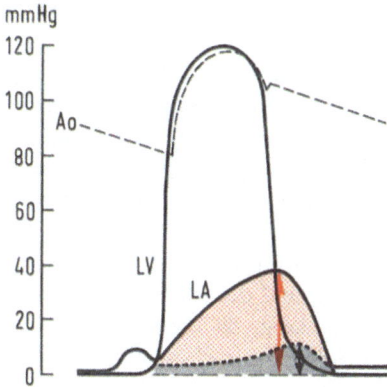

**Der 3. Herzton ist das „Schallphänomen der Herzinsuffizienz schlechthin" und deutet auf eine beginnende oder bestehende Dekompensation hin.**

Es besteht eine enge Korrelation zwischen der Lautstärke des 3. HT und dem Grad der Insuffizienz.

Der 3. HT ist ein empfindlicher Parameter bei der Verlaufskontrolle einer Herzinsuffizienz (z. B. unter Therapie).
Auskultiere daher beim akuten Myokardinfarkt regelmäßig (2 × täglich).

**Eine Mitralstenose und ein linksventrikulärer 3. HT schließen sich gegenseitig aus! Auch nach Mitralklappenersatz ist ein 3. HT eine Rarität.**

**Ursache:** Behinderung der frühdiastolischen Füllung, wodurch deren Energie bereits an der Mitralklappe (und nicht erst an der Kammerwand) gebrochen wird.

**Beurteile den 3. Herzton nie ohne Klinik:**

Ein 3. HT kann bei einem 30jährigen Sportler normal sein, während er bei einem gleichaltrigen Trinker ein Zeichen der ventrikulären Funktionseinschränkung im Rahmen einer alkoholischen Kardiomyopathie sein kann.

### 6.5.3 Rechts- oder linkskardialer 3. HT?

*Tab. 6.1* Die Unterscheidung, ob ein 3. HT aus dem rechten oder linken Herzen stammt, ist allein aufgrund der *Auskultation* schwierig:

Das Punctum maximum hilft hier kaum weiter (allenfalls eine etwas bessere Fortleitung des rechtskardialen 3. HT nach oben), und auch die Atemvariabilität (rechtskardialer 3. HT bei Inspiration gelegentlich etwas lauter) ist in praxi wenig hilfreich.

So muß über den Ursprungsort des 3. HT (übrigens meist auch des 4. HT) aufgrund der klinischen Befunde entschieden werden; dies ist jedoch meist nicht schwierig, da die kardiale Diagnose bekannt oder aufgrund der Symptomatik leicht eine rechts- von einer linksventrikulären Insuffizienz abgegrenzt werden kann.

Tab. 6.2. Differentialdiagnose des 3. Herztones

| | „Normaler" 3. HT z. B. bei Herzinsuffizienz | Perikardton bei Pericarditis constrictiva | 3. HT bei Ebstein-Anomalie | Früher 3. HT bei restriktiv. Kardiomyopathie | MÖT bei Mitralstenose | Tumor-„Plop" bei Vorhof-Tumor |
|---|---|---|---|---|---|---|
| **Abstand zum 2. HT** | 0,14–0,16 sek. | 0,09–0,13 sek. | 0,05–0,14 sek. | 0,09–0,14 sek. | 0,05–0,12 sek. | 0,08–0,13 sek. |
| **Schallqualität** | ausgesprochen dumpf, leise | deutlich heller, kürzer, schärfer als normaler 3. HT | rel. scharf und laut | wie Perikardton | scharf, kurz, hell, oft sehr laut | dumpfer als MÖT, aber schärfer als normaler 3. HT |
| **Punctum maximum** | LV-Areal, meist kleines Auskultationsareal | LV-Areal, gel. gesamtes Präkordium | li. unterer Sternalrand | LV-Areal | LV-Areal, wenn laut oft weite Fortleitung (bis Aortenareal) | Herzspitze |
| **Begleitende Auskultationsphänomene (fakultativ)** | – meist keine<br>– leise HT<br>– evtl. MI-Syst. | – meist keine<br>– normale HT, leise<br>– gel. syst. Click | – oft weite Spalt. des 1. HT<br>– evtl. TI-Syst. | meist keine | – lauter 1. HT<br>– Diastolikum<br>– Präsystolikum | – lauter 1. HT<br>– Diastolikum<br>– Systolikum (deutl. Lageabhängigkeit) |
| **Echokardiographie** | – LV-Dilatation<br>– syst. Durchmesserverkürzung vermindert<br>– Low-output-Zeichen | – verstärkte perikardiale Reflexe (nicht beweisend) | weit schwingendes Trikuspidalsegel verspäteter TK-Schluß | unterschiedlich: meist LV-Hypertrophie, bei Endokardfibrose verstärkte endokardiale Echos | Pathognomon. Bewegungsmuster der Mitralstenose | Nachweis der prolabierenden Masse |

## 6.6 Der 4. HT beim Erwachsenen

Wie beim 3. HT, so ist die alleinige *phonokardiographische* Registrierung eines 4. HT beim Erwachsenen nichts Ungewöhnliches (über 50%) und somit diagnostisch nicht verwertbar.

Erst der *auskultatorische* Nachweis verleiht ihm als Zeichen der Vorhofbelastung klinische Bedeutung und zwar um so mehr, je deutlicher er hörbar ist. Als zusätzliches diagnostisches Hilfsmittel ist ein 4. HT nicht selten als Vibration kurz vor dem eigentlichen Herzspitzenstoß tastbar und kann gelegentlich sogar besser getastet als gehört werden.

Wie besprochen, tritt der 4. HT nach der Vorhofkontraktion und vor dem 1. HT auf und spiegelt die Vorhofbeteiligung bei der spätdiastolischen Füllung des Ventrikels wider. Der 4. HT entsteht – wie der 3. HT auch – im Ventrikel, wenn das aufgepfropfte atriale Füllungsvolumen den Ventrikel kurz vor der Systole weiter dehnt und die Kammerwand inklusive ihrer Anhangsgebilde sowie die Blutsäule in Vibration geraten. Diese Vibrationen sind um so stärker (und ein 4. HT wird hörbar und zum Teil tastbar), je steifer der Ventrikel ist.

Abb. 6.4    Eine abnorme ventrikuläre Dehnbarkeit bewirkt eine abnorme Druck-Volumenkorrelation im Ventrikel mit einem übernormalen Druckanstieg bei Volumenzunahme.

*Voraussetzung für das Auftreten eines 4. HT sind jedoch eine kraftvolle Vorhofkontraktion* (einer LV-Hypertrophie folgt stets eine gewisse LA-Hypertrophie nach) *und eine freie Durchgängigkeit der AV-Klappen.*

Die häufigsten **linksventrikulären Ursachen** für das Auftreten eines 4. HT sind Zustände, die mit einer Hypertrophie und/oder Fibrose einhergehen:

- Arterielle Hypertonie
- Signifikante Aortenstenose
- Hypertrophe Kardiomyopathie (insbesondere die obstruktive Form = HOKM)

Seltener bei:

- Akuter Mitralinsuffizienz (z. B. bei Sehnenfadenruptur und erhaltenem Sinusrhythmus, nicht dagegen bei chronischer rheumatischer MI)
- Schwerer Aorteninsuffizienz (hier ist der 4. HT bei der Auskultation jedoch meist hinter dem vorherrschenden diastolischen Geräusch verborgen)

Die häufigsten **rechtsventrikulären Ursachen** eines 4. HT sind:

- Cor pulmonale
- Pulmonale Hypertonie
- Pulmonalstenose

**Hämodynamisches Korrelat eines 4. HT** sind:

1. Erhöhte enddiastolische Drucke
2. Ein relativ normaler Herzindex und
3. Ein erhöhter Quotient von enddiastolischer Wanddicke zum Cavumdurchmesser.

Die Entscheidung, ob ein rechts- oder linkskardialer 4. HT vorliegt, muß wie beim 3. HT (siehe dort) aufgrund der klinischen Befunde getroffen werden.

Obwohl oft als „Vorhofton" bezeichnet, entsteht der 4. HT im *Ventrikel*, wenn sich die Energie der durch Vorhofkontraktion bedingten spätdiastolischen = präsystolischen Füllung an der Kammerwand bricht.

**Das Auftreten eines 4. HT ist an eine kräftige Vorhofkontraktion (Sinusrhythmus!) und an eine freie Durchgängigkeit der Mitralklappe gebunden: Daher kein 4. HT bei Vorhofflimmern oder Mitralstenose.**

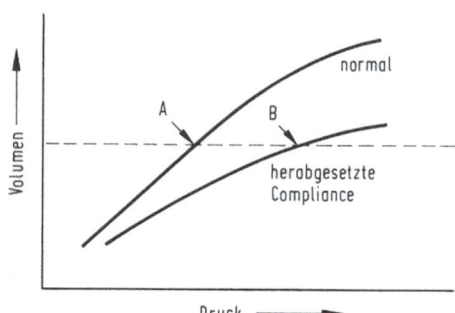

*Abb. 6.4. Druck-Volumenbeziehung bei normaler und herabgesetzter ventrikulärer Dehnbarkeit (Compliance)* (nach Stefadouros [148]).

Bei einem gegebenen Volumen (gestrichelte Linie) ist der ventrikuläre Druck bei herabgesetzter Compliance (B) höher als bei normaler Compliance. Dadurch verlängert sich die (ansonsten schnelle) frühdiastolische Füllungsphase und vergrößert damit den atrialen Teil an dem Füllungsvolumen. Zusätzlich muß der Vorhof auch einen höheren Füllungsdruck aufbringen

**Ein 3. und 4. HT haben gemeinsam:**

- Den ventrikulären Ursprung
- Den dumpfen Klangcharakter
- Das punctum maximum
- Intensitätszunahme in Linksseitenlage und nach Belastung
- Intensitätsabnahme im Stehen
- Auftreten bei Hyperzirkulationszuständen

Die klinische Bedeutung ist jedoch meist grundlegend verschieden:

**Der 4. HT ist das Zeichen der *Druckbelastung im Kompensationsstadium*.**

Ausnahme: Der 4. HT beim akuten Myokardinfarkt ist wie ein 3. HT zu bewerten.

**Ein 3. und 4. HT treten nicht gemeinsam auf!**

Ausnahme: Beim Übergang einer Druckbelastung ins Dekompensationsstadium: Hierbei verschwindet bald der 4. HT.

**Ein 4. HT tritt bei Aorten- und Pulmonalstenose erst bei einem signifikanten Stenosegrad auf:**

**Bei AS** liegt der linksventrikuläre Druck meist über 160, der Druckgradient über 70 und der LVEDP über 15 mm Hg [102].

**Bei PS** übersteigt der rechtsventrikuläre Druck meist 100 mm Hg [113].

## 6.7 Der sog. Galopprhythmus

Der Ausdruck „Galopprhythmus" stammt noch aus der Frühzeit der Auskultationslehre (Bouillard, 1847) und beschrieb zunächst lediglich den auskultatorischen Eindruck eines Dreier-Rhythmus (damals unbekannter Genese).

Ein an einen Pferdegalopp erinnernder Auskultationsbefund entsteht, wenn zusätzlich zu den beiden normalen Herztönen noch ein akzentuierter Extraton zu hören ist.

Abb. 6.5   Unter einem Galopprhythmus im engeren Sinn versteht man das Auftreten eines 3. oder 4. HT (oder beide verschmelzen), wobei eine schnelle Herzschlagfolge den Eindruck eines Pferdegalopps noch verstärkt.

Tab. 6.3   Die Erfassung eines Galopps bei der Auskultation kann stets nur der 1. Schritt sein, von entscheidender Bedeutung ist jedoch die Identifikation des den Dreierrhythmus verursachenden Extratons.

Im angloamerikanischen Schrifttum wird die Bezeichnung „gallop" als *„ventricular gallop"* bzw. *„atrial gallop"* zur Beschreibung eines 3. bzw. 4. HT auch dann benutzt, wenn *keine* Tachykardie vorliegt.

In unserem Sprachraum hat es sich eingebürgert, nur dann von einem Galopp zu sprechen, wenn eine Tachykardie vorliegt und es dabei nicht gelingt, den Galoppton sicher einem 3. oder 4. HT zuzuordnen.

Da eine Tachykardie per se durch die veränderte Hämodynamik einen Dreierrhythmus entstehen lassen kann (ohne klinische Relevanz), ist es wichtig zu beobachten, ob der Extraton bei Frequenzverlangsamung bleibt, leiser wird oder ganz verschwindet.

Die Zuordnung, ob der Extraton der Systole oder der Diastole angehört, gestaltet sich oft schwierig, zumal ein Galopprhythmus meist mit einer Tachykardie verbunden ist; dabei ist auch die Identifikation des 1. und 2. HT erschwert.

Bringt die *gleichzeitige Palpation des Pulses* (beachte die verzögerte Pulswellenlaufzeit!) keine Klärung, so kann versucht werden, die Herzfrequenz zu verlangsamen: Dafür kommt neben einer ausreichenden *Ruhepause* der *Valsalva-Preßversuch* sowie der *Karotissinusdruck* (Vorsicht bei älteren Patienten) in Frage.

Ein anderes Hilfsmittel ist das sog. *„inching"*: Hierbei tastet man sich mit dem Stethoskop in kleinen Schritten (inch = englisches Maß = 2,54 cm) von der Herzbasis zur Herzspitze vor. Über der Herzbasis sind sowohl die diastolischen Extratöne nicht hörbar als auch der 1. HT abgeschwächt. Der 2. HT dominiert hier und ihn hält man (bildlich gesprochen) fest und verfolgt ihn in kleinen Schritten in Richtung Herzspitze. Am linken unteren Sternalrand wird nicht nur der 1. HT laut, sondern es tritt schon oft der Extraton = Galoppton auf, der mit Hilfe des „festgehaltenen" 2. HT jetzt zeitlich zugeordnet werden kann.

Gelingt auch dies nicht – was bei Tachykardie durchaus nicht selten ist – muß die Phonokardiographie helfen (die aber auch nicht immer dienlich ist).

### 6.7.1 Der „systolische Galopprhythmus"

*Ein systolischer Extraton sollte beim Auskultieren nicht den Eindruck eines Pferdegalopps aufkommen lassen*: Ein Ejection-Click (EC) vermittelt eher den Eindruck eines gespaltenen 1. Herztones. Theoretisch ist auch die Verwechslung eines EC mit dem 1. HT und letzteren mit dem 4. HT möglich. Hier hilft das „inching".

Auch ein meso- oder spätsystolischer Click (meist MKP) erinnert wegen des kurzen, hellen clickartigen Tons nur selten an einen Galopp.

Dasselbe gilt für extrakardiale Töne.

Strenggenommen gibt es somit keinen *systolischen* Galopp.

Ein „Galopp" ist keine Diagnose, sondern lediglich die subjektive Beschreibung des auskultatorischen Eindrucks eines Dreierrhythmus.

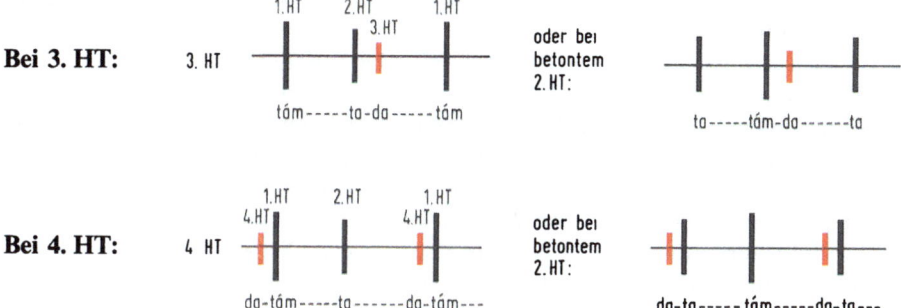

Abb. 6.5. *Der auskultatorische Eindruck eines Galopps bei 3. HT* (**Ventrikelgalopp**) *und bei 4. HT* (**Vorhofgalopp**).

---

Die Schwierigkeit liegt darin, daß man es einem Galopprhythmus bei Tachykardie nicht anhört, ob es sich um einen isolierten ventrikulären, einen isolierten atrialen oder einen Summationsgalopp handelt.
Alle 3 Formen führen bei Tachykardie zum gleichen auskultatorischen Befund!
Von einem Galopp sollte nur so lange gesprochen werden, wie eine Identifikation des Extratons bei Tachykardie nicht möglich ist!

Eine **klinische Beurteilung** setzt die Identifikation des den Galopp hervorrufenden Extratons voraus, wozu eine Frequenznormalisierung (durch eine ausreichende Ruhepause, einen Valsalva-Preßversuch oder einen Karotissinusdruck) erforderlich ist:

- Bei 3. HT: Zeichen der Herzinsuffizienz im beginnenden oder bestehenden Dekompensationsstadium
- Bei 4. HT: Zeichen der Druckbelastung im Kompensationsstadium

---

**Keine klinische Bedeutung** besitzt ein Galopp
- solange die Herzfrequenz dabei über 140/min beträgt und
- wenn der Galoppton bei Frequenzverlangsamung verschwindet!

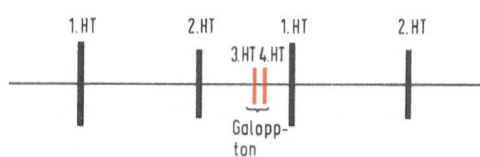

Abb. 6.6. *Summationsgalopp:* Die normalerweise einzeln unhörbaren Vibrationen der Füllung können sich bei Tachykardie zu einem hörbaren Galoppton summieren, ohne daß eine hämodynamische Abnormität zugrundeliegt (insbesonders bei Kindern und/oder einer Verlängerung der AV-Überleitungszeit).

### 6.7.2 Der präsystolische Galopp („Vorhofgalopp")

Der präsystolische Galopp kommt durch einen zusätzlich zu den normalen Herztönen auftretenden **4. HT** zustande. Wegen des recht kurzen Abstandes zum nachfolgenden 1. HT vermittelt der Vorhofgalopp am ehesten den Eindruck eines galoppierenden Pferdes.

Wichtig ist der Nachweis des 4. HT überhaupt. Ob durch diesen Ton bei Tachykardie ein Galopprhythmus hervorgerufen wird, ist klinisch unerheblich. Da jedoch andererseits eine Tachykardie selbst auch beim Gesunden, insbesondere bei Jugendlichen, einen Galopp hervorrufen kann, hat ein *nach Frequenzverlangsamung weiterbestehender 4. HT* größere diagnostische Bedeutung. Wie beim 4. HT besprochen, ist er ein *Zeichen der Druckbelastung im Kompensationsstadium*.

Eine Ausnahme hiervon ist jedoch sein gelegentliches Auftreten beim akuten Myokardinfarkt: Hier weist er auf eine ischämiebedingte linksventrikuläre Compliance-Störung hin; sein Persistieren auch nach dem 2. Tag muß als ungünstiges prognostisches Zeichen gewertet werden.

### 6.7.3 Der protodiastolische Galopp („Ventrikelgalopp")

Sein Entstehen durch einen betonten 3. **HT**, der, wie besprochen, ein *Signal für eine beginnende oder bestehende Herzinsuffizienz* darstellt, macht den Ventrikelgalopp zur klinisch wichtigsten Form eines Galopprhythmus. Auch hier ist die Identifikation des Galopptons als 3. HT wichtig und nicht das Bestehen eines Galopprhythmus per se. Allein die Lautstärke des 3. HT hat durch die enge Korrelation mit Grad der ventrikulären Insuffizienz eine Bedeutung. Das „Tonbild" ähnelt dem Mitralöffnungston bei Mitralstenose, der 3. HT ist jedoch eindeutig dumpfer, und der Abstand zum 2. HT ist weiter.

### 6.7.4 Der Summationsgalopp

Die häufigste Form des Galopprhythmus! Er entsteht durch das auskultatorische **Verschmelzen eines 3. und 4. Herztones bei Tachykardie**, ohne daß unbedingt eine Betonung der Einzelkomponenten vorliegen muß.

Abb. 6.6

Der Summationsgalopp ist somit an eine schnelle Herzschlagfolge (= Verkürzung insbesondere der Diastole) gebunden; bei Frequenzverlangsamung rücken der 3. und 4. HT wieder auseinander und sind einzeln oft für das Ohr nicht mehr wahrnehmbar. Ein Summationsgalopp kann zum einen durch die veränderte Hämodynamik bei Tachykardie, zum andern durch eine Verschmelzung der (einzeln unhörbaren) Schwingungen der Füllungstöne auch beim Erwachsenen ohne Vorliegen einer Herzerkrankung (z. B. im Rahmen einer supraventrikulären Tachykardie) auftreten. Als Faustregel kann gelten: Ein Galopprhythmus bei Herzfrequenzen über 140/min. ist unverdächtig für eine organische Herzerkrankung.

Verschwindet der Galopp nicht nach Frequenzverlangsamung, kann er sowohl durch einen 3. HT (der von einem ansonsten unhörbaren 4. HT verstärkt wurde) als auch durch einen 4. HT (der durch einen ansonsten unhörbaren 3. HT verstärkt wurde) bedingt sein. Hier gilt dann das in den vorhergehenden Abschnitten Besprochene.

Tab. 6.3. Die verschiedenen Formen des Galopprhythmus

|  | Systole | Diastole | | |
|---|---|---|---|---|
|  | "systolischer Galopp" (unechter Galopp) | präsystolischer Galopp = Vorhofgalopp | protodiastolischer Galopp = Ventrikelgalopp | Summationsgalopp |
| **Ursache** | – Ejection-Click<br>– Meso/spätsyst. Click<br>– extrakardialer Click | 4. Herzton | 3. Herzton | Verschmelzung des 3. und 4. HT bei Tachykardie |
| **Punctum maximum** | bei allen Formen zwischen Herzspitze und linkem unteren Sternalrand, insbesondere bei Linksseitenlage selten schon über Herzbasis (bei rechtsventrikulärem Ursprung) | | nie über Herzbasis | |
| **Auskultatorischer Eindruck** | selten wie Pferdegalopp | bei betontem 2. HT:<br>IV–I——II. HT<br>da–ta——tám<br>bei betontem 1. HT:<br>IV–I——II. HT.<br>da–tám——ta | I——II—III. HT<br>ta——tám—da<br>oder<br>I——II—III. HT<br>tám—ta–da | Tachykardie = conditio sine qua non!<br>bei Frequenzverlangsamung entweder<br>– Vorhofgalopp<br>– Ventrikelgalopp oder<br>– Verschwinden des Galopptons |
| **Vorkommen** | EC: Jugendliche, Hyperkinesie, Hypertonie, AS, PS<br>MKP: insbes. schlanke Personen ohne zusätz. Herzerkrankung<br>Extrakardial: z. B. Pleuroperikarditis | Jugendliche: physiologisch, über 35. LJ:<br>– Hypertonie<br>– HOKM/HNKM<br>– Aortenstenose<br>– Pulmonalstenose<br>– Pulmonale Hypertonie<br>– selten beim akuten Myokardinfarkt | Jugendliche: physiologisch, über 35. LJ:<br>– Hyperzirkulation (bei MI, VSD, PDA)<br>– LV/RV-Dilatation jed. Gen. (KHE, KMP, art./pulm. Hypertonie) | Bei Tachykardie „per se":<br>– insbes. bei Jugendlichen, verschwindet hier meist bei Frequenzverlangsamung |
| **Klinische Bedeutung** | bzgl. Ventrikelfunktion meist gering | Ausdruck der li. (oder re.-)ventrikul. Druckbelastung im Kompensationsstadium<br>Ausnahme: Myokardinfarkt | Ausdruck der li.- (oder re.-)ventrikul. Insuffizienz im Stadium der Dekompensation | Häufigste Form des Galopps.<br>Bei Herzfrequenzen > 140/min. und bei Verschwinden nach Frequenzverlangsamung: physiologisch |

# 7. Der Ejection-Click (EC)

Der Ejection-Click ist ein *frühsystolischer Auswurfton*, die anglo-amerikanische Bezeichnung „ejection-click" hat sich jedoch seit mehreren Jahrzehnten auch im deutschen Sprachraum eingebürgert.

## 7.1 Definition

Der Ejection-Click ist ein meist diskreter, gelegentlich aber auch akzentuierter hochfrequenter (kurzer, heller, scharfer) clickartiger Ton, welcher der Hauptkomponente des 1. HT ($M_1$ und $T_1$) zu Beginn der ventrikulären Austreibung folgt und welcher der betonten Austreibungskomponente „E" in der phonokardiographischen Registrierung des 1. HT entspricht. Der Ejection-Click wird jedoch definitionsgemäß nicht dem 1. HT zugerechnet.

Bei einem zeitlichen Abstand von mindestens 0,02 Sek. zum vorausgehenden 1. HT kann er vom menschlichen Gehör als getrennter Ton wahrgenommen werden.

Die Vielzahl physiologischer und pathologischer Umstände, die mit einem Ejection-Click einhergehen, läßt schon darauf schließen, daß an seiner Entstehung mehr als *ein* Mechanismus beteiligt sein muß. So existieren zwei verschiedene Typen des Austreibungstons, wovon jeder seinen eigenen Entstehungsmechanismus aufweist:

– **Der nichtvalvuläre EC** (Aorten- bzw. Pulmonal*wurzel*-Dehnungston)
– **Der valvuläre EC** (Aorten- bzw. Pulmonal*klappen*-Öffnungston)

## 7.2 Der nichtvalvuläre aortale Ejection-Click

*Abb. 7.2* Dieser Aorten*wurzel*-Dehnungston tritt ohne Klappendysfunktion auf und ist (naturgemäß) wesentlich häufiger als der klappenbedingte EC.

### 7.2.1 Hämodynamik

Die Mitralkomponente $M_1$ des 1. HT entsteht kurz nach Beginn des linksventrikulären Druckanstiegs. Auch nach dem Auftreten des 1. HT steigt der LV-Druck während der isovolumetrischen Kontraktionsphase bis zum Ausgleich mit dem diastolischen Aortendruck an. Die Austreibungsphase beginnt bei Überkreuzen der beiden Druckkurven mit der Aortenklappenöffnung. Dabei wird das schnell beschleunigende linksventrikuläre Schlagvolumen durch den Strömungswiderstand des arteriellen Systems kurzfristig abrupt gebremst und bedingt durch die in der Aortenwurzel entstehenden Vibrationen den Ejection-Click.

Der EC fällt zeitgleich mit dem Anstieg des Aortenwurzeldrucks (wegen der Pulswellenverzögerung *nicht* des Karotispulses) zusammen.

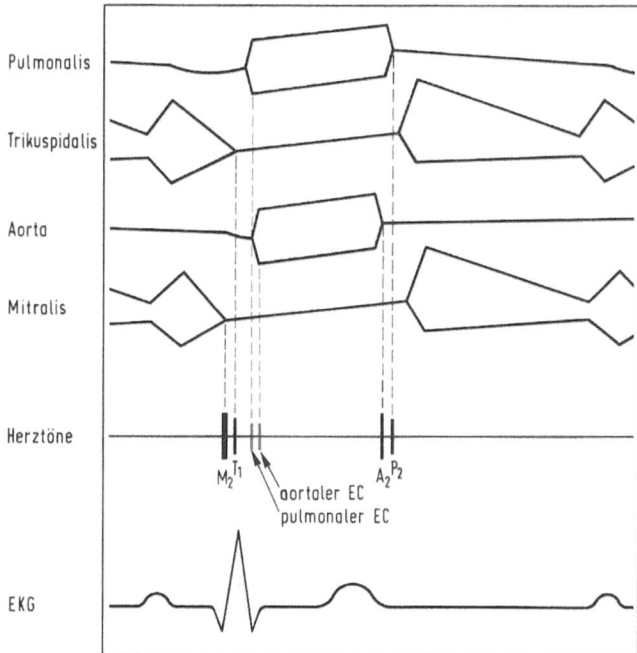

Abb. 7.1. *Ejection-Click (EC):* Die zeitliche Beziehung zur (idealisierten) Aorten- bzw. Pulmonalklappenöffnung im Echokardiogramm

**Ein Ejection-Click ist bei der Routineauskultation wesentlich häufiger zu hören, als allgemein angenommen!**
Ursache ist das häufige Vorkommen einer hyperkinetischen Kreislaufregulation (Kinder/Jugendliche) sowie einer arteriellen Hypertonie.
Ein Ejection-Click ist häufiger als eine (oft damit verwechselte) Spaltung des 1. HT.

### 7.2.2 Vorkommen

Ein *nichtvalvulärer* EC kann auftreten:

1. **Bei kräftiger linksventrikulärer Austreibung**
   (hyperkinetisches Syndrom, körperliche Belastung, Hyperthyreose, Anämie, stark positiv inotrop wirkende Pharmaka)
2. **Bei Aortenwurzeldilatation**
   (ältere Patienten mit allgemeiner Gefäßsklerose, Aortenlues)
3. **Bei Kombination von 1. und 2.**
   (Hypertonie, Aorteninsuffizienz, schwere (!) Fallot-Tetralogie)

## 7.3 Der valvuläre aortale Ejection-Click

### 7.3.1 Hämodynamik

Abb. 7.1 Im Gegensatz zu dem zuvor besprochenen Aortenwurzel-EC (welcher zeitgleich mit dem Druckanstieg hinter der Klappe auftritt) fällt der *valvulär* bedingte EC verzögert ein und beginnt erst nach Beginn des Druckanstiegs in der zentralen Aorta.

Abb. 7.2 Diese Verspätung ist bedingt durch das kolbenartige Hochsteigen der noch geschlossenen, z. B. durch Verklebung der Kommissuren öffnungsbehinderten (Kuppel- oder „Dom"-förmigen) Aortenklappe. Der Druckanstieg bei noch geschlossenen Klappen erklärt sich durch das Verschieben der in der Aortenwurzel befindlichen Blutsäule durch den frühsystolisch sich vorwölbenden Klappendom. Die Austreibung beginnt erst, wenn sich die Klappe nach maximaler Exkursion durch Erreichen der Elastizitätsgrenze öffnet. Hier tritt der valvulär bedingte EC auf, wenn die öffnungsbehinderte Klappe plötzlich ihre Elastizitätsgrenze erreicht und dadurch samt der Aortenwurzel und der unter Druck stehenden Blutsäule in Schwingung gerät. Die niederen Frequenzen dieser Schwingungen werden in der Druckkurve als anakrote Incisur registriert, die hochfrequenten Schwingungen als Ejection-Click gehört.

### 7.3.2 Vorkommen

Nur bei *valvulärer* Stenose und *erhaltener Beweglichkeit der* (deformierten oder an den Kommissuren verklebten) *Klappentaschen!*

Bei schwerer Verkalkung und starrer Fixierung des Klappenapparates ist in der Prä-Ejektionsphase kein Anstieg der deformierten Klappenteile möglich; ein hoher Stenosegrad behindert obendrein die zur Schwingungsauslösung erforderliche Dynamik (hier ist auch meist der 2. HT abgeschwächt oder fehlt überhaupt).

Der valvuläre EC ist somit typisch für die nicht verkalkte angeborene Aortenstenose bei Kindern und jungen Erwachsenen: Er ist seltener bei erworbenen leichten bis mittelschweren Stenosen und kommt bei schwerer, insbesondere kalzifizierter Stenose praktisch nicht vor.

Auch bei einer (nicht stenosierenden) bikuspiden Aortenklappe soll ein Ejection-Click häufiger sein als bei Normalpersonen ohne solche Anomalie.

Zwischen der Lautstärke des EC und dem Stenosegrad besteht eine schlechte Korrelation.

Abb. 7.2. *Schematische Darstellung der Entstehung eines nichtvalvulären* (links) *und valvulären* (rechts) *Ejection-Clicks*

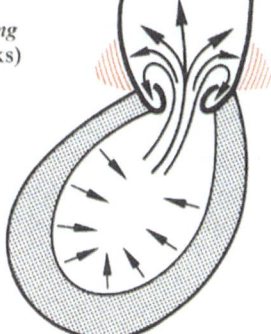
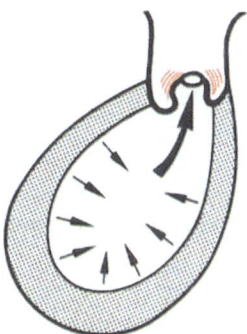

Die verschiedenen Typen des Ejection-Clicks unterscheiden sich bei der *Auskultation* lediglich durch ihr punctum maximum und ihre Lautstärke (valvulärer EC meist lauter, akzentuierter).

**Beurteile einen EC nur in Verbindung mit anderen auskultatorischen und klinischen Befunden:**

EC p.m. Herzspitze beim Jugendlichen ohne wesentliches Austreibungsgeräusch:

*Hyperkinetisches Syndrom? Bikuspide Aortenklappe ($\rightarrow$ UKG)?*

EC p.m. Herzspitze bei alten Patienten, leises Austreibungsgeräusch:

*Arterielle Hypertonie? Aortendilatation?*

Lauter EC p.m. Pulmonalareal, lautes pulmonales Austreibungsgeräusch:

*Spricht für valvuläre PS und gegen einen ASD.*

Diskreter EC p.m. linker Sternalrand bei bekanntem Shuntvitium:

*Hinweis auf Entwicklung einer sekundären pulmonalen Hypertonie.*

## 7.4 Der nichtvalvuläre pulmonale Ejection-Click

### 7.4.1 Hämodynamik

*Abb. 7.2* Die Hämodynamik des nichtvalvulären *pulmonalen* Ejection-Click enstpricht der des nichtvalvulären *aorten EC* (siehe dort). Eine wesentliche respiratorische Beeinflussung (wie beim *valvulären* pulmonalen EC) besteht nicht.

### 7.4.2 Vorkommen

Ein nichtvalvulärer pulmonaler EC kann auftreten bei **Dilatation der Pulmonalarterienwurzel**

1. Bei pulmonaler Hypertonie
   (primär, sekundär bei rezidivierenden Lungenembolien, VSD, persistierendem Ductus Botalli, gelegentlich bei ASD)
2. Bei der sog. idiopathischen Pulmonalektasie und
3. Bei gesteigertem Pulmonalfluß
   (bei Links-rechts-Shunt)

## 7.5 Der valvuläre pulmonale Ejection-Click

### 7.5.1 Hämodynamik

*Abb. 7.1* Auch die Hämodynamik des valvulären *pulmonalen* EC entspricht den Verhältnissen, wie sie beim valvulären *aorten* EC besprochen wurden. Darüber hinaus tritt
*Abb. 7.2* bei dem durch eine valvuläre Pulmonalstenose bedingten EC eine *respiratorische Änderung* auf: In Inspiration erscheint er früher und ist leiser bis nicht hörbar.

Durch die inspiratorische Zunahme des venösen Rückstroms erhöht sich der rechtsventrikuläre enddiastolische Druck und nähert sich etwas den Werten des diastolischen Pulmonaldrucks, wodurch die stenosierte Klappe bei Kontraktionsbeginn bereits vorgespannt bzw. gewölbt ist und die Elastizitätsgrenze (=Öffnung) früher und weniger kraftvoll erreicht wird.

In Exspiration wird der valvuläre pulmonale EC akzentuierter, tritt etwas später auf und wird durch den größeren Abstand zum 1. HT mit dem Stethoskop besser wahrnehmbar.

### 7.5.2 Vorkommen

Meist bei **valvulärer Pulmonalstenose** mit intaktem Septum, gelegentlich kann er jedoch auch bei komplexen Vitien wie der Fallot-Tetralogie, einer Transposition der großen Gefäße oder einer valvulären PS mit ASD auftreten.

**Tab. 7.1.** Vorkommen und klinische Bedeutung der verschiedenen Formen des Ejection-Click (EC)

|  | Aortaler Ejection-Click | | | Pulmonaler Ejection-Click | |
|---|---|---|---|---|---|
|  | nichtvalvulär = Aortenwurzeldehnungston | valvulär = Aortenklappenöffnungston | | nichtvalvulär = Pulmonalwurzeldehnungston | valvulär = Pulmonalklappenöffnungston |
| Punctum maximum | linker unterer Sternalrand bis Herzspitze (mit zum Teil weiter Fortleitung) | | | Pulmonalareal und entlang des linken Sternalrandes | |
| Lautstärke | diskret bis deutlich | meist laut | | eher diskret | oft sehr laut (z.T. lauter als 1. HT) |
| Vorkommen | 1. **Kräftige linksventr. Austreibung** bei<br>– Körperl. Belastung<br>– Hyperkinet. Syndrom<br>– Hyperthyreose<br>– schwerer Anämie<br>2. **Aortenwurzeldilatation**<br>– bei allgem. Gefäßsklerose<br>– Aortenlues<br>– Marfan-Syndrom<br>3. **Kombination von 1. u. 2.**<br>– Arterielle Hypertonie<br>– Aorteninsuffizienz<br>– schwere Fallot-Tetralogie | **Valvuläre Aortenstenose**<br>– nur bei nicht oder gering verkalkter Klappe (angeb. Vitien b. Kindern/jungen Erwachsenen)<br>– **nicht** bei stark verkalkten Klappen und höchstgradig. Stenosen | | 1. **Pulmonalwurzeldilatation bei pulmonaler Hypertonie**<br>– primär<br>– rezidiv. Lungenembolien<br>– VSD<br>– persist. Ductus Botalli<br>– ASD (leise, nicht obligat!)<br>2. **Idiopath. Pulmonalektasie**<br>3. **Gesteigerter Pulmonalfluß**<br>– Links-rechts-Shunt | **Valvuläre Pulmonalstenose**<br>– regelmäßig bei leichten bis mittelschweren Formen<br>– gelegentlich auch bei Fallot-Tetralogie bzw. Trilogie und bei Transposition der großen Gefäße<br><br>**nicht bei**<br>– infundibulärer PS<br>– höchstgradiger valvulärer PS |
| Klinische Bedeutung | Gering, lediglich diagn. Adjuvans als Hinweis auf einen der o.a. Zustände | 1. DD einer valvulären gegenüber einer infra- oder supravalvulären AS bei Kindern/jungen Erwachsenen<br>2. Zum Abschätzen d. Schweregrades eines valvulären AS | | Zeichen einer bestehenden (oder sich entwickelnden) pulmonalen Hypertonie bei bekanntem Shunt-Vitium | 1. Zum Abschätzen des Schweregrades einer valvulären PS<br>2. Bei der DD: schwere PS (EC + +) versus schwere ASD (∅ EC, allenfalls sehr leise) |

# 8. Mesosystolische Clicks (Non-Ejection-Clicks)

Meso- bis spätsystolische Clicks wurden lange als überwiegend extrakardial bedingte Schallphänomene angesehen, obwohl seit den 50er Jahren immer wieder auf die Mitralklappe als Ursprungsort hingewiesen wurde.

Aber erst die Herzkathetertechniken konnten dies beweisen und das dem Click oft folgende Geräusch einer Mitralinsuffizienz zuordnen. Die Echokardiographie bot dann einen nichtinvasiven und deswegen unbedenklich und häufig einzusetzenden Blick auf die Mitralklappe und vermochte in Feldstudien an herzgesunden Patienten in einem erstaunlich hohen Prozentsatz ein sog. Prolapssyndrom nachzuweisen.

Das Interesse des Klinikers erwachte vollends durch Berichte und Studien über die mit diesem bislang rein auskultatorischen Syndrom vergesellschafteten Beschwerden und Komplikationen wie Rhythmusstörungen, atypische Herzsensationen, Endokarditis- und Thrombemboliegefährdung sowie Kopfschmerzen.

## 8.1 Extrakardial bedingte systolische Clicks

Diese sind von hellem, oft auffallend ohrnahem Charakter, sind häufig mit pathologischen pulmonalen Auskultationsphänomenen vergesellschaftet und treten bei oder nach Erkrankungen auf, die zu pleuroperikardialen Verwachsungen neigen: Bei **Perikarditis, Pleuritis, Pleuropneumonie, Pleuraempyem** und gelegentlich auch bei **Pneumothorax** und **Mediastinalemphysem.**

## 8.2 Kardial bedingte systolische Clicks

Die überwiegende Anzahl kardial bedingter systolischer Clicks tritt infolge eines **Mitralprolaps** auf.

Andere intrakardiale Ursachen, bei denen ein (fakultativ auftretender) Click beschrieben wurde, sind das Herzwandaneurysma, das Vorhofmyxom, das subvalvuläre Ventrikelaneurysma, eine Aorteninsuffizienz, eine AV-Dissoziation, eine restriktive Kardiomyopathie, ein dissezierendes Aortenaneurysma, ein Vorhofseptumaneurysma und eine bikuspide Pulmonalklappe.

### 8.2.1 Der Mitralklappenprolaps

Obwohl über ein Zusammentreffen mit anderen wohldefinierten Herzkrankheiten (Marfan-Syndrom, ASD, KHE mit Papillarmuskeldysfunktion, rheumatische Mitralklappenerkrankung, Kardiomyopathien, systemischer Lupus erythematodes, Herztraumen etc.) berichtet wurde, stellt der Mitralprolaps in der überwiegenden Mehrzahl der Fälle eine *isolierte* kardiale Abnormität dar und soll als solche besprochen werden.

Histologisch zeigen die oft vergrößerten, ballonförmigen Mitralsegel das Bild einer myxomatösen Degeneration, wie es beim Marfan-Syndrom in typischer

Die Ursache und Wertigkeit der häufigen mesosystolischen Clicks war lange Zeit unklar. Hiervon zeugt die Unzahl der synonym gebrauchten Bezeichnungen:
- Click-Syndrom
- Click-Geräusch-Syndrom
- Präkordiales Hupen und Klingen
- Elektrokardiographisch-auskultatorisches Syndrom
- Midsystolic click-late systolic murmur syndrome
- Barlow-Syndrom
- Reid-Barlow-Syndrom
- Spätsystolische Dysfunktion des Mitralklappenapparates
- Schlaffes-Mitralklappen-Syndrom
- Myxomatöse Degeneration der Mitralklappe
- Ballon-Mitralklappensyndrom
- Mitralklappenprolaps-Syndrom (MKPS oder MPS)

| Die Bezeichnung **Mitralklappenprolaps** besitzt jetzt allgemeine Gültigkeit.

**Tab. 8.1.** Mögliche Ursachen eines (non-ejection-)Clicks

| Extrakardiale Ursachen | Intrakardiale Ursachen |
|---|---|
| Linksseitiger Pneumothorax | Mitralklappenprolaps |
| Mediastinalemphysem | Vorhofmyxom |
| Pleuroperikardiale Adhäsionen | Subvalvuläres Ventrikelaneurysma |
| Perikardio-diaphragmale Adhäsionen | Aorteninsuffizienz |
| Perikardadhäsionen bei Perikarditis | AV-Dissoziation |
| Xipho-sternales Knarren | Restriktive Kardiomyopathie |
| Pneumoperikard | Disseziierendes Aortenaneurysma |
| | Vorhofseptumaneurysma |
| | bikuspide Pulmonalklappe |

| Ein Mitralklappenprolaps tritt meist isoliert auf, d.h. ohne zusätzliche Herzerkrankung.

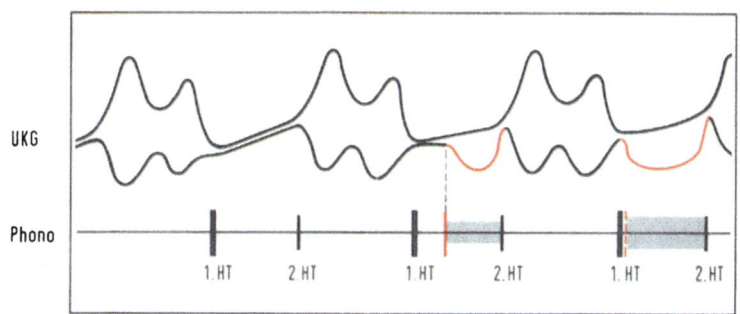

Abb. 8.1. *Die Mitralklappenbewegung im Echokardiogramm.*
 *Links:* Normalfall
 *Mitte:* Mesosystolischer Prolaps des hinteren Segels (Geräusch fakultativ)
 *Rechts:* Holosystolischer Prolaps des hinteren Segels (holosystolisches Geräusch, meist kein frühsystolischer Click)

Weise vorhanden ist. Die typischen Organveränderungen des Marfan-Syndroms fehlen jedoch bei der überwiegenden Zahl der Patienten mit MKP. Es handelt sich beim MKP also meist um eine isolierte kardiale Abnormität bei einer gewissen Bindegewebsschwäche. Konstitutionsanomalien wie ein flacher Thoraxdurchmesser, Trichterbrust, Skoliose oder Kyphose sind häufig. Siehe hierzu auch das spezielle Kapitel (20.3) über die Mitralinsuffizienz beim MKP.

#### 8.2.1.1 Definition

Diskreter hochfrequenter Ton (Click (s)), der gewöhnlich in der mittleren bis späten Systole auftritt. Er erscheint entweder allein oder gefolgt von einem weichen, meso- bis spätsystolischen Geräusch von Bandform-, Crescendo- oder gelegentlich auch Decrescendocharakter. Gelegentlich ist der Click von einem holosystolischen Geräusch überlagert oder hinter einem musikalischen, klingenden bis „hupenden" Geräusch verborgen. Typischerweise wechseln Click und Geräusch bezüglich Lautstärke und Zeitpunkt des Auftretens innerhalb der Systole beträchtlich.

*Abb. 8.2*    Beim selben Patienten können zu verschiedenen Zeiten kein, ein oder mehrere Click(s) meso- oder spätsystolisch (selten auch frühsystolisch) auskultiert werden.

#### 8.2.1.2 Punctum maximum

Typischerweise im linksventrikulären Areal, bei ausreichend großer Lautstärke zum Teil weite Fortleitung in andere Areale.

#### 8.2.1.3 Häufigkeit

Vorwiegend bei asthenischen Personen, insbesondere jungen schlanken Mädchen und Frauen. Die Angaben in der Literatur schwanken, abhängig vom untersuchten Probandengut stark zwischen 1,4% und 17%, in der größten Studie (über 1000 Frauen) 6,3%.

In der Gesamtbevölkerung muß mit einem auskultatorischen Nachweis um 5% gerechnet werden; eine klinische Bedeutung kommt dem MKP nur in einem Bruchteil dieser Fälle zu.

#### 8.2.1.4 Hämodynamik

*Abb. 8.1*    Dem Mitralprolaps liegt ein Mißverhältnis von Klappenapparat und Ventrikel zugrunde, die Mitralklappe ist „zu groß" für den Ventrikel. Unter „Prolaps" versteht man das systolische Ausstülpen eines Klappenteils in den linken Vorhof.

*Abb. 8.3*    Dabei neigt das hintere Segel mehr zum Prolabieren, da es 2/3 des Umfangs der Mitralöffnung umfaßt und während der Systole normalerweise zu einem wulstartigen C-förmigen Dichtungsapparat aufgebläht wird, welcher das vordere Segel fast verschlingt.

*Abb. 8.4*    Der Click entsteht, wenn das prolabierende Segelteil bei Erreichen seiner Elastizitätsgrenze die beschleunigende Blutsäule plötzlich hemmt und gespannt wird. Wenn mehrere Klappenteile asynchron prolabieren, treten mehrere Clicks, gelegentlich als Serie auf. Ein auf den Click folgendes (selten vorhergehendes) Geräusch entspricht einer geringen Mitralinsuffizienz, die nur selten hämodynamisch bedeutend ist (s. Kap. 20.3).

**Das Mitralklappenprolapssyndrom ist das Chamäleon unter den akzessorischen Herztönen:**
Es können *beim gleichen Patienten* ein, zwei oder mehrere Clicks mit oder ohne ein nachfolgendes Geräusch nachweisbar sein – oder einmal überhaupt fehlen!
Mehrere Untersucher können (evtl. direkt hintereinander) unterschiedliche Befunde erheben – und jeder hat recht!

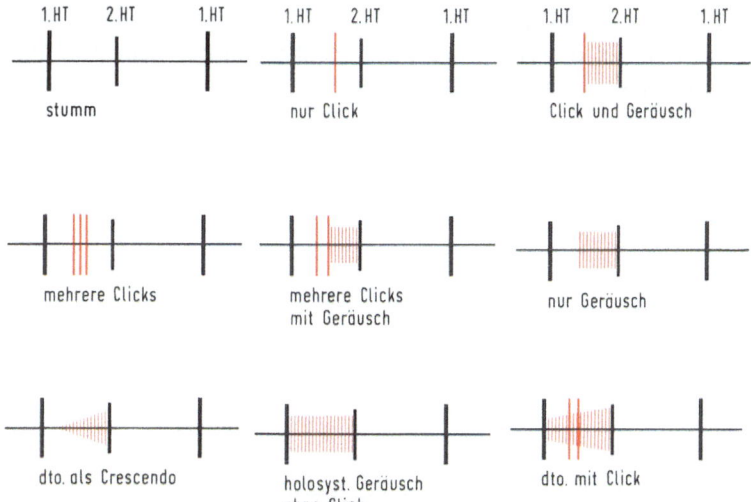

Abb. 8.2. *Die auskultatorischen Spielarten eines Mitralklappenprolaps-Syndroms*

Schlanke Personen, insbesondere junge Mädchen und Frauen neigen zum MKP!

Der auskultatorische und echokardiographische Nachweis eines MKP ist häufig; begleitende Beschwerden und Komplikationen (wie Herzsensationen, Rhythmusstörungen, Endokarditis und Thrombembolien) insgesamt jedoch selten.

**Zeitpunkt und Ausmaß eines MKP stehen in enger Beziehung zur Ventrikelgröße:** Wenn die Distanz zwischen dem Hilfsapparat der Mitralklappe (Chordae, Papillarmuskel und Ventrikelwand) und dem Klappenring verkürzt ist, stehen die Segel unter einem geringeren Zug und können (Prolapsneigung vorausgesetzt) prolabieren.

Bei *kleinem enddiastolischen Volumen* befinden sich die Segel „unter geringem Zug" und somit näher an der Prolapsgrenze – und sowohl der Click als auch das (fakultative) Geräusch treten früher auf. Manöver, die die Herzgröße für kurze Zeit herabsetzen, bewirken für diese Zeit einen gleichen Effekt: Beim Aufstehen aus dem Liegen oder (besser) aus der Hocke, bei Valsalva-Preßversuch oder nach Amylnitrit rückt der Click in der Systole nach vorne (oder tritt überhaupt erst auf), das Geräusch verhält sich gleichermaßen und kann dabei lauter werden.

Andererseits führt ein *großes enddiastolisches Volumen* zu einer besseren Spannung zwischen Kammerwand und Mitralsegel; dieser Vorgang läßt den Prolaps später (oder überhaupt nicht) auftreten. Manöver, die zu einer vorübergehenden Zunahme des Ventrikeldiameters führen, lassen dementsprechend Click und Geräusch in Richtung der späten Systole verschieben (oder verschwinden). Dazu zählen der Hockstand, das Hochheben der Beine, die Auslaßphase nach Valsalva-Versuch sowie Betablocker.

*Abb. 8.5*

*Tab. 8.2*

8. Mesosystolische Clicks 117

Abb. 8.3. *Blick auf die Mitralklappe von der Vorhofseite her.* Das aufgeblähte hintere Segel hat einen weit größeren Anteil am Umfang des Mitralrings und verschlingt das vordere Segel. Beim MKP sind diese Verhältnisse gesteigert

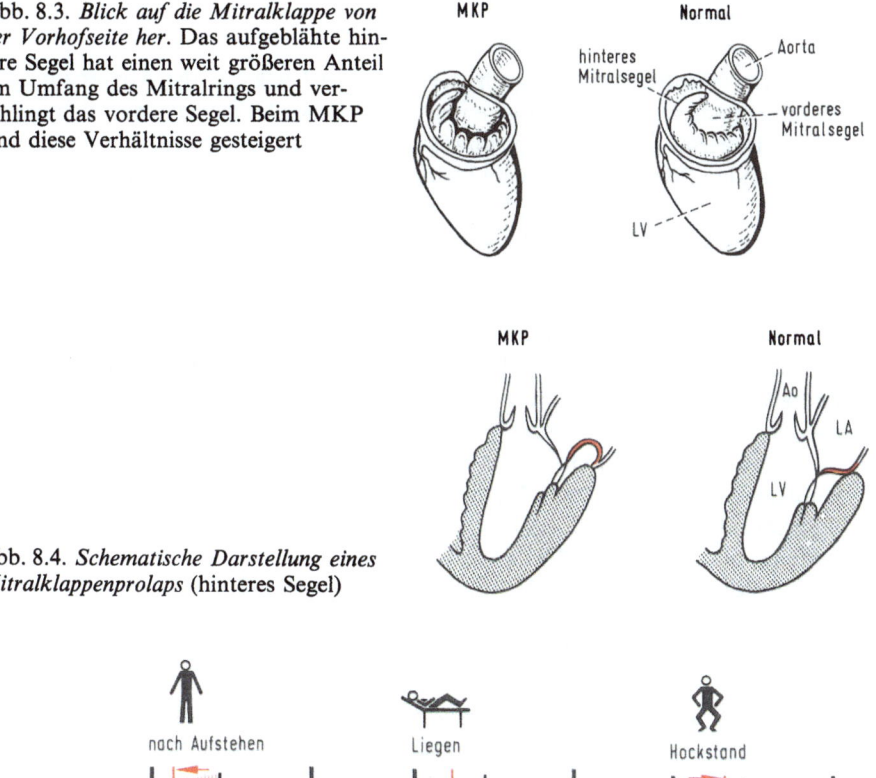

Abb. 8.4. *Schematische Darstellung eines Mitralklappenprolaps* (hinteres Segel)

Abb. 8.5. *Mitralklappenprolaps:* Das Verhalten von Click und Geräusch bei verschiedenen Körperlagen

Tab. 8.2. Der Effekt verschiedener Manöver und Pharmaka auf Click und Geräusch eines Mitralklappenprolaps (nach Fontana [125])

| Maßnahme | Click | Geräusch |
|---|---|---|
| Inspiration | früher | früherer Beginn, lauter |
| Lange diastolische Pause | später, leiser | späterer Beginn, leiser |
| Stehen | früher, lauter | früherer Beginn, lauter |
| Hocken | später | späterer Beginn, leiser |
| Anheben der Beine | später | späterer Beginn, leiser |
| Isometrischer Händedruck | später | späterer Beginn, evtl. lauter |
| Valsalva-Preßphase | früher, leiser | früherer Beginn, evtl. lauter |
| **Nach** Valsalva | später, evtl. lauter | späterer Beginn, evtl. lauter |
| Körperliche Belastung | früher, lauter | früherer Beginn, lauter |
| Amylnitrit | früher, lauter | kann holosyst. werden, lauter |
| Betablocker | später, leiser | später, leiser oder verschwunden |

### 8.2.2 Differentialdiagnose

Bei Nachweis eines meso- oder spätsystolischen Clicks ist die Abgrenzung eines Mitralklappenprolaps gegenüber anderen möglichen Ursachen meist nicht schwer:
**Ein isolierter MKP** tritt bevorzugt bei jungen, schlanken, meist ansonsten herzgesunden Personen mit einem kleinen p.m. über dem linksventrikulären Areal auf und kann von einem Geräusch gefolgt sein. Typisch für ein MKP ist die Änderung des Clicks (und des Geräusches) durch die beschriebenen Manöver wie Atmung, Lagewechsel oder durch Amylnitrit. Läßt sich ein holosystolischer Prolaps (mit holosystolischem Refluxgeräusch) nicht durch diese Manöver beeinflussen, so ist die Diagnose nur echokardiographisch möglich.

Ebenso müssen zur Unterscheidung eines isolierten MKP's von anderen **intrakardialen Clicks** (z. B. bei Herzwand- oder Septumaneurysma, restriktiver KMP usw.) zusätzliche diagnostische Methoden herangezogen werden.

*Tab. 8.3*    Leichter ist die Abgrenzung zu **extrakardial bedingten Clicks**: Diese weisen eine deutliche Abhängigkeit zum Atemzyklus sowie meist zusätzliche pulmonale Auskultationsphänomene auf, sind oft laut und ohrnah und haben selten das typische punctum maximum des MKP.

Die Verwechslung eines MKP mit einem **Ejection-Click** ist nur bei sehr früh einsetzendem MKP (selten) möglich. Durch Hockstand oder Hochheben der Beine kann hier der MKP-Click in die mittlere oder späte Systole hinein verschoben werden.

Auch ein sehr spätsystolisch einsetzender Click kann von einer **Spaltung des 2. HT** außer dem grundsätzlich verschiedenen Klangcharakter und dem p.m. durch Verschieben des Clicks nach vorne, d. h. zur Systolenmitte hin durch Aufstehen aus der Hocke oder Amylnitrit unterschieden werden.

Tab. 8.3. Die Differentialdiagnose zwischen intra- und extrakardialen Clicks

| Isolierter Mitralklappenprolaps | Extrakardial bedingter Click |
|---|---|
| – meist junge, schlanke, ansonsten herzgesunde Personen | – Symptomatik einer pulmonalen/perikardialen Erkrankung steht im Vordergrund |
| – unbeeinflußt von *normaler* Atmung | – meist atemabhängig, evtl. nur in tiefer In- oder Exspiration, selten bei Apnoe |
| – fakultativ von typischem Geräusch (meso- bis spätsyst.) gefolgt | – Click oft außergewöhnlich laut und ohrnahe |
| – p.m. linksventrikuläres Areal, bei großer Lautstärke allerdings weite Fortleitung möglich | – kein festes p.m., oft außerhalb der typischen Auskultationsareale |
| – Click kann durch einfache Manöver innerhalb des Herzzyklus verschoben werden: Richtung 1. HT durch Aufstehen und Amylnitrit Richtung 2. HT durch Hocke, Beine hochheben | – keine typische Änderung des Clicks durch die beschriebenen Manöver |

Die Echokardiographie ist ideal zur Bestätigung der Diagnose eines MKP geeignet, neigt jedoch (insbesondere bei wenig erfahrenen Untersuchern) zu falsch positiven Befunden!
(Dies erklärt zum Teil die extrem häufigen MKP-Zahlen früherer Studien.)

# 9. Extrakardiale Clicks bei Herzschrittmacher

Akzessorische „Herztöne" (Clicks) nach Implantation eines Herzschrittmachers sind seit Beginn dieser Therapie bekannt, jedoch war der Ursprungsort zunächst unklar.

Heute ist der *extrakardiale* Ursprung dieser schrittmacherinduzierten Töne allgemein anerkannt.

## 9.1 Definition

Heller, oft lauter kurzer Ton (Click) in der *Präsystole*, d. h. dem 1. Herzton unmittelbar vorausgehend (zeitgleich mit dem Schrittmacherimpuls im EKG).

## 9.2 Ursprung

Schrittmachersynchrone Erregungen der Skelett-(meist der Interkostal-)muskulatur, welche vom Patienten unter Umständen schmerzhaft gespürt werden können (nicht müssen) und die in einigen Fällen als Muskelzucken sichtbar sind.

## 9.3 Ursache

Mehrere Ursachen konnten gesichert werden: Bei korrekter Sondenlage und bei elektrisch dichtem System kann die Innervation der Skelettmuskulatur allein Folge eines *zu starken elektrischen Stimulus* sein und bei Reduktion der Spannung verschwinden. Da jedoch bei der überwiegenden Anzahl der Schrittmacherträger auch eine starke Erhöhung der Spannung nicht zum Auftreten von akzessorischen Clicks führt, müssen noch andere Faktoren, wie eine *skelettmuskelnahe Sondenlage* eine Rolle spielen.

Daneben konnten schrittmacherinduzierte extrakardiale Clicks auch bei einer *stummen Perforation der Schrittmachersonde* durch das rechtsventrikuläre Myokard sowie durch ein *elektrisches Leck bei Sondenbruch* nachgewiesen werden.

Ein präsystolischer, d. h. dem 1. Herzton unmittelbar vorausgehender Click bei Schrittmacherträgern entsteht durch Schrittmacherimpuls-synchrone Kontraktion der Skelettmuskulatur.

Verschwindet dieser Click nicht bei dem Versuch der Reduktion einer (evtl. zu hoch eingestellten) Impulsstärke, so muß unter Röntgendurchleuchtung nach einem Sondenbruch, einer Dislokation oder einer stummen Perforation gefahndet werden.

Neben diesen extrakardialen Clicks kann bei Schrittmacherträgern auch ein z.T. lautes, musikalisches Geräusch in der Spätsystole auftreten, welches auf Sondenvibrationen im Bereich der Trikuspidalklappe zurückgeführt wird und das bei Sondenkorrektur verschwindet.

# 10. Die diastolischen Extratöne

Die normalen Herztöne entstehen im wesentlichen durch den Schluß der Segel- (=1. Herzton) und Taschenklappen (=2. Herzton). Die *Öffnung* dieser Klappen ist normalerweise *lautlos* (oder genauer: mit dem Stethoskop nicht zu hören).

Unter pathologischen Umständen, d. h. meist bei Vorliegen *valvulärer* Stenosen kann jedoch die Öffnung der Aorten- bzw. Pulmonalklappe als sog. aortaler oder pulmonaler Ejection-Click und die Öffnung der Mitral- und selten auch der Trikuspidalklappe als Mitralöffnungston (MÖT) oder Trikuspidalöffnungston (TÖT) gehört werden.

## 10.1 Der Mitralöffnungston (MÖT)

### 10.1.1 Definition

Abb. 10.1  Kurzer, scharfer, hochfrequenter Ton in der frühen Diastole. Durch seinen Abstand zum vorausgehenden 2. Herzton (sog. 2-MÖT-Intervall, 0,05–0,12 Sek., Extrembereich 0,03–0,13 Sek.) ist er von diesem stets eindeutig getrennt wahrnehmbar. Dieses Intervall ist abhängig in erster Linie vom Druckgradienten zwischen Vorhof und Kammer, jedoch auch von der Schnelligkeit des LV-Druckabfalls während der isometrischen Relaxationsphase sowie der vorausgegangenen Diastolenlänge (s. u.).

### 10.1.2 Punctum maximum

Abb. 10.2  Das p.m. ist recht variabel: Meist zwischen dem linken unteren Sternalrand und der Herzspitze, also über dem linksventrikulären Areal medial der Herzspitze. Insbesondere *bei einer großen Lautstärke* des MÖT findet sich eine auffallend weite Fortleitung bis nach oben ins Aorten- und Pulmonalareal. *Bei geringerer Lautstärke* ist ein MÖT gelegentlich nur über einem kleinflächigen Areal zwischen Sternum und Apex hörbar und wird über der Herzspitze gelegentlich durch das Diastolikum der Mitralstenose verdeckt.

### 10.1.3 Vorkommen

Der MÖT ist in über 90% das *erste* Schallphänomen und somit der auskultatorische Schlüssel zur Mitralstenose und fehlt nur gelegentlich bei hochgradig verdickten, kalzifizierten und dadurch unbeweglichen Klappen.

Darüber hinaus kann ein MÖT bei einer Reihe von offensichtlich nicht verwandten Herzerkrankungen auftreten, die jedoch einen *exzessiv erhöhten Blutfluß durch das Mitralostium* gemeinsam haben:

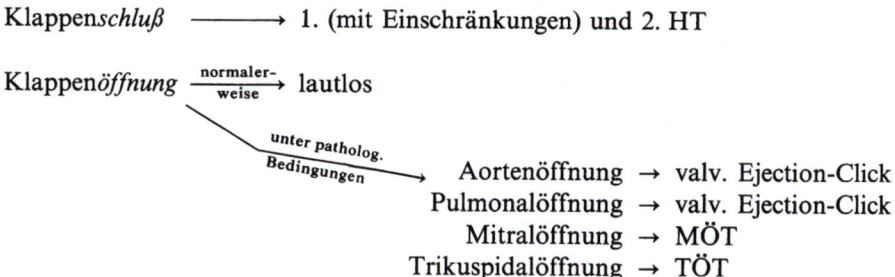

Klappen*schluß* ⟶ 1. (mit Einschränkungen) und 2. HT

Klappen*öffnung* —normalerweise→ lautlos

unter patholog. Bedingungen →
Aortenöffnung → valv. Ejection-Click
Pulmonalöffnung → valv. Ejection-Click
Mitralöffnung → MÖT
Trikuspidalöffnung → TÖT

**Der MÖT ähnelt im Klangcharakter einem 2. HT!**
Von Anfängern wird er gelegentlich als 1. Herzton angesehen – (wodurch dann natürlich der gesamte Herzzyklus durcheinander gerät).

Im Gegensatz zum 3. und 4. Herzton gehört der MÖT zu den „aufdringlichen" Herztönen, die man auch dann hört, wenn man sie nicht erwartet.

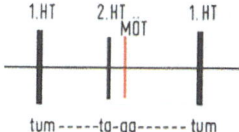

Abb. 10.1. *Der Abstand zum vorausgehenden 2. HT ist breit genug, um den MÖT eindeutig als getrennten Ton wahrzunehmen*

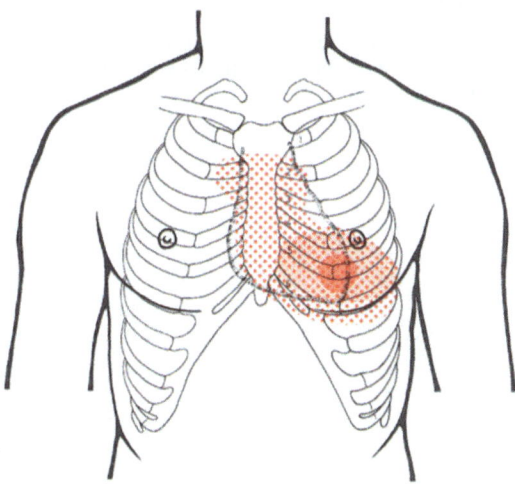

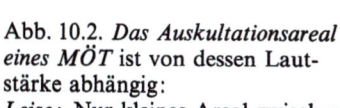

Abb. 10.2. *Das Auskultationsareal eines MÖT* ist von dessen Lautstärke abhängig:
*Leise:* Nur kleines Areal zwischen Sternum und Herzspitze
*Normal:* Gesamtes linkventrikuläres Areal
*Laut:* Hörbar über sämtlichen Auskultationsarealen

- Mitralinsuffizienz
- Persistierender Ductus arteriosus Botalli
- Ventrikelseptumdefekt
- AV-Block 2. und 3. Grades
- Fallot-Tetralogie nach Blalock-Anastomose
- Schwere Hyperthyreose

**Die Abwesenheit eines MÖT trotz Vorliegen einer organischen Mitralstenose** kann mehrere Ursachen haben:

- Extrem leichte Mitralstenose
- Schwere Kalzifizierung (insbesondere des vorderen Segels)
- Vorherrschende Mitralinsuffizienz
- Begleitende Aorteninsuffizienz

### 10.1.4 Hämodynamik

Die Füllung des linken Ventrikels (LV) aus dem linken Atrium (LA) erfolgt – wie bereits ausführlich besprochen – im wesentlichen während der frühen Diastole.

*Abb. 10.3*   Das Echokardiogramm zeigt besonders eindrucksvoll, wie eine normale Mitralklappe während dieser schnellen Füllungsphase schnell und weit aufgestoßen wird und bei nachlassendem transvalvulären Fluß wieder in eine Mittelstellung zurückfällt: Die Klappensegel sind frei beweglich und erzeugen keine hörbaren Schwingungen.

Bei der Mitralstenose jedoch sind die Segel aufgrund entzündlicher Vorgänge und postentzündlicher Narbenschrumpfungen in verschiedenem Ausmaß verdickt, zum Teil verkalkt; die Kommissuren sind verklebt und die Sehnenfäden verkürzt. Dadurch wird die Mitralklappe in ihrer Öffnungsbewegung behindert.

Ein Öffnungston tritt auf, wenn die sich rasch öffnende Klappe (anstatt frei und weit aufzuschwingen) plötzlich bei Erreichen der eingeschränkten Öffnungsweite abrupt gebremst und gespannt wird und der gesamte Klappenapparat in Schwingung gerät.

Voraussetzung für das Zustandekommen eines Öffnungstons ist die (wenn auch nur noch gering verbleibende) Fähigkeit der Mitralklappe, sich überhaupt bewegen zu können. Dabei genügt die Beweglichkeit eines einzigen, meist des vorderen Segels.

Die von der Gruppe um Luisada postulierte Theorie der Beschleunigung des Blutes durch eine veränderte Klappe als Ursache der Öffnungstöne dürfte nur eine untergeordnete Rolle spielen.

**Der MÖT ist der auskultatorische Schlüssel zur Mitralstenose!
Such stets nach anderen Auskultationsphänomenen einer MS!**

Schon der Nachweis eines paukenden 1. HT reicht aus, um den Verdacht auf eine Mitralstenose auszusprechen. Ein zusätzlicher MÖT erhärtet ihn.

**Der MÖT tritt zum Zeitpunkt der maximalen frühdiastolischen Klappenöffnung durch die Anspannung der öffnungsbehinderten Segel auf.**

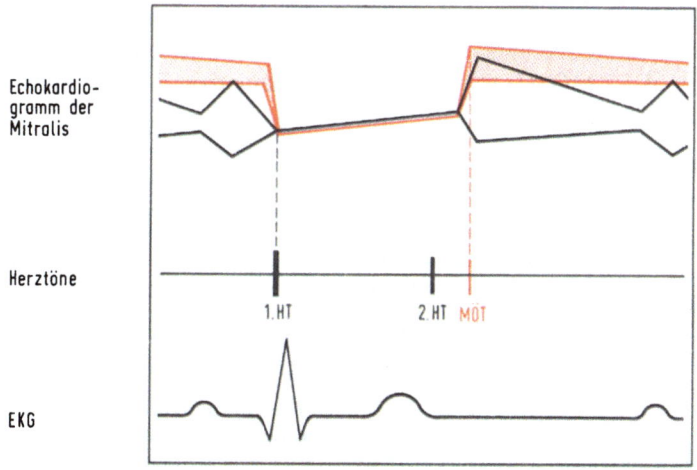

Abb. 10.3. *Schematische Darstellung der echokardiographischen Mitralklappenbewegung im Normalfall* (schwarz) *und bei Mitralstenose* (rot). Der MÖT tritt zum Zeitpunkt der maximalen Öffnungsweite auf

### 10.1.5 Das 2-MÖT-Intervall

Der MÖT folgt der Hauptkomponente $A_2$ des 2. HT in einem Abstand, der in Extremfällen zwischen 0,03 Sek. (d. h. vom Ohr wie eine enge Spaltung des 2. HT wahrgenommen) und 0,13 Sek. (relativ weit getrennte Einzeltöne) betragen kann.

Dieses 2-MÖT-Intervall ist ein brauchbarer Parameter zur Abschätzung des Schweregrades einer Mitralstenose, da der Zeitpunkt der Mitralklappenöffnung (=MÖT) wesentlich von der Höhe des „Staudrucks" (=LA-Druck) vor der verengten Klappe abhängt:

Bei einer **schweren Mitralstenose,** bei der die Klappenöffnungsfläche auf Werte um 1 cm² reduziert ist (normale Mitralklappe: 4–6 cm²), kommt es zu einem erheblichen Staudruck vor dieser Stenose, d. h. im linken Vorhof. Die Mitralklappe kann jedoch erst dann öffnen, wenn der Druck im linken Ventrikel während der Erschlaffungsphase sinkt und unter den LA-Druck fällt. Diese Überkreuzung von LV- und LA-Druck (=Mitralklappenöffnung=MÖT) findet um so früher statt, je höher der LA-Druck ist („*ein hoher, d. h. kräftiger LA-Druck stößt die Tür zum LV früher auf*"): Das 2-MÖT-Intervall ist kurz.

Bei einer nur **leichten Mitralstenose** ist die Klappenöffnungsfläche nur leicht (auf ca. 2–2,5 cm²) reduziert und der Staudruck vor der Stenose und dementsprechend auch der diastolische Druckgradient über der Klappe ist nur gering: Hier wird die Mitralklappe nicht so früh geöffnet, und das 2-MÖT-Intervall ist daher relativ weit.

*Abb. 10.4* Da der Zeitpunkt der Mitralklappenöffnung aber nicht nur von dem aktuellen LA-Druck, sondern auch von anderen Faktoren wie der Geschwindigkeit des Druckabfalls im LV (z. B. verzögert bei LV-Hypertrophie) oder dem aktuellen Herzzeitvolumen (hohes HZV erhöht seinerseits den LA-Druck) abhängt, kann das 2-MÖT-Intervall nur als approximativer Parameter für den Schweregrad einer Mitralstenose dienen.

Auch verlängert eine schwer veränderte Mitralklappe selbst durch eine etwas geringere Öffnungsgeschwindigkeit das Intervall unabhängig vom LA-Druck (um ca. 0,015 Sek.).

Als grobe Faustregel kann jedoch gelten, daß ein 2-MÖT-Intervall von über 0,09 Sek. einer leichten Mitralstenose, ein Intervall von 0,08 Sek. einer mäßigen und, wenn kürzer als 0,06 Sek. einer schweren Mitralstenose entspricht.

Auch das Verhalten des **2-MÖT-Intervalls bei Belastung** kann – mit Einschränkung – als Zusatzinformation über den Schweregrad einer Mitralstenose herangezogen werden (das Intervall wird bei Belastung kürzer):

0,06 Sek. oder kürzer entspricht (nach Delman) einer Mitralklappenöffnungsfläche von unter 1,5 cm² und somit einer schweren Stenose, ein Intervall von 0,07 oder länger (bei Belastung!) einer Öffnungsfläche von > 1,5 cm² (leichtere Stenose).

Bei **Vorhofflimmern** variiert das 2-MÖT-Intervall in Abhängigkeit von der Länge der vorausgegangenen Diastolendauer: Eine längere Diastolendauer läßt dem LA-Druck durch die längere Füllungsdauer Zeit zum Absinken – das darauffolgende 2-MÖT-Intervall wird länger (und umgekehrt). In gleicher Weise führen frühzeitige Aktionen, wie z. B. auch früh einfallende Extrasystolen zu einem niedrigeren Kammerdruck und dadurch zum schnelleren LV-Druckabfall nach Aortenklappenschluß – das Intervall wird kürzer.

> Je hochgradiger die Mitralstenose, um so höher ist der Staudruck vor dieser Stenose und um so früher wird die Mitralklappe bei Absinken des Kammerdrucks aufgestoßen!
>
> Eine Unabwägbarkeit liegt jedoch in der Geschwindigkeit des ventrikulären Druckabfalls sowie im Herzzeitvolumen:
>
> - Arterielle Hypertonie, Aortenstenose und -insuffizienz lassen den Kammerdruck langsamer absinken: **MÖT später als dem Stenosegrad entspricht**.
> - Eine Mitralinsuffizienz erhöht den LA-Druck und beschleunigt den LV-Druck-Abfall: **MÖT früher als der Stenose entspricht**.
> - Tachykardie bzw. hohes HZV erhöhen LA-Druck vor der Stenose und machen die Stenose relativ enger als im Ruhezustand: **MÖT früher**.

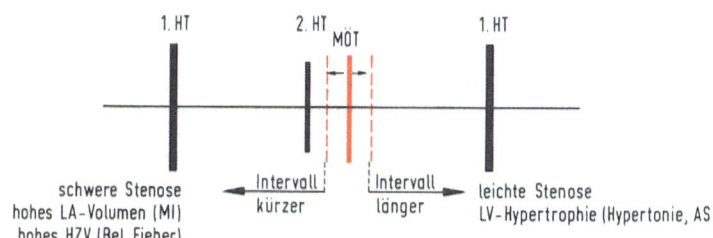

Abb. 10.4. *Faktoren, welche die Länge des 2-MÖT-Intervalls beeinflussen*

> Trotzdem ist die Länge des 2-MÖT-Intervalls ein brauchbarer Parameter zur Abschätzung des Schweregrades einer Mitralstenose!

**Faustregel:**

2-MÖT-Abstand über 0,09 sek: leichte Stenose
            um 0,08 sek: mittelschwere Stenose
         unter 0,06 sek: schwere Stenose

**Der MÖT ermöglicht die Beurteilung des Zustandes und des Schweregrades einer MS:**

- Nur extrem selten Auftreten **ohne** Verklebung der Kommissuren
- Das Zustandekommen eines MÖT setzt eine gewisse Beweglichkeit des Klappenapparates voraus
- Je heller, schärfer und lauter die MÖT, desto besser die Beweglichkeit der Segel
- Je dumpfer und leiser der MÖT, desto schlechter die Beweglichkeit (und um so schwerer meist die Stenose)

### 10.1.6 Differentialdiagnose

*Tab. 10.1* Die Erkennung und Unterscheidung eines MÖT ist oft schwierig:
Oft wird er mit einem **Pulmonalschlußton** ($P_2$) verwechselt, insbesondere wenn dieser vom Aortensegment des 2. HT ($A_2$) durch ein längeres Intervall (z. B. bei fixer Spaltung) getrennt ist. Dies wird durch die häufige Fortleitung des MÖT zur Herzbasis hin zusätzlich erschwert. Zudem kann eine begleitende pulmonale Hypertonie oder eine Insuffizienzkomponente das auskultatorische Bild modifizieren.

Ebenso schwierig, jedoch wegen des weiteren Vorgehens wichtig, ist die Unterscheidung eines MÖT vom sog. **Tumor-„Plop"** eines Vorhofmyxoms: Die Diskrepanz von schwerwiegenden klinischen Zeichen zu einem relativ weiten 2-MÖT-Intervall soll hieran denken lassen.

Die Unterscheidung eines MÖT von einem **3. Herzton** ist wegen der unterschiedlichen Zeitverhältnisse, des Klangcharakters und nicht zuletzt der Klinik meist unschwer.

Schwieriger ist die Unterscheidung eines MÖT von dem **frühen 3. Herzton (Perikardton)** einer konstriktiven Perikarditis, da dieser sowohl früher einfällt, als auch heller klingt als ein normaler 3. HT. (Nicht selten wird ein Panzerherz aufgrund dieser Ähnlichkeit des diastolischen Zusatztons als „schwere, dekompensierte Mitralstenose" zur Invasivdiagnostik vorgestellt.)

Diese und weitere Differentialdiagnosen sind in der Tabelle 10.1 aufgeführt; die Problematik der Unterscheidung eines MÖT von einem Trikuspidalöffnungston (TÖT) wird umseitig besprochen.

Tab. 10.1. Die Differentialdiagnose des Mitralöffnungstons

|  | MÖT bei Mitralstenose | „Normaler" 3. HT z. B. bei Herzinsuffizienz | Perikardton bei Pericarditis constrictiva | 3. HT bei Ebstein-Anomalie | Früher 3. HT bei restriktiv. Kardiomyopathie | Tumor-„Plop" bei Vorhof-Tumor |
|---|---|---|---|---|---|---|
| **Abstand zum 2. HT** | 0,05–0,12 sek. | 0,14–0,16 sek. | 0,09–0,13 sek. | 0,05–0,14 sek. | 0,09–0,14 sek. | 0,08–0,13 sek. |
| **Schallqualität** | scharf, kurz, hell, oft sehr laut | ausgesprochen dumpf, leise | deutlich heller, kürzer, schärfer als normaler 3. HT | rel. scharf und laut | wie Perikardton | dumpfer als MÖT, aber schärfer als normaler 3. HT |
| **Punctum maximum** | LV-Areal, wenn laut, oft weite Fortleitung (bis Aortenareal) | LV-Areal, meist kleines Auskultationsareal | LV-Areal, gel. gesamtes Präkordium | linker unterer Sternalrand | LV-Areal | Herzspitze |
| **Begleitende Auskultationsphänomene (fakultativ)** | – lauter 1. HT<br>– Diastolikum<br>– Präsystolikum | meist keine<br>– leise HT<br>– evtl. MI-Syst. | meist keine<br>– normale HT; leise<br>– gel. syst. Click | – oft weite Spaltung des 1. HT<br>– evtl. TI-Syst. | meist keine | – lauter 1. HT<br>– Diastolikum<br>– Systolikum (deutliche Lageabhängigkeit) |
| **Echokardiographie** | Pathognomon. Bewegungsmuster der Mitralstenose | – LV-Dilatation<br>– syst. Durchmesserverkürzung vermindert<br>– Low-output-Zeichen | – verstärkte perikardiale Reflex (nicht beweisend) | weit schwingendes Trikuspidalsegel verspäteter TK-Schluß | unterschiedlich: meist LV-Hypertrophie, bei Endokardfibrose verstärkte endokardiale Echos | Nachweis der prolabierenden Masse |

## 10.2 Der Trikuspidalöffnungston (TÖT)

Analog den hämodynamischen Gegebenheiten bei der Mitralstenose kann auch bei einer Trikuspidalstenose (TS) ein Öffnungston, der TÖT entstehen.

Die Unterscheidung eines TÖT von einem MÖT ist klinisch schwierig, da sich beide weder im Klangcharakter noch im punctum maximum oder durch das zeitliche Auftreten unterscheiden.

Das brauchbarste Kriterium eines Trikuspidalöffnungstones ist seine *Atemabhängigkeit*: Bei Inspiration oder (besser) im Müller'schen Saugversuch kann er lauter werden oder hierbei überhaupt erst auftreten. Dagegen wird das 2-TÖT-Intervall bei Inspiration eher breiter, wohingegen das 2-MÖT-Intervall atemunabhängig ist.

Ein TÖT kann zwar gelegentlich phonkardiographisch registriert werden, ein deutlich *hörbarer* TÖT ist jedoch eine Rarität.

Meist entspricht ein (aufgrund der klinischen Symptomatik) als „TÖT" interpretierter frühdiastolischer Zusatzton dem MÖT einer begleitenden, bislang übersehenen Mitralstenose.

Eine Trikuspidalstenose ist praktisch ausschließlich rheumatischer Genese, sie tritt so gut wie nie isoliert auf und ist meist mit einem rheumatischen Mitralvitium (und/oder einem Aortenvitium) kombiniert.

*Tab. 10.2*    Die Verkennung eines MÖT als TÖT wird durch die Tatsache begünstigt, daß das HZV bereits durch die Stenose an der *Trikuspidalklappe* begrenzt wird, wodurch an einer ebenfalls stenosierten Mitralklappe mangels ausreichendem Flow kein hörbares Flußgeräusch mehr entsteht.

Eine Trikuspidalstenose kann zwar das Diastolikum einer begleitenden Mitralstenose maskieren, die Entstehung eines MÖT verhindert sie dagegen nicht.

Außer bei einer organischen TS ist ein TÖT auch bei Zuständen mit erhöhtem Flow durch die Trikuspidalklappe beschrieben (ASD, Trikuspidalinsuffizienz).

Ein **hörbarer** TÖT ist eine Rarität!

**Ursachen:**
- TÖT aufgrund der niedrigen rechtsventrikulären Druckverhältnisse sehr leise
- Eine TS ist stets rheumatischer Genese und tritt praktisch immer gemeinsam mit einer MS auf: Dies bedingt die Verwechslung eines MÖT mit einem TÖT

**Tab. 10.2.** Die Differentialdiagnose von Mitral- und Trikuspidalöffnungston

| | MÖT | TÖT |
|---|---|---|
| **Punctum maximum** | meist zwischen Sternum und Herzspitze<br>oft jedoch weite Fortleitung bis zur Herzbasis | linker, gelegentlich auch rechter unterer Sternalrand |
| **Respiratorische Änderung** | keine Änderung von Lautstärke oder 2-MÖT-Intervall<br>Allenfalls inspiratorisch zusätzlich Spaltung des 2. HT (→ „Trill") | inspiratorisch lauter bzw. dabei erst auftretend<br>2-TÖT-Intervall nimmt inspiratorisch zu |
| **Klinische Besonderheiten** | • Ein eindeutiger MÖT schließt eine gleichzeitig bestehende TS nicht aus!<br>• Bei Kombination von MS und TS in Inspiration gelegentlich zwei Öffnungstöne:<br>MÖT vor TÖT<br>(2. HT + MÖT + TÖT = „Trill") | • Eine schwere TS kann durch Begrenzung des HZV das Diastolikum (nicht den MÖT) einer MS maskieren!<br>• Jugularvenenpuls:<br>– hohe a-Welle<br>– langsamer y-Abfall |

## 10.3 Der Perikardton

Synonym verwendete Bezeichnungen sind: „Perikardklopfton" (pericardial knock), „früher 3. Herzton" und „3. Herzton der Pericarditis constrictiva".

### 10.3.1 Definition

*Abb. 10.5*

Der Perikardton ist der frühdiastolische Füllungston bei Pericarditis constrictiva. Er ist lauter und höherfrequenter, d.h. er klingt heller als der (ausgesprochen dumpfe) „normale" 3. HT und kommt daher im Klangcharakter einem MÖT nahe. Auch im zeitlichen Auftreten (0,09–0,12, gelegentlich bis 0,14 Sek. nach dem 2. Herzton) ist er zeitlich zwischen dem MÖT und dem „normalen" 3. Herzton angesiedelt.

### 10.3.2 Punctum maximum

Links- und rechtsventrikuläres Areal mit weiterer Fortleitung als der 3. HT.

### 10.3.3 Hämodynamik

Die Pericarditis constrictiva stellt eine mögliche Spätfolge einer (nicht nur tuberkulösen) Perikarditis dar, bei der das Herz durch Vernarbung und Kalzifizierung des Perikards gleichsam wie in einer Muschel an der diastolischen Ausdehnung und damit Füllung behindert wird.

Der Perikardton entsteht in der frühen diastolischen Füllungsphase, wenn das schnell in den linken Ventrikel einströmende Blut durch den plötzlichen Stop der ventrikulären Relaxation „gestaucht" wird und das ganze System Blutsäule – Herzwand – Perikardschale in Schwingung gerät.

Der Perikardton entspricht somit einem 3. Herzton, der durch die vorzeitige Relaxationshemmung jedoch *früher* auftritt und der durch die veränderten Schwingungsbedingungen (Perikardschale) *lauter* ist, *heller* klingt und *weiter fortgeleitet* wird (s. Kap. 31).

### 10.3.4 Differentialdiagnose

*Tab. 10.1*

Die Differentialdiagnose gegenüber einem MÖT, einem Tumor-„Plop" und dem 3. Herzton bei Herzinsuffizienz, bei Ebstein-Anomalie und bei restriktiver Kardiomyopathie geht aus der Tabelle 10.1 hervor.

**Der Perikardton ist der „frühe 3. Herzton" einer Pericarditis constrictiva.**
Er entsteht durch die plötzliche frühe Behinderung der ventrikulären Füllung durch die konstringierende (= zusammenschnürende) Perikardschale. Ein Perikardton tritt mit und ohne Kalzifizierung auf.

**Auskultatorische Kriterien des Perikardtons**
- lauter
- höherfrequent = heller
- kürzer = schärfer
- früher

als ein „normaler" 3. Herzton!

**Je ausgeprägter die Konstriktion, desto früher der Perikardton.**
Nach einer Perikardektomie bleibt der Perikardton oft bestehen, er wird jedoch leiser und tritt zunehmend später auf!

Abb. 10.5. *Das zeitliche Auftreten des Perikardtons im Vergleich zum MÖT und zum 3. HT*

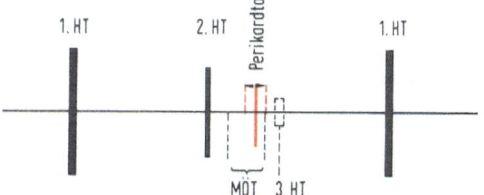

Ein dem Perikardton entsprechender früher 3. HT findet sich (aufgrund einer entsprechenden Relaxationshemmung) auch bei einer ausgeprägten Endokardfibrose.

## 10.4 Der Tumor-„Plop"

Diese Bezeichnung existiert erst, seitdem der intravitale Nachweis von Vorhoftumoren durch neuere Techniken wie Angiographie und insbesondere Echokardiographie möglich ist und es dadurch gelang, den früher als MÖT oder 3. HT interpretierten diastolischen Ton diesem Krankheitsbild zuzuordnen.

Da der anglo-amerikanische Begriff „tumor plop" kürzer und treffender nicht sein könnte, hat er sich auch bei uns eingebürgert (anstatt durch einen Begriff wie „Vorhoftumor-Prolapston" ersetzt zu werden).

### 10.4.1 Definition

Der Tumor-„Plop" ist ein inkonstanter, eher etwas tieffrequenter, dumpfer frühdiastolischer Zusatzton, welcher bei gestielten oder zumindest gut beweglichen links- oder rechtsatrialen Tumoren (meist Myxome, seltener Fibroelastome) auftreten kann. Bei einem Abstand zum 2. HT von 0,08–0,13 Sek. liegt er zeitlich zwischen MÖT und 3. Herzton.

### 10.4.2 Punctum maximum

Meist Herzspitze.

### 10.4.3 Hämodynamik

Vorhoftumoren können, insbesondere wenn weitgehend wandadhärent und immobil, lange klinisch und auskultatorisch stumm bleiben. Die häufigsten Vorhoftumoren sind durch ihre weiche bis gallertige Struktur mobiler und teilweise gestielt. Auskultationsphänomene treten auf, wenn der Tumor das AV-Klappenostium einengt, in der Diastole durch das Ostium prolabiert und/oder die systolische Schließfähigkeit der Klappe behindert.

Abb. 10.6   Ein Tumor-„Plop" entsteht durch den plötzlichen Halt in der Vorwärtsbewegung eines sehr mobilen oder gestielten Vorhoftumors durch das Mitral- oder, bei rechtsatrialen Tumoren, durch das Trikuspidalostium.

Da der Tumor dadurch auch den frühdiastolischen Schluß der AV-Klappe behindert und verzögert, führt dies zu einem lauten und evtl. gespaltenen 1. Herzton. Eine Behinderung der Schließfähigkeit kann zu einem systolischen (Mitralinsuffizienz-)Geräusch, eine Behinderung der diastolischen Füllung zu einem diastolischen („Mitralstenose"-)Geräusch führen (siehe auch Kap. 30).

Die Identifizierung eines frühdiastolischen Zusatztons als Tumor-„Plop" ist schwierig und ohne weitere Hilfsmittel wie Echokardiographie meist unmöglich.

Auch heute noch wird ein Tumor-„Plop" zunächst als Mitralöffnungston oder 3. HT verkannt, denn er liegt im Klangcharakter sowie dem zeitlichen Auftreten in der frühen Diastole zwischen diesen beiden.

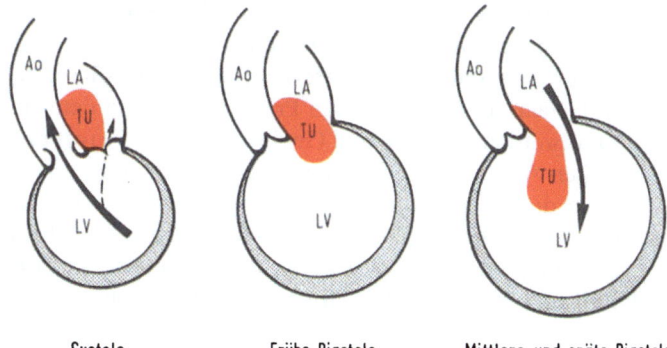

Abb. 10.6. *Der Tumor-„Plop" entsteht durch den plötzlichen Halt in der Vorwärtsbewegung eines sehr mobilen oder gestielten Vorhofmyxoms*

Systole  Frühe Diastole  Mittlere und späte Diastole

**An einen Tumor-„Plop" sollte gedacht werden**, wenn bei klinischen und auskultatorischen Zeichen einer schweren Mitralstenose oder eines kombinierten Mitralvitiums (Dyspnoe, Palpitationen, Embolien, Synkopen, Ödeme, etc.)
- eine auffallend ausgeprägte Lageabhängigkeit des Auskultationsbefundes besteht
- ein auffallend langes 2-MÖT-Intervall besteht (dieses sollte bei einer schweren MS kurz sein!)
- ein auffallend früher „3. Herzton" gehört wird (ein solcher ist bei einer reinen Mitralstenose ausgeschlossen und tritt allenfalls bei überwiegender Mitralinsuffizienz auf!)

# 11. Prothesentöne und -geräusche

Seit über 20 Jahren werden in der Herzchirurgie eine zunehmende Anzahl und Vielfalt von künstlichen Klappenprothesen bei der Korrektur erworbener und angeborener Vitien verwendet.

*Abb. 11.1*
In der Nach- und Weiterbetreuung dieser Patienten wird auch der nichtspezialisierte Arzt immer häufiger mit den „unphysiologischen" und zunächst oft verwirrenden Auskultationsphänomenen konfrontiert. Die Lautstärke, das zeitliche Auftreten innerhalb des Herzzyklus und der Charakter der Töne unterscheiden sich je nach dem verwendeten Prothesentyp und dem Implantationsort. Darüber hinaus werden die Töne und Geräusche durch die (oft pathologischen) hämodynamischen Abläufe und den Herzrhythmus verändert.

Da die Auskultation wertvolle und leicht zu erhebende Informationen über eine etwaige Fehlfunktion der Klappenprothese (Thrombose, Undichtigkeiten, Verlegung) bietet, ist es wichtig, die normalen akustischen Phänomene der am häufigsten verwendeten Klappentypen zu kennen.

## 11.1 Kugelprothesen

*Abb. 11.2*
Kugel- oder Ballprothesen (z. B. Starr-Edwards, Smeloff-Cutter) weisen *laute, hell und metallisch klingende Öffnungs- und Schlußtöne* auf, die durch das Anschlagen des Balls in der Käfigspitze bzw. die Setzbewegung im Ring hervorgerufen werden. Abhängig von der Materialbeschaffenheit des Balls und der sich berührenden Oberflächen können die Töne („Prothesen-Clicks") so laut sein, daß sie sogar in einigen Metern Entfernung vom Patienten wahrgenommen werden können.

### 11.1.1 Mitralposition

**Töne:** In Mitralposition produzieren Kugelprothesen einen *überaus lauten Öffnungston*, dessen Abstand zum vorausgehenden 2. HT (0,07–0,11 Sek.) dem

*Tab. 11.1*
2-MÖT-Intervall einer mittelschweren Mitralstenose entspricht. *Dieser Öffnungston ist lauter als der Schlußton.* Das 2-MÖT-Intervall ändert sich auch bei Vorhofflimmern wenig von Schlag zu Schlag. Die Ausmessung dieses Intervalls hat sich zur Unterscheidung der verschiedenen Klappentypen als untauglich erwiesen (Extremwerte 0,06–0,16 Sek.) und zeigt wegen der erheblichen Streuung auch eine schlechte Korrelation zur Höhe des prothesenbedingten Druckgradienten.

Eine Verkürzung des 2-MÖT-Intervalls auf *unter 0,05 Sek.* weist jedoch auf eine Klappenobstruktion (oder eine Mitralinsuffizienz) hin, während eine Verlängerung auf über 0,17 Sek. oder eine deutliche Schlag-zu-Schlag-Variation des Intervalls durch eine Behinderung der Ballexkursion auftritt.

Der Mitralprothesenschlußton ist bei Kugelklappen leiser als der Öffnungston. Ein AV-Block 1. Grades oder lange vorausgehende RR-Intervalle können ihn weiter abschwächen.

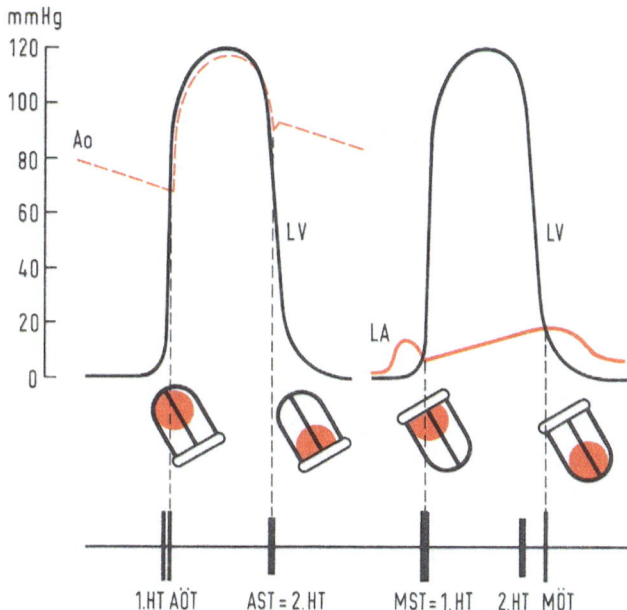

Abb. 11.1. *Die Entstehung der Prothesenclicks bei Aorten-* (links) *und Mitralklappenersatz* (rechts)
AÖT = Aorten(prothesen)öffnungston
AST = Aorten(prothesen)schlußton
MÖT = Mitral(prothesen)öffnungston
MST = Mitral(prothesen)schlußton

**Klappenprothesen = Fremdkörper mit vielgestaltigen Möglichkeiten für die Entstehung von Strömungsturbulenzen:**

Nicht das Fehlen, sondern vielmehr der Nachweis von Geräuschen stellt den Normalfall dar!

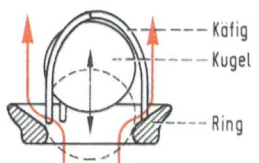 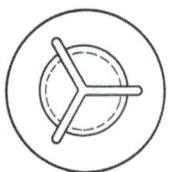

Abb. 11.2. *Kugelprothese* (Starr-Edwards)
*Links:* Seitlicher Schnitt,
rot = Strömungsrichtung
*Rechts:* Aufsicht (Ausflußseite)

**Geräusche:** Durch die Strömungsturbulenzen an dem in die Ausflußbahn hineinragenden Käfig tritt über der Herzspitze normalerweise ein *2/6 bis 3/6 früh- bis mesosystolisches Geräusch* auf. Es wird lauter nach Amylnitrit und kann dadurch im Zweifelsfall von dem Geräusch einer Mitralinsuffizienz (bei behindertem Kugelschluß oder bei paravalvulärem Leck) unterschieden werden.

Hörbare diastolische Geräusche sind bei Kugelklappen in Mitralposition dagegen nicht normal und können – wenn vorhanden – auf eine Obstruktion und mechanische Fehlfunktion hinweisen.

### 11.1.2 Aortenposition

*Tab. 11.1* **Töne:** Der *Aortenöffnungston* einer Kugelklappe ist *laut* und ähnlich dem Ejection-Click durch ein kurzes Intervall (ca. 0,07 Sek.) vom vorausgehenden 1. HT getrennt hörbar. Während der Austreibung kann der Ball in der Käfigspitze rotieren („dancing ball") oder auch einmal eine Position in der Käfigmitte annehmen und dadurch mehrere (oder eine ganze Serie von) systolischen Clicks produzieren; man spricht dann von *Ballrollen*. Ein niedriges HZV (low output) kann die Lautstärke abschwächen, ein hohes HZV (bei Tachykardie oder Anämie) verstärken. Das p.m. des Öffnungstons ist das linksventrikuläre Areal.

Der *Aortenschlußton* geht der Pulmonalkomponente des 2. HT voraus und ist bei Kugelprothesen *leiser* als der Öffnungston. Sofern kein Linksschenkelblock oder eine schwere LV-Funktionsstörung vorliegt, ist die normale atemvariable Spaltung des 2. HT erhalten.

**Geräusche:** Durch den protheseneigenen Druckgradienten sowie durch Turbulenzen am Käfig tritt gewöhnlich ein *2–3/6 Austreibungsgeräusch* (seltener ein frühsystolisches Decrescendogeräusch) auf, welches typischerweise in die Karotiden ausstrahlt. Bei großem Schlagvolumen (Belastung, hämolytische Zustände, Angst etc.) kann das Geräusch auch lauter als 3/6 und rauher werden.

Bei Kugelklappen in Aortenposition tritt normalerweise kein diastolisches Geräusch auf.

## 11.2 Kippscheibenprothesen

*Abb. 11.3* Kippscheibenprothesen (z. B. Björk-Shiley oder Lillehei-Kaster) werden wegen ihrer Langlebigkeit und relativen Komplikationsarmut in zunehmendem Ausmaß verwendet. Die produzierten Töne sind ebenfalls hell und clickartig, jedoch leiser als die der Kugelklappen. Im Gegensatz zu letzteren tritt nur selten ein hörbarer Öffnungston auf, da die leichtgewichtige Scheibe bei der Öffnung nicht bzw. an eine nur wenig resonanzfähige Struktur anschlägt.

### 11.2.1 Mitralposition

*Tab. 11.1* **Töne:** Obwohl phonokardiographisch registrierbar, ist ein *hörbarer MÖT bei Kippscheibenklappen selten*. Da dieser Ton mit dem Beginn der Scheibenbewegung zusammenfällt, ist das 2-MÖT-Intervall kurz (0,05–0,09 Sek.). Es erlaubt keinerlei Rückschlüsse auf die Höhe des LA-Drucks.

**Zentrale Regel bei der Auskultation von künstlichen Herzklappen:**
Nicht das Vorhandensein eines oder mehrerer Clicks noch das von systolischen oder (mit Einschränkung) diastolischen Geräuschen ist von Bedeutung, sondern die *Änderung dieser Auskultationsphänomene im postoperativen Verlauf*!

**Deswegen:**
- Auskultiere und dokumentiere (auch phonokardiographisch) den postoperativen Ausgangsbefund zum späteren Vergleich!
- Auskultiere bei jeder klinischen Änderung besonders sorgfältig und vergleiche mit dem Ausgangsbefund!

**Ein Herzgeräusch nach Klappenersatz erlaubt keinen direkten Rückschluß**
- **auf die Höhe eines evtl. vorhandenen Druckgradienten**
- **auf das Ausmaß einer Insuffizienzkomponente**

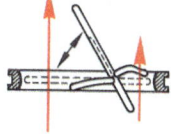 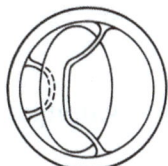

Abb. 11.3. *Kippscheibenprothese* (Björk-Shiley)
*Links:* Seitlicher Schnitt, rot = Strömungsrichtung
*Rechts:* Aufsicht (Einflußseite)

Der *Mitralprothesenschlußton* dagegen ist *laut* und deutlich. Wie der „normale" 1. Herzton wird er bei langen Überleitungszeiten leiser. Ein deutliches Leiserwerden oder Verschwinden weist auf eine Thrombose oder Fibrose des Klappenrings hin.

**Geräusche:** Durch Turbulenzbildung an den Klappenstrukturen tritt gewöhnlich ein ca. *2/6 früh- bis mesosystolisches Austreibungsgeräusch* auf.

In vielen Fällen kann bei normal funktionierender Kippscheibenklappe ein diastolisches Geräusch entstehen, da die Prothesenöffnungsfläche (je nach der verwendeten Größe) nur die Hälfte (oder weniger) der einer natürlichen Mitralklappe entspricht. (Dies gilt entsprechend natürlich auch für andere Klappenprothesentypen.)

### 11.2.2 Aortenposition

*Tab. 11.1* **Töne:** Auch in Aortenposition ist bei einer Kippscheibenklappe ein *Öffnungston* nur *selten* mit dem Stethoskop hörbar. Der *Aortenschlußton* ist dagegen *deutlich* von metallischer Klangqualität. Eine Abschwächung oder ein Fehlen des Klappenschlußtones kann bei Behinderung der Scheibenexkursion durch Klappen-(ring)thrombose auftreten oder auch durch eine schlechte linksventrikuläre Funktion bedingt sein.

**Geräusche:** Wie bei den Kugelprothesen ist auch bei Kippscheibenklappen ein fortgeleitetes Austreibungsgeräusch üblich. Gelegentlich kann auch ein hauchendes Diastolikum gehört werden. Es hat sich andererseits gezeigt, daß eine *signifikante Protheseninsuffizienz* (auch bei anderen Klappentypen) *durch das Fehlen eines Diastolikums nicht ausgeschlossen ist*.

## 11.3 Doppelflügelprothesen

*Abb. 11.4* Diese bivalvulären Klappen (einziges derzeit gebräuchliches Modell St. Jude Medical) zeichnen sich durch eine *zentrale* Strömung sowie ein größeres Orifizium aus, was einen geringen transvalvulären Druckgradienten zur Folge hat.

### 11.3.1 Mitralposition

*Tab. 11.1* **Töne:** Ein MÖT ($0,09 \pm 0,02$ Sek. nach $A_2$) ist bei der St. Jude-Prothese in Mitralposition nur selten zu auskultieren. Dagegen ist der *Mitralschlußton* stets scharf.

**Geräusche:** Ein 2/6-Austreibungsgeräusch ist nicht ungewöhnlich, ebenso kann bei normal funktionierender Klappe gelegentlich auch ein mesodiastolisches Durchflußgeräusch gehört werden. Ein lautes Holosystolikum signalisiert jedoch eine Mitralinsuffizienz, während ein lautes Diastolikum bei Klappenthrombosen mit Obstruktion beobachtet wird.

## Komplikationen nach Herzklappenersatz

### Infektion (Endokarditis)

Ausgangspunkt des infektiösen Prozesses meist im Bereich des Nahtrings
- Diastolikum bei Aortenposition
- Systolikum bei Mitralposition

bei Bioprothesen Perforation der Klappe möglich.

### Thrombenbildung (Emboliegefahr!)

dadurch mechanische Behinderung der Klappenfunktion:
- Verschwinden oder Leiserwerden der Clicks
- Neuauftreten oder Änderung von Geräuschen

### Paravalvuläres Leck („leak")

bei Ausriß von einzelnen Nähten in den ersten Tagen oder Monaten postop. mit oder ohne Klappendislokation → Regurgitationsgeräusch:
- Diastolikum bei Aortenposition
- Systolikum bei Mitralposition

### Mechanische Abnutzung

bei **Ballprothesen** früher Teilausrisse bei gewebeüberzogenem Käfig, heute noch sog. Ballvarianz = Veränderung der Kontur und Größe des Balls mit „Desintegration" im Käfig
- Änderung oder Neuauftreten von syst. Ballrollen (Clickserien, Rattern)

bei **Scheibenprothesen** intermittierendes oder dauerndes Klemmen in geöffneter Position
- intermittierend oder dauerndes Refluxgeräusch

bei **Bioprothesen** Versteifung, Schrumpfung oder Perforation möglich
- Refluxgeräusche

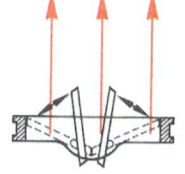 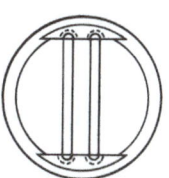

Abb. 11.4. *Doppelflügelprothese* (St. Jude Medical)
*Links:* Seitlicher Schnitt, rot = Strömungsrichtung
*Rechts:* Aufsicht (Einflußseite)

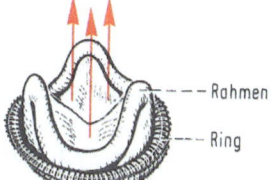 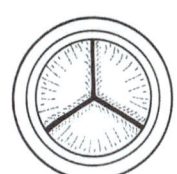

Abb. 11.5. *Bioprothese* (Hancock)
*Links:* Seitlicher Schnitt, rot = Strömungsrichtung
*Rechts:* Aufsicht (Einflußseite)

### 11.3.2 Aortenposition

*Tab. 11.1*  **Töne:** Ein leiser „*Aortenöffnungston*" ist regelmäßig auskultierbar, obwohl die Flügel bei maximaler Öffnung keine resonanzfähige Struktur berühren. Als Ursache kommt daher nicht die Klappe selbst, sondern eher eine turbulente Strömung in Betracht.

*Abb. 11.5*  Der *Aortenschlußton* ist bei der St. Jude-Prothese laut, hell und metallisch klingend, sein Verschwinden signalisiert eine Funktionsstörung.

**Geräusche:** Ein leises Austreibungsgeräusch (bis 2/6) tritt seltener als bei anderen Klappentypen in Aortenposition auf. Ein Diastolikum sollte nicht vorhanden sein.

## 11.4 Bioprothesen

Die heute verwendeten fixierten Schweine-Aortenklappen (z. B. Hancock, Carpentier-Edwards, Jounesco-Shiley) sind der menschlichen Aortenklappe morphologisch und funktionell ähnlich. Charakteristischerweise produzieren sie keinen (oder allenfalls einen leisen) Öffnungston. Der *Schlußton* ist dagegen gewöhnlich betont, ohne jedoch den clickartigen Charakter der Metallprothesen aufzuweisen.

### 11.4.1 Mitralposition

*Tab. 11.1*  **Töne:** Ein *MÖT* kann (evtl. inkonstant) in etwa der Hälfte der Patienten 0,07–0,11 Sek. nach dem 2. HT gehört werden.
Der *Schlußton* entspricht der Mitralkomponente des 1. HT und ist gewöhnlich betont. Eine Spaltung des 1. HT kann auftreten.

**Geräusche:** In Linksseitenlage kann in über der Hälfte der Fälle ein tieffrequentes diastolisches Geräusch auskultiert werden, das jedoch keinerlei Rückschlüsse auf eine etwaige Fehlfunktion zuläßt. Ein mesosystolisches Austreibungsgeräusch ist ebenfalls in über 50% vorhanden. Das Neuauftreten von Geräuschen oder die Verstärkung der bereits vorhandenen kann auf eine Klappendegeneration oder eine Thrombose hinweisen.

### 11.4.2 Aortenposition

*Tab. 11.1*  **Töne:** Bioprothesen verursachen selten einen *Aortenöffnungston*. Wenn doch vorhanden, so tritt dieser ähnlich einem Ejection-Click kurz (0,03–0,09 Sek.) nach der Hauptkomponente des 1. HT auf. Der *Aortenschlußton* ist relativ scharf, aber nicht metallisch und somit im Klangcharakter und der Lautstärke mit der Aortenkomponente eines Hypertonikers vergleichbar.

**Geräusche:** Ein früh- bis mesosystolisches Austreibungsgeräusch ist den linken Sternalrand entlang zu hören. Bei kleinen Prothesendurchmessern kann es lauter werden und auch in die Karotiden fortgeleitet sein. Ein Diastolikum sollte nicht vorhanden sein.

Tab. 11.1. Die Auskultationsphänomene der verschiedenen Prothesentypen in Aorten- bzw. Mitralposition (modifiziert nach Smith [163])

| Prothesentyp | Aortenposition | Mitralposition |
|---|---|---|
| **Kugelprothesen**<br>• Starr-Edwards<br>• Smeloff-Cutter | – AÖT ca. 0,07 sek. nach 1. HT<br>– Öffnungston lauter als Schlußton<br>– rauhes 2/6 Austreibungsgeräusch<br>– kein diastolisches Geräusch | – 2-MÖT-Intervall 0,07–0,11 (bis 0,15) sek.<br>– Mitralöffnung lauter als Mitralschluß<br>– 2–3/6 syst. Austreibungsgeräusch<br>– kein diast. Geräusch |
| **Kippscheibenprothesen**<br>• Björk-Shiley<br>• Lillehei-Kaster | – AÖT ca. 0,04 sek. nach 1. HT<br>– AÖT selten hörbar<br>– AST immer hörbar<br>– 2/6 syst. Austreibungsger.<br>– gelegentlich Diastolikum | – 2-MÖT-Intervall 0,05–0,09 sek.<br>– MÖT selten hörbar<br>– 2/6 syst. Austreibungsgeräusch üblich<br>– 1–2/6-diast. Durchflußgeräusch nicht selten |
| **Doppelflügelprothesen**<br>• St. Jude Medical | – AÖT leise, nicht metallisch<br>– AST laut, metallisch-hell<br>– gewöhnlich leises syst. Austreibungsgeräusch | – MÖT nur selten hörbar (0,09 ± 0,02 sek. nach 2. HT)<br>– 2/6 syst. Austreibungsgeräusch häufig<br>– leises diastolisches Durchflußger. möglich |
| **Bioprothesen**<br>• Carpentier-Edwards<br>Jounesco-Shiley | – AÖT selten 0,03–0,08 sek. nach 1. HT hörbar<br>– AST betont, nicht metall. meistens 2/6 Austreibungsgeräusch<br>– kein Diastolikum | – 2-MÖT-Intervall 0,10 sek.<br>– MÖT hörbar in 50% der Patienten<br>– 1–2/6 apikales Austreibungsger. in 50% diastolisches Rumpeln in 50 bis 75% |

# Die Herzgeräusche

Herzgeräusche sind das Resultat von Turbulenzen, die beim Vorbeiströmen des Blutes an unregelmäßigen Strukturen und Engen (also meist an den Herzklappen) entstehen. Um ein Geräusch hervorzurufen, müssen diese Turbulenzen ein kritisches Ausmaß übersteigen. Die Lautstärke (besser: Intensität) und der Klangcharakter (Frequenzspektrum) des dabei entstehenden Geräusches ist abhängig von

- der Geschwindigkeit des Blutflusses
- der Größe des bewegten Blutvolumens und
- den umgebenden Strukturen, die vibrieren.

Die Fortleitung des Geräusches zur Brustwand ist abhängig von

- dem Ursprungsort
- der Richtung des Blutflusses
- der Intensität und
- den dazwischen liegenden Strukturen.

Gemäß ihres Auftretens in der Auswurf- (Systole) oder der Füllungsphase (Diastole) der Ventrikel werden die Geräusche in systolische und diastolische unterteilt.

Überdies treten selten Geräusche auf, die wegen ihres speziellen Ursprungsmechanismus oder -ortes die zeitlichen Grenzen des Herzzyklus überschreiten: Die sog. kontinuierlichen Geräusche.

# 12. Systolische Herzgeräusche

*Tab. 12.1* Diese unterteilen sich – aus hämodynamischen und klinischen Gründen zwingend und sinnvoll – in Geräusche, die

- im Ausflußtrakt an den Taschenklappen oder in und an den großen Gefäßen entstehen (*Austreibungs- oder Ejektionsgeräusche*)
- durch Undichtigkeit der AV-Klappen entstehen (*systolische Reflux- oder Regurgitationsgeräusche*).

## 12.1 Die Austreibungsgeräusche (Ejektionsgeräusche)

Die Austreibungsgeräusche entstehen durch Turbulenzen zum Zeitpunkt der rechts- bzw. linksventrikulären Austreibung des Blutes in die großen Gefäße und haben ihren Ursprung entlang des jeweiligen Ausflußtraktes, an den Taschenklappen der A. pulmonalis bzw. der Aorta und in der Wurzel dieser Gefäße.

12. Systolische Herzgeräusche    145

**Tab. 12.1.** Systematik der systolischen Herzgeräusche

**Systolische Herzgeräusche**

├── **Austreibungs- (= Ejektionsgeräusche)**
│   │
│   ├── Organische Stenosen
│   │   ├── rechtsventrikulär
│   │   │   • Pulmonalstenose
│   │   │     – valvulär
│   │   │     – infundibulär
│   │   │     – bei M. Fallot
│   │   └── linksventrikulär
│   │       • Aortenstenose
│   │         – valvulär
│   │         – supravalvulär
│   │         – sub(infra)-
│   │           valvulär
│   │           – fixiert
│   │           – dynamisch
│   │             (HOKM)
│   │
│   ├── relative Stenosen
│   │   (Volumenbelastung)
│   │   • bei ASD
│   │   • bei AI
│   │
│   └── funktionelle Austreibungsgeräusche
│       │
│       ├── Hyperzirkulation
│       │   (erhöhte Austrei-
│       │   bungsgeschwindigkeit)
│       │   • Fieber
│       │   • Hyperthyreose
│       │   • Schwangerschaft
│       │   • AV-Fisteln
│       │   • Anämie
│       │
│       ├── Austreibung in
│       │   erweiterte Gefäße
│       │   • Aortensklerose
│       │   • Aortenlues
│       │   • Idiopath. Pulmo-
│       │     nalektasie
│       │
│       └── akzidentell
│           (harmlos)
│           • Kinder
│           • Jugendliche
│           • asthenische
│             Erwachsene
│
└── **Refluxgeräusche**
    • Mitralinsuffizienz
      – rheumatisch
      – Papillarmuskel-
        dysfunktion
      – bei MKP
      – bei „flail valve"
      – relative MI
      – Mitralringverkalkung
      – bei HOKM
      – bei Vorhoftumor
      – akute MI
    • Trikuspidalinsuffizienz
      – funktionell (= rel. TI)
      – organisch (= isol. TI)
    • VSD

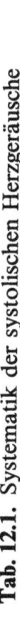

146    A. Allgemeiner Teil

*Abb. 12.1*     Ohne Blutfluß kein Geräusch: Entsprechend der Blutströmung in der Systole, die nach Öffnung der Pulmonal/Aortenklappen beginnt, zu einem Maximum anschwillt und die beim Nachlassen des Drucks wieder abnimmt, sind die Austreibungsgeräusche auf die Dauer dieses Blutflusses beschränkt: Sie sind deutlich vom ersten – und meist auch vom zweiten Herzton abgesetzt, sie schwellen entsprechend der Blutströmung an und ab und haben somit Crescendo-Decrescendocharakter (oder, entsprechend der phonokardiographischen Registrierung, „Spindelform").

Abhängig vom Ort und Ausmaß der Obstruktion und von Blutgeschwindigkeit und -volumen weisen sie ihr Maximum in der frühen, mittleren oder auch späten Systole auf.

Das Austreibungsgeräusch ist mittel- bis tieffrequent und somit mit der Glocke des Stethoskops besonders gut wahrnehmbar. Die Lautstärke der Austreibungsgeräusche – sie gehören zu den lautesten Herzgeräuschen – läßt sie jedoch auch mit dem Membranstethoskop selten überhören.

### 12.1.1  Organische rechtsventrikuläre Stenosen

*Abb. 12.2*     Zwischen dem Schweregrad einer **Pulmonalstenose** und der Länge bzw. dem Maximum des Systolikums besteht eine brauchbare Korrelation:

Bei *leichter* Stenose ist es kurz und erscheint früh, bei *schwerer* Stenose dagegen lang mit einem Maximum in der späten Systole. Bei einer schweren Pulmonalstenose kann die rechtsventrikuläre Austreibungszeit so verlängert sein, daß der Pulmonalklappenschluß ($P_2$) sich verzögert und hinter dem normalerweise lauteren Aortenklappenschlußton ($A_2$) zu einer breiten Spaltung des 2. HT hervortritt. In diesem Fall kann auch das pulmonale Stenosegeräusch über den $A_2$ hinweg und somit scheinbar über den 2. HT hinausreichen.

*Abb. 12.2*     Genau entgegengesetzt verhält sich das Austreibungsgeräusch bei einer Pulmonalstenose, die bei **Fallot-Tetralogie** (PS + VSD + überreitende Aorta + Rechtshypertrophie) im begleitenden Ventrikelseptumdefekt ein „Ventil" besitzt: Bei schwerer PS entweicht ein größerer Teil des rechtsventrikulären Schlagvolumens als Rechts-links-Shunt durch den VSD, das Pulmonalostium wird vermehrt umgangen und das pulmonale Stenosegeräusch kürzer und leiser. Mit abnehmendem Stenosegrad der PS bei M. Fallot wird das Systolikum hingegen länger und lauter.

Das punctum maximum bei der *valvulären* Pulmonalstenose liegt im 2. ICR mit Ausstrahlung zur linken Schlüsselbeingrube, bei der *infundibulären* PS tiefer im 3. ICR links. Wegen der meist großen Lautstärke des Systolikums bei PS und der dadurch bedingten weiten Fortleitung des Geräusches ist das punctum maximum oft besser durch die palpatorische Bestimmung des Schwirrens als durch die Auskultation zu ermitteln.

Auf pulmonale Austreibungsgeräusche *ohne* organische Stenose wird weiter unten eingegangen.

Abb. 12.1. *Systolische Herzgeräusche*
*Oben:* Das spindelförmige Austreibungsgeräusch ist zeitlich an die Auswurfphase gebunden.
*Unten:* Das bandförmige Refluxgeräusch hält die gesamte Systole mit einer in etwa gleichbleibenden Intensität an

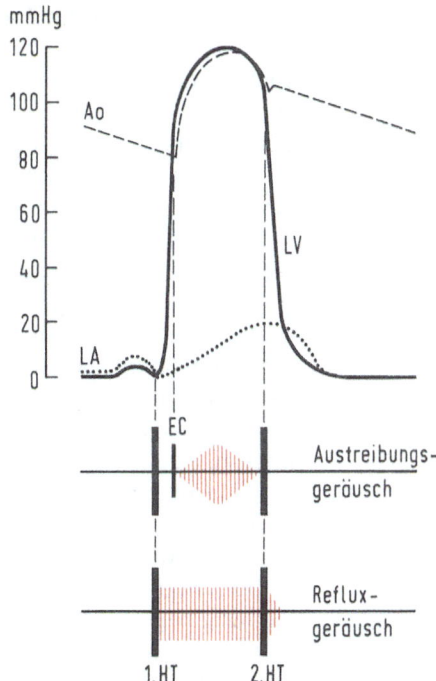

Abb. 12.2. *Das pulmonale Austreibungsgeräusch bei isolierter Pulmonalstenose (links) und bei einer Pulmonalstenose mit VSD (M. Fallot, rechts).* (Modifiziert nach Vogelpoel et al. [177])

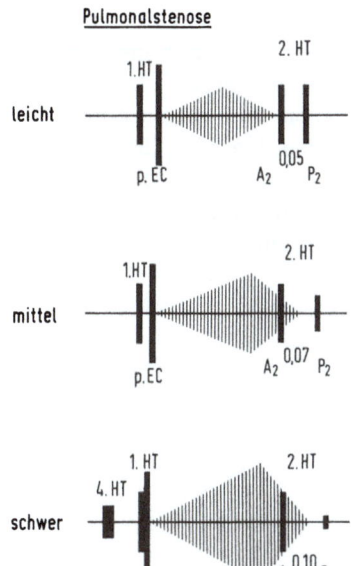

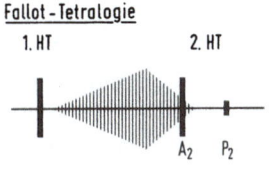

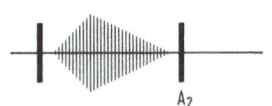

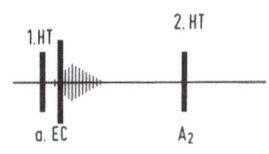

*Links:* Verschiedene Schweregrade einer Pulmonalstenose mit zunehmender Länge des Geräusches und der Spaltung des 2. HT. Mit zunehmendem Schweregrad wandelt sich das Geräusch wegen der Verspätung des Austreibungsmaximums von einer Spindel- zu einer Kegelform und das Geräusch reicht wegen zunehmender Verlängerung der RV-Austreibungszeit über den $A_2$ hinaus. Das laute Systolikum verdeckt zunehmend den $A_2$, endet jedoch stets vor dem $P_2$ (der immer später auftritt und leiser wird). Ein pulmonaler Ejection-Click ist nur bei leichten bis mittelschweren Fällen zu hören.
*Rechts:* Die entgegengesetzte Beziehung von Stenosegrad und Geräuschlänge bei verschiedenen Schweregraden einer Fallot-Tetralogie: Zunehmender Schweregrad führt zu einem kürzeren, leiseren und in die frühe Systole rückenden Geräusch. Nur in leichten Fällen ist $P_2$ und somit ein gespaltener 2. HT hörbar, in Extremfällen tritt ein aortaler Ejection-Click auf.

p. EC = pulmonaler Ejection Click     a. EC = aortaler Ejection Click

### 12.1.2 Organische linksventrikuläre Stenosen

Auch bei der **Aortenstenose** besteht eine gute Korrelation zwischen der Länge des Geräusches und dem Schweregrad der Stenose. Es kann zu den lautesten Herzgeräuschen überhaupt werden, die wir kennen, und ist häufig als Schwirren tastbar. Es klingt rauh, ist spindelförmig (Crescendo-Decrescendo) und endet vor dem aortalen Segment ($A_2$) des 2. HT.

Das punctum maximum variiert je nach Lokalisation der Obstruktion im Verlauf des linksventrikulären Ausflußtraktes bzw. der Aortenwurzel:

*Valvuläre* ( = Klappen) Stenosen haben ihr p.m. nicht nur im typischen Aortenareal (2. ICR rechts) mit der bekannten Ausstrahlung in die Karotiden, sondern auffallend häufig auch in der Herzspitzenregion, wodurch sich ein sanduhrförmiges Auskultationsareal der valvulären Aortenstenose auf der Brustwand ergibt. Leichte Stenosen führen zu einem kurzen, frühgipfligen Systolikum, schwere Stenosen zu einem langen Geräusch (das bei paradoxer Spaltung des 2. HT über den $P_2$ hinausreichen kann).

*Supravalvuläre* Stenosen haben ihr p.m. meist höher (Infra- und Supraclaviculargrube und Karotiden), das Geräusch ist meist laut.

Bei *fixierten subvalvulären* Stenosen liegt das p.m. tiefer (3. ICR links parasternal), eine begleitende Aorteninsuffizienz ist nicht selten.

*Dynamische subvalvuläre* Obstruktionen des LV-Ausflußtraktes bei der hypertrophen obstruktiven Kardiomyopathie (HOKM) sind über Herzspitze und dem linken Sternalrand am deutlichsten zu auskultieren und strahlen weniger zum 2. ICR aus. Typischerweise (aber nicht obligat) ist ihr Systolikum vom 1. HT abgesetzt und verhält sich „dynamisch" (s. Kapitel 18).

### 12.1.3 Austreibungsgeräusche ohne organische Stenosen

Im letzten Jahrhundert glaubten die meisten Kliniker, daß ein Herzgeräusch stets etwas Krankhaftes darstelle. Seit Anfang des 20. Jahrhunderts fand die Harmlosigkeit vieler systolischer Herzgeräusche zunehmend Beachtung, nicht zuletzt seit in großen phonokardiographischen Reihenuntersuchungen in einem hohen Prozentsatz (80 – 100%) systolische Schwingungen nachgewiesen wurden.

Wie die *intrakardiale* Ableitung von Schallphänomenen dann zeigen konnte, sind Turbulenzen in den großen Gefäßen *immer* vorhanden. Um über der Brustwand als Geräusch wahrgenommen zu werden, müssen diese ein kritisches Ausmaß übersteigen. Je besser die Schalleitungsbedingungen sind, um so früher werden diese Geräusche gehört, bzw. um so größer ist ihre Intensität.

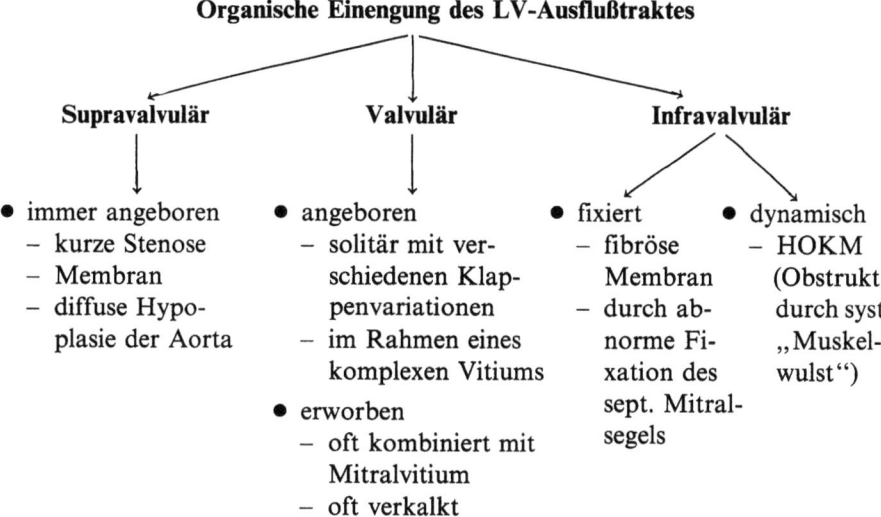

Zur Differenzierung dieser verschiedenen Formen der „Aortenstenose" gibt es keine sicheren auskultatorischen Merkmale, lediglich Fingerzeige:
- Oft unterschiedliches punctum maximum (siehe links)
- Aortaler Ejection-Click nur bei valvulärer Stenose, wenn Klappen gut beweglich (also meist kongenitales Vitium oder jüngeres erwachsenes Vitium)
- Intensität des Aortenschlußtones $A_2$ verhält sich wie der EC:
  Bei verkalkten Stenosen wird er leiser und ist nicht mehr hörbar
- Ein begleitendes Diastolikum kann bei allen fixierten Stenosen vorkommen (praktisch nie bei HOKM).
- Erworbene = valvuläre Stenosen häufig kombiniert mit Mitralvitium
- Das Systolikum der HOKM beginnt typischerweise (aber nicht obligat) erst in der Systolenmitte

**Leichte Stenose:** Leiseres, kurzes Geräusch
**Schwere Stenose:** Lautes, langes Geräusch

**Keine Regel ohne Ausnahme:**

Bei einer schweren Aortenstenose nimmt bei ventrikulärer Dekompensation das HZV ab (low output): Hier wird das Geräusch leiser und kürzer, als es dem Stenosegrad entspricht und ist gelegentlich nicht mehr hörbar (sog. stumme AS).

### 12.1.3.1 Funktionelle Geräusche

Solche ohne organische Stenosen bei der Austreibung entstehenden Geräusche werden *funktionelle* Herzgeräusche genannt. Ursache der vermehrten Blutturbulenzen können hyperzirkulatorische Zustände, eine Volumenbelastung, z. B. durch Shunt- oder Regurgitationsvitien oder auch eine Dilatation der aortalen bzw. pulmonalen Gefäßwurzel sein.

Sind bei einem systolischen Geräusch in Abwesenheit einer kardialen Abnormität auch diese Ursachen nicht faßbar, so spricht man von einem *akzidentellen* oder *harmlosen* Herzgeräusch (s. u.).

*Abb. 12.3* Bei hyperzirkulatorischen Kreislaufsituationen ist das Herzminutenvolumen, somit auch das Schlagvolumen und die Auswurfgeschwindigkeit gesteigert, was auch in anatomisch normalen Herzen eine turbulente Blutströmung begünstigt. Daher treten bei körperlicher Belastung, hohem Fieber, im zweiten und dritten Trimenon einer Schwangerschaft, bei Hyperthyreose, peripheren arteriovenösen Fisteln und bei schwerer Anämie funktionelle Geräusche besonders häufig, ja fast regelmäßig auf. Bei Blutarmut begünstigt die herabgesetzte Blutviskosität ihrerseits das Auftreten von Strömungsturbulenzen.

Von „relativen" oder „funktionellen" **Stenosen** spricht man, wenn das Klappenostium für ein unphysiologisch hohes Schlagvolumen „relativ zu eng" ist.

Paradebeispiel hierfür ist der *Vorhofseptumdefekt*, bei dem die (normal weite) Pulmonalklappe durch das erhöhte rechtsventrikuläre Schlagvolumen (= Nettoschlagvolumen + Shuntvolumen) überlastet ist – mit der Folge vermehrter Strömungsturbulenzen. Das bei kaum einem ASD fehlende Systolikum über dem Pulmonalareal ist also das funktionelle Geräusch einer volumenüberlasteten Pulmonalklappe (und entsteht nicht etwa am Shunt selbst).

In ähnlicher Weise ist bei einer signifikanten *Aorteninsuffizienz* das Aortenklappenostium „relativ zu eng" für das vergrößerte linksventrikuläre Schlagvolumen (= Nettoschlagvolumen + Regurgitationsvolumen), was auch ohne begleitende Stenosekomponente zu einem systolischen Austreibungsgeräusch führen kann.

*Abb. 12.3* Aber auch eine *Erweiterung der Pulmonalis- bzw. Aortenwurzel per se* kann (ohne Obstruktion oder Volumenbelastung) Turbulenzbildung begünstigen: Die Austreibungsgeräusche bei idiopathischer Pulmonalwurzelektasie, bei pulmonaler Hypertonie oder bei Aortenaneurysma haben hier ihren Ursprung.

Auch dem „*Sklerosegeräusch*" genannten Systolikum vieler alter Menschen liegt häufiger eine Dilatation der Aortenwurzel zugrunde als eine (ebenfalls diskutierte) Verdickung der basalen Taschenklappenanteile.

Diese funktionellen systolischen Geräusche sind meist – aber nicht immer – leiser als die durch organische Obstruktion hervorgerufenen Austreibungsgeräusche. Da sie sich auch anhand der zeitlichen Lage ihres Geräuschmaximums innerhalb der Systole und ihres punctum maximum oft nicht eindeutig von organisch bedingten Geräuschen trennen lassen, müssen andere Auskultationsmerkmale (und andere klinische Befunde) beachtet werden.

> **Funktionelles Herzgeräusch** = systolisches Austreibungsgeräusch ohne wesentliche pathologische Ursache **am Ort der Geräuschentstehung**. Es ist meist bedingt durch ein Mißverhältnis von gesteigerter Blutströmungsgeschwindigkeit oder -volumen und einem normal weiten (aber „relativ zu kleinen") Klappenostium.

**Bei folgenden hyperzirkulatorischen Zuständen ist ein funktionelles Herzgeräusch eher die Regel als die Ausnahme:**

- hohes Fieber
- schwere Hyperthyreose
- schwere Anämie
- Schwangerschaft (2. und 3. Trimenon)
- periphere arterio-venöse Kurzschlüsse
  - traumatisch
  - Shunt bei Dialysepatienten
  - bei M. Paget des Knochens
- ASD: Volumenüberlastung des Pulmonalostiums durch Shuntvolumen
- AI: Volumenüberlastung des Aortenostiums durch Regurgitationsvolumen

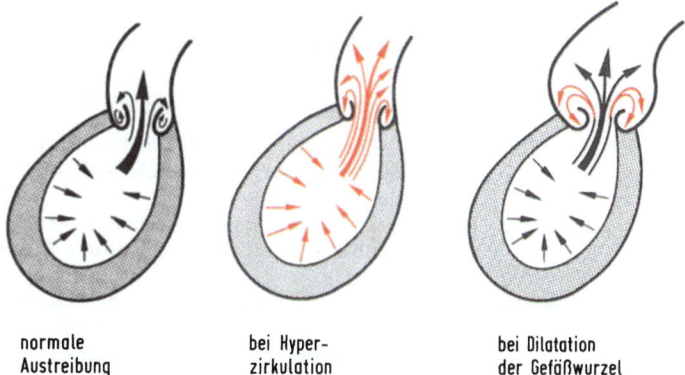

normale Austreibung · bei Hyperzirkulation · bei Dilatation der Gefäßwurzel

Abb. 12.3. *Schematische Darstellung des Entstehungsmechanismus funktioneller Austreibungsgeräusche*

### 12.1.3.2 Akzidentelle Geräusche

Als akzidentelle oder harmlose Herzgeräusche werden systolische (nur solche!) Geräusche bezeichnet, die in Abwesenheit jedwelcher funktioneller oder anatomischer Normitäten auftreten, wenn der Strömungsgipfel in der frühen Systole die Hörschwelle überschreitet. Akzidentelle Herzgeräusche treten ausschließlich in der Systole, nie diastolisch auf!

Bei funktionellen Herzgeräuschen („in engerem Sinne" wie oben besprochen) läßt sich stets eine funktionelle oder anatomische Abnormität – und sei sie extrakardial – nachweisen. Die Bezeichnung als „funktionelles" Herzgeräusch unterstreicht nur, daß am *Ort* der Geräuschentstehung keine wesentliche anatomische Abnormität vorliegt. Trotzdem kann ein funktionelles Herzgeräusch Folge einer zum Teil schweren intra- (ASD, AI) oder extrakardialen (z. B. fieberhaften) Erkrankung sein. Andererseits kann ein funktionelles Herzgeräusch z. B. bei Belastung, in der Schwangerschaft oder bei Neigung zu einer hyperkinetischen Kreislaufregulation bei einem gesunden Organismus auftreten und durchaus harmlos sein. Der Übergang vom funktionellen zum akzidentellen Herzgeräusch ist hier fließend. Streng definitionsgemäß sollten jedoch sowohl anatomische als auch funktionelle Abnormitäten ausgeschlossen sein, bevor von einem akzidentellen Herzgeräusch gesprochen wird. Der Ausschluß auch unbedeutender funktioneller Abnormitäten ist in der täglichen Praxis oft nicht möglich (z. B. bei Hyperzirkulationszuständen eines ängstlichen Kindes).

Es sollte daher stets angegeben werden, aufgrund welcher Befunde ein Herzgeräusch als „funktionell" oder als „akzidentell" angesehen wird, z. B.: „Funktionelles Herzgeräusch bei Hyperthyreose", „funktionelles Pulmonaldurchflußgeräusch bei ASD", „akzidentelles Herzgeräusch bei normalem Herzkreislaufbefund".

*Tab. 12.2*  Ein Herzgeräusch darf erst dann als akzidentell oder harmlos bezeichnet werden, wenn zuvor bei der vollständigen Untersuchung des kardiovaskulären Systems kein krankhafter Befund zu erheben war. Auch heute noch werden akzidentelle und funktionelle Herzgeräusche gerade Jugendlicher als organisch bedingte Geräusche (z. B. PS, ASD, AS, MI, VSD) interpretiert, was zum Teil beträchtliche Folgen für die (gesunden) Betroffenen hat.

**Eine vollständige Untersuchung des kardiovaskulären Systems muß beinhalten:**

- Inspektion (Flacher Thoraxdurchmesser? Trichterbrust? Sichtbare Brustwandimpulse? Herzbuckel? Zyanose? Trommelschlegelfinger? Halsvenenstauung mit auffälliger a- oder v-Welle?)
- Palpation (Alle Pulse, Herzspitzenstoß, rechtsventrikuläre und ektope Brustwandimpulse? Tastbares Schwirren? Lebergröße? Hepatojugulärer Reflux? Schwirrende Struma?)
- Auskultation (p.m., Dauer, Lautstärke, Klangcharakter und Lageabhängigkeit des Geräusches? Atemvariabilität der Spaltung des 2. HT? Etwaige Begleittöne und Geräusche: Organisch bedingte systolische oder diastolische Geräusche? Ejection-Click? 3. oder 4. HT?)
- Blutdruckmessung (Arterielle Hypertonie bzw. Hypertonie nur der oberen Körperhälfte bei Aortenisthmusstenose?)
- Ruhe-EKG (Zeichen einer Rechts- oder Linksherzbelastung? Abnormer elektrischer Lagetyp? Schenkelblöcke?)
- Belastungsuntersuchung (Belastbarkeit? Herzfrequenz- und Blutdruckverhalten?)
- Echokardiographie (Morphologie und Funktion der links- und (soweit darstellbar) auch rechtsventrikulären Klappen? Größe und Funktion der Herzkammern?)
- Thorax-Röntgen (Herzgröße und Silhouette? Hilus?)

## 12. Systolische Herzgeräusche

**Akzidentelles Herzgeräusch = jedwelches systolische Geräusch bei normalem Herzkreislaufbefund unter Ruhebedingungen.**

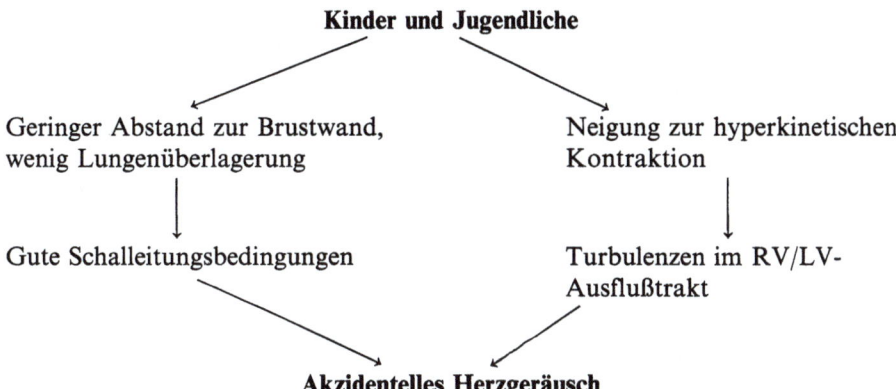

Harmlose Herzgeräusche sind im Kindes- und Jugendalter extrem häufig (in 50–70%) zu auskultieren, verlieren sich meist im Erwachsenenalter und nehmen jenseits des 50. Lebensjahres (als „Sklerosegeräusch") wieder zu.
Sie sind die Crux der Pädiatrie und Schulmedizin.

**Tab. 12.2.** Akzidentelle Herzgeräusche und Lebensalter

|  | Kinder (ca. 3.–8. Lebensjahr, verschwinden in der Pubertät) | Jugendliche (Kinder bis junge Erwachsene) | Alter (über 50. Lebensjahr) |
|---|---|---|---|
| Geräuschursprung | Beim sog. Stillschen Geräusch nicht geklärt: links- oder rechtsventrikulär? | Meist rechtsventrikuläre Ausflußbahn mit Pulmonalklappe | Aortenklappe bzw. Aortenwurzel |
| Punctum maximum | 3. bis 4. ICR links mit auffallend weiter Fortleitung | Meist Pulmonalareal (um 2. ICR li.), gelegentlich Fortleitung entlang des li. Sternalrandes bis zur Herzspitze | Meist Aortenareal, gelegentlich aber nur Herzspitzenregion, keine Fortleitung in die Karotiden! |
| Charakteristik | Früh- bis mesosystol., musikalisch („seufzend" bis „ächzend", „surrend", „quakend") | Früh- bis mesosystolisch, mittelfrequent („Summen") | Früh- bis mesosystolisch, nicht selten hochfrequent u. musikalisch |
| Lautstärke | 2/6–3/6 | 1/6–3/6 | 1/6–3/6 |
| Begleitbefunde | keine | schlanke Personen: Trichterbrust, „straight back", Skoliose | Hypertonie, dilatierte Aortenwurzel |

Es gibt sicherlich Fälle, in denen ein erfahrener Untersucher für die Diagnose eines akzidentellen Herzgeräusches auf die Durchführung von Belastungsuntersuchung, Echokardiographie und Thorax-Röntgen verzichten kann. Andererseits darf auf diese technischen Untersuchungen jedoch nie verzichtet werden, wenn aufgrund eines systolischen Herzgeräusches der Verdacht auf ein Vitium besteht.

Harmlose Herzgeräusche sind meist leiser als Geräuschgrad 3 der 6er-Skala, sie schwirren so gut wie nie, variieren abhängig von Körperlage und Aktivitätszustand deutlich von Untersuchung zu Untersuchung und werden nicht in die Karotiden oder die Axilla fortgeleitet. Akzidentelle Herzgeräusche entstehen in der rechts- oder linksventrikulären Ausflußbahn und enden stets vor dem Schluß der Taschenklappen.

*Tab. 12.3*    Harmlose Herzgeräusche treten überwiegend bei Kindern oder Jugendlichen (30–50% aller Untersuchten) auf, sie verlieren sie meist nach Abschluß des Wachstums oder spätestens im jungen Erwachsenenalter und nehmen ab dem 50. Lebensjahr aufgrund degenerativer, hämodynamisch jedoch unbedeutender Veränderungen wieder zu:

**Bei kleinen Kindern** findet man häufig ein nicht zu lautes (selten 3/6) kurzes frühsystolisches Austreibungsgeräusch mit charakteristischem musikalischen („seufzenden bis ächzenden" gelegentlich „surrenden" oder „quakenden") Klangcharakter, bei dem sich wegen seiner weiten Fortleitung typischerweise kein festumrissenes Punctum maximum bestimmen läßt. Am besten ist es im 3. bis 4. ICR links parasternal zu hören. Dieses **Still'sche Geräusch** ist, wenn einmal gehört, schnell wiedererkannt. Es verschwindet meistens in der Pubertät oder wird zumindest leiser. Der Ursprung des Still'schen Geräusches ist bis heute nicht geklärt: Rechts- und linksventrikuläre Quellen werden diskutiert.

**Bei Kindern, Jugendlichen und jungen Erwachsenen** geht ein akzidentelles Geräusch vorzugsweise (aber nicht ausschließlich) vom *rechts*ventrikulären Ausflußtrakt bzw. der Pulmonalklappe aus. Es ist am besten im Pulmonalareal (2. ICR links) hörbar und kann den linken Sternalrand hinab bis zur Sternumspitze fortgeleitet sein. Die Neigung zur hyperkinetischen Austreibung und die in dieser Altersklasse meist günstigen Schalleitungsbedingungen (flacher Thoraxdurchmesser mit brustwandnaher Lage der großen Gefäße, keine Lungenüberlagerung, selten Adipositas) begünstigen das Auftreten akzidenteller Geräusche. Sie verlieren sich meist in der Pubertät oder Adoleszenz. Da unter normalen Bedingungen das Blut in der ersten Hälfte der Systole ausgetrieben wird, ist das funktionelle Herzgeräusch kurz mit einem frühen Intensitätsmaximum.

**Im Alter** über 50 Jahre finden sich wieder häufiger akzidentelle Herzgeräusche, die von der *links*ventrikulären Ausflußbahn ausgehen. Das punctum maximum dieser meist hochfrequenten, zum Teil musikalischen Geräusche ist die Herzspitzenregion. Sie können mit einem geschwungenen, dilatierten und sklerosierten Aortenstamm (oft im Rahmen einer arteriellen Hypertonie) vergesellschaftet sein.

Tab. 12.3. Die häufigsten Differentialdiagnosen eines akzidentellen Herzgeräusches im Kindesalter

| | Akzidentelles Herzgeräusch „Stillsches Geräusch" | Kongenitale Pulmonalstenose (PS) Aortenstenose (AS) | | Vorhofseptumdefekt (ASD) |
|---|---|---|---|---|
| Geräuschcharakter | kurz, frühsystolisches Maximum zusätzlich: musikalisch („Seufzen") | Leichte Stenose: Kurz, frühsyst. Maximum Schwere Stenose: Länger, meso- bis spätsystolisches Maximum | | kurz, frühsyst. Maximum (= funkt. pulmonales Durchflußgeräusch) |
| Lautstärke | gelegentlich lauter als 3/6 | abhängig vom Stenosegrad: oft lauter als 3/6, dabei dann meist als Schwirren tastbar | | leiser als die organ. PS: selten lauter als 2–3/6, praktisch nie Schwirren |
| Punctum maximum | meist Pulmonalareal, seltener LV-Areal | PS: 2.–3. ICR links → linke Infraclaviculargrube AS: 2. ICR rechts → Karotiden | | Pulmonalareal (um 2. ICR li.) |
| Herztöne | normal | PS: pulmonaler EC, weit gespaltener 2. HT AS: aortaler EC | | – fixierte Spaltung des 2. HT<br>– gelegentl. gespalt. 1. HT ($T_I$ betont)<br>– meist kein, allenfalls leiser pulmonaler EC |
| Änderung bei Atmung und Lagewechsel | Stehen: leise bis nicht mehr hörbar Valsalva: leiser | PS: Spaltung des 2. HT atemvariabel, keine Änderung nach Lagewechsel | | Keine (allenfalls geringe) Atemvariabilität des 2. HT: Spaltung bleibt i. Stehen u.i. Exspiration bestehen |
| Weitere klinische Befunde | alle normal | EKG, UKG, Rö.-Thorax pathologisch | | Abh. v. Defektgröße, EKG, UKG u. Rö. Thorax patholog. |

## 12.2 Die systolischen Refluxgeräusche

Ähnlich wie die Austreibungsgeräusche entstehen die systolischen Refluxgeräusche durch Turbulenzbildung, jedoch nicht wie dort an organisch oder funktionell verengten Taschenklappen der Aorta bzw. Pulmonalis, sondern an schlußunfähigen AV-Segelklappen der Mitralis bzw. Trikuspidalis oder als Shuntgeräusch bei Ventrikelseptumdefekt.

*Abb. 12.4*
Da während der gesamten Systole zwischen den hohen Drucken in der Kammer und den niedrigen Drucken des (das Regurgitationsvolumen empfangenden) Vorhofs ein Gradient besteht, fließt das Regurgitationsvolumen während der *gesamten* Systole: Das Geräusch beginnt mit dem Schluß der Segelklappen (1. HT) und hält bis zum Druckausgleich bei bzw. kurz nach Aorten/Pulmonalschluß (2. HT) an.

Da ein Druckausgleich zwischen Kammer und Vorhof während der Dauer der Systole meist nicht erfolgt, also auch gegen Ende der Austreibung noch ein Druckgradient (und somit ein unverminderter Blutfluß durch die undichte Klappe) besteht, ist das Geräusch während der gesamten Systole in etwa gleich laut, also „bandförmig". Ein Refluxgeräusch ist meist recht hochfrequent, d. h. es klingt hell und weich und ist daher mit dem Membranteil des Stethoskops gut zu hören.

### 12.2.1 Mitralinsuffizienz (MI)

Die Mitralinsuffizienz stellt kein uniformes Vitium dar, sondern kann bei völlig verschiedenen pathologischen Zuständen (mit mehr oder minder großem Krankheitswert) auftreten. Es ist daher verständlich, daß das MI-Geräusch den verschiedenen hämodynamischen Situationen entsprechend nicht uniform ist, sondern außer in der Lautstärke auch bzgl. Länge und zeitlichem Auftreten innerhalb der Systole variieren kann.

Das typische MI-Systolikum (z. B. rheumatisch) ist holosystolisch und bandförmig, relativ hochfrequent und weist sein p.m. über der Herzspitze mit Ausstrahlung in die linke Axilla auf. Linksseitenlage führt meist zu einer deutlichen Zunahme der Lautstärke.

*Abb. 12.4*
Bei akuter MI kann wegen des großen Regurgitationsvolumen der Druckgradient zwischen Kammer und Vorhof gegen Systolenende abnehmen, das Geräusch wird dann spätsystolisch leiser bis stumm. Das normalerweise bandförmige Geräusch kann Spindelform annehmen. Auffallend häufig ist bei akuter MI eine gute Fortleitung des Systolikums zum Sternum hin.

Ein Mitralklappenprolaps (siehe dort) kann, je nach Ausprägung, eine hörbare (hämodynamisch jedoch selten relevante) Undichtigkeit der Klappe bedingen. Typischerweise – jedoch sehr variabel – tritt ein MKP meso- bis spätsystolisch mit einem oder mehreren Clicks und einem fakultativ darauffolgenden Geräusch auf (bis zur Erkennung des MKP als Ursache ist dieses Auskultationsbild „midsystolic-click-late systolic murmur-syndrom" genannt worden). Das Geräusch kann je nach Zeitpunkt und Ausmaß der prolabierenden Segelanteile Crescendo-Charakter oder Spindelform aufweisen, oder, wenn holosystolisch, sich zum Systolenende hin steigern.

Bei Papillarmuskeldysfunktion ist das Insuffizienzgeräusch ähnlich variabel: Meist holosystolisch, jedoch auch meso-, spät- oder frühsystolisch (s. Kap. 20.2).

**Abb. 12.4.** *Der systolische Druckgradient und die daraus resultierende Geräuschkonfiguration bei akuter und chronischer Mitralinsuffizienz:*
Der schnell und hoch ansteigende LA-Druck bei *akuter MI* läßt das Geräusch wegen des dadurch abnehmenden Druck**gradienten** (rote Fläche) noch vor dem 2. HT verstummen.
Der Druck**gradient** bei *chronischer MI* ändert sich während der Systole nur unwesentlich, was die Bandform des Geräusches erklärt. Da der Regurgitationsstrom auch nach dem Aortenklappenschluß bis zum Überkreuzen von LV- und LA-Druck anhält, reicht das Refluxgeräusch über den 2. HT hinaus.
(Die Schenkel der ventrikulären Druckkurve wurden aus didaktischen Gründen abgeflacht)

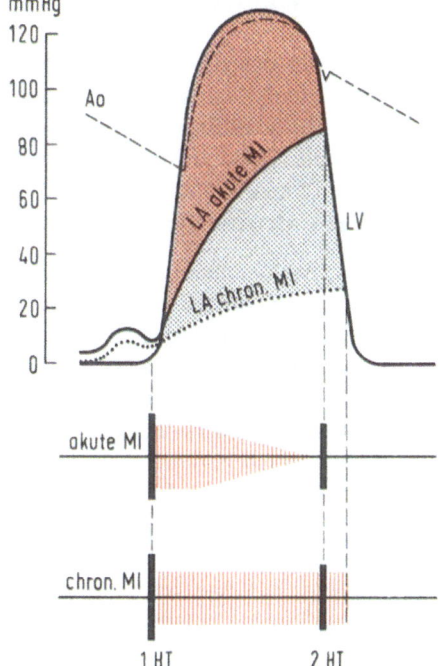

---

**Merkmale eines systolischen Refluxgeräusches**
- Mittel- bis hochfrequent („hell-weich")
- Holosystolisch, d. h. vom 1. und 2. HT *nicht* abgesetzt
- Bandförmig, d. h. gleiche Lautstärke während der *gesamten* Systole (gegen Systolenende häufiger zu- als abnehmend)
- Unabhängig vom R-R-Intervall bei Vorhofflimmern

---

**Die Korrelation zwischen Geräuschintensität und Schweregrad der Mitralinsuffizienz ist nicht eng, trotzdem:**

    **Kein Geräusch:** Ausschluß einer Regurgitation
                   *Ausnahme:* bei HOKM und Klappenprothesen
    **Leises Geräusch:** Meist leichte MI
                     *Ausnahme:* Gelegentlich schwere MI mit hochfrequentem sehr lokalisierten Geräusch, evtl. nur in Linksseitenlage
    **Lautes Geräusch:** Mindestens mittelgradige MI
                     *Ausnahme:* Geringe düsenartige Insuffizienzkomponente bei kombiniertem Mitralvitium mit überwiegender Stenose

### 12.2.2 Trikuspidalinsuffizienz (TI)

Wegen der prinzipiell vergleichbaren hämodynamischen Situation innerhalb des Herzzyklus ist das systolische Refluxgeräusch einer Trikuspidalinsuffizienz dem einer Mitralinsuffizienz ähnlich: Es ist holosystolisch (d. h. es reicht vom 1. bis zum 2. HT) und ist bandförmig (d. h. es weist während der gesamten Systole in etwa die gleiche Lautstärke auf).

Die Unterscheidungsmerkmale gegenüber dem Systolikum einer MI sind:

- Das *punctum maximum* im rechtsventrikulären Areal, d. h. im 4. bis 5. ICR links und gelegentlich rechts parasternal, bei erheblicher RV-Hypertrophie jedoch auch in Richtung der Herzspitze.
- Die typische *Intensitätszunahme in Inspiration*, da durch das inspiratorisch vermehrte rechtsventrikuläre Schlagvolumen auch das Regurgitationsvolumen zunimmt. Besonders deutlich tritt dieses Rivero-Carvallo-Zeichen im Müller'schen Saugversuch hervor.
- Die wegen der niedrigen Druckverhältnisse *geringere Intensität*.
- *Zusätzliche Auskultationsphänomene* begleitender Vitien bzw. einer pulmonalen Hypertonie, da die TI praktisch nie als eigenständiges Vitium, sondern in der Gefolgschaft anderer vorkommt oder durch Trikuspidalerweiterung bei Rechtsherzdilatation entsteht.

Seltener als bei der MI kann eine Trikuspidalinsuffizienz vom „normalen" holosystolischen und bandförmigen Reflux-Systolikum abweichen: Es kann spätsystolisch leiser werden oder bei schwerer („weit offener") TI auf die frühe Systole beschränkt sein – oder auch fehlen (s. Kap. 21).

### 12.2.3 Ventrikelseptumdefekt (VSD)

Wie bei der Insuffizienz der Segelklappen (MI/TI), bei der das Blut systolisch von der Kammer in das Niederdrucksystem des Vorhofs verschoben wird, erfolgt auch beim VSD der systolische Shunt vom hohen linksventrikulären zum niedrigen rechtsventrikulären Druckniveau: Auch hier ist das dabei entstehende Geräusch holosystolisch und bandförmig. Durch die meist außergewöhnlich große Lautstärke ist eine Unterscheidung leicht möglich. Über dem punctum maximum im 3. bis 4. ICR links parasternal ist es in der Regel auch als Schwirren tastbar.

*Abb. 12.5*   Der Begriff „Ventrikelseptumdefekt" umfaßt jedoch die verschiedensten hämodynamischen Situationen vom kleinen drucktrennenden bis hin zum großen Defekt mit Druckausgleich, und dementsprechend variabel zeigt sich auch der Auskultationsbefund:

**Die Fehlinterpretation eines systolischen Geräusches über der Herzspitze ist häufig**
- bei Nichtbeachtung der Fortleitung eines Austreibungsgeräusches (Sanduhrförmiges Auskultationsareal der valvulären Aortenstenose!)
- bei Nichtbeachtung der Fortleitung eines MI-Refluxgeräusches in die Axilla, sowie der Lautstärkenzunahme in Linksseitenlage
- bei Nichtbeachtung der inspiratorischen Lautstärkenzunahme einer TI, wenn bei erheblicher Rechtsherzhypertrophie die Herzspitze vom rechten Ventrikel gebildet wird.
- bei Neuauftreten eines Systolikums im Erwachsenenalter wird nach einem chronischen Vitium gefahndet, statt an eine Papillarmuskeldysfunktion oder -abriß oder eine Ventrikelseptumruptur (Notfall!) gedacht

---

Das Geräusch einer Trikuspidalinsuffizienz weicht nicht selten von der (linksseitig beschriebenen) Regel ab:
- Es kann kürzer als holosystolisch sein (Decrescendo oder Crescendo)
- Bei begleitender Rechtsherzdilatation gelegentlich auch über der Herzspitze (die dabei vom RV gebildet wird) gut hörbar
- Inspiratorische Lautstärkenzunahme fehlt gelegentlich!

---

**Diagnostische Hilfsmittel zum Nachweis einer TI sind:**
- Eine Hepatomegalie mit systolischer Pulsation
- Eine erhöhte v-Welle des Halsvenenpulses (insbesondere inspiratorisch, kann jedoch bei großem RA auch fehlen)
- Die Kontrastmittel- und „pulsed doppler"-Echokardiographie

**Nota bene:** Eine Trikuspidalinsuffizienz tritt nur selten isoliert auf. Suche daher stets nach der zugrundeliegenden Ursache!

*Abb. 12.5*  — *Kleinere bis mittelgroße Defekte* weisen (noch) keine oder nur eine geringe Druckerhöhung im kleinen Kreislauf auf, es besteht eine große Druckdifferenz und zudem ein „Düseneffekt" mit erheblicher Turbulenzbildung: Das entstehende Geräusch ist ausgesprochen laut und weist den typischen Preßstrahlcharakter auf. Es ist stets als Schwirren tastbar und gelegentlich als sog. Distanzgeräusch sogar ohne Stethoskop in geringer Entfernung hörbar.
— *Sehr kleine muskuläre Defekte* können sich während der Systole (durch „Selbstobstruktion") schließen; hier wird auch das laute Geräusch unterbrochen und wird zu einem, meist schwirrenden, Frühsystolikum.
— Beim *großen Defekt mit erheblichem Links-rechts-Shunt* fehlt wegen der meist bestehenden reaktiven pulmonalen Hypertonie sowohl der große Druckgradient als auch die Düsenwirkung des kleinen Defekts: Das Systolikum ist deutlich leiser, nimmt eher den Charakter eines (spindelförmigen) Austreibungsgeräusches an – oder ist durch das Durchflußgeräusch der volumenbelasteten Pulmonalklappe überdeckt.
— Beim *großen VSD mit Druckausgleich* existiert kein wesentlicher Shunt, ein Systolikum fehlt daher meist, und das Bild der schweren pulmonalen Hypertonie bzw. des Eisenmenger-Syndroms (Shunt-Umkehr) steht klinisch und auskultatorisch im Vordergrund.

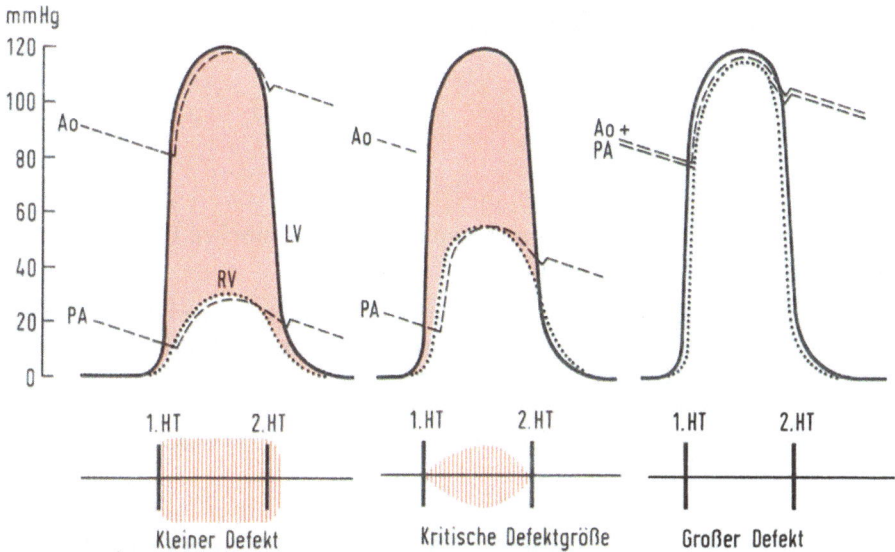

Abb. 12.5. *Druckgradient und Geräusch bei Ventrikelseptumdefekt:*
*Links:* Kleiner Defekt → hoher Gradient, geringer Shunt:
**überlautes bandförmiges Geräusch**
*Mitte:* Mittelgroße Defekte ohne schwere pulmonale Hypertonie → noch deutlicher Druckgradient, großes Shuntvolumen:
**lautes spindelförmiges Geräusch**
*Rechts:* Mittlerer bis großer Defekt mit schwerer pulmonaler Hypertonie → kein Druckgradient = Druckausgleich, kein Shunt: **kein Geräusch**

Nur auf den kleinen VSD trifft die Bezeichnung „Morbus Roger" zu!

# 13. Diastolische Herzgeräusche

Diese unterteilen sich, aus hämodynamischen und klinischen Gründen zwingend und sinnvoll, in Geräusche, die

- bei Füllung des Ventrikels durch Turbulenzbildung an den atrioventrikulären Segelklappen der Mitralis und Trikuspidalis entstehen in diastolische *Füllungs- oder Einströmungsgeräusche* und solche, die
- nach Schluß einer undichten Taschenklappe (Aorta bzw. Pulmonalis) durch den Regurgitationsstrom entstehen in diastolische *Refluxgeräusche*.

## 13.1 Die diastolischen Füllungs- oder Einströmungsgeräusche

*Abb. 4.3* Wie bereits mehrfach besprochen und durch die Echokardiographie besonders eindrucksvoll demonstriert, erfolgt die Füllung der Kammern in der Erschlaffungsphase (Diastole) des Herzens nicht kontinuierlich: Die Füllung findet normalerweise im wesentlichen während der frühen Diastole, in geringerem Ausmaß auch in der späten Diastole = Präsystole statt. Die „Triebfeder" für die schnelle frühdiastolische Füllung ist der Druckgradient zwischen Vorhof und Kammer, der sich durch den „Druck von hinten" (*vis a tergo*) und den nach der Systole rasch abfallenden Kammerdruck aufbaut. Ist der frühdiastolische Einstrom nicht durch ein Strömungshindernis im Bereich des Klappenostiums behindert, so erfolgt die Füllung rasch und der Druckgradient ist schnell abgebaut: Der Füllungsstrom versiegt beinahe und die Segelklappen nehmen eine ihrer Elastizität entsprechende Mittelstellung ein. Die Segelklappen bleiben also normalerweise halb geschlossen, bis in der späten Diastole (bei Sinusrhythmus) durch die Vorhofkontraktion ein restliches Füllungsvolumen aktiv in die Kammer gepreßt wird.

Die bei der Füllung des Ventrikels (wie überall im Herzen, wo Blut strömt) entstehenden Strömungsturbulenzen sind jedoch unter normalen Bedingungen lautlos – oder besser: mit dem Stethoskop nicht zu hören.

Erst wenn die Füllung durch organische Stenosen behindert ist oder wenn das Klappenostium durch ein stark erhöhtes Füllungsvolumen (z. B. bei Shuntvitien) „relativ zu eng" wird, übersteigen die Turbulenzen eine kritische Größe und die dadurch entstehenden Schwingungen werden für das menschliche Ohr als Geräusch wahrnehmbar.

### 13.1.1 Organische AV-Klappenstenosen (Mitral- und Trikuspidalstenose)

*Abb. 13.1* Bei organischen Stenosen im AV-Klappenbereich ist die diastolische Füllung behindert und der Druckgradient zwischen Vorhof und Kammer kann nicht mehr durch einen schnellen Bluteinstrom abgebaut werden. Abhängig vom Schweregrad der Stenose benötigt die Füllung eine längere Zeit der Diastole – bei schweren Stenosen die gesamte Diastole –, und die betreffende Klappe bleibt geöffnet. Je schwerer die Stenose, um so länger dauert die Füllung und desto länger hält auch das Geräusch an.

Da die diastolische Füllung nicht direkt nach dem Aorten- bzw. Pulmonalklappenschluß (2. HT), sondern erst nach weiterem Druckabfall in der Kammer mit

## 13. Diastolische Herzgeräusche

**Kernsatz bei der Auskultation von Herzgeräuschen:**
Im Gegensatz zu systolischen Geräuschen deuten *diastolische* Herzgeräusche stets auf eine kardiovaskuläre Abnormität hin!

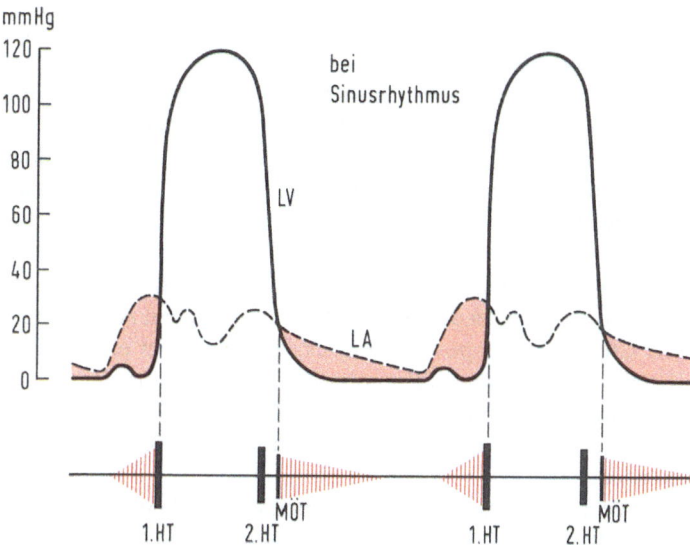

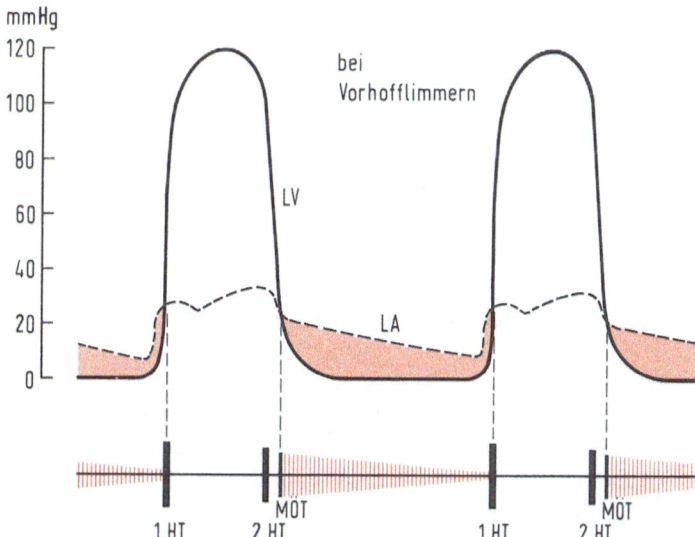

Abb. 13.1. *Mitralstenose:* Die Druckverhältnisse und der jeweils daraus resultierende Geräuschbefund.
*Leichtere MS:* Ein wesentlicher Druckgradient besteht nur während der beiden Füllungsphasen, wodurch das Geräusch nur in der frühen und späten Diastole auftritt (oben bei Sinusrhythmus).
*Schwere MS:* Ein wesentlicher Druckgradient besteht während der gesamten Diastole, wodurch die Länge des Geräusches zu- und der Decrescendocharakter abnimmt. Daneben nimmt das 2-MÖT-Intervall ab (unten mit VHF)
*Die Länge des Diastolikums ist somit hilfreich zur Beurteilung des Schweregrades einer MS!*
(Voraussetzung: Ausreichend lange Diastole bei Bradykardie bzw. lange RR-Intervall bei Vorhofflimmern)

164  A. Allgemeiner Teil

*Abb. 13.1*

der Öffnung der AV-Segelklappen und somit nach dem MÖT bzw. TÖT beginnt, ist das Geräusch deutlich vom 2. HT abgesetzt – man spricht von einem *Intervallgeräusch*.

Zum Zeitpunkt der Mitral/Trikuspidalklappenöffnung bzw. kurz danach ist der Druckgradient zwischen Vorhof und Kammer am größten, und so hat auch das Geräusch sein *Intensitätsmaximum in der frühen Diastole*. Entsprechend dem Blutfluß durch die Klappe nimmt das Geräusch im weiteren Verlauf ab – es hat *Decrescendocharakter*.

Wenn in der späten Diastole das restliche Füllungsvolumen mittels aktiver Vorhofkontraktion (=atriale Systole) durch das verengte Ostium getrieben wird, kommt es zu einem erneuten Anschwellen des Einflußgeräusches. Dies ist jedoch nicht spindelförmig (Crescendo-Decrescendo) – wie man erwarten würde: Da auch die spätdiastolische Füllung im Falle einer organischen Stenose behindert und dadurch zeitlich verzögert ist, wird das atriale Austreibungsgeräusch durch den Beginn der ventrikulären Systole (1. HT = Mitral/Trikuspidalklappenschluß) jäh unterbrochen. Von dem spätsystolischen atrialen Austreibungsgeräusch bleibt nur die Crescendokomponente zurück, die wegen der engen zeitlichen Beziehung zum 1. HT *Präsystolikum* genannt wird. Nur bei längerer AV-Überleitungszeit (PQ-Zeit im EKG) und geringgradiger Stenose (oder bei „relativen" Stenosen) kann auch der Descrendo-Schenkel des an sich spindelförmigen Präsystolikums gehört werden.

Wegen der vergleichbaren hämodynamischen Bedingungen gelten diese Kriterien sowohl für die Mitral- als auch für die Trikuspidalstenose. Die Mitralstenose nimmt aufgrund ihrer Häufigkeit eine für die Auskultation ungleich wichtigere Stellung ein, zumal eine Trikuspidalstenose praktisch nie isoliert vorkommt und ein evtl. vorhandenes TS-Geräusch von Auskultationsbefunden begleitender Vitien der Mitralis oder Aorta überdeckt wird.

Das punctum maximum der *Mitralstenose* liegt über der Herzspitze mit typischer Ausstrahlung in die linke Axilla und wird lauter in Linksseitenlage.

Das punctum maximum der *Trikuspidalstenose* liegt am unteren linken Sternalrand (4. und 5. ICR) und wird lauter (oder tritt erst auf) in Inspiration bzw. im Saugversuch.

### 13.1.2 Relative AV-Klappenstenosen

*Tab. 13.1*

Wie besprochen, ist die diastolische Füllung der Kammern normalerweise lautlos. Auch hyperkinetische und hyperzirkulatorische Kreislaufsituationen mit erhöhtem Schlag- bzw. Herzminutenvolumen, bei denen funktionelle *Systolika* auftreten können, lassen in der *Diastole* bei normalen AV-Klappen *keine* hörbaren Schwingungen entstehen.

Ist jedoch eine AV-Klappe durch Shunt oder Regurgitationsblut volumenbelastet, so kann ohne Vorliegen einer organischen Stenose ein sog. *Mitral- bzw. Trikuspidalströmungsgeräusch* auftreten. Dies unterscheidet sich im Klangcharakter und zeitlichen Auftreten innerhalb der Diastole von dem durch eine organische Stenose bedingten Strömungsgeräusch.

**Die Mitralklappe ist volumenbelastet** durch einen Links-rechts-Shunt bei *Ventrikelseptumdefekt* (LV → RV → Kleiner Kreislauf → LA → *Mitralis* → LV), bei *persistierendem Ductus arteriosus Botalli* (LV → Aorta → A. Pulmonalis → LA → *Mitralis* → LV) sowie durch das Regurgitationsvolumen bei *Mitralinsuffizienz* (Füllungsvolumen = Schlagvolumen + Pendelblut).

> Die Lautstärke des Diastolikums bei MS/TS korreliert nicht eng mit dem klinischen und hämodynamischen Schweregrad, da sie außer vom Grad der Stenose auch vom aktuellen HZV abhängig ist!

**Erwarte nie, alle Auskultationsphänomene einer Mitralstenose beim gleichen Patienten zur gleichen Zeit zu hören:**
- Bei sehr leichter Stenose kein Geräusch (oder erst nach Belastung)
- Bei Vorhofflimmern oder nur schwacher Vorhofkontraktion kein Präsystolikum
- Bei schwerer Stenose mit niedrigem HZV gelegentlich weder diastolisches Geräusch noch MÖT (sog. stumme MS)

> Der typische Auskultationsbefund einer **Trikuspidalstenose** ist eine Rarität und versteckt sich meist hinter den lauteren Schallphänomenen eines begleitenden Mitral- oder Aortenvitiums!

Tab. 13.1. Differentialdiagnose zwischen organisch und funktionell bedingten Füllungsgeräuschen der Mitralklappe

|  | **organische Mitralstenose** | **relative Stenose** |
|---|---|---|
| **Klangcharakter** | tieffrequentes „Rumpeln" | schärfer, oft lauter |
| **Beginn** | sofort nach dem 2-MÖT-Intervall | später, eher in der mittleren Diastole |
| **Dauer** | abhängig vom Stenosegrad (s.o.) | relativ kurz |
| **Präsystolikum** | nur bei Sinusrhythmus crescendoförmig zum 1. HT | selten (wenn doch, dann eher spindelförmig) |
| **Herztöne** | meist MÖT<br>nie 3. HT | nie MÖT<br>oft 3. HT |

**Die Trikuspidalklappe ist volumenbelastet** durch einen Links-rechts-Shunt bei *Vorhofseptumdefekt* (LA → RA → *Trikuspidalis* → RV).

Die Eigenschaften eines funktionellen diastolischen Füllungsgeräusches:

- Beginn eher in der mittleren Diastole (gelegentlich gemeinsam mit einem lauten 3. HT)
- Kurz und scharf
- Meist kein Präsystolikum (wenn doch, dann kein Crescendocharakter)
- Relativ weite Fortleitung auf der Brustwand.

Tab. 13.2   Seltene Ursachen eines Diastolikums, welches durch vergleichbaren Klangcharakter und punctum maximum eine Mitralstenose simulieren kann, finden sich in der Tabelle 13.2.

**Tab. 13.2.** Vorkommen eines tieffrequenten apikalen Diastolikums **ohne** organische Mitralstenose (nach Criley [243])

| Auftreten bei: | Geräuschentstehung durch: |
| --- | --- |
| Trikuspidalstenose | verengtes Ostium (wie MS) |
| Aorteninsuffizienz (Austin Flint-Geräusch) | vorzeitiger Mitralklappenschluß (?) Regurgitationsstrom (?) Flattern der Mitralsegel |
| Dilatierter Ventrikel (KMP, Myokarditis) | verfrühter Mitralklappenschluß (?) zentrifugale Verlagerung der Papillarmuskeln |
| Hypertrophierter restriktiver Ventrikel | Verminderung der LV-Füllung |
| Hypertrophe obstruktive Kardiomyopathie (HOKM) | (?) Behinderte Mitralklappenöffnung |
| Linksatrialer Tumor (Vorhofmyxom) | Einengung des Klappenostiums |
| Vermehrter transvalvulärer Blutfluß (Regurgitationsvolumen bei Mitralinsuffizienz oder Shuntvolumen bei VSD und persistierendem Ductus Botalli) | sog. relative Stenose durch Volumenbelastung (?) zentrifugale Verdrängung der Papillarmuskeln |

## 13.2 Die diastolischen Refluxgeräusche

Diastolische Refluxgeräusche entstehen bei Undichtigkeit der Semilunar- (= Taschen)Klappen von Aorta und Pulmonalis.

Nach dem Schluß dieser Klappen (= 2. HT) sinkt der Kammerdruck in der isovolumetrischen Relaxationsphase schnell gegen Null, der diastolische systemarterielle bzw. der pulmonale Druck fällt hingegen abhängig vom peripheren bzw. pulmonalen Widerstand nur langsam ab. Der höchste Druck*gradient* besteht also kurz *nach* Aorten- bzw. Pulmonalklappenschluß und nimmt im Verlauf der Diastole durch Absinken des peripheren/pulmonalen Drucks und Ansteigen des ventrikulären Drucks (durch Füllung und evtl. Regurgitationsvolumen) ab.

Das bei Insuffizienz der Semilunarklappen entstehende Geräusch beginnt daher sofort nach dem 2. HT als *Sofortdiastolikum* und hat *Decrescendocharakter*.

### 13.2.1 Aorteninsuffizienz (AI)

*Abb. 13.2*  Das Diastolikum einer AI beginnt sofort nach dem aortalen Segment des 2. HT ($A_2$) mit der größten Lautstärke, die im weiteren Verlauf deutlich abnimmt. Es ist typischerweise nicht zu laut (1–3/6), hochfrequent, weich und hauchend.

Bei Perforation einer Klappentasche oder anderen anatomischen Variationen (z. B. Prolaps), die einen *Düsenmechanismus* entstehen lassen, kann das Diastolikum musikalischen Charakter annehmen und trotz eines nur kleinen Regurgitationsvolumens recht laut sein; man nennt es mitunter Möwenschreigeräusch („*dove-coo-murmur*").

Das punctum maximum der AI liegt entlang des linken Sternalrandes (2. bis 4. ICR), bei Dilatation oder Aneurysma der aufsteigenden Aorta gelegentlich auch rechts parasternal, und es ist stets im Sitzen deutlicher zu hören.

Bei hämodynamisch signifikanter Aorteninsuffizienz tritt gelegentlich über der Herzspitze ein mittel- bis tieffrequentes Diastolikum mit oder ohne präsystolische Verstärkung auf, ohne daß eine *organische* Mitralstenose vorliegt. Dieses nach dem Erstbeschreiber Austin Flint genannte Geräusch entsteht, wenn der Regurgitationsstrom einer AI auf das vordere Mitralsegel trifft, es gegen das hintere Segel drückt und die diastolische Füllung durch die entstehende funktionelle Verengung des Mitralostiums behindert ist. Das Austin Flint-Geräusch ist also Ausdruck einer *funktionellen* Mitralstenose bei Aorteninsuffizienz (s. Kap. 17.6.5).

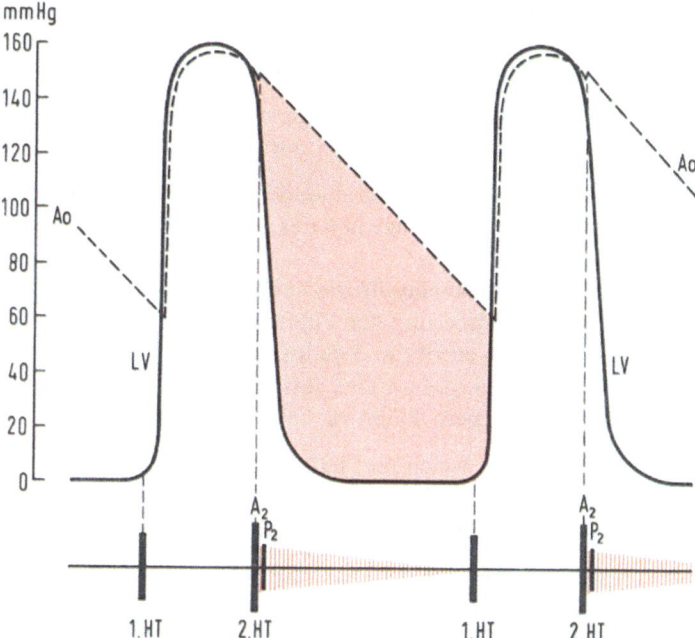

Abb. 13.2. *Die Druckverhältnisse bei Aorteninsuffizienz:* Das diastolische Decrescendo-Geräusch entspricht dem abnehmenden Druckgradienten über der Aortenklappe

**Merkmale des Diastolikums bei Aorteninsuffizienz:**
- Sofortgeräusch (beginnt sofort nach $A_2$)
- Decrescendo
- Hochfrequent, weich bis hauchend, bei schwerer AI „fauchend"
- P.m. entlang des linken Sternalrandes (nicht über dem klassischen Aortenareal!)
- Im vornübergebeugten Sitzen und in Exspiration deutlicher

**Die *Intensität* des Diastolikums korreliert besser mit dem Schweregrad einer AI als die *Länge* des Geräusches:**
- Leichte AI: Leises, lang anhaltendes Geräusch
- Schwere AI: Lautes, früh einsetzendes Geräusch mit rasch abfallender Lautstärke, kann vor Diastolenende verstummen

Austin Flint-Geräusch nur bei hämodynamisch signifikanter AI!

**Möwenschreigeräusch** = musikalisches Diastolikum bei AI, welches durch Düsenmechanismus entsteht.
Seine gelegentlich große Lautstärke läßt **keinen** Rückschluß auf ein großes Regurgitationsvolumen zu!

### 13.2.2 Pulmonalinsuffizienz (PI)

Eine Undichtigkeit der Pulmonalklappe kann auftreten

- als Pulmonalinsuffizienz infolge einer pulmonalen Hypertonie oder
- als organisch bedingte PI bei normalen pulmonalen Druckverhältnissen.

Diese unterschiedlichen hämodynamischen Bedingungen beeinflussen den Klangcharakter, die Länge und das zeitliche Auftreten des diastolischen Refluxgeräusches:

Bei einer **Pulmonalinsuffizienz infolge pulmonaler Hypertonie**, d.h. ohne primär organische Veränderung der Pulmonalklappe sind die pulmonalen Drucke zum Teil beträchtlich erhöht und dadurch mit den Druckverhältnissen an der Aortenklappe eher vergleichbar. Das entstehende Diastolikum ist von einem Aortendiastolikum daher meist kaum zu unterscheiden:

- Hochfrequent, weich und hauchend
- Beginnt sofort nach Pulmonalklappenschluß ($P_2$)
- Gleiches p.m. über dem linken Sternalrand vom 2. bis 4. ICR.

Im Gegensatz zum AI-Diastolikum ist es oft länger und kann eine inspiratorische Verstärkung aufweisen. Dieses Diastolikum einer PI bei pulmonaler Hypertonie wird – historisch bedingt – oft Graham Steel-Geräusch genannt.

*Abb. 13.3*   **Bei organisch bedingter Pulmonalinsuffizienz *ohne* pulmonale Hypertonie (sog. low-pressure-PI)** bestehen normale (d.h. niedrige) Druckverhältnisse im kleinen Kreislauf, und der physiologische „Pulmonalissog" ist erhalten: Dadurch erfolgt der Reflux bei PI unter einem geringeren Druckgradienten und auch etwas später, als er bei Vorliegen einer pulmonalen Hypertonie einsetzt.

Das Diastolikum bei dieser Niederdruck-Pulmonalinsuffizienz

- ist eher niedrig bis mittelfrequent,
- beginnt erst etwas nach dem Pulmonalklappenschluß $P_2$, also eher meso- als frühdiastolisch,
- hat Decrescendocharakter, beginnt jedoch gelegentlich mit einem kurzen Crescendo und
- versiegt meist vor Diastolenende.

Das Diastolikum einer
> Aorteninsuffizienz und einer
> Pulmonalinsuffizienz aufgrund pulmonaler Hypertonie

sind wegen der vergleichbaren Druckverhältnisse an der Klappe kaum zu unterscheiden.

**Hilfreich zur Differenzierung sind:**

- Inspiratorische Verstärkung → rechtsventrikulärer Ursprung (bei pulmonaler Hypertonie allerdings eher die Ausnahme als die Regel!)
- Wenn der Beginn des Geräusches eindeutig einer Komponente des 2. Herztons ($A_2$ oder $P_2$) zugeordnet werden kann: Pulmonaldiastolikum beginnt nach $P_2$
- Amylnitrit: AI-Diastolikum wird leiser, PI-Diastolikum nicht oder wird lauter

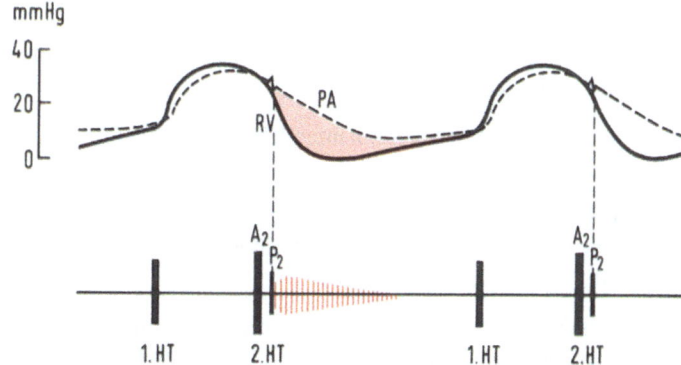

Abb. 13.3. *Die Druckverhältnisse bei der **organischen** Pulmonalinsuffizienz* (PI ohne pulmonale Hypertonie, „low pressure" PI)

**Merkmale des Diastolikums bei *organischer* PI:**

- Niedrig- bis mittelfrequent
- Beginn erst etwas nach dem Pulmonalschlußton $P_2$, also eher meso- als frühdiastolisch
- Decrescendo, beginnt jedoch gelegentlich mit einem kurzen Crescendo
- Versiegt meist vor Diastolenende

# 14. Kontinuierliche Geräusche

Geräusche, die von der Systole *über den 2. HT hinweg* in die Diastole reichen, werden kontinuierliche Geräusche (Dauergeräusche) genannt. Sie füllen stets die gesamte Systole aus und werden während der Diastole allmählich wieder leiser und können noch vor Diastolenende verstummen.

Ein kontinuierliches Geräusch wird (insbesondere beim persistierenden Ductus Botalli) häufig *Maschinengeräusch* genannt, da es an das Geräusch einer arbeitenden Maschine erinnert. Diese Bezeichnung ist jedoch nicht glücklich, da sich bei einer Maschine die Kolben hin- und herbewegen und das Geräusch – und sei es auch nur kurzfristig – unterbrochen wird. Ein kontinuierliches Geräusch hingegen ist nicht durch den 2. HT unterbrochen, sondern konstant auf- und abschwellend.

Ein kontinuierliches Geräusch entsteht (mit einer seltenen Ausnahme) stets *außerhalb* der Herzkammern.

Drei verschiedene Mechanismen können zum Auftreten eines kontinuierlichen Geräusches führen:

- Schneller Blutfluß in Gefäßen
- Shunts zwischen dem Hoch- und einem Niederdrucksystem
- Lokalisierte arterielle Stenosen.

Unabhängig von ihrem Ursprungsmechanismus können diese kontinuierlichen Geräusche einander sehr ähnlich sein: Sie können sich zwar durch das zeitliche Auftreten des Intensitätsmaximums (Maximum in der späten Systole oder zum Zeitpunkt des 2. HT oder auch während der frühen Diastole) voneinander unterscheiden, sind ansonsten einander jedoch recht ähnlich und lassen sich im Einzelfall aufgrund des Klangcharakters nicht differenzieren. Das einzig wertvolle diagnostische Kriterium ist das punctum maximum!

## 14.1 Kontinuierliche Geräusche durch schnellen Blutfluß

Unter normalen Umständen fließt das Blut in den großen Gefäßen turbulenzfrei oder die Turbulenzen (wie sie an Strukturen des Herzens *immer* entstehen) führen (noch) nicht zu hörbaren Schwingungen.

Übersteigt die Blutgeschwindigkeit jedoch eine kritische Größe, können Geräusche entstehen; eine Windung oder eine Irregularität des Gefäßkanals erhöht die Bereitschaft zur Turbulenz- und Geräuschentstehung. Da die Blutströmung außerhalb des Herzens nicht an die Systole gebunden ist, sondern auch während der Diastole weiterbesteht, entstehen kontinuierliche, d. h. über den 2. HT hinausreichende Geräusche.

So entstehen die kontinuierlichen Geräusche bei **Aortenisthmusstenose** häufiger durch den schnellen Blutfluß in den die Stenose umgehenden Kollateralen als an der Stenose selbst (s. u.).

## 14. Kontinuierliche Geräusche

> Kontinuierliche Geräusche sind systolisch-diastolische Geräusche, die über den 2. Herzton hinwegreichen! Die Diastole kann, muß aber nicht ganz ausgefüllt sein!

**Das Geräusch*maximum* eines kontinuierlichen Geräusches liegt**
- in der späten Systole oder
- um den 2. HT herum oder
- in der frühen Diastole

Für die Diagnose im Einzelfall ist dies jedoch wenig hilfreich (Ausnahme: Diastolisches Maximum bei Shunt von einer Arterie zum *rechten* Herzen).

**Diagnostisch wertvoller ist das punctum maximum!**

Wichtig und gelegentlich schwierig ist die Unterscheidung eines kontinuierlichen von einem kombinierten (systolischen **und** diastolischen) Herzgeräusch: Das kontinuierliche Geräusch weist sein Intensitätsmaximum um den Zeitpunkt des 2. HT herum auf.
Bei den kombinierten (systolischen und diastolischen) Herzgeräuschen nimmt das systolische Austreibungsgeräusch zum Systolenende hin ab und verschwindet zum 2. HT:

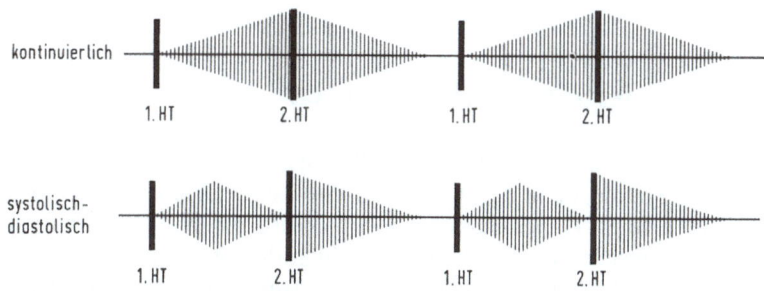

Abb. 14.1. *Gegenüberstellung eines kontinuierlichen Geräusches* (oben) *und eines kombinierten systolisch-diastolischen Geräusches* (unten)

Das kontinuierliche **Geräusch der laktierenden Mamma** bei stillenden Frauen entsteht ebenfalls durch schnellen Blutfluß und kann fälschlicherweise den Eindruck z. B. eines persistierenden Ductus Botalli aufkommen lassen. Oft läßt ein Druck mit dem Stethoskop lateral der Brust das Geräusch verstummen.

Das **Nonnensausen** ist ein kontinuierliches Venengeräusch ohne weitere klinische Bedeutung, welches bei Kindern oder hyperzirkulatorischen Kreislaufsituationen am Hals über der Vena jugularis interna vornehmlich in aufrechter Position auskultiert werden kann. Bei Druck oberhalb des Sternocleidoclaviculargelenkes, bei Kopfdrehung oder Flachlagerung wird das Nonnensausen leiser oder verschwindet. Eine respiratorische Änderung und das in der frühen Diastole liegende Geräuschmaximum deuten auf den venösen Ursprung hin.

Außer diesen gibt es eine Vielzahl pathologischer Zustände, die durch erhöhten Blutfluß ein kontinuierliches Geräusch entstehen lassen können: Einige **Hämangiome**, eine **schwirrende hypertyhreote Struma** sowie einige mit vermehrter Vaskularisation einhergehende Tumoren: **Hepatome, Hypernephrom, M. Paget des Knochens,** daneben gelegentlich bei portalem Umgehungskreislauf bei **Leberzirrhose** oder **Nabelvenenanomalien.**

## 14.2 Shunts zwischen Hoch- und Niederdrucksystem

Die klassische Ursache eines systolisch-diastolischen Geräusches! Von einem Shunt spricht man, wenn (angeboren oder erworben) zwischen den beiden kurzgeschlossenen Drucksystemen kein Kapillarbett zwischengeschaltet ist und der Druckausgleich durch schnellen, d. h. auch turbulenten Blutfluß erfolgt.

Für die Geräuschentstehung ist es unerheblich, ob der Shunt vom arteriellen System zum Pulmonalkreislauf, zum rechten Vorhof oder zum Venensystem führt, denn in jedem Fall besteht während Systole *und* Diastole ein deutlicher Druckgradient und somit ein Blutfluß. Das Shuntvolumen und der Charakter des entstehenden Geräusches ist abhängig von der Größe der Verbindung und dem Verhältnis vom systemischen zum pulmonalen Widerstand.

Das Paradebeispiel eines Shunts zwischen Hoch- und Niederdrucksystem ist der **persistierende Ductus arteriosus Botalli,** bei dem sich bald nach der Geburt, wenn der rechtskardiale und pulmonale Druck sinkt, ein kontinuierlicher Links-rechts-Shunt von der Aorta zur Pulmonalarterie ausbildet.

*Tab. 14.1*     Die vielfältigen Möglichkeiten eines Shunts zwischen Hoch- und Niederdrucksystem zeigt die Tabelle auf der rechten Seite.

## 14.3 Lokalisierte arterielle Stenosen

In den meisten Fällen einer arteriellen Stenose besteht ein Druckgradient lediglich in der Systole, da in der Regel ein diastolischer Druckausgleich über Kollateralarterien erfolgt. Daher erzeugt eine lokalisierte arterielle Stenose typischerweise nur ein systolisches Geräusch. Wenn jedoch die der Stenose benachbarten Arterien selbst zu sehr diffus verändert sind oder wegen einer schnell entstandenen Stenose nicht ausreichend Zeit hatten, um einen ausreichenden Kollateralkreislauf auszubilden, dann bleibt ein Druckgradient über der Stenose auch während der Diastole bestehen, und es entsteht ein in die Diastole hineinreichendes, also kontinuierliches Geräusch.

**Tab. 14.1.** Verschiedene Ursachen eines kontinuierlichen Geräusches (modifiziert nach Myers [191])

## Durch schnellen Blutfluß während Systole *und* Diastole

Physiologisch: – Nonnensausen
– bei laktierender Mamma

Erhöhte Vaskularisation: – bei hyperthyreoter Struma
– Hämangiome
– Hepatome
– Hypernephrome
– M. Paget des Knochens

Umgehungskreislauf: portal bei Leberzirrhose (mit Caput Medusae) und
bei Nabelvenenanomalien
bronchial-pulmonal bei Pulmonalarterienstenose
sytemisch-arteriell bei Aortenisthmusstenose etc.

## Durch Shunts zwischen Hoch- zu Niederdrucksystem

### Von systemischer Arterie *zum Pulmonalsystem*

– persistierender Ductus arteriosus Botalli
– aorto-pulmonales Fenster
– Ruptur eines Aortenaneurysmas in die Pulmonalarterie
– aus Pulmonalstamm fehlabgehende Koronararterie
– Koronararterienfistel
– Pulmonalatresie
– Ruptur eines Sinus-Valsalva-Aneurysmas in den Pulmonalstamm
– bronchial-pulmonal bei Lungensequestration und Bronchiektasien

### Von systemischer Arterie *zum rechten Herzen* (Diast. Maximum!)

– Ruptur eines Sinus-Valsalva-Aneurysmas in den RA oder RV
– Fehleinmündung einer Koronararterie

### Links-rechts-Shunt *auf Vorhofebene*

– nur beim Lutembacher-Syndrom: ASD mit MS oder Mitralatresie

### Veno-venös

– fehleinmündende Pulmonalvenen
– portaler Umgehungskreislauf (s. o.)

### Arterio-venös

– av-Fisteln systemisch (erworben, z. B. traumatisch oder Dialyseshunt) oder pulmonal
– versehentliche Anastomosierung eines aorto-„koronaren" Bypassgrafts auf eine Koronarvene statt auf die Koronararterie

## Durch lokalisierte Arterienstenosen ohne ausreichende Kollateralisierung

### Schnell entstandene Stenosen

– Pulmonalarterienkompression durch Aortenaneurysma oder Lymphknotenpakete
– massive Pulmonalembolie
– periphere Embolien

### Hochgradige Stenosen mit erhaltenem diastolischen Druckgradienten

– höchstgradige Aortenisthmusstenose
– periphere Stenosen z. B. nach Belastung

**Die Aortenisthmusstenose** stellt als lokalisierte Stenose ein Naturexperiment des oben Besprochenen dar: Das typische Stenosegeräusch ist ein Systolikum mit spätem Maximum. Wegen des ausgeprägten Kollateralflusses (dieser hatte meist Jahre bis Jahrzehnte Zeit zur Ausbildung) tritt erst bei höchstgradiger Verengung (unter 2,5 mm Innendurchmesser nach Spencer et al. [192]) ein kontinuierliches Geräusch über der Isthmusstenose selbst auf, wenn die Kollateralen einen diastolischen Druckausgleich nicht mehr bewerkstelligen können. Die aber häufig bei Aortenisthmusstenose über dem dorsalen Teil des Thorax gehörten kontinuierlichen Geräusche entstehen durch die oben beschriebene Turbulenzbildung bei schnellem Blutfluß in den meist gewunden verlaufenden Kollateralen und meist nicht an der Isthmusstenose selbst.

Abhängig von der Kollateralversorgung können (müssen jedoch nicht!) bei folgenden Stenosen systolisch-diastolische Geräusche auftreten:

Bei **Pulmonalstammverengungen** durch massive Embolie oder Kompression durch ein Aortenaneurysma sowie natürlich zahlreiche **extrathorakale arterielle Stenosen** ohne ausreichende Kollateralversorgung (z. B. bei arterieller Verschlußkrankheit).

**Kontinuierliche Geräusche entstehen stets *außerhalb* der Herzkammern!**
(**Ausnahme:** Lutembacher-Syndrom = Vorhofseptumdefekt + Mitralstenose)

# 15. Perikardreiben

## 15.1 Definition

Ohrnahes, kratzendes, herzaktionssynchrones Reibegeräusch, welches durch Aneinanderreiben meist fibrinös veränderter Perikardblätter entsteht und das gewöhnlich leicht von „eigentlichen" (d. h. innerhalb der Herzkammern entstehenden) Herzgeräuschen zu unterscheiden ist.

## 15.2 Ätiologie

Bei Perikarditis jeder Ätiologie, insbesondere wenn diffuse fibrinöse Ausschwitzungen und Auflagerungen bestehen und sowohl das viszerale als auch das parietale Perikardblatt betroffen sind.

Die häufigsten Ursachen sind die „*idiopathische*", die *virale* sowie die *urämische* Perikarditis, seltener die *tuberkulöse* Perikarditis und eine Perikarditis bei *Kollagenerkrankungen*, bei *Bestrahlung* und die Perikardbeteiligung bei benachbarten *Tumoren des Mediastinums und der Lunge*.

Ein vorübergehendes Perikardreiben kann oft im Frühstadium (1. Woche, meist 2. bis 3. Tag) eines *akuten Myokardinfarktes* auskultiert werden. Länger andauernd ist das Perikardreiben im Rahmen des *Postmyokardinfarktsyndroms* (Dressler-Syndrom, 2–11 Wochen nach Infarkt) sowie bei dem *Postkardiotomiesyndrom* nach Operationen am offenen Herzen.

## 15.3 Charakteristik

### 15.3.1 Systolische und diastolische Komponenten

Perikardreiben tritt synchron zur Herzaktion zum Zeitpunkt der größten Volumenschwankungen auf und kann sich aus einer bis drei Komponenten zusammensetzen:

*Abb. 15.1*
- *Systolische* Komponente: Meist mesosystolisch (aber gelegentlich auch früher oder später, wobei dann der 1. bzw. 2. HT miteinbezogen werden kann).
- *Frühdiastolische* Komponente: Zum Zeitpunkt, an dem ein 3. HT auftreten würde.
- *Präsystolische* Komponente: Zum Zeitpunkt, an dem ein 4. HT auftreten würde.

Ein *systolisches* Reiben ist fast immer vorhanden, danach ist das präsystolische Geräusch am häufigsten. Sind alle 3 Komponenten nebeneinander vorhanden, so kann ein maschinenähnlicher Dreierrhythmus entstehen.

**Tab. 15.1.** Perikardreiben – die häufigsten Ursachen

- idiopathisch
- viral (Coxsackie, Echo, Adeno, Mononukleose etc.)
- urämisch
- bakteriell (z. B. Tb)
- traumatisch (Thoraxtraumen, iatrogen bei Herz-OP)
- bei Kollagenkrankheiten (Lupus erythematodes, rheumatoide Arthritis, Sklerodermie, Vaskulitis, rheumatisches Fieber etc.)
- Tumoren (Primärtumor des Perikard oder häufiger benachbarte Tumoren des Mediastinums oder der Lunge)
- Bestrahlung
- Myokardinfarkt – früh (1. Woche): Pericarditis epistenocardiaca
  – spät (2.–11. Woche): Dressler-Syndrom

Perikardreiben kann entweder nur in der Systole oder gleichzeitig auch in der frühen und/oder späten Diastole auftreten. Die Herztöne bleiben dabei meist frei:

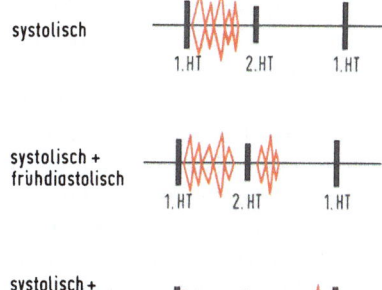

Abb. 15.1. *Perikardreiben:* Das zeitliche Auftreten innerhalb des Herzzyklus

**Beurteile Perikardreiben nie für sich allein, sondern stets in Verbindung mit der Klinik, z. B.:**

- bei jungen, ansonsten gesunden Personen nach „grippalem Infekt":
  *virale oder idiopathische Perikarditis*
- bei (prä)terminaler Niereninsuffizienz: *Urämie!* (⇒ Absolute Dialyseindikation)
- bei Mediastinaltumoren:
  *Perikardeinbruch?* (→ evtl. diagnostische Punktion)
- einige Tage nach Infarkt (flüchtig):
  meist *transmuraler Infarkt*
- 2–11 Wochen nach Infarkt (evtl. rezidivierend):
  *Dressler-Syndrom* (→ Antiphlogistika)
- erste 24 Stunden nach Herz-OP:
  *traumatisch* („normal")
- ab 3.–5. Tag nach Herz-OP:
  *Postkardiotomiesyndrom* (→ Tamponadegefahr → Echokardiographiekontrollen!)

### 15.3.2 Klangcharakter

Kratzend, knirschend, quietschend (ähnlich wie Sandpapierreiben oder wie quietschende Ledersohlen) von auffallend *ohrnaher Qualität*.

### 15.3.3 Die Lautstärke

Die Lautstärke des Perikardreibens ist abhängig von

- der Oberflächenbeschaffenheit und -größe der reibenden Perikardflächen,
- der Entfernung zur Brustwand und der Beschaffenheit des dazwischenliegenden Gewebes und in ganz besonderem Maß von
- der Größe des begleitenden Perikardergusses.

So ist das Reiben *laut* bei fibrinöser Perikarditis, wenn die durch fibrinöse Ausschwitzung rauh gewordenen Perikardblätter (noch) eng aneinander liegen. Hierbei kann auf der Brustwand gelegentlich ein Schaben palpiert werden.

Entsteht im weiteren Verlauf ein Perikarderguß, werden das epikardiale und perikardiale Blatt zunehmend auseinandergedrängt und finden immer weniger Reibungsfläche: Das Perikardreiben wird leiser, inkonstant, es wird abhängig von der Körperlage und vom Atemzyklus, ist evtl. nur noch auf ein kleines Auskultationsareal beschränkt und verschwindet schließlich, wenn ein ausreichend großer Erguß kein Aufeinandertreffen der Perikardblätter mehr zuläßt. Das Leiserwerden bzw. Verschwinden des Perikardreibens ist also nicht zwangsläufig ein Zeichen der Rückbildung der Perikarditis, sondern häufig vielmehr das Signal für den Übergang einer bislang fibrinösen Perikarditis in das exsudative Stadium (mit Gefahr der Herzbeuteltamponade).

Ein signifikanter Perikarderguß kann auskultatorisch nur aus dem Verlauf (d. h. durch häufiges Auskultieren) vermutet werden, wenn ein Perikardreiben verschwindet und gleichzeitig die Herztöne leiser werden. Andere Befunde, wie eine neu aufgetretene Niedervoltage im EKG, Veränderungen der Herzgröße und -kontur im Thoraxröntgen und insbesondere der semiquantitative Nachweis des Perikardergusses durch die Echokardiographie müssen jedoch den auskultatorisch erhobenen Verdacht bestätigen.

Abb. 15.2

Dementsprechend ist auch ein Wiederauftreten von Perikardreiben zu interpretieren, wenn bei Resorption (oder nach Punktion) des Ergusses die Perikardblätter sich einander wieder annähern.

### 15.3.4 Inspiratorische Verstärkung

Eine inspiratorische Verstärkung des Perikardreibens (wie häufig auch der Schmerzen) ist nicht obligatorisch, tritt jedoch bei etwa 1/3 aller Patienten auf. Gelegentlich wird Perikardreiben bei tiefer Inspiration überhaupt erst hörbar, was nicht zu einer Verwechslung mit einem Trikuspidalgeräusch führen sollte.

Diese Verstärkung des Perikardreibens erklärt sich einerseits mit der inspiratorischen Größenzunahme des rechten Ventrikels (vermehrter venöser Rückstrom), andererseits mit dem verstärkten Druck auf das Perikard durch die sich entfaltende Lunge.

**Nicht jede Perikarditis reibt!**
Reiben findet sich meist nur in Stadien *ohne* großen Perikarderguß!

**Erwarte kein Perikardreiben bei der Herzbeuteltamponade!**
Andererseits spricht Perikardreiben keinesfalls gegen einen sich evtl. bald entwickelnden Tamponademechanismus, da dieser in erster Linie von der Entstehungsgeschwindigkeit und nicht von der absoluten Größe des Ergusses abhängt.
(So können bereits weniger als 200 ml eines innerhalb von Stunden aufgetretenen Perikardergusses zur Tamponade führen, während 1.500 ml eines sich langsam entwickelnden Ergusses wegen der Dehnung des Perikards ohne hämodynamische Folgen bleiben können.)

**Das Verschwinden von Perikardreiben ist nicht immer gleichbedeutend mit Ausheilung:**
Auch ein zunehmender Perikarderguß läßt durch Auseinanderdrängen der Perikardblätter das Reiben verschwinden.

**Das Neuauftreten von Perikardreiben** im Verlauf der Erkrankung kann
- auf eine rezidivierende Perikarditis (z. B. Dressler-Syndrom) oder auch
- auf eine weitgehende Resorption des Ergusses im Ausheilungsstadium hinweisen.

**Die Echokardiographie ist bei Perikardreiben die weiterführende diagnostische Maßnahme mit der größten Wertigkeit:**

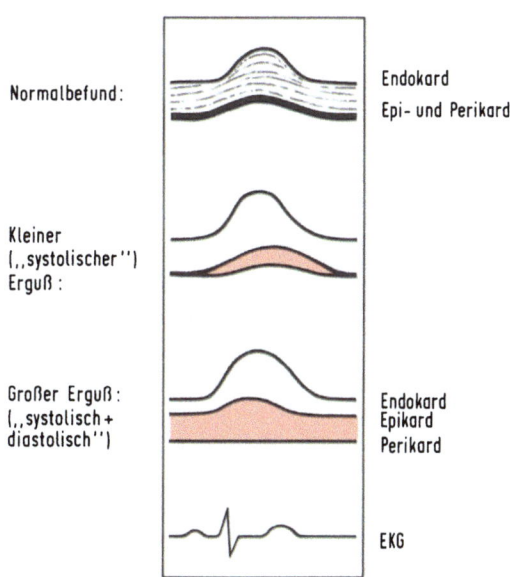

Abb. 15.2. *Echokardiogramm des Perikardergusses:*
Schematische Darstellung des Echomusters an der linksventrikulären Hinterwand

### 15.3.5 Punctum maximum

Ein lautes Perikardreiben kann meist über dem gesamten Präkordium mit Betonung über dem 3. bis 4. ICR links parasternal gehört (und dort gelegentlich auch als Kratzen palpiert) werden. Sind die reibenden Flächen jedoch klein, wie z. B. nach Myokardinfarkt oder bei zunehmendem Perikarderguß, kann das Reiben oft nur über einem *kleinen begrenzten Areal* auskultiert werden. Auf der Suche nach Perikardreiben sollten daher mehrere präkordiale Abschnitte im Liegen *und* Stehen während mehrerer tiefer Atemzüge mit der Membran des Stethoskops abgetastet werden.

---

Auskultiere bei der Suche nach Perikardreiben (z. B. bei atemabhängigen Schmerzen oder nach Myokardinfarkt)

- im Liegen, in 45 Grad-Lagerung, im Sitzen/Stehen und in vornübergebeugter Haltung
- über mehreren Arealen zwischen Sternummitte und Herzspitze
- während mehrerer tiefer Atemzyklen

Durch ein nur kurzes Hinhören über einem einzigen Punkt und nur in einer Körperlage kann ein Perikardreiben nicht ausgeschlossen werden!

# B. Spezieller Teil

# 16. Die Aortenstenose (AS)

## 16.1 Definition

*Abb. 16.1* Bei einer Aortenstenose besteht eine Einengung im Bereich des linksventrikulären Ausflußtraktes, welche in der überwiegenden Anzahl der Fälle die Aortenklappe (*valvuläre AS*, erworben oder angeboren) betrifft. Die Einengung kann jedoch als angeborene Fehlbildung auch oberhalb (*supravalvuläre AS*) oder unterhalb der Klappenebene (*sub- oder infravalvuläre AS*) lokalisiert sein.

Da sich die verschiedenen Formen der AS hämodynamisch und auch klinisch nicht wesentlich voneinander unterscheiden und auch gelegentlich nicht sicher zwischen einer angeborenen und einer erworbenen Stenose getrennt werden kann, werden sie im folgenden gemeinsam besprochen.

Die hypertrophe obstruktive Kardiomyopathie, die als „dynamische Form einer subvalvulären Stenose" angesehen werden kann, wird separat (Kapitel 18) behandelt.

## 16.2 Ätiologie und Häufigkeit

3–6% aller *kongenitaler* Vitien betreffen valvuläre Aortenstenosen, etwa 1% subvalvuläre und unter 0,5% supravalvuläre Stenosen. Die kongenitale AS ist nicht selten mit anderen kardiovaskulären Abnormitäten vergesellschaftet (Aortenisthmusstenose, persistierender Ductus arteriosus Botalli, isolierter VSD etc.).

Die Aortenstenose ist nach den Mitralvitien der zweithäufigste Klappenfehler im *Erwachsenenalter* und bevorzugt das männliche Geschlecht (3–5:1).

*Tab. 16.1* Mit abnehmender Häufigkeit des rheumatischen Fiebers und mit zunehmen-
*Abb. 16.3* dem Lebensalter wandelt sich die Ätiologie der AS zugunsten der *degenerativ-kalzifizierenden* Form, die bevorzugt bikuspide Klappen befällt. Eine *rheumatische* Genese ist bei weitem nicht so häufig als allgemein (noch) angenommen.

## 16.3 Pathologische Anatomie

### 16.3.1 Angeborene Formen

*Tab. 16.2* Der kongenitalen **valvulären Stenose** liegt entweder eine verdickte, an den Kommissuren verklebte bikuspide (zweizipflige) Klappe oder eine Membran ohne erkennbare Kommissuren mit zentral oder exzentrisch gelegener Öffnung zugrunde. Das Orifizium ist oft schlitzförmig (*unicommissural*).

Wird das Erwachsenenalter erreicht, so muß mit einer erheblichen Verkalkung gerechnet werden.

Die **subvalvuläre Stenose** stellt entweder eine ringförmige membranöse Endokardleiste knapp unterhalb der Klappenbasis dar (*membranöser Typ*) oder beruht auf einer Hypoplasie des Aortenrings (*Tunneltyp*).

Auch die **supravalvuläre Stenose** ist eine Rarität und kann als *membranöser*, als *hypoplastischer* oder als kurzstreckiger, *sanduhrförmiger Typ* auftreten. Sie ist häufig mit anderen Abnormitäten wie Verengungen des Pulmonalstamms, von Pulmonalästen und Ästen des Aortenbogens etc. vergesellschaftet.

Abb. 16.1. *Schematische Darstellung einer Aortenstenose im Kompensationsstadium.*
*Beachte:*
– Die hier trichterförmige Klappenstenose
– Die poststenotische Dilatation
– Die konzentrische LV-Hypertrophie

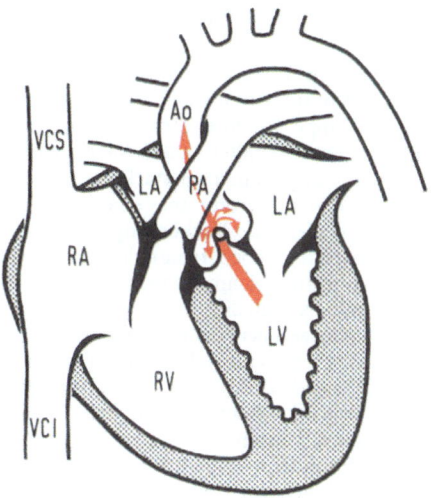

Tab. 16.1. Der Zeitpunkt der Erstdiagnose einer AS dient als Fingerzeig für die zugrundeliegende Ursache

| Zeitpunkt der **Erst**diagnose | Typ der Aortenstenose |
|---|---|
| Vor dem 30. Lebensjahr | Kongenitale AS |
| Zwischen dem 30. und ca. 70. Lebensjahr | Rheumatische Genese wahrscheinlich, insbesondere wenn gleichzeitig Mitralvitium |
| Jenseits des 70. Lebensjahres | Senil-kalzifizierende AS |

Die *rheumatische* Genese einer Aortenstenose ist nicht so häufig, wie allgemein (noch) angenommen.

Tab. 16.2. Das Spektrum der „Aortenstenose"

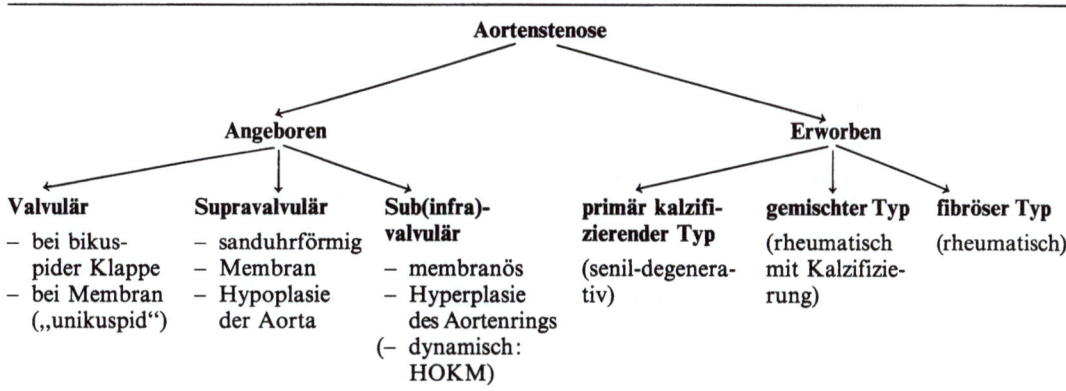

Die **klinische** Unterscheidung dieser Formen ist oft schwer und gelegentlich nicht möglich!

### 16.3.2 Erworbene Formen

*Tab. 16.2*  **Fibröser Typ:** Eine rheumatische Endokarditis (insbesondere wenn rezidivierend) führt über fibröse Kontrakturen zur Verklebung der Kommissuren und Verkürzung der Taschen der Aortenklappe. Zu einer Stenosierung kommt es meist jedoch erst dann, wenn mindestens 2 oder, wenn vorhanden, alle 3 Klappentaschen betroffen sind. Rheumatisch vorgeschädigte Klappen neigen ungleich stärker zur Kalzifizierung als normale trikuspide Klappen, wodurch die Stenosierung im Verlauf zunehmen kann.

*Abb. 16.2*  Die begleitende Verkürzung der Taschen führt oft zu einer geringen, hämodynamisch meist unbedeutenden Insuffizienzkomponente. Eine rheumatische Genese kann insbesondere dann angenommen werden, wenn andere Herzklappen (meist Mitralis, seltener die Trikuspidalis) beteiligt sind.

*Abb. 16.5*  **Kalzifizierender (senil-degenerativer) Typ:** Bis zu einem gewissen Grad sind bei Personen über 70 Jahren Kalkeinlagerungen in die Aortenklappen normal. Bei ansonsten unauffälligen (trikuspiden) Klappen ist das Ausmaß der Kalzifizierung zu gering für die Entwicklung einer Stenosekomponente, oft jedoch ausreichend für die Entstehung von Austreibungs-(*Sklerose-*)geräuschen.

Insbesondere angeborene, hämodynamisch normal funktionierende bikuspide Aortenklappen neigen auch ohne rheumatische Vorschädigung zu verstärkter Kalkeinlagerung, die dann durch Steifigkeit und Bewegungseinschränkung der Klappe eine Stenosekomponente verursacht.

Klassischerweise (jedoch nicht obligat) sind derart stenosierte Klappen dicht, und andere Herzklappen sind nicht beteiligt.

**Gemischter Typ:** Noch mehr als die hämodynamisch zunächst unauffälligen bikuspiden Klappen neigen die bereits mit einer Stenosekomponente angeborenen Klappen zu Kalkeinlagerungen. Diese angeborenen Aortenstenosen können oft lange asymptomatisch verlaufen und werden gelegentlich erst dann im Erwachsenenalter entdeckt, wenn durch die Kalzifizierung eine Insuffizienz zu der ursprünglich milden Stenose hinzukommt.

Die oben besprochene Neigung rheumatisch vorgeschädigter Klappen zur Kalzifizierung läßt im Spätstadium (z. B. intraoperativ) oft eine Unterscheidung in primäre oder sekundäre Verkalkungen nicht mehr zu.

## 16.4 Pathophysiologie und Hämodynamik

Fibrosierung und Kalkeinlagerung führen zu einer Reduzierung der systolischen Klappenöffnungsfläche (normal 3–5 cm$^2$). Um einen signifikanten Austreibungswiderstand zu verursachen, muß die Klappenöffnungsfläche um mindestens die Hälfte (d. h. unter 2 cm$^2$), um den Herzfehler symptomatisch werden zu lassen auf ca. 75% seiner ursprünglichen Fläche (d. h. unter 1 cm$^2$) eingeengt sein. Ein Austreibungsgeräusch tritt jedoch bereits viel früher auf.

**Normalerweise,** d. h. bei frei durchgängigen Aortenklappen, wird das linksventrikuläre Schlagvolumen ohne wesentlichen Druckverlust in die Aorta ausgeworfen und auf beiden Seiten der Klappe besteht der gleiche systolische Druck.

**Bei der Aortenstenose** pumpt der linke Ventrikel (LV) gegen einen zusätzlichen Widerstand und muß zur Aufrechterhaltung eines normalen systemarteriellen Drucks je nach Ausmaß der Stenose einen zum Teil erheblich höheren Druck aufbringen. Der LV ist druckbelastet und reagiert – wie bei einer schweren arteriellen Hypertonie – mit einer Hypertrophie der Kammerwände. Die Aortenstenose

*Abb. 16.1*  ist das Paradebeispiel der sog. *konzentrischen Hypertrophie*, bei der die Dickenzunahme der Kammerwände nicht zu einer Vergrößerung des Herzen führt, sondern zunächst vielmehr auf Kosten des Herzbinnenraums (*Cavum*) geht.

Abb. 16.2. *Schematische Darstellung verschiedener Typen einer valvulären Aortenstenose* (Querschnitt durch die Klappenebene)

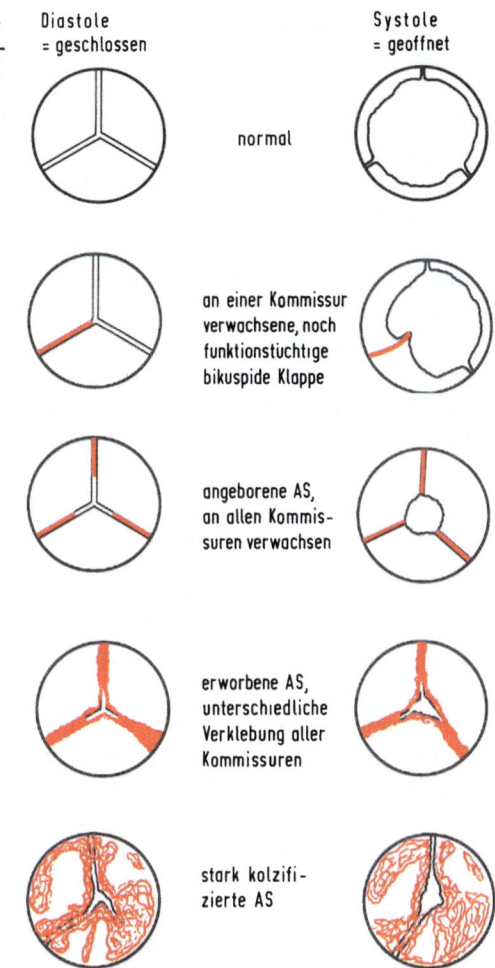

| Die Aortenstenose gilt als das typische Vitium des alten Mannes (kommt aber natürlich auch bei Frauen vor).

Abb. 16.3. *Die Altersabhängigkeit der Verkalkung bei verschiedenen Veränderungen der Aortenklappe* (nach Campbell [198])

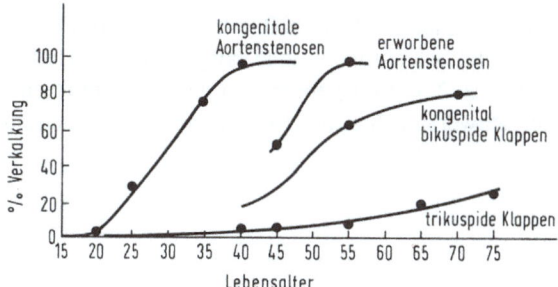

| **Konzentrische Hypertrophie** = Dickenzunahme der Kammerwände ohne Herzvergrößerung, d. h. auf Kosten des Cavums.

*Abb. 16.4*  Durch die Druckdifferenz zwischen LV und Aorta (= Druckgradient), die bei leichten Stenosen bis etwa 40 mm Hg und bei mittelschweren Stenosen bis etwa 80 mm Hg beträgt, kann das erforderliche Schlagvolumen – eine gute myokardiale Funktion vorausgesetzt – über lange Zeit aufrechterhalten und bei Belastung sogar noch gesteigert werden.

Die Patienten sind in diesem Stadium meist beschwerdefrei und gut belastbar, der arterielle Blutdruck ist normal, der Puls noch gut gefüllt, und es weisen lediglich ein verstärkter, noch an normaler Stelle liegender hebender Herzspitzenstoß und elektrokardiographische Zeichen auf die bestehende linksventrikuläre Hypertrophie hin.

Bei zunehmender Stenosierung und Hypertrophie kommt es zur Einschränkung des Schlagvolumens: Während das Herzminutenvolumen in Ruhe zunächst durch Erhöhung der Herzfrequenz (*pulsus frequens*) kompensiert werden kann, läßt es sich bei Belastung nicht mehr steigern und muß durch eine vermehrte $O_2$-Ausschöpfung in der Peripherie (*Zyanose*) ausgeglichen werden (*fixiertes kleines Schlagvolumen*). Der arterielle Blutdruck und die Amplitude sinken, und der tastbare Puls ist schlecht gefüllt (*pulsus parvus*).

Da sich der LV ständig gegen den Widerstand der stenosierten Klappe kontrahiert, verlängert sich die linksventrikuläre Systole; dies führt zu einem langsam ansteigenden, hebenden Herzspitzenstoß und kann als verzögerte Pulswelle (*pulsus tardus*) getastet (und in manchen Fällen als paradoxe Spaltung des 2. HT gehört) werden.

**Bei schwerer und schwerster AS** führt die ständige Drucküberlastung des LV zur Abnahme der Kontraktilität der Kammermuskulatur: Der Ventrikel dilatiert. Bei ansonsten gesundem, bislang gut kontraktionsfähigem Myokard geschieht dies bei Erreichen des kritischen Herzgewichtes, bei vorgeschädigtem Myokard (z. B. durch rheumatische Endomyokarditis oder KHE) entsprechend früher.

Die linke Kammer dilatiert und der enddiastolische Füllungsdruck (LVEDP), der wegen der verminderten Dehnbarkeit des verdickten Myokards schon leicht erhöht war, steigt nach Eintritt einer Kontraktionsinsuffizienz deutlich (d. h. über 20 mm Hg) an und überträgt sich bald auf den Vorhof und den kleinen Kreislauf: Die Aortenstenose ist jetzt dekompensiert.

Der Druckgradient zwischen LV und Aorta ist bei der Beurteilung einer schweren und schwersten AS nicht das Maß aller Dinge: Er kann bei noch erhaltener Kontraktionskraft über 100 mm Hg (bis 200 mm Hg) betragen, während er im Rahmen der Dekompensation sinkt, wenn nämlich der linke Ventrikel den zur Aufrechterhaltung eines normalen Herzminutenvolumens erforderlichen Druck nicht mehr aufbringen kann.

Bei normalem HZV (z. B. 5 l/min.) ist ein Druckgradient von unter 50 mm Hg eine Druckbelastung, welche lange aufrechterhalten werden kann. Bei geringem HZV (z. B. 2,5 l/min.) entspricht ein Druckgradient von 50 mm Hg hingegen dem einer schwersten Stenose (Klappenöffnungsfläche unter 1 $cm^2$).

Abb. 16.4. *Schwere Aortenstenose:* Der Druckgradient (rote Fläche) und das resultierende Geräusch

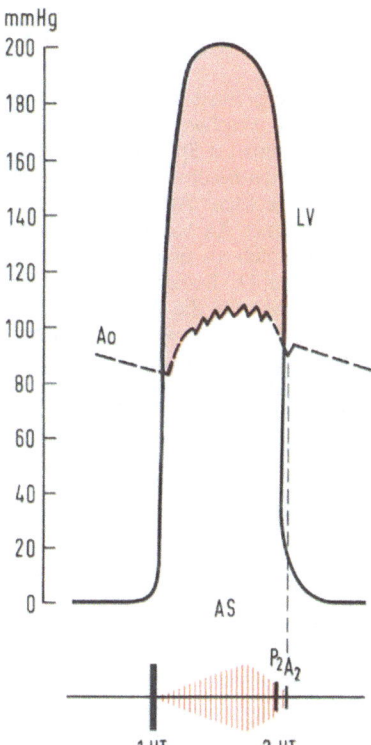

**Die Höhe des Druckgradienten zwischen dem linken Ventrikel und der Aorta ist nicht das Maß aller Dinge und darf nur in Verbindung mit dem geförderten Volumen beurteilt werden:**

So kann bei einer schwersten Stenose im Stadium der Dekompensation ein Gradient von „nur" 50 mm Hg gemessen werden; bei einer guten LV-Funktion würde dieser Gradient einer nur mäßigen Stenose entsprechen!

---

**Kreislaufzeichen einer schweren Aortenstenose:**

- hebender Herzspitzenstoß = Ausdruck der Hypertrophie
- Pulsus parvus = Ausdruck des kleinen Schlagvolumens
- Pulsus tardus = Ausdruck der verlängerten LV-Systole
- Pulsus frequens = Ausdruck der Kompensation bei fixiertem kleinen Schlagvolumen
- Periphere Zyanose = Ausdruck der Kompensation durch vermehrte $O_2$-Ausschöpfung
- Niedriger Blutdruck / Kalte Extremitäten = Ausdruck des „low-output-failure"
- Angina pectoris = Ausdruck des Mißverhältnisses von gesteigertem $O_2$-Verbrauch und $O_2$-Angebot (mit oder ohne KHE)
- Schwindel/Synkope bei oder nach Belastung = Ausdruck des nicht steigerungsfähigen HZV bei fallendem peripheren Widerstand
- Herzinsuffizienz = Ausdruck der Dekompensation, d.h. des Herzmuskelversagens

## 16.5 Klinische Gesichtspunkte

Eine Aortenstenose kann viele Jahre und Jahrzehnte beschwerdefrei kompensiert bleiben; auftretende Beschwerden müssen wegen der erfahrungsgemäß raschen Dekompensation dieses Vitiums als Spät- bzw. Alarmsymptome gelten.

Die ersten Beschwerden sind bei 50–75 % der Fälle anginöse Schmerzen; sie sind schwer von einer „echten" Angina pectoris zu unterscheiden, zumal eine koronare Herzerkrankung auch bei einer AS häufig vorkommt (die frühere Annahme, eine AS „schütze" vor einer KHE, hat sich als unzutreffend erwiesen). Die Ursache liegt in einem Mißverhältnis von gesteigertem $O_2$-Bedarf des druckbelasteten Ventrikels und dem $O_2$-Angebot.

Typischer für die AS sind Schwindel und Synkopen bei oder nach Belastung (oder Nitro-Applikation), wenn bei fallendem peripheren Widerstand das HZV nicht adäquat gesteigert werden kann.

Treten zuletzt Zeichen einer Herzinsuffizienz auf, so beträgt (ohne Operation) die statistische Lebenserwartung nur noch 2 Jahre.

## 16.6 Auskultation

### 16.6.1 Der 1. Herzton

Der 1. HT bei Aortenstenose ist meist *normal und unauffällig*. Er kann jedoch bei **schweren Stenosen** und insbesondere im Stadium der Dekompensation *leiser* und auch einmal *unhörbar* werden, ohne daß hieraus Rückschlüsse auf den Schweregrad der Stenose möglich wären. Auf die Verwechslungsgefahr des 1. HT mit einem Ejection-Click, der bei Jugendlichen sowie bei nicht verkalkten erworbenen Stenosen laut werden kann, muß geachtet werden.

### 16.6.2 Der 2. Herzton

Die **Lautstärke** des 2. HT (der ja im wesentlichen von der Aortenkomponente $A_2$ gebildet wird) ist abhängig von der Beweglichkeit der Klappenstrukturen. Er ist *normal oder* sogar *betont* bei Aortenstenosen mit geschmeidigen Klappen (angeborene und nicht verkalkte erworbene AS) und ist *leise bis nicht hörbar* bei verdickten und durch Fibrose und Verkalkung unbeweglichen Klappen. Deshalb ist der 2. HT bei schweren Stenosen meist abgeschwächt, da diese mit einem stark deformierten, immobilen Klappenapparat einhergehen. Das Fehlen eines 2. HT ist ein Indiz, jedoch kein Beweis für das Vorliegen einer schweren Aortenstenose.

Die **Spaltung** des 2. HT kann – wenn hörbar (und das ist sie in praxi selten) – wichtige Hinweise auf den Schweregrad einer Aortenstenose geben: Bei einer deutlichen Stenose ist die linksventrikuläre Systole wegen einer erheblichen Druckbelastung des Ventrikels verlängert und die Aortenkomponente $A_2$ verzögert. Bei *schweren* Stenosen kann der Aortenklappenschluß dem Pulmonalklappenschluß $P_2$ nachhinken, dabei kann es zu einer Spaltung des 2. HT in umgekehrter Reihenfolge ($P_2$-$A_2$) kommen. Diese *paradoxe* Spaltung tritt besonders in Exspiration auf, wenn die rechtsventrikuläre Systole und somit auch $P_2$ nicht selbst durch den inspiratorisch vermehrten venösen Rückstrom und den „Pulmonalissog" verlängert ist. Sie verschwindet in Inspiration. Diese paradoxe Spaltung des 2. HT bei AS ist jedoch nur selten zu auskultieren, da einerseits der $A_2$ abgeschwächt ist und andererseits $P_2$ durch das bei der schweren Stenose über die rechtsventrikuläre Systole hinausreichende Stenosegeräusch verdeckt wird.

Eine leichtere bis mittelschwere Aortenstenose kann – eine gute myokardiale Funktion vorausgesetzt – jahre- bis jahrzehntelang ohne körperliche Beschwerden kompensiert bleiben!
**Sprichwort:** „*Die Aortenstenose trifft man auf dem Matterhorn.*"

**Körperliche Beschwerden bei AS = Spätsymptome**

**Paradoxe = umgekehrte Spaltung des 2. HT**
Spaltung ($P_2$ vor $A_2$) in Exspiration
Fusion von $P_2$ und $A_2$ in Inspiration

Eine paradoxe Spaltung entsteht durch Verlängerung der linksventrikulären Systole und ist stets Ausdruck einer schweren Aortenstenose.
(Voraussetzung: Kein gleichzeitig vorliegender Linksschenkelblock.)

In praxi ist eine paradoxe Spaltung selten zu auskultieren, da
– $A_2$ bei schweren Stenosen meist abgeschwächt und
– $P_2$ durch das (über ihn hinausreichende) Stenosegeräusch meist überdeckt ist.

**Die Lautstärke des 2. HT und des Ejection-Click gehen bei der valvulären Aortenstenose Hand in Hand:**
**Beide werden bei zunehmender Stenose leiser und verschwinden.**

### 16.6.3 Der Ejection-Click

Der Ejection-Click ist ein kurzer, hoher, scharfer Ton (Click), der dem 1. HT in kurzem Abstand folgt und der bei der Aortenstenose *valvulären* Ursprungs ist. Er tritt auf, wenn sich die in ihren Kommissuren verklebte Aortenklappe öffnet und bei Erreichen ihrer Elastizitätsgrenze zusammen mit der unter einem hohen frühsystolischen Druck stehenden Blutsäule in Schwingung gerät. Die niederen Frequenzen dieser Schwingungen registriert die Karotispulsschreibung als *anakrote Inzisur;* die hohen Frequenzen werden als Ejection-Click gehört.

Der aortale Ejection-Click hat sein p.m. über der Herzspitze (mit weiter Fortleitung) und zeigt keine respiratorische Schwankung. Ein EC tritt *nur bei valvulären* (nicht sub- oder supravalvulären) Stenosen und *nur bei noch gut erhaltener Klappenbeweglichkeit* auf. Dies beschränkt das Auftreten eines EC auf jugendliche (angeborene) und erworbene, noch nicht verkalkte Aortenstenosen.

Mit zunehmendem Schweregrad einer AS verhält sich ein EC ähnlich wie der 2. HT: Er wird leiser und verschwindet bei schweren Stenosen, da bei solchen die Klappen meist recht unbeweglich sind und (bei Dekompensation) der zu einer schnellen Spannung erforderliche Druck vom Ventrikel nicht mehr aufgebracht werden kann.

### 16.6.4 Das systolische Geräusch

Abb. 16.4   Das Systolikum der Aortenstenose entsteht durch Turbulenzbildung an der Stenose sowie durch Vibration des Klappenapparates und weist folgende Kriterien auf:

1. Als typisches **systolisches Austreibungsgeräusch** ist es auf die Austreibungsphase begrenzt: Wie diese beginnt es nicht sofort mit dem 1. Herzton (wie ein Refluxgeräusch), sondern ist von diesem durch ein kurzes freies Intervall, welches der Anspannungszeit entspricht, abgesetzt.

2. Die **Spindelform des Geräusches** wird durch das An- und Abschwellen der Blutströmungsgeschwindigkeit in der Systole hervorgerufen. Wegen der charakteristischen Spindelform im Phonokardiogramm hat sich diese Bezeichnung auch bei der Beschreibung eines Auskultationsbefundes eingebürgert.

3. Die **Länge des Geräusches** korreliert recht gut mit dem Schweregrad der Stenose. Bei *leichten* Formen ist die Austreibung nur wenig behindert und erfolgt schnell mit einem relativ frühen Strömungsmaximum, und das Austreibungsgeräusch ist somit relativ kurz mit einem Geräuschmaximum in der ersten Hälfte der Systole.

Anders bei der *schweren* Stenose: Durch die erhebliche Druckbelastung ist die linksventrikuläre Austreibungszeit über die (normalerweise gleich lange) rechtsventrikuläre hinaus verlängert. Entsprechend der Blutströmungsgeschwindigkeit schwillt das Geräusch langsamer an, weist sein Intensitätsmaximum erst in der 2. Hälfte der Systole auf, um dann zum (verzögerten) Aortenschlußton $A_2$ leiser zu werden. Ist die Verlängerung der linksventrikulären Systole derart ausgeprägt, daß der Aortenschlußton hinter den Pulmonalschlußton zurückfällt, so reicht auch das Geräusch der AS über den $P_2$ hinweg und übertönt ihn – im wahrsten Sinne des Wortes. Dies ist der Grund, warum eine bestehende paradoxe Spaltung ganz selten auskultiert werden kann.

**Ejection-Click bei AS = wichtiges diagnostisches Kriterium der *valvulären* Stenose** (angeboren und erworben) – allerdings nur bei noch gut beweglichen, nicht verkalkten Klappen!

Punctum maximum des aortalen Ejection-Clicks = linksventrikuläres Areal (Nicht Aortenareal)

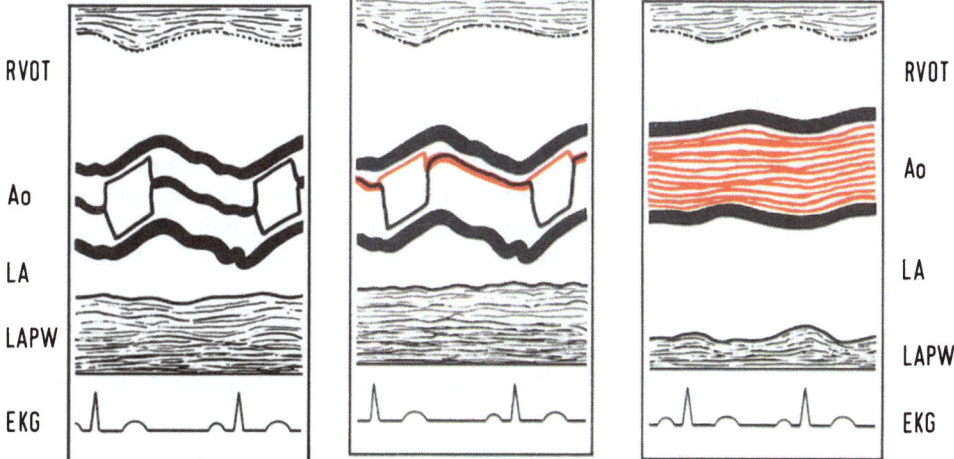

Abb. 16.5. *Echokardiogramm verschiedener Aortenklappen*
*Links:* Normale (trikuspide) Klappe mit zentralem diastolischen Mittelecho und weiter systolischer Separation der darstellbaren rechtskoronaren und akoronaren Klappentasche.
*Mitte:* Bikuspide, nicht verkalkte Aortenklappe mit exzentrisch liegendem diastolischen Mittelecho (ohne Stenose)
*Rechts:* Stark kalzifizierte, stenosierte Aortenklappe; rot dargestellt die starken, durch Kalk bedingten Echos. Eine Separation ist nicht mehr erkennbar.

Die Echokardiographie der Aortenklappe ist ideal zur Beurteilung von morphologischen Klappenveränderungen, jedoch meist untauglich zur Bestimmung eines evtl. vorhandenen Stenosegrades!

**Die Länge des Systolikums weist eine engere Korrelation zum Schweregrad der Stenose auf als die Lautstärke:**

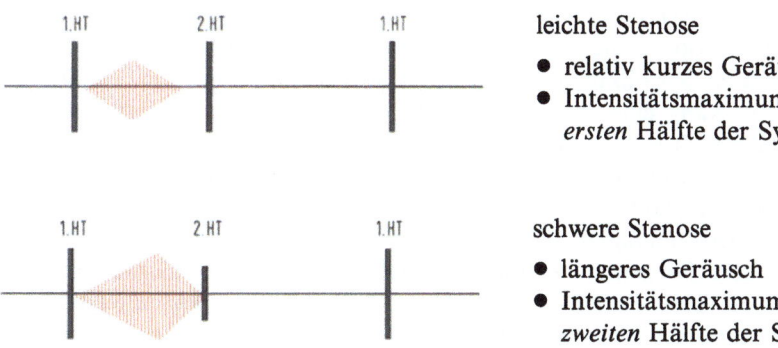

leichte Stenose
- relativ kurzes Geräusch
- Intensitätsmaximum in der *ersten* Hälfte der Systole

schwere Stenose
- längeres Geräusch
- Intensitätsmaximum in der *zweiten* Hälfte der Systole

4. Die **Lautstärke des Geräusches** zeigt wegen der nicht seltenen Ausnahmen eine weniger gute Korrelation zum Schweregrad der Stenose. Nach dem VSD und mit der Pulmonalstenose gehört das Systolikum der AS zu den lautesten Herzgeräuschen überhaupt – signifikante Stenosen weisen eine Lautstärke von mindestens 3/6 auf und können so laut werden, daß sie ohne Aufsetzen des Stethoskops als sog. Distanzgeräusch (6/6) gehört und als systolisches Schwirren über der Brustwand und den Halsgefäßen getastet werden können. Gelegentlich wird es vom Patienten selbst wahrgenommen. Während einem sehr lauten Geräusch stets eine signifikante Stenose gegenübersteht, gilt die Umkehrung dieses Satzes nicht: Neben allgemeinen Faktoren wie Emphysem und Adipositas, welche besonders im höheren Alter jedes Herzgeräusch abschwächen, wird es bei Auftreten einer Pumpinsuffizienz mit reduziertem Austreibungsvolumen und -geschwindigkeit (*low-output-failure*) leiser. Hinzu kommt, daß bei hochgradig kalzifizierten Klappen die Austreibung oft eher spray- als jetförmig erfolgt. So kann eine schwerste Aortenstenose im Stadium der Dekompensation (statistische Lebenserwartung ca. 2 Jahre!) ein nur leises Austreibungsgeräusch hervorrufen und, wenn schlechte Schalleitungsbedingungen hinzukommen, sogar ganz fehlen. Man spricht dann von einer *stummen Aortenstenose*.

5. **Der Klangcharakter des Geräusches** ist typischerweise rauh, mittel- bis tieffrequent. Ein lautes Geräusch wird man auch mit der Stethoskopsmembran nicht überhören, ein leises Geräusch kann jedoch bei Verwendung der Glocke besser hervortreten.

Bei kalzifizierten Stenosen älterer Patienten kann neben diesem, im Aortenareal rauhen Geräusch über der Herzspitze gleichzeitig ein hochfrequentes, zum Teil musikalisches Systolikum gehört werden, das ohne Kenntnis dieses sog. *Gallavardin-Phänomens* bisweilen auch von geübten Untersuchern als begleitende Mitralinsuffizienz fehlgedeutet wird. Als geläufigste Erklärung für diese Beobachtung, daß eine reine AS an verschiedenen Auskultationspunkten verschiedene Frequenzen fortleitet, gilt:

Die tiefen Frequenzen entstehen durch Turbulenzen jenseits der Klappe, wohingegen die hohen Frequenzen durch Vibrationen von Klappenstrukturen hervorgerufen werden.

Abb. 16.6

6. Das **punctum maximum des Geräusches** liegt im Aortenareal, welches sich als schlauchförmiger 3–5 cm breiter Bezirk vom 3. ICR links parasternal über das Manubrium sterni nach rechts bis zum Schlüsselbein erstreckt. In typischer Weise wird es in zwei entgegengesetzten Richtungen fortgeleitet, einerseits in die Halsgefäße und andererseits zur Herzspitze.

Die Ausstrahlung in beide Karotiden (rechts oft mehr als links) erfolgt in Strömungsrichtung und ist das differentialdiagnostisch wichtigste Kriterium zur Unterscheidung von anderen systolischen Geräuschen. Das Geräusch einer AS läßt sich ohne Unterbrechung vom Aortenareal zur rechten und linken Halsseite mit dem Stethoskop verfolgen. Ist dies nicht der Fall und/oder läßt sich nur über *einer* Halsseite ein Systolikum nachweisen, so besteht der Verdacht auf eine Karotisstenose. Oft kann eine einseitige Karotisstenose durch ihr höherfrequentes, „helleres" Geräusch von einem rauhen fortgeleiteten Aortenstenosegeräusch unterschieden werden. In Zweifelsfällen und insbesonders dann, wenn eine Synkope zur Untersuchung geführt hat, müssen zusätzliche diagnostische Methoden wie z. B. die Dopplersonographie angewendet werden.

Neben dieser Fortleitung in Strömungsrichtung weist die AS oft auch zur Herzspitze eine gute Fortleitung auf. Das Geräusch wird kaudalwärts vom Aortenareal zunächst leiser und nimmt in der Herzspitzengegend als „*zweites*

**Einem sehr lauten Geräusch liegt stets eine signifikante Stenose zugrunde, einer schweren Stenose jedoch nicht immer ein lautes Geräusch:**

Wenn das HZV bei nachlassender Kontraktionskraft sinkt und die Austreibung durch die schwer veränderte Klappe eher spray- als jetförmig erfolgt, wird das Systolikum der Aortenstenose leiser!

Kommen schlechte Schalleitungsbedingungen hinzu, so kann ein Geräusch trotz Vorliegen einer schwersten Stenose fehlen = **stumme Aortenstenose**.

Bei älteren Patienten ist eine Aortenstenose daher auskultatorisch schwer zu graduieren!

**Die Fortleitung in die Karotiden ist das wichtigste differentialdiagnostische Kriterium der Aortenstenose!**

Denke jedoch immer an die Möglichkeit einer Karotisstenose als Quelle eines (meist jedoch hochfrequenten) Systolikums über den Halsgefäßen!

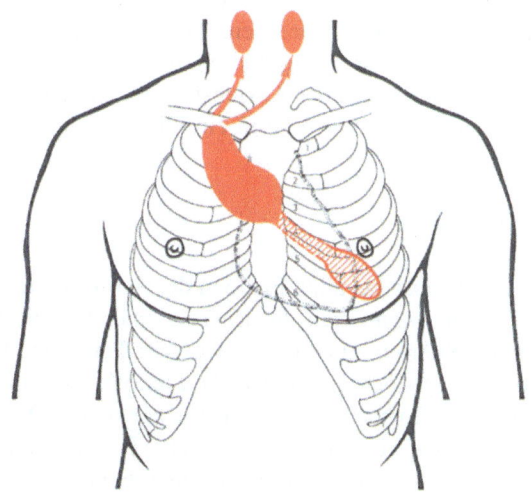

Abb. 16.6. *Das Auskultationsareal der Aortenstenose* (Rot = punctum maximum, schraffiert = „sanduhrförmiges" Areal bei (fakultativ) guter Fortleitung zur Herzspitze)

Das systolische Geräusch der Aortenstenose hat häufig ein zweites punctum maximum über der Herzspitze, wohin gelegentlich auffallend hochfrequente, zum Teil musikalisch klingende Frequenzen fortgeleitet werden (sog. Gallavardin-Phänomen).

*punctum maximum der AS"* wieder zu, ohne allerdings die Lautstärke wie über dem Aortenareal zu erreichen. Würde man die Areale guter Fortleitung eines AS-Geräusches auf der Brustwand aufzeichnen, so ergäbe dies ein sanduhrförmiges Areal.

Bei kalzifizierten Stenosen älterer Patienten unterscheidet sich der Klangcharakter des Geräusches über der Herzspitze gelegentlich deutlich von dem typischen rauhen Systolikum über dem Aortenareal und klingt heller und zum Teil musikalisch. Ohne Kenntnis dieses (oben besprochenen) Gallavardin-Phänomens läge die Verwechslung dieser hohen, wahrscheinlich von Vibrationen des verkalkten Klappenapparates stammenden Frequenzen mit einer begleitenden Mitralinsuffizienz nahe.

Bei schweren Stenosen, insbesondere wenn der Ejection-Click und der 2. Herzton fehlen und die eher spray- als jetförmige Austreibung durch eine schwerstveränderte Klappe weniger Turbulenzen erzeugt, kann das apikale (Vibrations-)Systolikum der einzige auskultatorische Hinweis auf eine Aortenstenose sein.

### 16.6.5 Diastolische Geräusche

Insbesondere bei stark fibrosierten bzw. verkalkten Stenosen (Trichterstenosen) ist durch die hochgradige Veränderung des gesamten Klappenapparates ein dichter diastolischer Klappenschluß oft nicht möglich. Hieraus resultiert eine Insuffizienzkomponente, die zu einem weichen frühdiastolischen Decrescendogeräusch mit p.m. über dem 3. ICR links parasternal führt. Das Regurgitationsvolumen ist meist zu gering, um hämodynamisch (im Sinne einer Volumenbelastung) wirksam zu sein. Wenn auch der Nachweis eines leisen Diastolikums bei Aortenstenose streng definitionsgemäß dazu berechtigt, von einem kombinierten Aortenvitium zu sprechen, so erscheint es jedoch sinnvoller, so lange von einer *Aortenstenose mit Begleitdiastolikum* zu sprechen, als noch keine Kreislaufzeichen bzw. Zeichen einer Volumenbelastung nachgewiesen werden können.

Bei allen Formen der Aortenstenose, also auch bei den angeborenen supra- und subvalvulären Stenosen kann ein Diastolikum auftreten.

### 16.6.6 4. Herzton

Ein 4. HT kann bei allen Formen der Aortenstenose mit Sinusrhythmus auftreten. Er entsteht, wenn sich die Energie einer kraftvollen Vorhofkontraktion an der hypertrophierten und dadurch weniger dehnbaren Kammerwand bricht. Sein Auftreten setzt jedoch eine deutliche Stenosierung mit entsprechender Hypertrophie voraus, in den meisten Fällen übersteigt der Druck*gradient* 70 mm Hg und der linksventrikuläre Druck 160 mm Hg. Der 4. HT ist Ausdruck der *Kompensation* des Vitiums. Er verschwindet bei zunehmender Dekompensation, bei der ein 3. HT auftreten kann.

Da der auskultatorische Nachweis eines 4. HT bei Kindern und Jugendlichen normal sein kann und er auch im Alter gelegentlich ohne erkennbare kardiovaskuläre Abnormität vorkommt, muß er bei diesen Altersgruppen mit Vorsicht interpretiert werden.

Ein „Begleitdiastolikum" ist bei Aortenstenose nicht selten und Ausdruck einer hämodynamisch meist unbedeutenden Insuffizienzkomponente. Der Übergang zum „kombinierten Aortenvitium" ist dabei fließend.

---

**Auskultationsmerkmale der *valvulären* Aortenstenose**
- 1. HT normal
- 2. HT normal, bei schwer kalzifizierten Stenosen abgeschwächt bis fehlend, gelegentlich paradoxe Spaltung des 2. HT
- Ejection-Click nur bei erhaltener Klappenbeweglichkeit
- Rauhes, meist lautes, spindelförmiges Systolikum, häufig Schwirren
- P.m. Aortenareal mit Fortleitung in beide Karotiden, häufig zweites p.m. über der Herzspitze, dort gelegentlich helleres Systolikum
- Oft 4. HT bei signifikanter Stenose
- Begleitdiastolikum nicht ungewöhnlich (Übergang zum kombinierten Aortenvitium fließend)

### 16.6.7 Supra- und subvalvuläre Aortenstenosen

Die Unterscheidung einer sub- oder supravalvulären von einer valvulären Stenose ist aufgrund des Systolikums allein nicht möglich, hierzu gibt es jedoch einzelne wertvolle diagnostische Hinweise:

#### 16.6.7.1 Supravalvuläre Aortenstenose

Die supravalvuläre Aortenstenose hat ihr p.m. im 1. ICR rechts und der Suprasternalgrube mit Fortleitung eher in die rechte als die linke Karotis und weist nur wenig Ausstrahlung zur Herzspitze auf. Häufig kann das Systolikum zwischen den Schulterblättern gehört werden, was manche auf eine begleitende Pulmonalstenose zurückführen.

Ein Ejection-Click ist bei der supravalvulären Stenose ungewöhnlich und sein Fehlen hilft bei jungen Patienten zum Ausschluß einer valvulären Stenose. Ein Begleitdiastolikum kann vorkommen, wenn ein Klappenteil in den supravalvulären Ring miteinbezogen ist.

Eine Besonderheit bei supravalvulären Stenosen und das einzige einigermaßen spezifische Zeichen ist die Verstärkung des *rechten* Karotis- und Radialispulses sowie des fortgeleiteten Geräusches gegenüber links. Diese Rechtsbetonung von Geräusch, Puls und Blutdruck scheint durch die bevorzugt in Richtung des Truncus brachiocephalicus gelenkte jet-artige Austreibung durch die supravalvuläre Stenose bedingt zu sein (sog. *Coanda-Effekt*).

#### 16.6.7.2 Fixierte subvalvuläre Aortenstenose

Die fixierte subvalvuläre Aortenstenose ist klinisch nicht von einer valvulären Stenose zu unterscheiden, wenn auch die Abwesenheit eines Ejection-Clicks diagnostisch hilfreich sein kann. Ein Begleitdiastolikum ist ungewöhnlich, aber doch beschrieben worden. In einigen Fällen kann ein tieffrequentes mesodiastolisches Geräusch über der Herzspitze eine diagnostische Hilfe sein: Es soll durch Beeinträchtigung der Füllung entstehen, wenn Gewebe von der subvalvulären Stenose auf das vordere Mitralsegel übergreift.

## 16.7 Differentialdiagnose

In der täglichen Praxis bereitet die Abgrenzung einer Aortenstenose gegenüber harmlosen systolischen Austreibungsgeräuschen und dem Geräusch einer Mitralinsuffizienz erfahrungsgemäß die größten Schwierigkeiten. Oft können sie durch Auskultation alleine nicht voneinander unterschieden werden, und es müssen andere Zeichen wie Pulsqualität, Herzspitzenstoß oder die Veränderung des Geräusches bei Applikation von Amylnitrit zur Differenzierung herangezogen werden.

*Tab. 16.3*    **Harmlose systolische Austreibungsgeräusche** sind ohne Vorliegen eines Druckgradienten über der Aorta, insbesondere in der Kindheit und Jugend sowie im Alter häufig.

Im ersten Lebensabschnitt sind hierfür die Neigung zur hyperkinetischen Kreislaufregulation sowie die guten Schalleitungsbedingungen verantwortlich, welche die (immer vorhandenen) Strömungsturbulenzen an den Herzklappen und großen Gefäßen verstärken, bzw. die entstehenden Geräusche gut zur Brustwand weiterleiten.

> **Auskultationsmerkmale der *supra*valvulären Aortenstenose**
> - 1. und 2. HT normal
> - Kein Ejection-Click
> - P. m. 1. ICR rechts und Suprasternalgrube
> - Wenig Fortleitung zur Herzspitze
> - Systolikum gelegentlich zwischen den Schulterblättern zu hören
> - Fortleitung eher in die rechte als die linke Karotis
> - Karotis- und Radialispuls rechts stärker als links (Coanda-Effekt)
> - Begleitdiastolikum möglich, aber selten

> **Auskultationsmerkmale der *sub(infra)*valvulären Aortenstenose**
> - Sehr ähnlich der valvulären Stenose, aber
> - kein Ejection-Click
> - 2. HT normal oder leicht abgeschwächt
> - Gelegentlich mesodiastolisches „Rumpeln" über der Herzspitze

**Tab. 16.3.** Differentialdiagnose: Aortenstenose versus akzidentelles Austreibungsgeräusch

|  | Aortenstenose | akzidentelles Geräusch |
|---|---|---|
| **Konfiguration** | spindelförmiges Austreibungsgeräusch | |
| **Klangcharakter** | rauh, mittel- bis tieffrequent, über Herzspitze gelegentlich heller | eher mittelfrequent, oft jedoch gleich wie AS |
| **Länge** | mit zunehmendem Schweregrad länger mit späterem Intensitätsmaximum | kurz, frühsystolisches Intensitätsmaximum |
| **Lautstärke** | meist laut, 3/6–6/6 | meist leiser, bis maximal 3/6 |
| **Schwirren** | häufig | sehr selten |
| **Punctum maximum** | Aortenareal (+ Herzspitze) | Aortenareal + Herzspitze, bei Jugendlichen: Pulmonalareal |
| **Ausstrahlung** | obligat in die Karotiden | Karotiden sind frei |
| **Lageabhängigkeit** | im Liegen und Sitzen (Stehen) unverändert | verschwindet oft im Sitzen (Stehen) oder wird deutlich leiser |

Im Alter sind es eher die Verkalkungen im Bereich der Aortenklappe (meist an der Klappenbasis, jedoch auch an den Klappenrändern), die, ohne daß eine Stenose vorliegt, Strömungsturbulenzen verstärken (sog. *Sklerosegeräusch*). Eine Dilatation der Aortenwurzel kann als zusätzlicher turbulenzfördernder Faktor hinzukommen.

Diese akzidentellen Geräusche weisen die gleiche Charakteristik und Lokalisation wie das Austreibungsgeräusch einer Aortenstenose auf, sie sind jedoch kürzer, haben ein früheres Intensitätsmaximum, sind meist leiser und so gut wie nie als Schwirren tastbar und werden zudem nicht in die Karotiden fortgeleitet.

Wie bei der Aortenstenose so kann auch ein harmloses Strömungsgeräusch – insbesondere bei älteren Patienten – bevorzugt zur Herzspitze fortgeleitet und hier als Mitralinsuffizienz verkannt werden.

*Tab. 16.4*   Das Systolikum der **Mitralinsuffizienz** unterscheidet sich von einer Aortenstenose im typischen Fall durch den helleren Klangcharakter des hier bandförmigen und holosystolischen Geräusches, das p.m. und die typische Fortleitung zur Axilla. Einerseits kann die AS über der Herzspitze ein zweites p.m. aufweisen, dorthin zum Teil höhere Frequenzen (Gallavardin-Phänomen) fortleiten und selten einmal ausschließlich über der Herzspitze zu hören sein. Andererseits kann jedoch eine Mitralinsuffizienz bei Abriß von Sehnenfäden ein systolisches Geräusch nach kranial zur Herzbasis fortleiten und dort mit einem Aortenstenosegeräusch verwechselt werden. Hier kann zur Differenzierung Amylnitrit eingesetzt werden, welches durch kurzfristige Senkung des arteriellen Widerstandes die Austreibung „nach vorne" durch die Aortenklappe verstärkt (AS wird lauter) und dadurch den „nach hinten" gerichteten Regurgitationsstrom einer MI (wird leiser) abschwächt (Amylnitrit sollte stets, ganz besonders aber bei Verdacht auf Aortenstenose nur am *liegenden* Patienten angewendet werden!).

Die Beurteilung der Qualität des Karotispulses – klein, träge und hahnenkammartig bei der signifikanten AS, schnell bei der MI – soll nie fehlen!

Die Abgrenzung zur supravalvulären und fixierten subvalvulären Stenose wurde oben besprochen.

Das Geräusch der **hypertrophen obstruktiven Kardiomyopathie (HOKM)** beginnt typischerweise erst meso- oder spätsystolisch, ist am besten über der Herzspitze und am unteren linken Sternalrand zu hören und strahlt nicht in die Karotiden aus. Überdies zeigt das Geräusch der HOKM durch den dynamisch-labilen Charakter der Obstruktion ein typisches und zum Teil pathognomonisches Verhalten bei der Auskultation z. B. in der Hocke (leiser), nach Aufstehen oder nach Amylnitrit-Applikation (lauter, s. auch Tabelle 16.4 und Kapitel 18.6.8).

Das Systolikum der **Pulmonalstenose** hat sein p.m. über dem Pulmonalareal, strahlt eher zum linken Schlüsselbein aus und wird nicht in die Karotiden fortgeleitet. Daneben lassen sich die Zeichen einer Rechtshypertrophie bei PS und einer Linkshypertrophie bei AS durch Inspektion und Palpation meist gut gegeneinander abgrenzen.

**Tab. 16.4.** Differentialdiagnose systolischer Herzgeräusche – Lautstärkenänderung der syst. Geräusche bei verschiedenen Manövern (↑ = lauter, ↓ = leiser, ~ = unverändert)

| | valv. AS | HOKM | MI (rheum.) | MI bei MKP | VSD | TI |
|---|---|---|---|---|---|---|
| **Punctum maximum** | Aortenareal bis Herzspitze | li. unterer Sternalrand bis Herzspitze | Herzspitze | Herzspitze | li. unterer Sternalrand | li., gelegentlich auch re. unterer Sternalrand |
| **Fortleitung** | obligat in die Karotiden | oft Axilla (MI), wenig z. Aortenareal, nicht i. d. Karotiden | li. Axilla | li. Axilla | z. T. weite Fortleitung | bei RV-Hypertrophie p. m. auch über Herzspitze Keine Ausstrahlung i. d. Axilla |
| **Systolikum** | leichte AS: frühsyst. schwere AS: gesamte Syst., Spindelform | vom 1. HT abgesetzt, Meso-spätsystol. Maximum | holosyst. bandförmig | Beginn meist meso- bis spätsyst. mit Click, selten holosyst. | klein: Preßstrahlgeräusch, holosyst. bandförmig groß: leiser, eher Spindelform | holosyst.-bandförmig, aber auch Crescendo oder Decrescendo möglich |
| **3. oder 4. HT** | Oft 4. HT, bei Dekomp. 3. HT | meist lauter 4. HT | oft 3. HT | – | 3. HT bei größerem Defekt | rechtskardialer 3. HT bei reiner TI |
| **Pulsqualität** | Pulsus parvus et tardus | gut gefüllt, evtl. P. bisferiens | oft Pulsus celer (et altus) | normal | klein: normal groß: celer/altus | Systolischer Venenpuls |
| **Valsalva Preßversuch** | ↓ | ↑ (selten paradox ↓) | ↓ | ↑ | ↓ | ↓ (bei Inspiration ↑↑ oder erst auftretend) |
| **Plötzl. Aufsitzen/Aufstehen** | ↓ | ↑ | ↗ | ↑ | ? | ↓ |
| **Hinlegen aus dem Stehen** | ↑ | ↓ | ~, in Linksseitenlage ↑ | ↓ | ? | ↑ in Rechtsseitenlage gelegentlich lauter |
| **Hocken (sofort nach dem Hinhocken)** | ↑ | ↓ | ↑ | ↓ | ↑ | ↑ |
| **Post-extrasystolische Kontraktion** | ↑ | ↑ | ↓ | ↓ | ? | ↑ |
| **Isometrische Belastung** | ~ | ↓ | ↑ | ↗ | (↑) | ~ ↗ |
| **Amylnitrit** | ↑ (erst nach 15–20 sek.) | ↑↑ (bereits nach 5–10 sek.) | ↓ | ↑ | ↓ | ~ oder ↑ |

# 17. Die Aorteninsuffizienz (AI)

## 17.1 Definition

*Abb. 17.1* Schlußunfähigkeit der Aortenklappe mit diastolischem Rückstrom (Regurgitation) eines Teils des Schlagvolumens von der Aorta in den linken Ventrikel.

Eine Aorteninsuffizienz kann isoliert, gemeinsam mit einer Aortenstenose oder – wenn rheumatisch – mit anderen Klappenvitien vorkommen.

Angeborene Formen treten meist infolge anderer, hämodynamisch bedeutenderer kongenitaler Defekte auf.

Aus hämodynamischen und klinischen Gründen muß scharf zwischen einer *chronischen* (stationär oder progredient verlaufenden) und einer *akut* auftretenden Aorteninsuffizienz getrennt werden.

## 17.2 Ätiologie

Eine *schwere* Aorteninsuffizienz ist seltener als eine schwere Aortenstenose, das männliche Geschlecht doppelt so häufig betroffen wie das weibliche.

*Tab. 17.1* Vor Jahrzehnten stand mit dem rheumatischen Fieber und der Lues die infektiöse Genese der AI ganz im Vordergrund. Wenngleich gerade die rheumatische AI auch heute noch – insbesondere bei Mehrklappenvitien – häufig anzutreffen ist, werden zunehmend andere Ursachen einer Aorteninsuffizienz diagnostiziert:

- angeborene Bindegewebserkrankungen (Marfan-Syndrom, Osteogenesis imperfecta)
- Erkrankungen des rheumatischen Formenkreises (M. Bechterew, M. Reiter, rheumatoide Arthritis)
- arterielle Hypertonie mit Arteriosklerose und Aortenwurzeldilatation
- myxomatöse Degeneration der Aortenklappe
- kongenitale Defekte (bikuspide Aortenklappe, insbesondere bei Aortenisthmusstenose, hochsitzender VSD, supra- und subvalvuläre Aortenstenose).

Akutes Zerreißen einer normalen oder vorgeschädigten Aortenklappe kann bei bakterieller Endokarditis, bei Dissekation der Aorta, bei rheumatischem Fieber sowie auch selten bei Thoraxtraumen auftreten. Die akute AI ist somit oft die akute Manifestation einer chronischen Erkrankung.

## 17.3 Pathologische Anatomie

Eine Aorteninsuffizienz entsteht entweder durch Erkrankung der Klappen oder der Aortenwurzel:

### 17.3.1 Aorten*klappen*erkrankungen

**Rheumatische Endokarditis:** Fibrosierung und Schrumpfung einer oder mehrerer Klappentaschen führen zum unvollständigen Klappenschluß mit Regurgitation. Bei einer reinen AI sind die Kommissuren nicht oder nur gering verklebt; eine Kombination mit einer Aortenstenose ist bei rheumatischer Genese nicht selten.

Abb. 17.1. *Schematische Darstellung einer Aorteninsuffizienz*
*Beachte:*
- Die von zwei Seiten erfolgende LV-Füllung
- Die LV-Dilatation („exzentrische Hypertrophie")

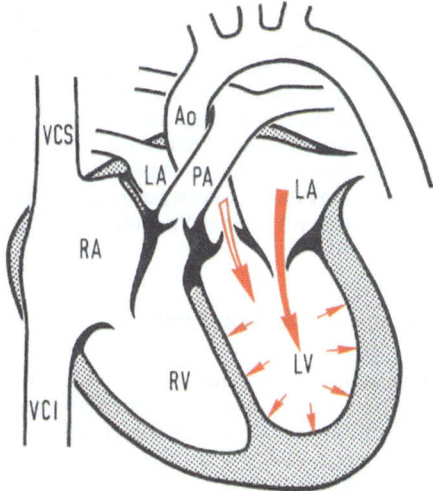

| Denke bei einer Aorteninsuffizienz nicht nur an die rheumatische und luische Genese:

Tab. 17.1. Ursachen einer chronischen und akuten Aorteninsuffizienz

**1. Chronische Aorteninsuffizienz**

- Rheumatisches Fieber
- Lues
- Angeborene Bindegewebserkrankungen
  - Marfan-Syndrom
  - Osteogenesis imperfecta
- Erkrankungen des rheumatischen Formenkreises
  - M. Bechterew
  - M. Reiter
  - Rheumatoide Arthritis (cP)
- Zystische Medianekrose der Aorta
- Sinus-Valsalva-Aneurysma
- Arterieller Hypertonus
- Arteriosklerose
- Myxomatöse Degeneration der Aortenklappe

**2. Akute Aorteninsuffizienz**

- Dissektion der Aorta ⎫
- Bakterielle Endokarditis ⎬ Oft akute Manifestation einer chronischen Erkrankung
- Rheumatisches Fieber ⎭

**Bakterielle Endokarditis:** Diese kann normale trikuspide Klappen befallen, bevorzugt jedoch veränderte (z. B. bikuspide) bzw. vorgeschädigte Klappen. Eine AI entsteht durch Zerstörung einer oder mehrerer Taschen – sei es durch Einriß oder Perforation.

**Angeborene Defekte:** Bei **bikuspiden Klappen** entsteht die Insuffizienz meist durch das Übereinanderschlagen der ungleich großen Taschen oder durch Riß eines in der größeren Klappe angelegten Bindegewebsstrangs mit plötzlicher Änderung der Klappengeometrie.

Beim **hochsitzenden VSD** ist die Aortenwurzel weniger fest im Herzskelett verankert und verlagert, worunter die Schließfähigkeit der Klappentaschen leidet.

Bei der **myxomatösen Degeneration** ist die Ursache einer AI eher in der stets begleitenden Medianekrose als in einer Veränderung der Klappen selbst („*floppy aortic valve*") zu suchen.

### 17.3.2 Aorten*wurzel*erkrankungen

Bei Dilatation der aszendierten Aorta geraten die Klappen unter Zug und werden relativ „zu kurz" zur Abdichtung der erweiterten Aortenwurzel.

Die klassische Ursache einer **Aortitis** ist die Lues, andere sind die o. a. Erkrankungen aus dem rheumatischen Formenkreis sowie unbekannte Ursachen.

Die AI bei Marfan-Syndrom weist stets eine erhebliche **zystische Medianekrose** der Aorta auf.

Endotheleinrisse treten meist in einer ektatischen Aortenwurzel bei Hypertonie, Medianekrose, Aortitis oder durch Trauma auf. Sie können isoliert bleiben oder zu einem **disseziierenden Aneurysma** führen. Erfolgt der Einriß klappennah, so kann die Retraktion des Aortengewebes zum Klappenprolaps und somit zu einer AI führen.

## 17.4 Pathophysiologie und Hämodynamik

Normalerweise, d. h. bei dichter Aortenklappe ist der linke Ventrikel in der Diastole gegen das unter Druck stehende Windkesselsystem der Aorta abgeschottet. Der Druck im LV fällt frühdiastolisch gegen 0 mm Hg und wird dadurch vom linken Vorhof (LA) wieder gefüllt, während der diastolische Aortendruck durch die Windkesselfunktion dieser großen elastischen Arterie nur langsam abfällt; hierdurch wird eine möglichst kontinuierliche Durchblutung der Peripherie sichergestellt.

*Abb. 17.2* Bei Undichtigkeit des Aortenklappenapparates kommt es durch das diastolische Druckgefälle zum Rückstrom von Blut in die Kammer, welche jetzt von zwei Seiten (vom linken Vorhof und der Aorta) gefüllt wird. Um ein normales Herzzeitvolumen zu gewährleisten, muß der LV ein vergrößertes Schlagvolumen auswerfen, welches sich aus dem normalen Füllungsvolumen und dem Regurgitationsvolumen (Pendelblut) zusammensetzt. Der LV ist volumenbelastet und reagiert mit einer Dilatation, ohne die das vergrößerte Schlagvolumen (SV) nicht erbracht werden könnte.

Die Größe des Regurgitationsvolumens ist abhängig von dem Ausmaß der Undichtigkeit („diastolische Klappenöffnungsfläche"), von dem Druckgradienten zwischen Aorta und dem linken Ventrikel sowie von der Länge der Diastole.

Die Belastung des linken Ventrikels wird jedoch nicht nur vom Schweregrad der Insuffizienz bestimmt, sondern in besonderem Maß auch von der Chronizität: Je langsamer eine AI fortschreitet, desto günstiger sind die Möglichkeiten der Kammer zur Kompensation. Bei einem chronischen Verlauf gesellt sich zu der graduellen Zunahme des enddiastolischen Volumens eine gewisse Hypertrophie (*exzentrische Hypertrophie*), wodurch die Wandspannung und der enddiastolische Druck zunächst in normalen Grenzen gehalten werden können. In diesem Stadium kann eine AI viele Jahre kompensiert bleiben und, auch bei Belastung, ein norma-

Der Zeitpunkt der Erstdiagnose und der Schweregrad einer Aorteninsuffizienz können auf die zugrundeliegende Ursache hinweisen:

**Leichte AI**

Bei *Kindern*: Im Rahmen einer supra- (oder sub-)valvulären Aortenstenose oder einer Aortenisthmusstenose.

Bei *Erwachsenen*: Rheumatisch oder bei chron. arterieller Hypertonie, seltener bei Erkrankungen des Bindegewebes oder des rheumatischen Formenkreises.

**Schwere AI**

Bei *Kindern*: Angeboren infolge eines hochsitzenden VSD mit Aortenklappenprolaps.

Bei *Erwachsenen*: Meist erworben (rheumatisches Fieber oder Lues).

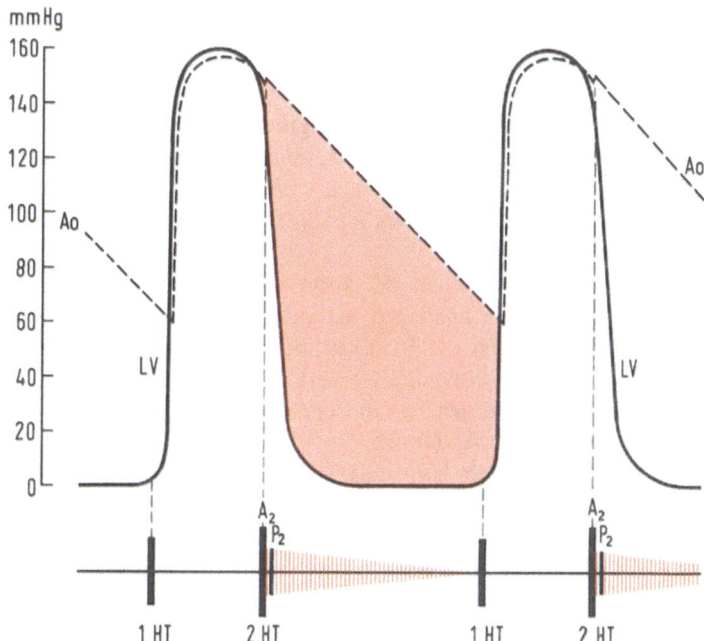

Abb. 17.2. *Aorteninsuffizienz:* Der diastolische Druckgradient (rote Fläche) und das resultierende Geräusch weisen Decrescendocharakter auf

Das Regurgitationsvolumen bei AI ist abhängig von:
- dem Ausmaß der Undichtigkeit
- dem diastolischen Druckgradienten zwischen Aorta und LV
- der Länge der Diastole

Bei Erhöhung der Herzfrequenz nimmt das Regurgitationsvolumen zugunsten des Vorwärtsvolumens ab!

les „Netto"-Herzzeitvolumen gewährleisten. Die Dilatation der Kammer und die kräftige Kontraktion zur Austreibung des erhöhten SV kann als nach außen verlagerter und hyperaktiver Herzspitzenstoß getastet und bisweilen auch als systolische Retraktion gesehen werden.

Eindrucksvollere, zum Teil pathognomonische Kreislaufzeichen entstehen bei der Aorteninsuffizienz durch den Verlust der Windkesselfunktion („*Loch im Windkessel*"): Das in der Systole mit kinetischer Energie in dem elastischen System der Aorta gespeicherte Blutvolumen fließt in der Diastole zum Ort des geringsten Widerstandes, d. h. dem LV ab, anstatt in die Peripherie zu strömen. Der diastolische Blutfluß in die Peripherie ist weitgehend unterbrochen, der diastolische Druck sinkt, und der Puls kollabiert. In der Systole kommt es durch den schnellen Auswurf des vergrößerten Schlagvolumens zu einem schnellen Pulsanstieg, der durch den darauffolgenden diastolischen Kollaps noch stärker hervortritt. So entsteht bei einer ausgeprägten AI der *pulsus celer et altus*, der auch an den Arterien und Kapillaren der Finger zu einem tastbaren und – bei leichtem Druck auf den Fingernagel – zu einer sichtbaren Pulsation führt. An den Abknickstellen von Ellenbeuge und Leiste können spontane Arterientöne (*pistol shot*) auskultiert werden. Bei schwerer AI kann der bis in die Extremitäten hineinreichende diastolische Rückfluß gelegentlich über der Leiste als diastolisches Geräusch (*Duroziez-Geräusch*) gehört werden. Bei hochgradiger AI kann der ganze Patient pulsieren (*homo pulsans*), so daß pulssynchrone Bewegungen des Kopfes (*Musset'sches Zeichen*), der Uvula (*Müller'sches Zeichen*) und – bei gleichzeitig vorhandenem Aortenaneurysma – auch des Kehlkopfes (*Oliver-Cardarelli-Zeichen*) beobachtet werden können.

Bei einer chronischen AI kann das enddiastolische Volumen bis auf das 2–3fache der Norm ansteigen. Ist jedoch die Hypertrophie durch weitere Dilatation verbraucht oder die Kontraktilität schon vorher durch primär myokardiale Faktoren oder eine koronare Herzerkrankung beeinträchtigt, nimmt jetzt auch das endsystolische Volumen zu, und der diastolische Druck steigt und übertrifft bald den linksatrialen (LA)-Druck.

Überkreuzen sich LV- und LA-Druck, so wird die Mitralklappe vorzeitig geschlossen, die Füllung ist behindert und erfolgt nur während der frühdiastolischen (schnellen) Füllungsphase. Entwickelt sich schließlich durch Überdehnung des Mitralklappenrings eine Mitralinsuffizienz, so sind die letzten Reserven bzw. Schutzmechanismen bei AI aufgebraucht: Die Dekompensation ist nicht mehr aufzuhalten.

Bei **akuter Aorteninsuffizienz** wird ein normaler, an physiologische Verhältnisse adaptierter Ventrikel von einem plötzlich einsetzenden, meist großen Regurgitationsvolumen getroffen. Die hämodynamischen Auswirkungen bei akuter AI unterscheiden sich grundlegend von den oben besprochenen einer chronischen, adaptierten AI:

*Tab. 17.2*   Ein plötzlich einsetzender Regurgitationsstrom füllt einen normal großen LV, dessen (normale) begrenzte Dehnbarkeit keine schnelle Dilatation zuläßt. Als Folge steigt der enddiastolische Kammerdruck (der bei der chronischen, kompensierten AI normal oder fast normal ist) exzessiv an. Bei langsamer Herzfrequenz mit langen diastolischen Intervallen erreicht der diastolische LV-Druck die höchsten Werte, übersteigt den LA-Druck bis hin zum Druckausgleich mit dem diastolischen Aortendruck. Dadurch kommt es zum vorzeitigen Mitralklappenschluß und, wenn dieser unvollständig ist, zur diastolischen Regurgitation in den linken Vorhof und den kleinen Kreislauf.

**Kreislaufzeichen einer signifikanten Aorteninsuffizienz**

- Verlagerter Herzspitzenstoß = Ausdruck der LV-Dilatation
- Hebender Herzspitzenstoß = Ausdruck der (exzentrischen) Hypertrophie
- Hyperaktiver Herzspitzenstoß = Ausdruck des vergrößerten Schlagvolumens
- Pulsus celer et altus (Wasserhammerpuls)
- Hüpfen der Gefäße
- Tastbare Fingerpulse
- Sichtbare Kapillarpulse
- Spontane Arterientöne (pistol shot)
- Systolische Blutdrucküberhöhung an den Beinen (Hillsches Phänomen)

  = Ausdruck der großen Blutdruckamplitude (voluminöse Austreibung und diastolischer Kollaps)

- Diastolisches Geräusch über der Leiste (Duroziez-Geräusch) = Ausdruck eines retrograden diastolischen Flusses

**Bei schwerster AI – „Homo pulsans":**

- Mussetsches Zeichen = Pulssynchrones Kopfnicken
- Müllersches Zeichen = Hüpfen der Uvula
- Oliver-Cardarelli-Zeichen = Kehlkopfpulsation bei Aortenaneurysma

---

Ein diastolischer Blutdruck von 70 mm Hg oder mehr schließt eine *schwere* (!) AI aus.

Ein diastolischer Blutdruck von 50 mm Hg oder weniger ist meist beweisend für eine schwere AI!

| Akute AI = Notfallsituation!

| Erwarte bei der akuten AI keine Herzvergrößerung!

**Tab. 17.2.** Gegenüberstellung verschiedener hämodynamischer Parameter bei chronisch kompensierter und bei akuter Aorteninsuffizienz

|  | Chronische, kompensierte AI | Akute AI |
|---|---|---|
| **Herzgröße** | ↑↑ | kaum vergrößert |
| **Hypertrophie** | exzentrische Hypertrophie | fehlt |
| **Schlagvolumen** | ↑↑ | nur leicht erhöht |
| **HZV („netto")** | in etwa normal | reduziert |
| **LVEDP** | bei Kompensation normal | ↑↑↑ |
| **Diast. Füllung** | nicht oder leicht behindert | stark und früh behindert |
| **Kreislaufzeichen** | bei signifikanter AI vorhanden | oft gesteigert, können jedoch auch fehlen! |

## 17.5 Klinische Gesichtspunkte

Eine *leichte* AI ist, auch bei Belastung, asymptomatisch.

Bei *mittelschwerer bis schwerer* AI ist der Verlauf sehr variabel: Bei luischer Genese ist die Prognose schlecht, bei rheumatischer Genese liegen zwischen dem rheumatischen Fieber und der Dekompensation wenige Jahre bis 5 Jahrzehnte.

Beschwerden treten erst spät auf: Bei Palpitationen und Belastungsdyspnoe bestand – statistisch betrachtet – eine mittelschwere AI seit mindestens 10 Jahren. Wird eine AI symptomatisch, so muß mit einer raschen Verschlechterung gerechnet werden: Die Lebenserwartung bei Auftreten einer (meist atypischen) Angina pectoris beträgt ca. 5 Jahre, bei Entwicklung einer Herzinsuffizienz nur noch ca. 2 Jahre.

Eine *schwere akute AI* führt ohne notfallmäßig durchgeführten Klappenersatz binnen kurzer Zeit über ein Lungenödem, eine therapierefraktäre Herzinsuffizienz und den kardiogenen Schock zum Tod.

Leichtere Formen können im Sinne einer chronischen AI kompensiert werden.

## 17.6 Auskultation

### 17.6.1 Der 1. Herzton

Bei leichter bis mittelschwerer AI ist der 1. HT normal und unauffällig.

Mit weiter zunehmendem Schweregrad wird der 1. HT leiser und verstummt bei den schwersten, insbesondere den dekompensierten Formen.

Bei der (schweren) akuten AI ist ein hörbarer 1. HT die Ausnahme.

Zwei Faktoren können für die Abschwächung des 1. HT bei Aorteninsuffizienz verantwortlich gemacht werden:

1. Der vorzeitige Mitralklappenschluß:

*Abb. 17.3*
   Der bei schwerer und akuter AI durch die Regurgitation rasch ansteigende LV-Druck führt bei Annäherung an oder Überschreiten des Vorhofdrucks zu einem vorzeitigen Mitralklappenschluß oder zumindest einer weitgehenden Annäherung der Segel. Auch eine lange Diastolendauer bei Bradykardie oder eine lange AV-Überleitungszeit können diesen Vorgang begünstigen. Zum Beginn der Kammerkontraktion sind die Mitralsegel bereits ganz oder weitgehend geschlossen, wodurch die Anspannung der Segel sehr früh und somit auf noch niedrigem Druckniveau erfolgt: Der 1. HT ist leise.

2. Fehlen bzw. Verkürzung der isovolumetrischen Kontraktionsphase:

   Bei schwerster, insbesondere akuter AI kann es bereits während der Diastole zu einem Ausgleich von LV- und Aortendruck kommen. Dadurch ist die isovolumetrische Kontraktionsphase (Zeit zwischen Kontraktionsbeginn und Aortenklappenöffnung) kurz oder fehlt überhaupt.

Die Integrität der isovolumetrischen Phase ist jedoch Voraussetzung für die Entstehung eines 1. HT (s. Kapitel 4.6)

### 17.6.2 Der 2. Herzton

Die Aortenkomponente $A_2$ des 2. HT ist bei der Aorteninsuffizienz gewöhnlich erhalten, aber in Spätstadien solcher Vitien abgeschwächt bis fehlend, bei denen die Klappen*ränder* vernarbt sind.

Da bei der Aortenlues die Klappen primär nicht verändert sind, ist der $A_2$ normal, meist sogar betont bis paukend.

Im letzten Jahrhundert galt dieser „*Tamburin-Ton*" bei normotensiven Personen von vorneherein als Zeichen einer Aortenlues.

Die Pulmonalklappenkomponente $P_2$ ist normal und nur über dem Pulmonalareal hörbar.

| Körperliche Beschwerden bei AI = Spätsymptome!

Bei einer **schweren**(!) AI ist der 1. HT leise oder fehlt überhaupt.
**Ursachen:** 1. Verzögerter Mitralklappenschluß
2. Verkürzung oder Ausfall der isovolumetrischen Kontraktionsphase

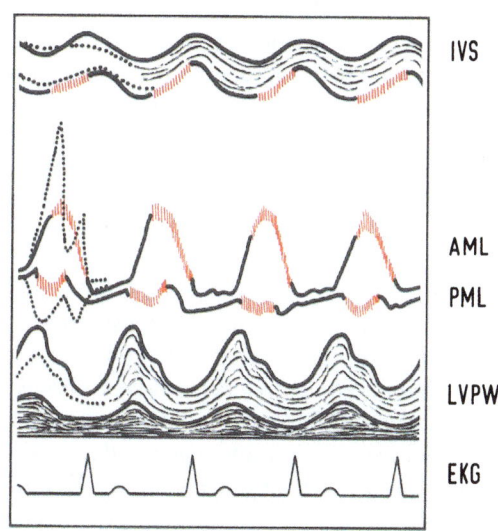

Abb. 17.3. *Echokardiogramm der Mitralklappe bei hochgradiger Aorteninsuffizienz*
*Beachte:*
– Die durch den Regurgitationsstrom bedingten Oszillationen des vorderen und hinteren Mitralsegels sowie des Septums
– Die Dilatation des LV
– Die hyperkinetische Wandbewegung bei Volumenbelastung
– Den vorzeitigen Mitralklappenschluß
(Normalaktion links angedeutet)

**Der Lautstärke des 2. HT kann auf die Ätiologie der Aorteninsuffizienz hinweisen:**
- 2. HT abgeschwächt = Beteiligung der Klappenränder (z. B. rheumatisch)
-            2. HT fehlt = zusätzlich stark behinderter Klappenschluß
- 2. HT laut/paukend = AI aufgrund Aortenwurzelerkrankung ohne primäre
  Klappenbeteiligung (z. B. Lues)

### 17.6.3 Der Ejection-Click (EC)

Bei der signifikanten AI mit deutlich erhöhtem Schlagvolumen ist ein EC nicht selten über Herzspitze und entlang des linken Sternalrandes zu auskultieren. Er entspricht nicht, wie bei der valvulären Aortenstenose, einem Aortenklappenöffnungston (valvulärer EC), sondern entsteht durch Dehnung und Erschütterung der bei AI oft dilatierten Aortenwurzel zu Beginn der Austreibung des vergrößerten Schlagvolumens (*nicht-valvulärer aortaler EC*).

### 17.6.4 Das diastolische Geräusch

Durch Turbulenzbildung an den schlußunfähigen, oft rauhen, entzündlich veränderten Aortenklappentaschen entsteht bei der Aorteninsuffizienz ein typisches diastolisches Geräusch mit folgenden Kriterien:

1. Der **Beginn des Geräusches** ist frühdiastolisch mit bzw. kurz nach dem 2. HT, man spricht von einem *frühdiastolischen Sofortgeräusch*. Genaugenommen ist der Druckgradient zwischen Aorta und Ventrikel nicht zum Zeitpunkt des 2. HT am größten, sondern nimmt in der ganz frühen Diastole zunächst noch etwas zu. Dieses Verhalten ist jedoch bei der Auskultation normalerweise nicht von Bedeutung.
   Nur bei ganz leichten Aorteninsuffizienzen (z. B. eine entstehende AI bei rheumatischer Karditis), bei denen ein Reflux nur während des größten Druckgradienten erfolgt, hat man den Eindruck eines kurzen, vom 2. Herzton abgesetzten Intervallgeräusches.
2. Die **Decrescendocharakteristik** ergibt sich aus dem im Verlauf der Diastole sinkenden Druckgradienten zwischen Aorta und linker Kammer (bedingt durch die Regurgitation und den anhaltenden peripheren Abstrom). Wie oben besprochen, kann das Geräusch kurz nach dem 2. HT noch kurzfristig anschwellen, für die Auskultation ist dies jedoch ohne Belang.
3. Die **Dauer des Geräusches** ist ein brauchbarer Parameter für den Schweregrad einer Aorteninsuffizienz, insbesondere bei sehr leichten und sehr schweren Formen:
   Bei *leichten*, hämodynamisch unbedeutenden Formen (wie auch z. B. beim Begleitdiastolikum einer Aortenstenose) ist es nur kurz in der 1. Hälfte der Diastole zu hören, wenn der größte Druckgradient besteht.
   Bei *mittelschweren bis schweren Formen* besteht die Regurgitation während der gesamten Diastole und das Geräusch ist holosystolisch.
   Bei *schwerster, insbesonderer akuter* AI („weit offene AI") stürzt das Regurgitationsvolumen regelrecht in die Kammer, der LV-Druck steigt rasch und nähert sich dem Aortendruck, wodurch die Regurgitation versiegt: Das Diastolikum einer schwersten AI verstummt deshalb in der Mitte der Diastole.
4. Die **Lautstärke des Geräusches** ist abhängig vom Schweregrad und – da es zu den ausgesprochen leisen Herztönen zählt – in besonderem Maße auch abhängig von den Schalleitungsbedingungen. Ein lautes Diastolikum (meist jedoch nicht über 3/3) bedeutet stets eine signifikante AI. Meist ist das AI-Diastolikum jedoch sehr leise (1/6–2/6), ohne daß hieraus sichere Rückschlüsse auf den Schweregrad möglich wären. Bei Adipositas und Emphysem, bei begleitender Mitralklappenerkrankung sowie bei schlechter LV-Funktion kann das Geräusch trotz bestehender Regurgitation fehlen. Auf das seltene, jedoch nicht zu überhörende „Möwenschrei-Diastolikum" wird unten eingegangen.

Der (fakultative) Ejection-Click bei AI ist **nichtvalvulärer** Genese und birgt (im Gegensatz zu dem valvulären EC bei der Aortenstenose) keine weitere diagnostische Information!

## Merkmale des Diastolikums bei Aorteninsuffizienz

**Beginn:** *Sofortgeräusch*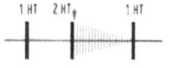

**Charakteristik:** *Decrescendo*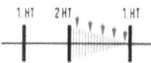

**Dauer:**

leichte AI . . . . . . . *kurz, erste Diastolenhälfte*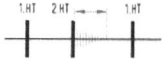

mittlere bis schwere AI . *gesamte Diastole*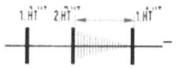

schwerste und akute AI . *wieder kürzer* (wegen Druckausgleich vor Diastolenende)

**Lautstärke:**

Das AI-Diastolikum ist meist leise (1/6–2/6, selten über 3/6) und muß daher regelrecht gesucht werden.
Ein lautes (d.h. bei AI 3/6 oder lauter) Geräusch bedeutet stets eine signifikante AI. Ein leises Geräusch schließt eine solche jedoch nicht aus!

5. Der **Klangcharakter des Diastolikums** ist in der Regel abhängig vom Ausmaß der Regurgitation:

Bei *leichter bis mäßiger* AI (hoher Druckgradient, hohe Regurgitationsgeschwindigkeit, kleines Regurgitationsvolumen) ist es typischerweise *weich und hauchend*. Die hohen Frequenzen erfordern die Verwendung der Stethoskopmembran, ohne die es leicht überhört wird.

Das weiche, hauchende Aortendiastolikum wird gerne zum Qualitätsvergleich verschiedener Stethoskope herangezogen. Spätestens bei diesen schwierig zu auskultierenden hohen Frequenzen macht sich ein gutes Stethoskop bezahlt (s. Kapitel 1.3).

Bei *mittelschwerer* AI (noch deutlicher Druckgradient, mittleres Regurgitationsvolumen mit mittlerer Regurgitationsgeschwindigkeit) wird das Diastolikum etwas härter, *blasend bis gießend*.

Bei *schwerer* AI (niedriger Druckgradient, großes Regurgitationsvolumen) kann das Diastolikum durch den überwiegenden Anteil mittlerer bis tiefer Frequenzen *rauh* werden. Hier sollte zusätzlich mit der Glocke auskultiert werden.

Gelegentlich tritt ein holodiastolisches, vibrierendes, musikalisches Geräusch auf, welches an einen Möwenschrei erinnert. Es entsteht durch die jet-artige Regurgitation bei perforierten oder verdrehten, gelegentlich ausgestülpten Klappen (bei infektiöser Endokarditis, Lues oder myxomatöser Degeneration): Man nennt es „*Möwenschreigeräusch (dove-coo-murmur)*".

Ein tastbares diastolisches Schwirren ist bei einer AI höchst ungewöhnlich, kann jedoch bei einem ausgeprägten Vibrationsmechanismus auftreten.

*Abb. 17.4*    6. Das **punctum maximum des Diastolikums** liegt entlang des linken Sternalrandes in Höhe des (2.-) 3.-4. ICR, also in der nach kaudal schlauchförmigen Aussackung des Aortenareals und *nicht* über dem klassischen Aortenauskultationspunkt! Es weist nur geringe Fortleitung zur Herzbasis und zur Herzspitze auf.

Bei erheblicher Dilatation der Aortenwurzel oder bei geschwungenem Verlauf der Aorta ascendens, also meist bei nichtrheumatischen Ursachen einer AI (Arteriosklerose, Aneurysma, Lues, Marfan-Syndrom etc.) kann das Diastolikum oft entlang des *rechten* Sternalrandes am besten gehört werden.

Die Lautstärke nimmt – schalleitungsbedingt – im Sitzen zu. Bei AI oder Verdacht auf AI sollte daher stets bei *vornübergebeugtem Sitzen und in forcierter Exspiration* auskultiert werden. Ein kräftiger Druck auf die Stethoskopmembran kann das Geräusch zusätzlich verstärken.

**Klangcharakter:**

leichte AI . . . . . . . . . . . . . . . . . . . . . . . . . . *weich, hauchend*
mittelschwere AI . . . . . . . . . . . . . . . . . . . *blasend bis gießend*
schwere AI . . . . . . . . . . . . . . . . . . . . . . . *oft recht rauh*

Sonderform: Das *Möwenschreigeräusch* ist ein musikalisch-vibrierendes, oft lautes Diastolikum bei Klappenperforation oder anderweitig bedingter jetartiger Regurgitation.

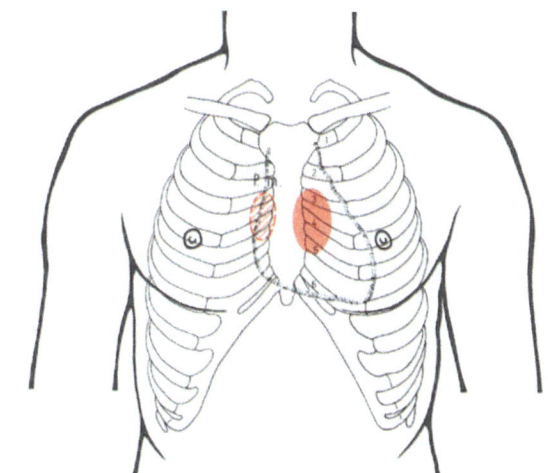

Abb. 17.4. *Auskultationsareal der Aorteninsuffizienz* (bei Aortenwurzeldilatation oft auch am rechten Sternalrand)

| **Nota bene:** AI und AS haben verschiedene Auskultationsareale!

---

Die Auskultation im vornübergebeugten Sitzen und in forcierter Exspiration ist zum Nachweis und insbesondere zum Ausschluß einer Aorteninsuffizienz zwingend erforderlich!

### 17.6.5 Das Austin Flint-Geräusch

Zusätzlich zu dem typischen diastolischen Decrescendo-Geräusch entlang des linken Sternalrandes kann bei Aorteninsuffizienz über der Herzspitze ein tieffrequentes, „rumpelndes", an eine Mitralstenose erinnerndes Diastolikum vorkommen, welches zuerst Austin Flint 1862 beschrieben hat.

Dieses Geräusch kann präsystolisch, mesodiastolisch oder zu beiden Zeitpunkten auftreten.

*Abb. 17.5* Es wurde einer *funktionellen* Mitralstenose zugeschrieben, die durch den aortalen Regurgitationsstrom gegen das septale Mitralsegel entsteht. Echokardiographische Untersuchungen konnten zeigen, daß die mesodiastolische Komponente bei der raschen Schließbewegung der Mitralklappen nach der schnellen Füllung der Kammer entsteht. Da die Vorwärtsfüllung durch die Mitralklappe wegen der noch nicht vollständigen Entleerung des linken Vorhofs anhält, verursachen die dabei entstehenden Turbulenzen das Austin Flint-Geräusch.

Die Länge des Austin Flint-Geräusches korreliert mit dem Schweregrad der Aorteninsuffizienz:

Bei **leichter** AI tritt *kein* Austin Flint-Geräusch auf.

Eine **mäßige** AI kann ein nur während der Vorhofkontraktion auftretendes *präsystolisches* „Rumpeln" verursachen.

Bei **schwerer** AI kann ein *mesodiastolisches und präsystolisches* Geräusch entstehen („sanduhrförmig" in der phonokardiographischen Registrierung).

Bei **schwersten und akuten Insuffizienzen,** bei denen wegen des exzessiv hohen Kammerdrucks die Mitralklappe bereits mesodiastolisch schließt und geschlossen bleibt, kann die präsystolische Komponente fehlen: Man hört hier oft *nur* die *mesodiastolische* Komponente des Austin Flint-Geräusches.

Von einem Austin Flint-Geräusch darf *nur* bei Aorteninsuffizienz und *nur bei Ausschluß* einer (möglicherweise begleitenden) Mitralstenose gesprochen werden! Dessen kann man sich am Krankenbett aber nur dann sicher sein, wenn eindeutig *keine* rheumatische Genese der AI besteht, wie z. B. bei Aortenlues oder Marfan-Syndrom. Sicherer ist der echokardiographische Ausschluß einer Mitralstenose!

*Abb. 17.3* Am Krankenbett ist die **Unterscheidung eines Austin Flint-Geräusches von dem einer evtl. begleitenden Mitralstenose** durch **isometrische Übungen** des Patienten (z. B. festen Händedruck) möglich: Der bei isometrischer Kontraktion erhöhte periphere Widerstand führt zu einer Zunahme der Regurgitation bei AI, wodurch die Mitralklappenschließbewegung in der mittleren bis späten Diastole verstärkt wird und das Austin Flint-Geräusch deutlich *zunimmt*. In manchen Fällen unterbleibt hierbei die durch die Vorhofkontraktion bedingte präsystolische Wiedereröffnung, wodurch die zwei Komponenten des Austin Flint-Geräusches sich zu einem einzigen lauten mesodiastolischen Geräusch reduzieren. Ein Mitralstenosegeräusch ändert sich bei isometrischer Kontraktion dagegen nicht signifikant.

Ein gegensätzlicher Effekt läßt sich durch **Amylnitrit** erreichen, wobei der Regurgitationsstrom durch Senkung des peripheren Widerstandes abnimmt und sowohl das Diastolikum der AI als auch das Austin Flint-Geräusch *leiser* werden. Das Geräusch einer Mitralstenose verstärkt sich hingegen durch die Zunahme des Vorwärtsflusses unter Amylnitrit.

Darüber hinaus läßt sich ein AI-Geräusch auch durch **Aufstehen** und **Valsalva-Preßversuch** abschwächen.

> Das Austin Flint-Geräusch ist ein funktionelles mitrales Durchflußgeräusch über der Herzspitze bei Aorteninsuffizienz (in Abwesenheit einer organischen Mitralstenose!)

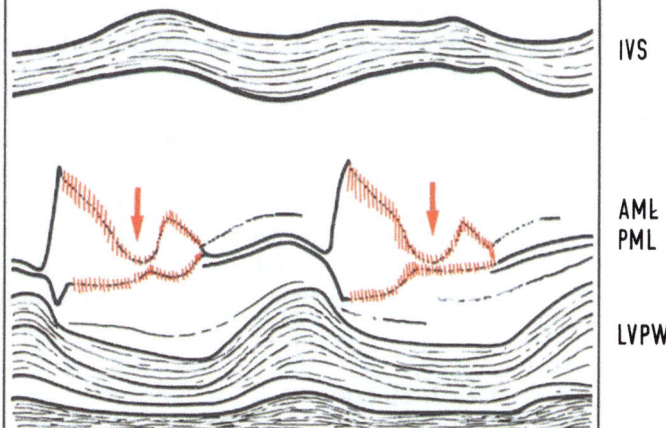

Abb. 17.5. *Echokardiogramm bei schwerer Aorteninsuffizienz mit Sinusrhythmus*
*Beachte:*
– Das diastolische Oszillieren der Mitralsegel
– Die mesodiastolische Schließbewegung (Pfeil)
– Die neuerliche Öffnung mit der Vorhofkontraktion

**Die Länge bzw. der Zeitpunkt des Auftretens eines Austin Flint-Geräusches innerhalb der Diastole korreliert mit dem Schweregrad der Aorteninsuffizienz:**

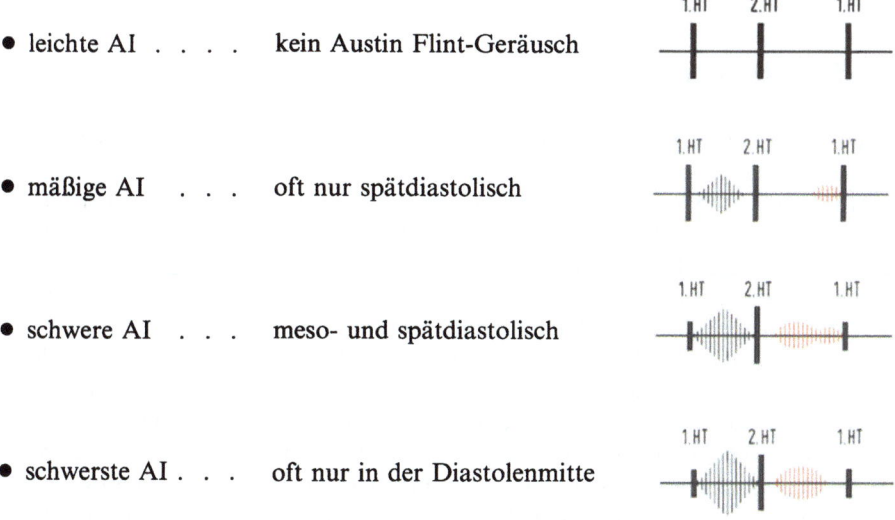

- leichte AI . . . . kein Austin Flint-Geräusch
- mäßige AI . . . oft nur spätdiastolisch
- schwere AI . . . meso- und spätdiastolisch
- schwerste AI . . . oft nur in der Diastolenmitte

Tab. 17.3. Hilfsmittel bei der auskultatorischen Unterscheidung eines Austin Flint-Geräusches von dem Diastolikum einer organischen Mitralstenose

|  | Austin Flint-Geräusch bei AI | Diastolikum einer organischen Mitralstenose |
|---|---|---|
| Isometrische Kontraktion | lauter | unverändert |
| Valsalva-Pressen | leiser | unverändert |
| **Amylnitrit** | leiser | lauter |

### 17.6.6 Systolische Geräusche

Bei der Austreibung des bei AI vergrößerten Schlagvolumens (= Füllungsvolumen + Pendelblutvolumen) ist nicht nur der linke Ventrikel, sondern auch die Aortenklappe volumenbelastet.

Durch den schnellen und voluminösen Auswurf kommt es dort in der Systole zu vermehrten und durch eventuell vorhandene Klappenveränderungen noch zusätzlich begünstigten Turbulenzbildungen, welche als spindelförmiges Austreibungsgeräusch über dem Aortenareal gehört werden.

Zwar erreicht dieses funktionelle Systolikum bei Volumenbelastung der Aortenklappe sein Intensitätsmaximum in der ersten Hälfte der Systole (wie andere funktionelle Austreibungsgeräusche oder das Systolikum der leichten Aortenstenose auch), aber trotzdem ist es in praxi von dem Geräusch einer evtl. begleitenden Aortenstenose nur schwer zu unterscheiden. Hier muß die periphere Kreislaufsymptomatik zur Differentialdiagnose herangezogen werden.

### 17.6.7 Der 3. Herzton

Ein früher 3. HT ist bei AI häufig zu hören. Ist das Diastolikum laut und die peripheren Kreislaufzeichen der AI ausgeprägt, dann ist der 3. HT Ausdruck der gesteigerten frühdiastolischen Füllung. Bei weniger lautem Diastolikum kann der 3. HT jedoch auf ein myokardiales Versagen hinweisen.

## 17.7 Differentialdiagnose

Die Unterscheidung einer Aorteninsuffizienz von anderen, mit diastolischen Geräuschen einhergehenden Vitien bereitet aufgrund des typischen Geräuschcharakters und insbesondere – wenn vorhanden – der pathognomonischen peripheren Kreislaufzeichen erfahrungsgemäß wenig Schwierigkeiten. Fehlt bei einer leichten AI jedoch die periphere Symptomatik, so kann die Differentialdiagnose gegenüber einer Pulmonalinsuffizienz schwierig sein.

*Tab. 17.5* Das Diastolikum der **Pulmonalinsuffizienz bei pulmonaler Hypertonie** (das sog. Graham Steel-Geräusch) und das der Aorteninsuffizienz sind beide meist hochfrequente, weiche Sofortdiastolika mit zum Teil überschneidendem punctum maximum. Eine Zuordnung zu der Aortenkomponente $A_2$ des 2. HT (bei AI) oder der meist betonten Pulmonalkomponente $P_2$ (bei PI) gelingt auskultatorisch meist nicht. Dagegen ist es klinisch meist leicht möglich, zwischen den Symptomen und der Anamnese einer pulmonalen Hypertonie (die einer PI meist zugrunde liegt) und denen einer Aorteninsuffizienz zu unterscheiden.

*Tab. 17.4* Das Diastolikum einer **Mitralstenose** unterscheidet sich im Klangcharakter, im zeitlichen Auftreten innerhalb der Diastole und dem punctum maximum grundsätzlich von dem einer AI. Dazu kommen die weiteren typischen Auskultationsmerkmale einer Mitralstenose wie ein paukender 1. HT und der MÖT.

Die Unterscheidung des Austin Flint-Geräusches bei AI von dem Geräusch einer organischen Mitralstenose wurde oben besprochen.

**Auskultationsmerkmale einer *leichten* Aorteninsuffizienz**

- 1. HT normal, 2. HT erhalten
- Leises (1/6–2/6), weiches, hauchendes, kurzes sofortdiastolisches Decrescendogeräusch in der ersten Diastolenhälfte
- P.m. entlang des linken Sternalrandes um den 3. ICR
- Oft nur bei vornübergebeugtem Sitzen und in forcierter Exspiration und nach ausreichend langer Auskultationszeit mit der Stethoskopmembran hörbar
- Kein Austin Flint-Geräusch, kein systolisches Austreibungsgeräusch
- (keine periphere Kreislaufsymptomatik)

**Auskultationsmerkmale einer *mittleren bis schweren* Aorteninsuffizienz**

- 1. HT leise
- 2. HT oft abgeschwächt, bei luischer Genese auch betont
- fakultativ nichtvalvulärer aortaler Ejection-Click
- deutliches (2/6–3/6), blasendes bis gießendes, gelegentlich rauhes holodiastolisches Sofortgeräusch mit Decrescendocharakter
- P.m. linker Sternalrand, bei Aortenwurzeldilatation/Elongation auch rechtssternal
- apikal Austin Flint-Geräusch (meist meso- und spätdiastolisch)
- aortales Austreibungsgeräusch auch ohne Stenosekomponente
- 3. HT möglich
- (deutliche periphere Kreislaufzeichen)

**Auskultationsmerkmale einer *akuten* Aorteninsuffizienz**

- 1. HT meist fehlend
- 2. HT oft normal, gelegentlich abgeschwächt
- meist nichtvalvulärer aortaler Ejection-Click
- sehr deutliches (3/6, selten auch lauter), meist rauhes sofortdiastolisches Decrescendo, verstummt vor Diastolenende
- Austin Flint-Geräusch: Stets mesodiastolisch, oft auch präsystolisch
- systolisches Austreibungsgeräusch
- häufig 3. HT
- (meist ausgeprägte Kreislaufsymptomatik, kann jedoch auch fehlen)

Eine Rarität, welche jedoch das Geräusch einer AI simulieren kann, ist das diastolische Geräusch einer **Koronararterienstenose.**

Ein solches ist gerade bei Patienten mit terminaler Niereninsuffizienz (Dialysepatienten) gelegentlich zu auskultieren, bei denen nicht selten ein hoher Koronarfluß (Anämie, LV-Hypertrophie bei renaler Hypertonie), eine niedrige Blutviskosität (schwere renale Anämie) und eine koronare Herzerkrankung zusammentreffen.

**Tab. 17.4.** Differentialdiagnose Aorteninsuffizienz versus Mitralstenose

|  | Mitralstenose | Aorteninsuffizienz |
|---|---|---|
| **Punctum maximum** | Herzspitze – Axilla | li. Sternalrand 2.–4. ICR |
| **Klangcharakter des Diastolikums** | tieffrequent, rauh bis „rumpelnd" | weich „hauchend" bis „gießend", selten rauh |
| **Beginn des Diastolikums** | vom 2. HT abgesetzt nach MÖT | Sofortgeräusch, Beginn **mit** dem 2. HT (kein MÖT) |
| **1. Herzton** | meist laut, paukend | häufig abgeschwächt, gelegentlich fehlend |
| **3. Herzton** | fehlt | möglich |
| **Ejection-Click** | fehlt | möglich |
| **Isometrische Kontraktion** | Geräusch unverändert | Geräusch lauter |
| **Amylnitrit** | Geräusch lauter | Geräusch leiser |

**Tab. 17.5.** Differentialdiagnose Aorteninsuffizienz versus Pulmonalinsuffizienz bei pulmonaler Hypertonie (Graham Steel-Geräusch)

|  | Aorteninsuffizienz | Pulmonalinsuffizienz bei pulmonaler Hypertonie |
|---|---|---|
| **Klangcharakter des Diastolikums** | hochfrequent, weich, „hauchend" bis „blasend" | |
| **Punctum maximum** | 2.–4. ICR links parasternal | |
| **Lautstärke** | meist leise (1–2/6), gelegentlich auch 3/6, in seltenen Fällen lauter | |
| **Beginn des Diastolikums** | Sofortgeräusch **mit** dem 2. HT | |
|  | (theoretisch nach $A_2$) | (theoretisch nach $P_2$) |
| **2. HT** | meist normal | $P_2$ betont bis paukend (close splitting), gelegentlich tastbar |
| **Ejection-Click** | gelegentlich aortaler EC | pulmonaler EC meist deutlich |
| **Systolische Geräusche** | meist deutliches aortales Austreibungsgeräusch | leises pulmonales Austreibungsgeräusch; gel. Systol. einer TI (inspiratorisch meist ↑) |
| **Austin Flint-Geräusch** | bei leichter bis mittelschwerer AI häufig | rechtskardiales AF-Geräusch = Rarität |
| **Atemvariabilität** | inspiratorisch ↓ | inspiratorisch meist auch ↓ (selten unverändert bis ↑) |
| **Amylnitrit** | Diastolikum ↓ | Diastolikum ~ bis ↗ |
| **Kreislaufzeichen einer AI** | ab mittelschwerer AI meist vorhanden | fehlen |
| **Zeichen einer pulmonalen Erkrankung** | fehlen | meist vorhanden |

# 18. Die hypertrophe obstruktive Kardiomyopathie (HOKM)

## 18.1 Definition – Terminologie

In dem Begriff *Kardiomyopathie* werden alle Erkrankungen des Herz*muskels* zusammengefaßt, die *nicht* durch eine Koronarsklerose (KHE), eine Hypertonie des großen oder kleinen Kreislaufs oder durch ein Herzvitium bedingt sind.

*Abb. 18.1* *Hypertrophe* Kardiomyopathien sind ätiologisch unklare Erkrankungen mit einer hypertrophiebedingten Verdickung der Ventrikelmuskulatur, die mit einer Obstruktion des Ventrikelcavums einhergehen *können*.

Die Schwierigkeit der Einordnung dieses Krankheitsbildes wird durch die verschiedenen, in den letzten 25 Jahren zum Teil nebeneinander gebrauchten Nomenklaturen verdeutlicht:

- *Muskuläre Subaortenstenose*
- *Idiopathische hypertrophe Subaortenstenose (IHSS)*
- *Asymmetrische Septumhypertrophie (ASH) mit Obstruktion*
- *Obstruierende Form der hypertrophen Kardiomyopathie*
- *Hypertrophe obstruktive Kardiomyopathie (HOKM)*.

In unserem Sprachraum hat sich der Terminus *HOKM* eingebürgert, wenngleich die Abgrenzung zu der *nicht*obstruktiven hypertrophen Kardiomyopathie (H*N*KM) gelegentlich fließend oder zumindest nicht eindeutig ist.

Der Begriff „Subaortenstenose" bzw. „IHSS" sollte fallengelassen werden, da eine Obstruktion nicht auf den unmittelbar subaortalen Teil des LV-Ausflußtraktes beschränkt ist, sondern auch in der Mitte des Ventrikels oder apikal sowie rechtsventrikulär auftreten kann.

## 18.2 Häufigkeit und Ätiologie

Häufigkeitsangaben sind wegen der Vielfalt in Ausmaß und Schweregrad der Erkrankung mit einer großen diagnostischen Dunkelziffer belastet. Abhängig vom Krankengut, Einzugsbereich etc. werden in großen kardiologischen Abteilungen bis zu 40 Beobachtungen pro Jahr gezählt; die Erstdiagnose erfolgt meist zwischen dem 20. und 40. Lebensjahr, wobei jedoch jedes Lebensalter betroffen sein kann.

Nach rein klinischen Gesichtspunkten findet sich eine familiäre Häufung in mindestens 20%, echokardiographisch konnte in einem wesentlich höheren Prozentsatz bei Familienangehörigen 1. Grades zumindest eine asymmetrische Septumhypertrophie nachgewiesen werden. Die Vererbung ist nicht geschlechtsgebunden und dominant.

Die Ätiologie der hypertrophen Kardiomyopathien ist letztlich noch unklar: Eine abnorme Ausrichtung der Myofibrillen als mögliche Folge einer angeborenen Störung der Katecholaminantwort des sich embryonal entwickelten Myokards wird diskutiert.

Abb. 18.1. *Schematische Darstellung einer hypertrophen obstruktiven Kardiomyopathie*
Beachte:
- Die massive linksventrikuläre Hypertrophie (Septum > Hinterwand) mit dem septalen Muskelwulst
- Die gestrichelt dargestellte systolische Wandkontur mit der Obstruktion der Ausflußbahn
- Das dabei extrem kleine linksventrikuläre Cavum
- Die (fakultative) Mitralinsuffizienz

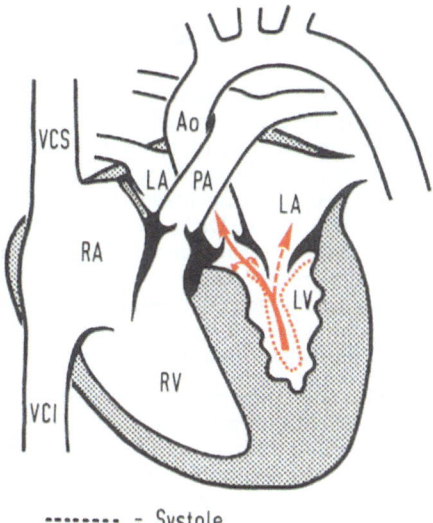

-------- = Systole

**Die Bezeichnung „hypertrophe obstruktive Kardiomyopathie (HOKM)" besitzt allgemeine Gültigkeit;** der parallel dazu gebrauchte Terminus „idiopathische hypertrophe Subaortenstenose (IHSS)" sollte verlassen werden, da eine Obstruktion nicht auf den subaortalen Teil des Ausflußtraktes beschränkt ist.

Die hypertrophe Kardiomyopathie wird – in verschiedener Ausprägung – dominant vererbt, weswegen nach der Sicherung der Diagnose eine Untersuchung auch der asymptomatischen Familienangehörigen angestrebt werden sollte.

Die primäre Störung bei einer HOKM (wie auch bei einer HNKM) scheint eine Erkrankung des Septums zu sein.

## 18.3 Pathologische Anatomie

*Abb. 18.2* Bei der HOKM findet sich eine meist asymmetrische Hypertrophie des Interventrikularseptums (IVS) und der freien Ventrikelwand. Das Septum ist in der Regel auf das Doppelte der Norm (bis maximal 3 cm), das freie Kammermyokard um etwa 30% (bis maximal 1,8 cm) verdickt. Meist ist die Hypertrophie in der Mitte des Septums, d.h. zwischen Aortenklappe und Herzspitze am ausgeprägtesten.

Nicht die absolute Dicke dieses septalen Muskelwulstes bestimmt jedoch das Vorhandensein bzw. das Ausmaß eines Druckgradienten, sondern vielmehr die Dicke der *basalen* Anteile der freien Ventrikelwand. Bei Obstruktion ist dieser Teil dick, bei den nichtobstruktiven Formen dünn und gebogen wie ein Vogelschnabel.

Es scheint, als ob die HOKM primär eine *Erkrankung des Septums* ist und daß die anderen kardialen Abnormitäten Folge dieser Septumanomalie sind:

- Kleines oder zumindest normal großes links- und rechtsventrikuläres Cavum, welches auch in Spätstadien nicht dilatiert („die Hypertrophie geht auf Kosten des Cavums").
- Endokardiale Plaques im linksventrikulären Ausflußtrakt, die durch den Kontakt des vorderen Mitralsegels mit dem gegenüberliegenden Septumendokard bedingt sind.
- Verdickung des vorderen, oft auch des hinteren Mitralsegels durch ständigen Kontakt mit dem benachbarten Endokard als Folge des kleinen Cavums.
- Vergrößerte Vorhöfe als Folge der erschwerten Füllung der hypertrophierten, vermindert dehnbaren Ventrikel.
- Abnorme intramurale Koronararterien.
- Histologisch und ultrastrukturell: Fehlausrichtung („Desorganisation") der Muskelzellen des Septums.

## 18.4 Hämodynamik

*Abb. 18.3* Normalerweise, d.h. bei ungestörtem Herzzyklus erfolgt die Austreibung des Schlagvolumens kontinuierlich an- und abschwellend während der gesamten Systole; die Füllung bei normalem, d.h. insbesondere normal dehnbarem Ventrikel geschieht eher diskontinuierlich während der passiven schnellen Füllungsphase und – in geringerem Maß – aktiv durch die Vorhofkontraktion in der Präsystole.

Bei der hypertrophen Kardiomyopathie sind sowohl die systolischen als auch die diastolischen Funktionsabläufe des Herzzyklus erheblich beeinträchtigt.

**Diastolisch** ist die Füllung durch die abnorme Architektur des hypertrophierten Ventrikels, seine erhöhte Steifigkeit (= verminderte Dehnbarkeit/Compliance) und eine oft ausgeprägte Fibrose behindert und verlangsamt: Die isovolumetrische Relaxationsphase (= Zeit zwischen Aortenklappenschluß und Mitralklappenöffnung) wie auch die darauffolgende schnelle Füllungsphase ist verlängert bzw. verlangsamt. Die präsystolische Füllung erfolgt gegen einen erhöhten Druck und ein lauter 4. Herzton entsteht, wenn sich die Energie der kraftvollen Vorhofaktion an dem steifen Kammermyokard bricht. Zwar sind das Füllungsvolumen und der enddiastolische Durchmesser normal, trotzdem scheint dem gestörten Füllungsmuster eine wesentliche (wissenschaftlich noch nicht vollständig aufgeklärte) Rolle bei der gestörten Funktion der HOKM zuzukommen.

**Systolisch** entsteht durch die chaotische Anordnung der Myofibrillen im Septumbereich und den massiv hypertrophierten Ventrikel eine abnorm koordinierte, jedoch kraftvolle Austreibung. Dabei werden in der ersten Hälfte der Systole 80–90% (normal 55–60%) des Schlagvolumens in die Aorta ausgeworfen, wobei ein frühsystolisches Austreibungsgeräusch entstehen kann.

Pathologisch-anatomisch imponiert die HOKM durch eine erhebliche Hypertrophie von Septum (etwa auf das Doppelte der Norm) und – in geringerem Ausmaß – auch der freien Kammerwand (um ca. 30%).
Die Hypertrophie geht dabei auf Kosten des Cavums!

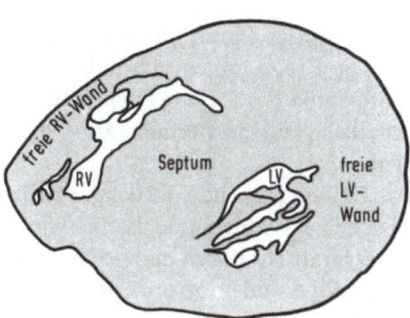

**Abb. 18.2.** *Schematische Darstellung eines anatomischen Querschnitts bei HOKM*

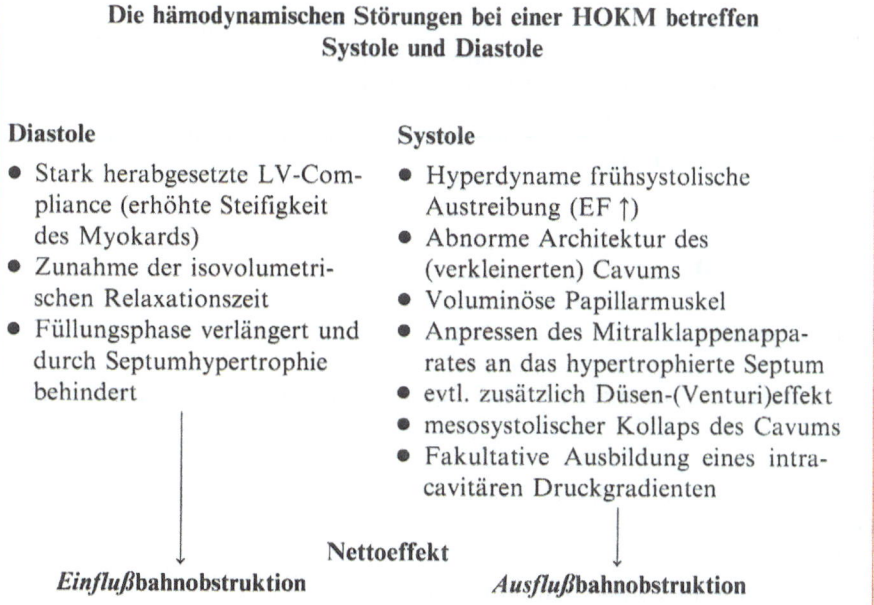

224   B. Spezieller Teil

Nach dieser initialen Kontraktion kann sich durch

- die kraftvolle Austreibung,

Abb. 18.4
- die abnorme Architektur mit der verminderten systolischen Cavumgröße (verminderter endsystolischer Durchmesser durch erhöhte Ejektionsfraktion),
- die voluminösen Papillarmuskeln,
- die Anpressung des Mitralklappenapparates an das hypertrophierte Septum
- und einen möglicherweise bestehenden Venturi-Effekt

eine mesosystolische Verlegung (Obstruktion) des Ausflußtraktes mit Entwicklung eines intrakavitären Druckgradienten unterhalb der Aortenklappe ausbilden.

Die Frage, ob es sich dabei um eine echte Obstruktion handelt, oder ob die Entleerung des Cavums per se für die plötzliche Reduktion des Auswurfs verantwortlich gemacht werden kann, ist noch Gegenstand wissenschaftlicher Diskussionen.

Abb. 18.3   Der entstehende Druckgradient ist meist sehr labil, wechselt ständig beim gleichen Patienten und kann (wie auch das durch die Obstruktion entstehende Herzgeräusch) durch hämodynamisch wirksame Manöver über Beeinflussung von Herzgröße und Inotropie provoziert, verstärkt oder vermindert werden.

Häufig besteht bei der HOKM eine gewisse *Mitralinsuffizienz*, die vermutlich durch einen abnormen Zug der Papillarmuskeln zustande kommt. Den sekundären organischen Mitralklappenveränderungen kommt keine wesentliche Bedeutung zu, da sich diese Mitralinsuffizienz wie die Obstruktion labil verhält und bei nachlassender Obstruktion verschwindet. In einigen Fällen kann die Mitralinsuffizienz bei HOKM jedoch klinisch (und auskultatorisch) im Vordergrund stehen.

## 18.5   Klinische Gesichtspunkte

Die HOKM ist eine meist (aber nicht obligat) langsam progrediente Erkrankung; die größte Gefahr ist der plötzliche Herztod, besonders bis zum 30. Lebensjahr.

Hauptbeschwerden sind Belastungsdyspnoe, atypische pectanginöse Schmerzen, Palpitation, Schwindel und Synkopen.

Als Komplikationen können eine bakterielle Endokarditis und – bei Vorhofflimmern – arterielle Embolien auftreten.

## 18.6   Auskultation

### 18.6.1   Der 1. Herzton

Der 1. Herzton ist normal oder als Folge des schnellen LV-Druckanstiegs akzentuiert.

### 18.6.2   Der 2. Herzton

Der 2. Herzton ist normal laut und oft unauffällig.

Bei schwerer Obstruktion (Druckgradient über 60 mm Hg) kann durch Verzögerung der linksventrikulären Systole eine *paradoxe Spaltung des 2. HT* ($P_2$-$A_2$) auftreten. Entsprechend dem wechselnden Druckgradienten kann das Spaltungsintervall dabei schwanken.

Der Kollaps des linksventrikulären Ausflußtraktes nach der initialen hyperdynamen Ejektion führt zu einem weitgehenden Versiegen der Austreibung in der 2. Systolenhälfte und dadurch zu einem charakteristischen mesosystolischen Kollaps des Pulses.

Die Karotispulskurve zeigt einen typischen Doppelgipfel (*spike and dome* = hoher Initialgipfel, nach einem mesosystolischen Tal gefolgt von einem kleineren, breiteren Zweitgipfel = *Dromedartyp*), was u. U. auch peripher als *Pulsus bisferiens* palpiert werden kann.

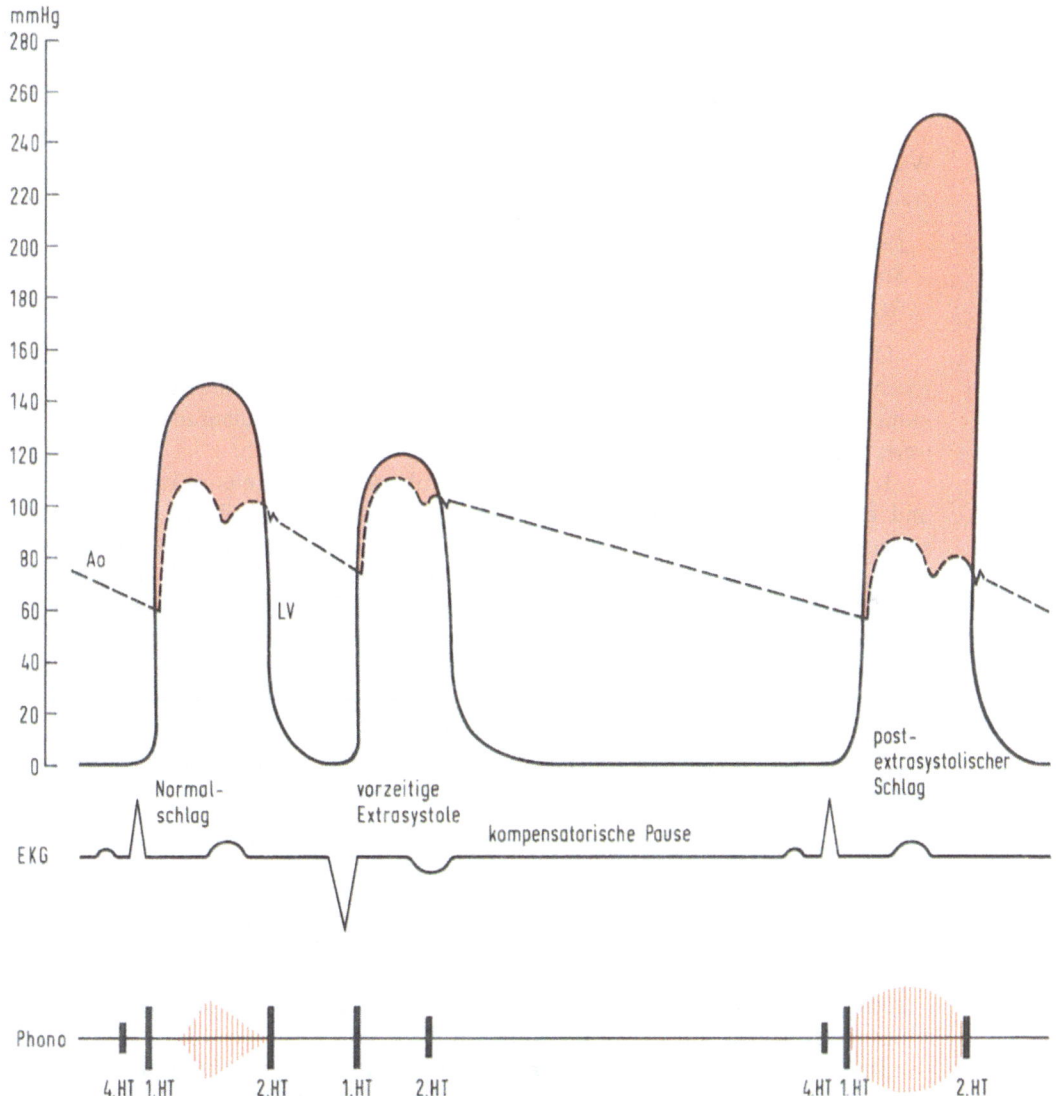

Abb. 18.3. *Hypertrophe obstruktive Kardiomyopathie:*
Die Druckverhältnisse und der jeweils daraus resultierende Auskultationsbefund bei einem Normalschlag (mäßige Obstruktion), einer vorzeitigen Extrasystole (kaum Obstruktion) und bei einer postextrasystolischen Herzaktion (schwerste Obstruktion).
Normalerweise übersteigt der Aortendruck einer Herzaktion, welche einer Extrasystole folgt, den vorausgehenden. Bei einer HOKM ist das Gegenteil der Fall, da die Obstruktion durch die kräftige postextrasystolische Kontraktion stark zunimmt.

226　B. Spezieller Teil

### 18.6.3　Ejection-Click (EC)

Trotz der hyperdynamen Austreibung ist ein EC bei HOKM selten.

### 18.6.4　Der 4. Herzton

Ein 4. Herzton ist bei den meisten Fällen einer HOKM deutlich und oft relativ laut zu auskultieren und gelegentlich als präsystolischer Impuls vor dem eigentlichen Herzspitzenstoß zu palpieren. Er ist Ausdruck der kraftvollen Vorhofkontraktion, deren Energie sich an dem steifen, wenig dehnbaren Kammermyokard bricht.

### 18.6.5　Systolische Geräusche

Wie bei der Besprechung der hämodynamischen Abläufe angedeutet, können systolische Geräusche bei einer HOKM verschiedenen Ursprungs sein:

– *Frühsystolisches Austreibungsgeräusch* bei hyperdynamer Ejection
– *Stenosegeräusch* bei LV-Ausflußbahnobstruktion
– *Refluxgeräusch* durch funktionelle Mitralinsuffizienz

Die verschiedenen systolischen Geräusche können entsprechend ihres dynamischen Charakters wechseln und sich überlagern. Mit den Möglichkeiten der Auskultation allein ist eine Abgrenzung gegeneinander oft nicht, allenfalls verdachtsweise bei sorgfältiger Suche nach dem jeweiligen p.m. möglich.

1. Das **Austreibungsgeräusch** besitzt ein frühsystolisches Intensitätsmaximum und geht – wenn vorhanden – in das durch Obstruktion bedingte, verzögert einsetzende Systolikum über. Es entsteht so ein oft nicht von anderen organisch bedingten Austreibungsgeräuschen zu unterscheidendes Systolikum. Bei Patienten mit labiler Obstruktion kann in Ruhe lediglich das frühsystolische Austreibungsgeräusch zu hören sein, und erst Manöver wie ein Valsalva-Preßversuch oder Amylnitritinhalation lassen eine Obstruktion manifest werden. Andererseits ist das frühsystolische Austreibungsgeräusch fakultativ und nicht obligater Bestandteil des auskultatorischen Vollbildes einer HOKM.

2. Das bei **Obstruktion des LV-Ausflußtraktes entstehende Systolikum** weist folgende Charakteristika auf:

– vom 1. HT deutlich abgesetzt, zum Teil erst mesosystolisch einsetzend
– Intensitätsmaximum in der mittleren bis späten Systole
– mittel- bis hochfrequent
– p.m. zwischen dem linken unteren Sternalrand (4. bis 5. ICR) und der Herzspitze
– geringe Fortleitung zur Herzbasis, kaum Fortleitung in die Karotiden, wegen der meist begleitenden MI Fortleitung in die Axilla
– mittellaut bis laut, bei labiler Obstruktion in Ruhe auch sehr leise bis fehlend
– typische Änderung in Lautstärke bzw. Auftreten durch hämodynamisch wirksame Manöver (s. u.).

3. Das **refluxbedingte Systolikum einer funktionellen Mitralinsuffizienz** bei HOKM ist wegen des dynamischen Entstehungsmechanismus (wahrscheinlich durch abnormen Zug des anterolateralen Papillarmuskels) nicht holosystolisch und bandförmig, sondern setzt (wie auch die Ausflußbahnobstruktion) verspätet

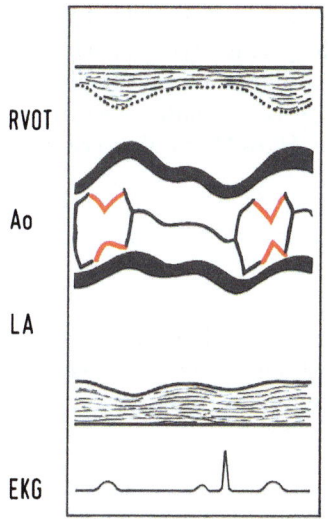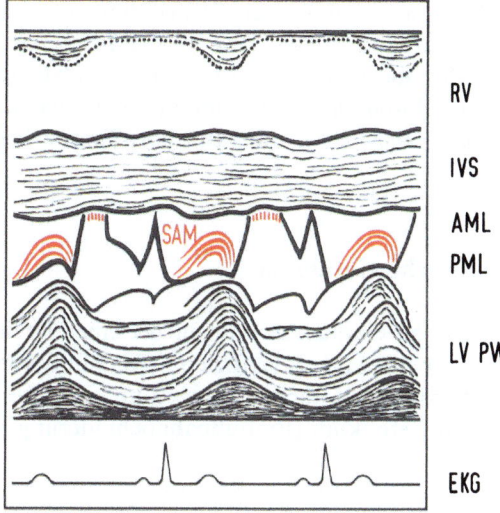

Abb. 18.4. *Echokardiogramm bei hypertropher obstruktiver Kardiomyopathie*
Beachte:
- Die hochgradige Hypertrophie des Septums (IVS)
- Die ebenfalls hypertrophierte Hinterwand (LVPW)
- Den dadurch verengten LV-Ausflußtrakt
- Das systolische Anschlagen des vorderen Mitralsegels an das Septum
- Das „SAM" (**systolic anterior movement**)-Phänomen
- Die mesosystolische Schließbewegung der Aortenklappe
- Den vergrößerten linken Vorhof

### Zentrale Regel bei der Auskultation einer HOKM

Das systolische Geräusch (sowohl das der Obstruktion als auch das einer begleitenden funktionellen Mitralinsuffizienz) verhält sich wie die Obstruktion **dynamisch**, d. h.

- es kann von Untersuchung zu Untersuchung, zum Teil von Herzaktion zu Herzaktion wechseln
- bei labiler Obstruktion auch verschwinden
- und kann durch Manöver wie z. B. Valsalva-Preßversuch oder durch Amylnitrit verstärkt und nach schnellem Hinlegen oder Hinhocken abgeschwächt werden

**Wegweisend für eine auskultatorische Diagnose einer HOKM sind:**

- Der verzögerte Beginn des Systolikums (deutlich vom 1. HT abgesetzt)
- Der bei verschiedenen Manövern stark wechselnde Auskultationsbefund

ein. Bei jeder signifikanten Obstruktion soll eine gewisse Insuffizienz der Mitralklappe vorhanden sein. Das MI-Geräusch besitzt die gleiche Dynamik wie das durch die Obstruktion des Ausflußtraktes bedingte Systolikum und ist von diesem allenfalls durch seine Ausstrahlung zur Axilla auskultatorisch zu unterscheiden. In seltenen Fällen kann die Mitralinsuffizienz bei einer HOKM im Vordergrund stehen.

### 18.6.6 Diastolische Geräusche

Diastolische Geräusche können bei einer HOKM sowohl frühdiastolisch ohne nachweisbare Aorteninsuffizienz (Rückfluß vom Ausflußtrakt in das prästenoische Cavum?) als auch als kurzes, apikales mesodiastolisches Rumpeln mit oder ohne Präsystolikum (Einflußbahnbehinderung?) auftreten.

### 18.6.7 Zusätzliche Töne

Ein frühdiastolischer Ton (MÖT bei Mitralklappenveränderung?) sowie ein mesosystolischer Click sind bei HOKM beschrieben worden.

### 18.6.8 Dynamische Auskultation bei HOKM

Alle Manöver, welche das ohnehin enge Cavum bei HOKM weiter verkleinern, führen zu einer Zunahme der dynamischen Obstruktion des Ausflußtraktes und dadurch zu einer Verstärkung des Geräusches. Ein in Ruhe abwesendes oder kaum hörbares Geräusch kann dadurch erst auftreten. Andererseits kann durch „Aufdehnung des Cavums" bei Zunahme des Pre- oder Afterloads eine Obstruktion abnehmen oder verschwinden. Diese Veränderungen sind zum Teil typisch und hilfreich zur Stellung oder Erhärtung der Diagnose.
   **Atmung:** Inspiratorische Zunahme des transmuralen LV-Drucks (relativ zum Pleuradruck) → Abnahme der Obstruktion (+ Lungenüberlagerung) → *Systolikum bei Inspiration leiser, bei Exspiration lauter*.
   **Valsalva-Preßversuch:** Abnahme des venösen Rückstroms und der rechts- wie linksventrikulären Füllung → Abnahme der Cavumgröße → Zunahme der Obstruktion: *Systolikum in der Preßphase lauter* (in 70–80%, gelegentlich jedoch paradoxes Leiserwerden des Systolikums, wenn durch erhebliche Zunahme der Obstruktion das Austreibungsvolumen zu stark abfällt).

Hinter dem Systolikum einer HOKM kann sich auch eine funktionelle Mitralinsuffizienz verbergen, die eine signifikante Obstruktion stets in unterschiedlichem Ausmaß begleitet und selten einmal auch im Vordergrund stehen kann. Das Systolikum einer MI bei HOKM ist nicht holosystolisch und bandförmig, sondern setzt ebenfalls verspätet ein und ist auskultatorisch nur durch die Ausstrahlung des Geräusches in die Axilla zu vermuten.

---

**Auskultationsmerkmale der HOKM**

**Leichte Obstruktion:**

entweder: nur frühsystolisches (Austreibungs-)Geräusch

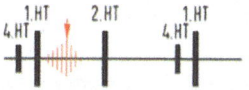

oder: meso- bis spätsystolisches (Obstruktions-)Geräusch

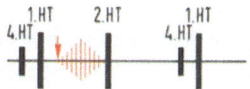

**Mittelschwere bis schwere Obstruktion:**

- Systolikum beginnt früher in der Systole, meist jedoch vom 1. HT noch deutlich abgesetzt
- Mittel- bis hochfrequent, gewöhnlich laut
- Intensitätsmaximum in der mittleren bis späten Systole
- P.m. zwischen dem linken unteren Sternalrand (4./5. ICR) und Herzspitze
- Häufig mit Ausstrahlung in die Axilla (begleitende MI?), seltener Ausstrahlung zum Aortenareal, kaum Ausstrahlung in die Karotiden
- Evtl. paradoxe Spaltung des 2. HT
- Gewöhnlich 4. HT

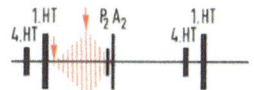

**Rasches Aufstehen aus liegender Position** → plötzliche Abnahme des venösen Rückstroms (venöses pooling) → Abnahme des rechts-, dann des linksventrikulären Durchmessers → Zunahme der Obstruktion → *Systolikum lauter.*

**Hinlegen aus dem Stehen** oder **Anheben der Beine im Liegen** → vermehrter venöser Rückstrom → Zunahme des rechts-, dann des linksventrikulären Durchmessers → Abnahme der Obstruktion → *Systolikum leiser.*

**Hocken** → Erhöhung des peripheren Widerstandes → arterieller Blutdruck steigt → vermehrter („aufdehnender") Druck auf den LV-Ausflußtrakt → Abnahme der Obstruktion → *Systolikum leiser.*

**Postextrasystolische Kontraktion** oder **Kontraktion nach längerem R-R-Intervall bei VHF** → erhöhte Auswurfgeschwindigkeit bei niedrigem Aortendruck durch lange vorausgegangene Diastole → Zunahme der Obstruktion → *Systolikum lauter.*

**Isometrische Belastung** (z. B. durch kräftig gehaltenen beidseitigen Händedruck) → Erhöhung des peripheren Widerstandes und des arteriellen Blutdrucks → vermehrter („aufdehnender") Druck auf den LV-Ausflußtrakt → Abnahme der Obstruktion → *Systolikum leiser.*

**Amylnitrit** (Riechen an geöffneter Brechampulle) → prompte periphere Vasodilatation mit RR-Abfall → Abnahme des LV-Durchmessers → Zunahme der Obstruktion → *Systolikum bereits nach 5–10 Sekunden signifikant lauter* (bei AS erst nach 15–20 Sekunden!).

## 18.7 Differentialdiagnose

*Tab. 18.1* Die systolischen Geräusche einer **valvulären Aortenstenose,** einer rheumatischen **Mitralinsuffizienz,** eines **Mitralprolaps,** eines **Ventrikelseptumdefektes** und einer **Trikuspidalinsuffizienz** müssen in die auskultatorische Differentialdiagnose miteinbezogen werden.

Ist bei der Auskultation *in Ruhe* eine Unterscheidung nicht möglich, so helfen meist die oben beschriebenen Manöver (insbesondere der Valsalva-Versuch und Amylnitrit) weiter.

Neben der Familienanamnese hat die Registrierung des Karotispulses (zweigipflig: „*Dromedartyp*") und des Echokardiogramms bei der Diagnose einer HOKM den größten Stellenwert.

## 18. Hypertrophe obstruktive Kardiomyopathie

Tab. 18.1. Differentialdiagnose systolischer Herzgeräusche – Lautstärkenänderung der syst. Geräusche bei verschiedenen Manövern (↑ = lauter, ↓ = leiser, ~ = unverändert)

| | valv. AS | HOKM | MI (rheum.) | MI bei MKP | VSD | TI |
|---|---|---|---|---|---|---|
| **Punctum maximum** | Aortenareal bis Herzspitze | li. unterer Sternalrand bis Herzspitze | Herzspitze | Herzspitze | li. unterer Sternalrand | li., gelegentlich auch re. unterer Sternalrand |
| **Fortleitung** | obligat in die Karotiden | oft Axilla (MI), wenig z. Aortenareal, nicht i. d. Karotiden | li. Axilla | li. Axilla | z. T. weite Fortleitung | bei RV-Hypertrophie p. m. auch über Herzspitze Keine Ausstrahlung i. d. Axilla |
| **Systolikum** | *leichte AS*: frühsyst. *schwere AS*: gesamte Syst., Spindelform | vom 1. HT abgesetzt, Meso-spätsystol. Maximum | holosyst. bandförmig | Beginn meist meso- bis spätsyst. mit Click, selten holosyst. | *klein*: Preßstrahlgeräusch, holosyst., bandförmig *groß*: leiser, eher Spindelform | holosyst.-bandförmig, aber auch Crescendo oder Decrescendo möglich |
| **3. oder 4. HT** | Oft 4. HT, bei Dekomp. 3. HT | meist lauter 4. HT | oft 3. HT | — | 3. HT bei größerem Defekt | rechtskardialer 3. HT bei reiner TI |
| **Pulsqualität** | Pulsus parvus et tardus | gut gefüllt, evtl. P. bisferiens | oft Pulsus celer (et altus) | normal | *klein*: normal *groß*: celer/altus | Systolischer *Venenpuls* |
| **Valsalva Preßversuch** | ↓ | ↑ (selten paradox ↓) | ↓ | ↑ | ↓ | ↓ (bei Inspiration ↑↑ oder erst auftretend) |
| **Plötzl. Aufsitzen/Aufstehen** | ↓ | ↑ | ↗ | ↑ | ? | ↓ |
| **Hinlegen aus dem Stehen** | ↑ | ↓ | ~, in Linksseitenlage ↑ | ↓ | ? | ↑ in Rechtsseitenlage gelegentlich lauter |
| **Hocken (sofort nach dem Hinhocken)** | ↑ | ↓ | ↑ | ↓ | ↑ | ↑ |
| **Post-extrasystolische Kontraktion** | ↑ | ↑ | ↓ | ↓ | ? | ↑ |
| **Isometrische Belastung** | ~ ↗ | ↓ | ↓ | ↗ | (↑) | ~ ↗ |
| **Amylnitrit** | ↑ (erst nach 15–20 sek.) | ↑↑ (bereits nach 5–10 sek.) | ↓ | ↓ | ↓ | ~ oder ↑ |

# 19. Die Mitralstenose (MS)

## 19.1 Definition

*Abb. 19.1* Unter einer Mitralstenose versteht man eine organische Einengung des Mitralostiums.

Das Ostium kann aber auch durch mobile Vorhofthromben oder durch einen Vorhoftumor eingeengt werden, man spricht dann von einer *funktionellen* Stenose des Mitralklappenostiums.

## 19.2 Ätiologie und Häufigkeit

Die Mitralstenose des Erwachsenen ist so gut wie ausschließlich Folge (oft rezidivierender) rheumatischer Endomyokarditiden, auch wenn sich eine entsprechende Anamnese nur in etwa der Hälfte aller Fälle eruieren läßt.

Die ersten auskultatorischen Zeichen treten erst nach einer symptomfreien Latenzzeit von mindestens 2 Jahren, im Mittel nach 19 Jahren auf (einem z. B. im 12. Lebensjahr durchgemachten rheumatischen Fieber folgen also meist erst im 3. Lebensjahrzehnt die Zeichen einer MS). Etwa 40% der Patienten mit rheumatischer Herzerkrankung entwickeln im weiteren Verlauf auch eine Mitralstenose.

Die MS gilt als das häufigste *erworbene* Vitium des Erwachsenen: Dies betrifft in unserem Sprachraum jedoch nicht mehr die *reine* Mitralstenose, sondern die Stenosekomponente eines meist kombinierten Mitralvitiums.

Eine rheumatische MS tritt in verschiedenen Variationen auf: Als isolierte („reine") MS, als kombiniertes Mitralvitium (MS + MI) und kombiniert mit anderen rheumatischen Vitien (rheumatische TI, TS, AI, AS oder sehr selten auch PS).

Absolute Raritäten sind *angeborene* Mitralstenosen bei Dysplasie der Klappe und die in Verbindung mit einem Vorhofseptumdefekt angeborene Mitralstenose (sog. Lutembacher-Syndrom).

## 19.3 Pathologische Anatomie

Die rheumatische Endokarditis führt zu einer Vernarbung der Mitralsegel und der Chordae tendineae mit nachfolgender Kontraktur sowie einer Verklebung der angrenzenden Ränder (*Kommissuren*) der beiden Segel. Durch die Verkürzung der Chordae wird der Klappenapparat ventrikelwärts gezogen, und die Mitralklappe nimmt eine Trichterform an.

Sekundär kann das Gewebe der Segel verkalken, der linke Vorhof hypertrophiert und dilatiert, und der Rückstau des Blutes in den Lungenkreislauf führt meist zu einer pulmonalen Hypertonie mit Rechtsherzhypertrophie.

Die Rauhigkeit der Segel an den verkalkten Stellen begünstigt Thrombenauflagerung und Embolisation von kalzifiziertem Material. Gewöhnlich sind das linke Herzohr und Anteile des LA-Cavums thrombosiert – mit entsprechend hoher Emboliemeigung.

Abb. 19.1. *Schematische Darstellung einer Mitralstenose*
*Beachte:*
– Die verengte Mitralklappe
– Den vergrößerten linken Vorhof
– Die Hypotrophie des LV-Myokards

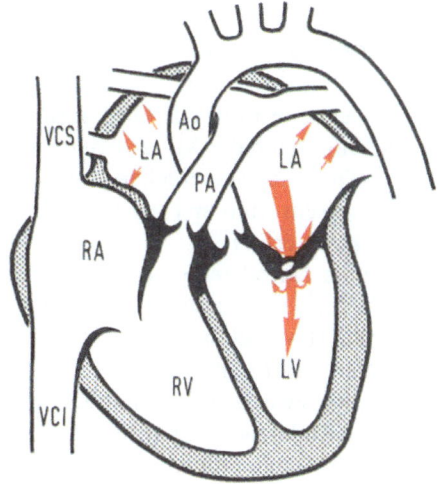

Von extremen Raritäten abgesehen ist die Mitralstenose stets rheumatischen Ursprungs und wird meist erst Jahrzehnte nach der rheumatischen Karditis symptomatisch!

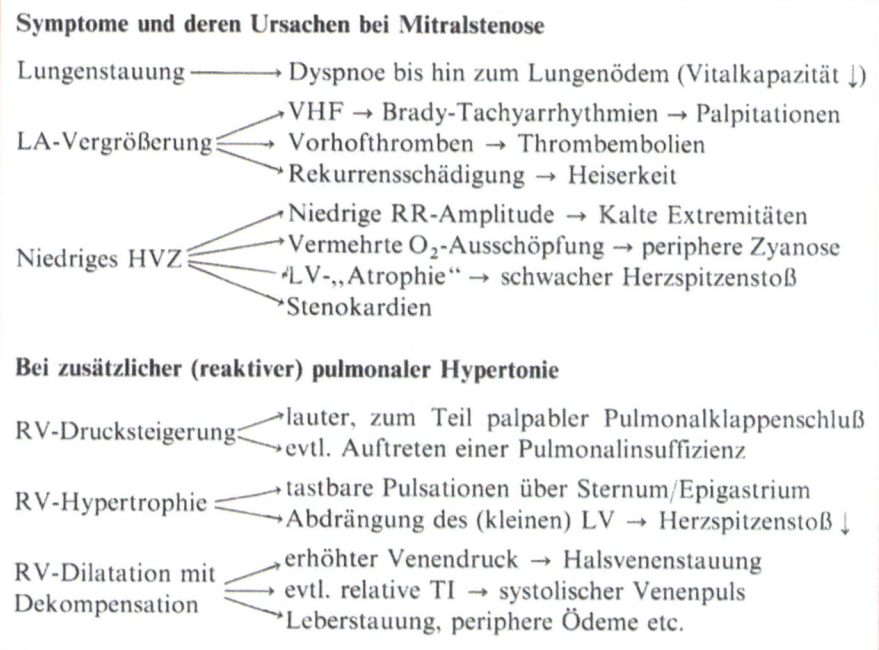

## 19.4 Pathophysiologie und Hämodynamik

Normalerweise (normale Öffnungsfläche der Mitralklappe 4–6 cm$^2$) besteht ein freier Fluß durch das Mitralostium, wobei die diastolische Füllung – wie mehrfach besprochen – im wesentlichen passiv in der frühen Diastole (*rapid filling phase*) und in geringerem Maß erst wieder spätdiastolisch = präsystolisch durch die Vorhofkontraktion erfolgt.

Abb. 19.2

Bei der Mitralstenose (Öffnungsfläche unter 2,5 cm$^2$, bei schwersten Stenosen unter 1 cm$^2$) ist der diastolische Blutfluß vom linken Vorhof (LA) in den linken Ventrikel (LV) behindert und muß zur Aufrechterhaltung eines – zunächst noch normalen – Herzzeitvolumens (HZV) unter einem erhöhten Druck stattfinden: Es bildet sich zwischen LA und LV während der Diastole ein Druckgefälle aus. Dadurch ändert sich das typische, diskontinuierliche Füllungsmuster: Die Füllung kann nicht mehr schnell in der frühen Diastole erfolgen, sondern beansprucht einen zunehmenden Teil der Diastolenlänge, bei mittleren bis schweren Stenosen die gesamte Diastole. Der Druckgradient ist zu Beginn der Diastole am größten und nimmt je nach Klappenöffnungsfläche und Flußgeschwindigkeit mehr oder weniger rasch ab. Das Echokardiogramm zeigt besonders eindrucksvoll den Verlust der normalen mesodiastolischen Schließbewegung der Mitralsegel auf: Bei der MS bleiben die Segel während der gesamten Diastole geöffnet.

Bei Auftreten von Vorhofflimmern (durch Dehnung des LA und eine evtl. bestehende rheumatische Schädigung des Vorhofmyokards) erfolgt der Einstrom nur noch passiv.

Im Mittelpunkt der hämodynamischen Betrachtung der MS steht die Druckerhöhung im linken Vorhof, die sich mangels einer drucktrennenden Struktur nach rückwärts in den Lungenkreislauf (LA → Lungenvenen → Lungenkapillaren → Lungenarteriolen → Pulmonalarterie → RV) mitteilt. Dadurch entsteht – anfangs nur bei Belastung, später auch in Ruhe – eine „passive" Hypertonie im Lungenkreislauf (Stauungshypertonie mit einer zunächst nur geringen Belastung des rechten Ventrikels). Mit zunehmender Dauer dieser Stauung kommt es durch eine reaktive Hyperplasie und Hypertrophie der Lungenarteriolen zu einer „aktiven", vasokonstriktiven pulmonalen Hypertonie, wodurch sich das Krankheitsbild relativ unabhängig von dem aktuellen LA-Druck „verselbständigt": In Extremfällen kann der Druck im Lungenkreislauf sogar den systemarteriellen Druck übersteigen. Jetzt steht die Rechtsbelastung mit einer RV-Hypertrophie und später -dilatation mit Dekompensation auch klinisch im Vordergrund.

Da ein normales HZV bei zunehmender Füllungsbehinderung durch die Mitralstenose und später auch zusätzlich durch die pulmonale Hypertonie nicht mehr aufgebracht werden kann, ist die Blutdruckamplitude dieser Patienten klein, der Puls schlecht gefüllt und unterdrückbar und die Extremitäten kühl. Die vermehrte $O_2$-Ausschöpfung in der Peripherie führt zu einer peripheren Zyanose; der typischen Wangenzyanose (*Mitralbäckchen*) gesellt sich oft ein gewisses subikterisches Hautkolorit (chronische Leberstauung) hinzu und bedingt das typische *Facies mitralis* („gelbe" Zyanose).

Die chronisch verminderte Füllung des LV führt zu einer Hypotrophie der linken Kammer, welche durch die rechtshypertrophiebedingte Herzrotation von der Brustwand weg nach dorsal gedrängt wird: Der Herzspitzenstoß verschwindet, und es dominieren die Zeichen der rechtsventrikulären Belastung wie Pulsation entlang des linken Sternalrandes sowie im Epigastrium.

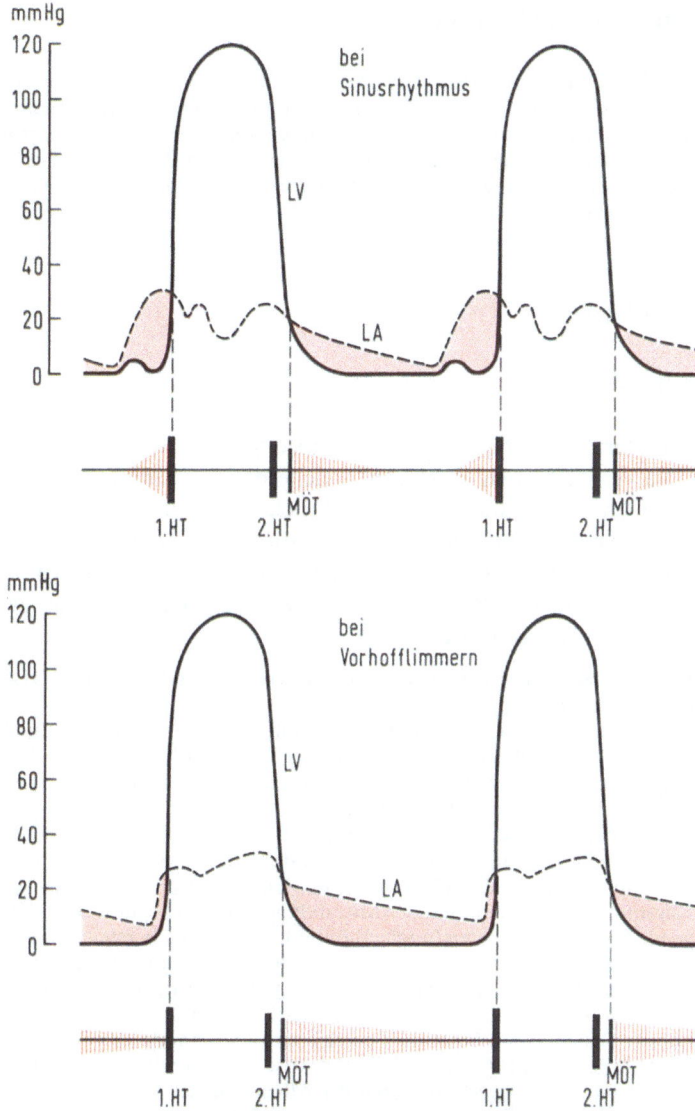

Abb. 19.2. *Mitralstenose:* Die Druckverhältnisse und der jeweils daraus resultierende Auskultationsbefund.
Bei Sinusrhythmus und einer ausreichend langen Diastole (oben) kann der Druckgradient (rote Fläche) noch während der Diastole weitgehend abgebaut werden: Das diastolische Intervallgeräusch ist kurz. Bei ausreichend kräftiger Vorhofkontraktion tritt ein Präsystolikum auf.
Bei zunehmender Stenosierung und nach Auftreten von Vorhofflimmern (unten) hält das Geräusch während der gesamten Diastole an, eine präsystolische Verstärkung fehlt meistens

## 19.5 Klinische Gesichtspunkte

Auch klinisch steht mit der Dyspnoe die pulmonale Stauung im Vordergrund. Daneben können Abgeschlagenheit, Palpitationen (intermittierendes Vorhofflimmern oder Tachyarrhythmien), Heiserkeit (Recurrensschädigung durch exzessive LA-Vergrößerung), stenokardische Beschwerden und die Zeichen einer systemarteriellen Embolie (z. B. Apoplex) auftreten. Bei Rechtsdekompensation kommen die Zeichen einer Einflußstauung mit peripheren Ödemen hinzu.

## 19.6 Auskultation

### 19.6.1 Der 1. Herzton

Der 1. Herzton ist bei der Mitralstenose typischerweise *laut und paukend*.

Die verschiedenen Faktoren, welche die Entstehung des 1. HT beeinflussen, wurden im allgemeinen Teil ausführlich besprochen. Die Mitralstenose ist ein Paradebeispiel dafür, wie der 1. HT durch das Zusammenspiel verschiedener, nebeneinander wirksamer Mechanismen moduliert wird. Die aufgeführte Reihenfolge entspricht der Bedeutung des jeweiligen Mechanismus gemäß der derzeit favorisierten Betrachtungsweise:

1. **Die durch zeitliche Verzögerung auf höherem ventrikulären Druckniveau erfolgende Spannung der Mitralklappe:**
   Normalerweise ist der durch die Vorhofkontraktion bedingte Bluteinstrom bei Beginn der Systole weitgehend abgeschlossen (der Druckgradient zwischen LA und LV ist ausgeglichen), und die Mitralsegel zeigen unmittelbar präsystolisch bereits eine passive Schließbewegung (s. Kapitel 4.4.1: Phase 5).
   Bei der Mitralstenose hingegen ist der Bluteinstrom wegen eines noch bestehenden Druckgradienten zum Zeitpunkt der Kammerkontraktion noch nicht beendet und die Mitralklappe noch weitgehend geöffnet. Hier reicht die verlängerte Vorhofsystole in die Kammersystole hinein, und der Mitralklappenschluß beginnt erst, wenn der rasch ansteigende Kammerdruck den (noch erhöhten) LA-Druck übersteigt. Der Klappenschluß und insbesondere die Anspannung des gesamten Mitralklappenapparates erfolgt daher verspätet und dadurch nicht während des initial langsamen, sondern während des schnell ansteigenden Schenkels der ventrikulären Druckanstiegskurve (s.r.). Die auf diesem erhöhten Druckniveau besonders energiereiche Spannung der Segel scheint für die große Lautstärke des 1. HT bei der Mitralstenose im wesentlichen verantwortlich zu sein.
2. **Die erhöhte Schlußgeschwindigkeit der Mitralklappe:**
   Ebenfalls als Folge der verzögerten und dadurch auf einem höheren Druckniveau stattfindenden Schließbewegung ist auch die Schlußgeschwindigkeit gesteigert. Möglicherweise spielt auch die Distanz der Schließbewegung selbst eine Rolle.
3. **Die Beschaffenheit der Mitralsegel:**
   Das Ausmaß der organischen Klappenveränderung (Verdickung, Verklebung, Kalzifizierung) beeinflußt sowohl die Resonanzfähigkeit als auch die Schließgeschwindigkeit und die Distanz der Schließbewegung. Ist der gesamte Klappenapparat unbeweglich geworden (immobile kalzifizierte Trichterstenosen), so wird der 1. HT leiser und kann gelegentlich nicht mehr gehört werden.
4. **Frühsystolische Mitralinsuffizienz?**
   Durch das Überlappen von Diastole und Systole kann es kurzzeitig zu einem frühsystolischen Reflux von Blut in den linken Vorhof kommen. Möglicherweise ist hierdurch der bei MS gelegentlich „hupende" Charakter des 1. HT bedingt.

*Abb. 19.4*

*Abb. 19.3*

*Abb. 19.5*

Andererseits kann bei unbeweglichen, verbackenen Segeln oder bei einer schweren linksventrikulären Funktionsstörung (niedriges LV-Druckniveau = kraftlose Segelspannung) der 1. HT abgeschwächt sein oder überhaupt fehlen.

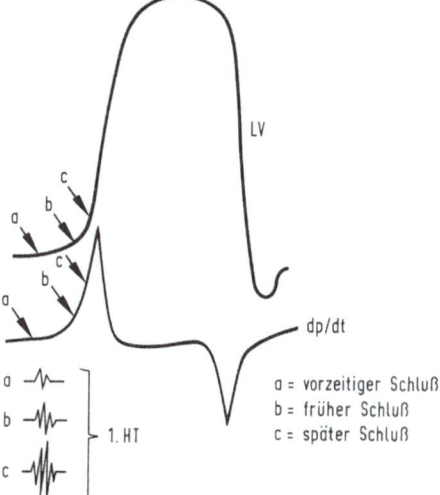

Abb. 19.3. *Diagramm des LV-Drucks, seiner Druckänderung nach der Zeit (dp/dt) und die Lautstärke des 1. HT zu verschiedenen Zeitpunkten des Mitralklappenschlusses* (nach Shah [83])

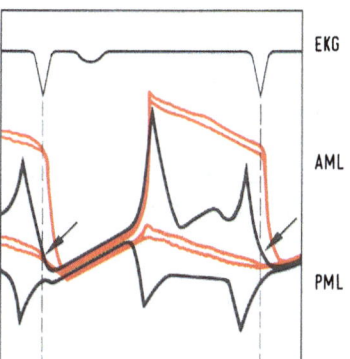

Abb. 19.4. *Der verzögerte Mitralklappenschluß bei Mitralstenose* (rot) *im Echokardiogramm* (schwarz = Normalfall)

**Ein lauter, paukender 1. HT fehlt bei Mitralstenose, wenn**
- bei einer bindegewebig fixierten, immobilen Trichterstenose kein Klappenschluß möglich ist,
- bei schwerer LV-Funktionsstörung nur eine kraftlose Spannung des Mitralklappenapparates erfolgt.

Bei Arrhythmien, insbesondere Vorhofflimmern ist die Lautstärke des 1. HT *wechselnd*: Normal laut bei der Kontraktion nach einem langen R-R-Intervall, wenn während der langen Diastole ein weitgehender Druckausgleich erfolgen konnte und paukend nach einem normal langen oder kurzen R-R-Intervall.

### 19.6.2 Der 2. Herzton

Ohne Vorliegen einer pulmonalen Hypertonie oder bei nur geringer Lungenstauung ist der 2. HT normal mit einer unauffälligen atemvariablen Spaltung der beiden Komponenten $A_2$ und $P_2$.

Mit zunehmender Erhöhung des Pulmonalisdrucks wird die Pulmonalkomponente $P_2$ über dem Pulmonalareal lauter und kann bei ausgeprägter pulmonaler Hypertonie sehr laut bis paukend werden (d. h. lauter als der $A_2$) und dadurch eine immer weitere Fortleitung erfahren.

Die Verzögerung der rechtsventrikulären Systole bei pulmonaler Hypertonie ist als enge, weitgehend atemunabhängige Spaltung des 2. HT zu registrieren, jedoch meist nur als breiter, „unreiner" lauter 2. HT zu hören.

### 19.6.3 Der Mitralöffnungston (MÖT)

Der Mitralöffnungston ist ein kurzer, scharfer, hochfrequenter Ton in der frühen Diastole. Der Abstand zum vorausgehenden 2. HT ist lang genug (0,05–0,12; Extrembereich 0,03–0,13 Sek.), so daß der MÖT von diesem eindeutig getrennt wahrgenommen werden kann.

Das *punctum maximum des MÖT* liegt zwischen dem linken unteren Sternalrand und der Herzspitze und kann bei großer Lautstärke (häufig!) eine weite Fortleitung erfahren: Dann ist er bereits über der Herzbasis deutlich zu hören und wird dort gelegentlich mit der Pulmonalkomponente eines scheinbar weit gespaltenen 2. HT verwechselt. Andererseits kann das Auskultationsareal eines MÖT auch so klein sein, daß er mit dem Stethoskop (Membran!) regelrecht gesucht werden muß.

Normalerweise, d. h. bei weit aufschwingenden Mitralsegeln erfolgt die Mitralklappenöffnung lautlos. Bei der Mitralstenose dagegen ist die Öffnungsbewegung durch die postentzündliche Narbenschrumpfung, die Verklebung der Kommissuren und die Sehnenfadenverkürzung in einem unterschiedlichen Ausmaß behindert. Ein MÖT tritt auf, wenn die rasch öffnende Klappe (anstatt frei und weit aufzuschwingen) bei Erreichen der maximal noch möglichen, eingeschränkten Öffnungsweite abrupt behindert und gespannt wird und der gesamte Klappenapparat in Schwingung gerät (s. Kapitel 10.1).

Um einen MÖT hervorzurufen, muß der Klappenapparat oder zumindest das vordere Segel noch beweglich sein – und sei es auch nur noch gering. Liegt eine verkalkte, immobile Trichterstenose vor, fehlt – neben dem paukenden 1. HT – auch ein MÖT.

Der zeitliche Abstand des MÖT zum vorausgehenden 2. HT, das sog. 2-MÖT-Intervall, ist ein brauchbarer Parameter zur Abschätzung des Schweregrades einer MS: Je schwerer die Stenose, desto höher ist der Staudruck (LA-Druck) vor dieser Stenose und desto früher wird die Mitralklappe bei Nachlassen des LV-Drucks in der frühen Diastole aufgestoßen: das 2-MÖT-Intervall wird mit zunehmenden Stenosegrad kürzer.

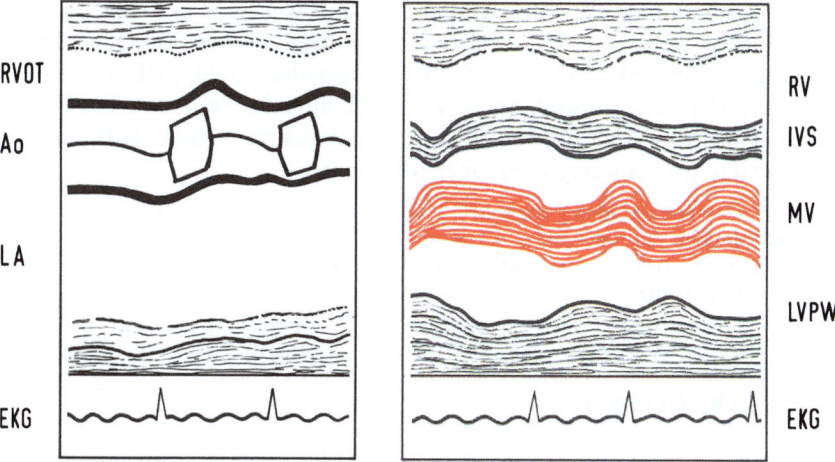

Abb. 19.5. *Echokardiogramm einer hochgradig verkalkten Mitralstenose* (mit Vorhofflimmern)
*Beachte:*
- Das stark echogebende Kalkband des Mitralklappenapparates (beide Segel nicht mehr zu erkennen)
- Die fehlende diastolische Schließbewegung (aufgehobener EF-slope) und die bei VHF fehlende präsystolische Wiedereröffnung
- Die erhebliche LA-Vergrößerung

**Der MÖT ist in 90 % das erste Zeichen und somit der auskultatorische Schlüssel zur Mitralstenose.**

Der MÖT tritt zum Zeitpunkt der maximalen frühdiastolischen Klappenöffnung durch die Anspannung der öffnungsbehinderten Segel auf.

Der MÖT ähnelt im Klangcharakter dem 2. Herzton.
Bei gut beweglichen Segeln ist er oft sehr laut und wird weit (zum Teil bis ins Aortenareal) fortgeleitet.
Bei zunehmend unbeweglichen Segeln wird er leiser und muß dann in einem kleinen Areal zwischen dem unteren linken Sternalrand und der Herzspitze gesucht werden.

Der Abstand des MÖT zum vorausgehenden 2. HT (sog. 2-MÖT-Intervall) ist ein brauchbarer Parameter zur Abschätzung des Schweregrades einer Mitralstenose.
**Faustregel:** • Leichte Stenose: Über 0,09 sek.
• Mittelschwere Stenose: Um 0,08 sek.
• Schwere Stenose: Unter 0,06 sek.

Von einem geübten Untersucher können diese geringen Zeitunterschiede bereits bei der Auskultation abgeschätzt werden.

*Abb. 19.6*

Da der Zeitpunkt der Mitralklappenöffnung aber nicht nur von dem aktuellen LA-Druck, sondern auch von anderen Faktoren wie der Geschwindigkeit des Druckabfalls im linken Ventrikel (z. B. verzögert bei LV-Hypertrophie) oder dem aktuellen Herzzeitvolumen (hohes HZV erhöht seinerseits den LA-Druck) abhängt, kann das 2-MÖT-Intervall nur als Mosaikstein beim auskultatorischen Abschätzen des Schweregrades einer MS dienen.

*Abb. 19.3*

Auf die Unterscheidung eines MÖT von einem gespaltenen 2. HT und von anderen frühdiastolischen Zusatztönen (3. HT, Tumor-„Plop") und das gelegentliche Auftreten eines MÖT-ähnlichen Tones in Abwesenheit einer Mitralstenose wird unten bei der Differentialdiagnose eingegangen.

### 19.6.4 Diastolische Geräusche

Entsprechend der ungleichmäßigen Füllung des Ventrikels, die in der frühen und dann erst wieder in der späten Diastole erfolgt, besteht das bei einer Mitralstenose auftretende diastolische Geräusch aus zwei Komponenten: Das *diastolische Intervallgeräusch* und das *präsystolische* (= spätdiastolische) *Geräusch*.

Diese beiden Geräusche ändern ihren Charakter im Verlauf der Erkrankung unabhängig voneinander und erlauben dadurch einen Einblick in die zugrundeliegenden hämodynamischen Abläufe.

#### 19.6.4.1 Das diastolische Intervallgeräusch („Diastolikum" der MS)

Obwohl bei einer signifikanten Mitralstenose das Füllungsvolumen herabgesetzt ist, kommt es beim Durchtritt des unter einem erhöhten LA-Druck stehenden Blutes durch das verengte Mitralklappenostium zu einer erhöhten Geschwindigkeit und Turbulenzbildung. Das dadurch entstehende Geräusch weist folgende Kriterien auf:

1. **Beginn:** Es beginnt direkt oder kurz nach der durch den MÖT markierten Mitralklappenöffnung und weist deshalb ein *freies Intervall zum 2. HT* auf. Man spricht daher von einem *diastolischen Intervallgeräusch*.
2. **Der Decrescendocharakter** ergibt sich aus dem Druckgradienten zwischen dem LA und LV, welcher zu Beginn der Diastole am größten ist und der im weiteren Verlauf abnimmt. Bei leichten Stenosen, bei denen dieser Druckgradient noch *während* der Diastole abgebaut werden kann und bei denen das Geräusch noch deutlich vor dem 1. HT verstummt, kommt der Decrescendocharakter besser zur Geltung als bei schwerer Stenosen mit ihrem langen, bis zum 1. HT reichenden Geräusch. Auf die präsystolische Verstärkung wird weiter unten eingegangen.
3. **Klangcharakter:** Das Diastolikum der MS ist charakteristischerweise mittel- bis tieffrequent, klingt rauh und gelegentlich „rumpelnd". Man hört es daher am besten mit der nur leicht aufgesetzten *Glocke* des Stethoskops, bei der diese tiefen Frequenzen ungehindert weitergeleitet werden. Dieser typische Klangcharakter entsteht mehr durch den diastolischen Fluß als durch den relativ niedrigen Druckgradienten über der Klappe und wird moduliert durch die Form und die Gewebsbeschaffenheit (Kalk!) der Segel und die Form der verbleibenden Mitralklappenöffnung.

Aber auch andere Faktoren beeinflussen die Länge des 2-MÖT-Intervalls:

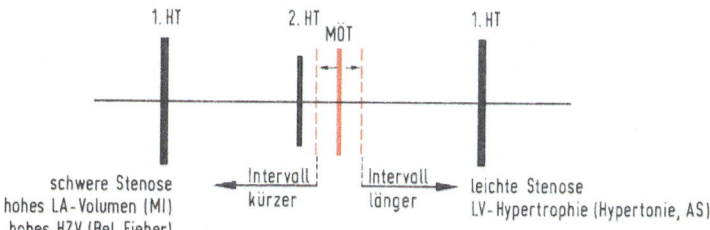

Abb. 19.6.

**Der MÖT ermöglicht eine Beurteilung des Zustandes und des Schweregrades einer Mitralstenose:**
- Nur extrem selten Auftreten ohne Verklebung der Kommissuren
- Das Auftreten eines MÖT setzt eine gewisse Beweglichkeit des Klappenapparates voraus
- Je heller, schärfer und lauter der MÖT – desto besser die Beweglichkeit der Segel
- Je dumpfer und leiser der MÖT – desto schlechter die Beweglichkeit
  (und um so schwerer meist die Stenose)

## Merkmale des Diastolikums der Mitralstenose

**Intervallgeräusch**     oder

**Decrescendo**     oder

**Mittel- bis tieffrequent**
(rauh, rumpelnd)

Benutze die Glocke des Stethoskops
(nur mit leichtem Druck aufsetzen, um tiefe Frequenzen nicht durch die Spannung der Haut zu filtern!)

**Dauer**
- Leichtere Stenose:     Kurzes Geräusch, evtl. verzögert einsetzend
- Schwere Stenose:     Langes Geräusch (weniger Decrescendo-Charakter)

4. **Die Dauer** kann als grobes Maß für den Schweregrad der Stenose dienen: Bei einer *leichten Stenose*, bei der der Druckgradient etwas später sein Maximum erreicht und früher abgebaut werden kann, beginnt das Geräusch erst kurz *nach dem MÖT* und endet noch während der Diastole (etwa 0,40 Sek. nach $A_2$). Bei *schweren Stenosen* besteht der (höhere) Druckgradient während der gesamten, also auch der späten Diastole, und das resultierende Geräusch hält über die *gesamte* Diastole (quasi als „holodiastolisches Intervallgeräusch") an.

Bei Vorhofflimmern müssen zur Beurteilung der tatsächlichen Länge des Geräusches die *langen* R-R-Intervalle herangezogen werden, da bei einer kurzen Diastole auch ein mittellanges Geräusch bis zum 1. HT anhält.

5. **Die Lautstärke** des Diastolikums wird wegen der vorherrschenden tiefen Frequenzen als gering empfunden (1-2/6). Bei gesteigertem transvulvären Fluß (bei hohem HZV oder einer begleitenden Insuffizienz) wird das Diastolikum lauter (etwa 3/6) und durch den größeren Anteil mittlerer Frequenzen auch weniger „rumpelnd".

Wegen eben dieser Abhängigkeit vom aktuellen HZV korreliert die Lautstärke des Diastolikums schlecht mit dem Schweregrad der Stenose: Nicht nur in Spätstadien mit einem fixierten kleinen Minutenvolumen, sondern auch häufig bei Bettruhe ist es leise oder überhaupt nicht mehr hörbar. Durch Linksseitenlage (LV näher an der Brustwand), in endexspiratorischer Atemruhe (weniger Lungenüberlagerung) und nach Belastung wie z. B. mehrmaligem Husten oder Aufsitzen im Bett (Steigerung des HZV) kann eine solche „stumme" Mitralstenose meist doch noch zum Vorschein gebracht werden. Das Diastolikum der MS verhält sich im Gegensatz zu dem der Trikuspidalstenose nicht atemvariabel, allenfalls wird es bei Inspiration abgeschwächt.

*Abb. 19.7*
6. **Das punctum maximum** des Diastolikums liegt im Bereich der Herzspitze und ist bei kleiner Intensität auf ein kleines Areal beschränkt. Mit zunehmender Lautstärke weist es eine gute Fortleitung in die linke Axilla auf.

### 19.6.4.2 Das präsystolische Geräusch („Präsystolikum" der MS)

Normalerweise erfährt die im wesentlichen frühdiastolisch stattfindende Füllung der Kammer durch die Vorhofkontrakton gegen Diastolenende = Präsystole eine nochmalige geringe Verstärkung.

Bei einer *leichten MS* kann das normale Füllungsvolumen der linken Kammer bei Behinderung seines schnellen frühdiastolischen Einstroms zunächst noch durch eine kraftvolle Vorhofkontraktion kompensiert werden. Die Turbulenzen dieses präsystolisch verstärkten Flusses führen zu einem unmittelbar vor dem 1. HT auftretenden Geräusch, dem sog. *Präsystolikum*.

Nach dem MÖT und dem lauten 1. HT ist das Präsystolikum ein frühes Zeichen und meist das erste *Geräusch* einer Mitralstenose.

Das Präsystolikum ist ein *von dem 1. HT unterbrochenes Geräusch mit Crescendocharakter* und weist meist einen etwas helleren Klang als das vorausgehende Diastolikum auf. Sein p.m. ist ebenfalls die Herzspitzenregion.

Wird mit zunehmender Dauer der (meist progredienten) Erkrankung die Vorhofkontraktion durch Überdehnung des Vorhofs und eine eventuell frühere rheumatische Schädigung des Vorhofmyokards schwächer, nimmt die Lautstärke des Präsystolikums ab und kann trotz eines weiterbestehenden Sinusrhythmus verschwinden. Spätestens bei Auftreten von Vorhofflimmern verstummt das Präsystolikum – zumindest in den allermeisten Fällen.

Die **Lautstärke** des Diastolikums korreliert nur schlecht mit dem Schweregrad der Mitralstenose:

**Leiser:**
(trotz zum Teil schwerer Stenose)

- (Geringer Stenosegrad)
- Adeps, Lungenemphysem
- Herzrotation wegen RV-Hypertrophie (LV abgedrängt)
- Niedriges HZV als Folge der pulmonalen Hypertonie oder einer LV-Funktionsstörung (rheumatisch, KHE)
- Begleitende AS oder TS mit low output
- spezielle anatomische Verhältnisse mancher schwer stenosierter Mitralklappen: Großer LA-Thrombus, Verlagerung des Orifiziums nach posterior, immobile Trichterstenose

**Lauter:**

- Zunehmender Stenosegrad (wenn o.a. Faktoren nicht im Vordergrund stehen)
- Hohes Füllungsvolumen (z.B. bei begleitender MI)
- Hohes HZV (Erregung, Belastung, Fieber etc.)
- Linksseitenlage (bringt LV näher an die Brustwand)
- Auskultation in Endexspiration (weniger Lungenüberlagerung)

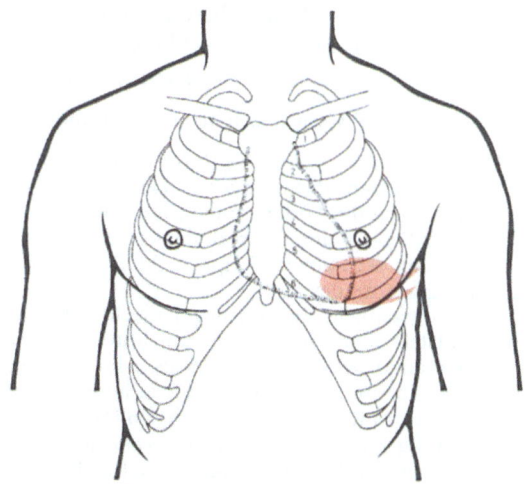

Abb. 19.7. *Das Auskultationsareal der Geräusche einer Mitralstenose*

> **Das Präsystolikum ist (nach dem MÖT und dem paukenden 1. HT) das erste Geräusch und somit ein frühes Zeichen der Mitralstenose.**

> Das Präsystolikum der Mitralstenose ist ein von dem 1. HT unterbrochenes spät-diastolisches Geräusch. Die Bezeichnung als Prä-Systolikum ist jedoch sinnvoll, zumal der auskultatorische Eindruck eher „vor-systolisch" als spätdiastolisch ist:

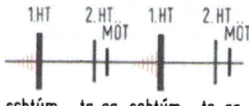

Das Präsystolikum ist jedoch nicht in allen Fällen an das Vorhandensein einer Vorhofkontraktion gebunden, sondern kann gelegentlich als „präsystolische Verstärkung" des diastolischen Geräusches auch noch bei Vorhofflimmern (VHF) auftreten.

Eine Erklärung für ein trotz VHF weiterbestehendes Präsystolikum dürfte in der zeitlichen Überlappung der diastolischen Füllung der linken Kammer mit der systolischen Kammerkontraktion liegen: Besteht in der späten Diastole noch ein deutlicher Druckgradient zwischen LA und LV, dann dauert die Füllung noch an, während die Mitralklappe bei der initialen Kammerkontraktion bereits die Schließbewegung eingeleitet hat. So ist hier nicht der erhöhte Fluß bei Vorhofkontraktion für die Entstehung des Präsystolikums verantwortlich, sondern eine funktionelle Einflußbehinderung bei beginnender Schließbewegung der Mitralklappe. Diese Entstehungstheorie eines Präsystolikums bei VHF wird durch echokardiographische Untersuchungen unterstützt und soll auch bei einem durch Vorhofkontraktion bedingten Geräusch eine Rolle spielen [241].

Eine präsystolische Verstärkung ist bei VHF besonders dann zu hören, wenn bei kurzen Diastolen der LA-Druck nicht ausreichend abgebaut werden kann und die Füllung bei Systolenbeginn noch anhält.

Ein Präsystolikum fehlt bei zu geringem Fluß zum Zeitpunkt der Schließbewegung und auch dann, wenn die Segel unflexibel und unfähig sind, eine Schließbewegung zu vollziehen.

### 19.6.5 Auskultationsbild der Mitralstenose bei pulmonaler Hypertonie

Wie besprochen, kann die chronische Erhöhung des LA-Drucks über eine organische und funktionelle Veränderung der Lungenstrombahn zu einer pulmonalen Hypertonie führen. Wenn diese pulmonale Hypertonie in fortgeschrittenen Stadien fixiert ist, bestimmt sie das klinische Bild, während die Zeichen (der zugrundeliegenden) Mitralstenose in den Hintergrund treten.

*Tab. 19.1*  Dieser Wandel spiegelt sich auch im Auskultationsbefund wider:

1. Die *Pulmonalkomponente des 2. HT* ($P_2$) wird, was zunächst nur über dem Pulmonalareal zu hören ist, zunehmend *lauter*. $P_2$ kann in fortgeschrittenen Stadien sehr laut bis paukend werden, sogar die Aortenkomponente übertreffen und dadurch eine Fortleitung weit über das eigentliche Pulmonalareal hinaus, zum Teil sogar bis zur Herzspitze erfahren. Nicht selten kann der Pulmonalklappenschluß bei solchen Patienten über der Pulmonalis deutlich palpiert werden.
2. Durch die zeitliche Verzögerung der rechtsventrikulären Systole bei pulmonaler Hypertonie entsteht eine *enge*, kaum atemvariable *Spaltung des 2. HT*. Eine solche ist bei der Auskultation jedoch nur selten als echte Spaltung, sondern vielmehr als ein einziger, unreiner, breiter und lauter 2. HT zu hören („*close splitting*").
3. Kommt es im Rahmen der pulmonalen Hypertonie zu einer Dilatation der A. pulmonalis, tritt häufig ein sog. *nichtvalvulärer pulmonaler Ejection-Click* mit p.m. über dem Pulmonalareal und entlang des linken Sternalrandes, selten über der Herzspitze auf. Ein EC ist ein kurzer, scharfer, click-artiger Ton, der dem 1. Herzton in kurzem Abstand (0,05–0,09 Sek.) folgt. Durch Turbulenzbildung bei der rechtsventrikulären Austreibung in eine dilatierte Pulmonalarterienwurzel kann neben dem EC auch ein *rauhes, frühsystolisches pulmonales Austreibungsgeräusch* entstehen.
4. Entwickelt sich im Rahmen der pulmonalen Hypertonie eine relative Pulmonalinsuffizienz, so erscheint entlang des linken Sternalrandes ein *weiches frühdiastolisches Sofortgeräusch* (sog. *Graham Steel-Geräusch*). Da es sich von dem Geräusch einer (evtl. begleitenden) Aorteninsuffizienz nicht unterscheidet, ist die Diagnose einer relativen PI bei bestehender Mitralstenose nur dann ausreichend sicher, wenn klinisch und auskultatorisch Zeichen einer schweren pulmonalen Hypertonie vorliegen.
5. Im Rahmen der Dekompensation des rechten Ventrikels kann eine *relative Trikuspidalinsuffizienz* entstehen, deren (inspiratorisch meist verstärktes) Systolikum durch die Ausweitung des rechtsventrikulären Auskultationsareals bei RV-Hypertrophie gelegentlich auch über der Herzspitze zu hören und dort mit einer Mitralinsuffizienz zu verwechseln ist.

**Das Präsystolikum ist klassischerweise an das Vorhandensein einer Vorhofkontraktion (d. h. nur bei Sinusrhythmus!) gebunden, aber**

- bei schwacher Vorhofkontraktion (als Folge der Überdehnung des LA oder einer rheumatischen Schädigung des Vorhofmyokards) wird es leiser und kann verschwinden
- auch bei Vorhofflimmern kann ein Präsystolikum (hier als präsystolische Verstärkung eines langen Diastolikums) besonders während kurzer Diastolen auftreten, wenn ein Druckausgleich nicht erfolgt und das diastolische Geräusch bis in die späte Diastole hinein anhält

**Zwei Mechanismen konkurrieren bei der Entstehung des Präsystolikums**

1. Verstärker transvalvulärer Fluß als Folge der Vorhofkontraktion (klassische Theorie)
2. Zunehmende Stenosierung als Folge der – bei noch andauerndem transvalvulären Fluß – bereits einsetzenden Mitralklappenschließbewegung

Die klassische Theorie dürfte bei einer kräftigen Vorhofkontraktion im Vordergrund stehen; die neuere Theorie erklärt das gelegentliche Auftreten einer präsystolischen Verstärkung bei Vorhofflimmern.

---

**Mitralstenose = die klassische Ursache einer reaktiven pulmonalen Hypertonie**

---

**Auskultationsmerkmale einer pulmonalen Hypertonie**
(unabhängig von der zugrundeliegenden Ursache)

- Die Pulmonalkomponente $P_2$ des 2. HT wird lauter (zunächst nur im Pulmonalareal, später auch in benachbarten Arealen)
- Die enge, kaum atemvariable Spaltung des 2. HT (*close splitting*) ist als einziger, breiter, unreiner, zum Teil paukender 2. HT zu hören.
- Ein pulmonaler EC (p. m. linker Sternalrand) tritt auf
- Evtl. auch ein frühsystolisches pulmonales Austreibungsgeräusch
- Bei Entwicklung einer PI: Hauchendes weiches diastolisches Sofort-Decrescendo (Graham Steel-Geräusch)
- Bei Dekompensation evtl. Auftreten einer TI: Inspiratorisch verstärktes oder erst auftretendes Systolikum am linken unteren Sternalrand

Die **Geräusche der Mitralstenose** werden mit zunehmender pulmonaler Hypertonie leiser oder verschwinden, da

- das Herzzeitvolumen bereits durch die verengte Lungenstrombahn vermindert und
- der linke Ventrikel durch die RV-Hypertrophie nach hinten von der Brustwand abgedrängt wird.

Ist die Mitralklappe in diesem Stadium noch ausreichend beweglich, so weisen der laute 1. HT und der MÖT auf die (der pulmonalen Hypertonie zugrundeliegende) Mitralstenose hin. Ist dies nicht der Fall, so ist die Mitralstenose „stumm", und die aufgeführten Zeichen der pulmonalen Hypertonie beherrschen ganz allein das Bild.

### 19.6.6 Der Wandel des Auskultationsbefundes im Verlauf der Erkrankung

*Tab. 19.1* Anders als die rheumatische Mitral*insuffizienz*, die bereits *während* einer rheumatischen Karditis auftreten kann, entwickelt sich die Mitral*stenose* durch die langsam fortschreitende Vernarbung und Kontraktur der entzündlich veränderten Klappe *im Laufe vieler Jahre bis Jahrzehnte*. Das auskultatorische Vollbild der Mitralstenose besteht daher nicht von Anfang an, sondern entwickelt sich langsam:

**Das stumme Intervall** zwischen der (ersten) rheumatischen Karditis und dem Auftreten eines Auskultationsphänomens dauert mindestens 2 Jahre, im statistischen Mittel jedoch weit über 10 Jahre. Die morphologischen Veränderungen der Klappe sind in dieser Zeit allenfalls echokardiographisch zu erfassen. Es bestehen weder klinische Zeichen noch Beschwerden und der Auskultationsbefund ist unauffällig (soweit während der Karditis keine Insuffizienz entstanden ist). Man spricht hier von dem stummen *Intervall*, die Bezeichnung „stumme Mitralstenose" sollte den fortgeschrittenen Stadien vorbehalten werden, in denen die auskultatorischen Zeichen bei low output und immobiler Klappe wieder verschwinden können.

**Mitralöffnungston (MÖT):** Noch lange bevor die Füllung wesentlich beeinträchtigt ist, wird die normalerweise weite Öffnung der Mitralklappe durch die Verklebung der Kommissuren begrenzt und es tritt (bei 90% als 1. Zeichen) ein MÖT auf.

**Paukender 1. Herzton:** Die beginnende Füllungsbehinderung führt zunächst zu einem spätdiastolisch erhöhten Druckgradienten und damit zu einem verzögerten Ende der Füllung. Der Mitralklappenschluß ist verzögert und erfolgt aus einer weit offenen Position der Segel: Der 1. HT wird laut bis paukend (durch Belastung ließe sich bereits jetzt ein Präsystolikum und evtl. auch schon ein Diastolikum provozieren).

**Präsystolikum:** Bald darauf tritt das Präsystolikum *bereits in Ruhe* auf, wenn durch die jetzt voluminöse, kräftige Vorhofkontraktion (und durch die bei anhaltender Füllung frühsystolisch einsetzende Schließbewegung der Segel) Turbulenzen entstehen.

**Kurzes Diastolikum:** Jetzt erfolgt die Füllung bereits unter einem früh- und mesosystolischen Druckgradienten. Das auftretende Geräusch ist noch relativ kurz, da noch während der Diastole ein weitgehender Druckausgleich erfolgt.

**Diastolikum länger, Präsystolikum leiser:** Jetzt ist bei dem weiter ansteigenden LA-Druck ein diastolischer Druckausgleich nicht mehr möglich und die Füllung benötigt die *gesamte* Diastolenlänge. Durch Überdehnung (und eine evtl. stattgehabte rheumatische Myokardschädigung) dilatiert der linke Vorhof weiter und seine Kontraktionskraft nimmt ab. Auch bei zunächst weiterbestehendem Sinusrhythmus wird das Präsystolikum dadurch leiser und kann verschwinden.

**Tab. 19.1.** Mitralstenose: Pathophysiologische Mechanismen und Auskultationsbefund im Verlauf der Erkrankung

| Pathophysiol. Mechanismen | 1.HT | 2 HT | 1 HT | Auskultationsbefund |
|---|---|---|---|---|
| Freies Intervall: Bereits narbige Umwandlung der entzündlich veränderten Klappe (KÖF über 3 cm²) | | | | Unauffällig |
| Öffnungsbewegung begrenzt durch Verklebung der Kommissuren, LA-Druck noch normal | | MÖT | | Auftreten des Mitralöffnungstons bei weitem 2-MÖT-Intervall |
| LA-Druck enddiast. erhöht, Klappenschluß verzögert aus weit geöffneter Position | | MÖT | | Zusätzlich lauter bis paukender 1. Herzton |
| Vorhofkontraktion kompensatorisch kraftvoll und voluminös, Schließbewegung bei anhaltendem Fluß | | MÖT | | Zusätzlich Präsystolikum |
| LA-Druck jetzt auch in der mittleren und frühen Diastole erhöht, jedoch noch weitgehender Druckausgleich möglich | | MÖT | | Zusätzlich kurzes, diast. Decrescendo nach dem MÖT (**Auskultatorisches Vollbild der Mitralstenose!**) |
| Weitere Erhöhung des LA-Drucks: Diastolischer Druckausgleich jetzt nicht mehr möglich → LA-Dilatation mit Abnahme der Kontraktionskraft | | | | Diastolikum länger und lauter, Präsystolikum leiser (auch wenn noch Sinusrhythmus) |
| Abnahme des HZV durch zunehmende Stenosierung und durch zunehmende pulmonale Hypertonie | | | | **Herzspitze:** Diastolikum leiser |
| | EC | | | **Pulmonalareal:** P$_2$ betont, evtl. pulmonaler EC |
| Vollbild der schweren pulmonalen Hypertonie, evtl. mit PI und TI, weitere HZV-Abnahme, LV nach hinten abgedrängt | EC insp. | | | Diastolikum leiser, evtl. nicht mehr hörbar, paukender 2. HT, bei PI: Graham Steel-Geräusch, bei TI: inspirator. evtl. leises Systolikum hörbar |
| Weitere HZV-Abnahme, weitgehend aufgehobene Mitralklappenbewegung (bei immobiler, verkalkter Trichterstenose evtl. schon früher) | | | | 1. HT wird leise, MÖT und Diastolikum verschwinden: *stumme Mitralstenose* |

**Auftreten einer langsam progredienten pulmonalen Hypertonie, jetzt meist Vorhofflimmern:** Wegen der zunehmenden Einschränkung des HZV wird das Diastolikum der MS leiser und die Pulmonalkomponente $P_2$ des 2. HT – zunächst nur über dem Pulmonalareal – lauter. Ein pulmonaler Ejection-Click kann auftreten.

**Pulmonale Hypertonie dominiert:** Die pulmonale Hypertonie begrenzt ihrerseits das HZV und der hypertrophierte rechte Ventrikel drängt den linken Ventrikel von der Brustwand ab: Das Diastolikum der MS wird leiser oder verschwindet. Entwickelt sich im Rahmen der pulmonalen Hypertonie eine relative Pulmonalinsuffizienz, ist am linken Sternalrand ein weiches Sofortdiastolikum hörbar (Graham Steel-Geräusch). Eine bei Rechtsdekompensation auftretende relative Trikuspidalinsuffizienz kann zu einem (inspiratorisch meist verstärkten oder erst auftretenden) systolischen Geräusch führen.

### 19.6.7 Die stumme Mitralstenose

Eine stumme Mitralstenose liegt vor, wenn trotz eindeutiger (z. B. echokardiographischer und röntgenologischer) Zeichen einer MS kein dementsprechender Auskultationsbefund zu erheben ist. Eine MS kann in verschiedenen (stets jedoch fortgeschrittenen) Stadien verstummen, was aber nicht zwangsläufig mit dem Finalstadium gleichzusetzen ist.

Die Ursache für das Verschwinden des MÖT und des lauten 1. HT ist die Ausbildung eines bindegewebig fixierten, meist stark verkalkten Klappenapparates, der zu keiner nennenswerten Öffnungs- und Schließbewegung mehr fähig ist.

Das Diastolikum verschwindet bei Rückgang des transvalvulären Flusses (low output) in Verbindung mit ungünstigen Auskultationsbedingungen, wenn der linke Ventrikel durch die RV-Hypertrophie von der Brustwand abgedrängt wird.

In vielen Fällen kann eine „stumme" MS nach Belastung wie z. B. mehrmaligem Aufsitzen im Bett oder nach Amylnitritinhalation (beides bewirkt HZV-Steigerung) und durch Auskultation in Linksseitenlage (Annäherung des LV an die Brustwand) doch noch zum Vorschein gebracht werden: Hier war die Diagnose einer stummen MS durch die anfangs zu flüchtige Auskultation voreilig gestellt worden.

## 19.7 Differentialdiagnose

Liegt das typische auskultatorische Vollbild einer Mitralstenose vor, so ist die Diagnose meist leicht gestellt. Doch selbst in diesem auskultatorischen Idealfall kann sich dahinter ein Vorhofmyxom verbergen, das sämtliche Auskultationsphänomene einer rheumatischen MS täuschend ähnlich simulieren kann.

Im folgenden sind die differentialdiagnostischen Erwägungen nach den einzelnen typischen Auskultationszeichen der MS aufgeführt:

*Tab. 19.3* **Differentialdiagnose des paukenden 1. Herztons**
Ein lauter 1. HT kann auftreten bei **guten Schalleitungsbedingungen** (Kinder und Jugendliche), als Folge einer **hyperkinetischen und hyperzirkulatorischen Kreislaufregulation** (Hypertonie, Belastung, Erregung, Fieber, Hyperthyreose etc.), bei **kurzer AV-Überleitungszeit** im EKG, daneben natürlich valvulär bedingt bei *Trikuspidalstenose und Endokardfibrose* sowie bei einem **Vorhofmyxom.**

Die meisten dieser Situationen sind klinisch schnell erkannt.

Das Vorhofmyxom imponiert durch die ausgeprägte Lageabhängigkeit aller auskultatorischen Zeichen – auch des lauten 1. HT.

Tab. 19.2. Verantwortliche Mechanismen für die An- bzw. Abwesenheit der bei einer Mitralstenose erwarteten Auskultationsphänomene (nach Criley et al. [243])

| Auskultationsphänomen | Zugrundeliegender Mechanismus bei *An*wesenheit | Zugrundeliegender Mechanismus bei *Ab*wesenheit |
|---|---|---|
| **Lauter, paukender 1. HT** | Verdickte Klappensegel Abrupte Beendigung der Klappenexkursion | Immobile, zu einer atrialwärts gerichteten Exkursion unfähige Segel, LV-Dysfunktion |
| **Mitralöffnungston** | Verdickte Klappensegel Kommissurenverklebung plötzlicher Stop der Öffnungs- bzw. Dehnungsbewegung | Unbewegliche Segel können MÖT verzögern oder abschwächen |
| **Rauhes Diastolikum** | Blutdurchtritt in den linken Ventrikel durch die enge Klappe mit erhöhter Geschwindigkeit | Niedriges HZV (low output) insbesondere bei pulmonaler Hypertonie; zusätzliche Abschwächung durch immobile Segel? |
| **Präsystolikum** | Erhöhter Fluß bei der atrialen Systole (klassische Theorie) Zunehmender Klappenschluß bei weiterbestehendem atrioventr. Fluß (moderne Theorie) | Vorhof „versagen" – schwache Vorhofkontraktion Immobile, zum Klappenschluß unfähige Segel AV-Block 1. Grades |

### Differentialdiagnose des Mitralöffnungstons

Tab. 19.3  Ein **3. Herzton** (z. B. bei Herzinsuffizienz oder MI) ist kaum zu verwechseln, da dieser wesentlich dumpfer und leiser ist und zudem deutlich später auftritt als ein MÖT.

Tab. 10.1  Ein **Perikardton = früher 3. HT** (z. B. beim Panzerherz) ist auskultatorisch von einem MÖT schwer zu unterscheiden, da er dem MÖT im Klangcharakter, zeitlichen Auftreten in der frühen Diastole und im p.m. ähnelt. Außer dem hier leisen 1. HT müssen andere klinische Zeichen wie Halsvenenstauung und Jugularvenenpuls zur Unterscheidung herangezogen werden.

Eine **fixierte Spaltung des 2. HT** (z. B. bei ASD) ist, auch bei weiter Fortleitung am besten im Pulmonalareal zu hören, wohingegen ein MÖT stets im linksventrikulären Areal am lautesten bleibt.

Ein **Trikuspidalöffnungston (TÖT)** bei TS ist meist nur am linken unteren Sternalrand auskultierbar, wird bei Inspiration lauter (oder tritt erst auf), und das 2-TÖT-Intervall wird inspiratorisch breiter. Ein MÖT schließt einen TÖT nicht aus.

Der **Tumor-„Plop"** des Vorhofmyxoms klingt meist leiser und dumpfer als der MÖT und sein Intervall zum 2. HT ist relativ lang. Typisch ist die ausgeprägte Lageabhängigkeit des Tumor-„Plop": Oft laut im Stehen, leise oder verschwunden in Flach- (oder Kopftief-)lage.

Tab. 19.3  **Differentialdiagnose des Diastolikums**

Das weiche, hauchende Sofortdiastolikum einer Aorten- und Pulmonalinsuffizienz ist von dem tieffrequenten, rauhen Intervalldiastolikum einer MS unschwer zu unterscheiden, zumal sich das p.m. praktisch nie überschneidet.

Tab. 19.4  Zur Klärung der Frage, ob ein apikales „Rumpeln" bei AI einem **Austin Flint-Geräusch** entspricht oder auf einer evtl. die AI begleitenden organischen Mitralstenose beruht, kann auskultatorisch nur dann entschieden werden, wenn man die hämodynamischen Abläufe durch Belastung, Valsalva-Pressen oder Amylnitrit zu beeinflussen versucht.

Das Diastolikum einer **Trikuspidalstenose** hat sein p.m. am linken, evtl. rechten unteren Sternalrand und strahlt nicht (wie das einer MS) in die Axilla aus. Hilfreich und – wenn vorhanden – pathognomonisch ist die inspiratorische Lautstärkenzunahme bei TS.

Tab. 19.5  **Funktionelle mitrale Strömungsgeräusche** bei erhöhten Durchflußvolumen (MI, VSD, weit offener Ductus arteriosus Botalli) oder bei funktioneller Einengung der Mitralklappe (hypertensive Herzerkrankung, HOKM, Vorhofmyxom) sind aufgrund des Diastolikums allein meist nicht von dem Geräusch einer organischen Klappenstenose zu unterscheiden. Hier kommt der Abwesenheit eines MÖT als Zeichen der fehlenden organischen Stenose eine besondere Rolle zu. Das Vorhofmyxom kann zwar einen MÖT simulieren, dieser Tumor-„Plop" weist – wie das Geräusch auch – eine ausgeprägte Lageabhängigkeit auf.

**Funktionelle trikuspidale Strömungsgeräusche** bereiten hauptsächlich beim Vorhofseptumdefekt (ASD) differentialdiagnostische Probleme, zumal hier ein breiter und fixiert gespaltener 2. HT zur Verwechslung mit einem 2. HT + MÖT einlädt und das p.m. des Geräusches durch die RV-Hypertrophie-bedingte Herzrotation über der (vermeintlichen) Herzspitze oft gut gehört werden kann. Entscheidend ist die Erkennung des gespaltenen 2. HT, hilfreich auch die inspiratorische Lautstärkenzunahme des Strömungsgeräusches.

**Tab. 19.3.** Differentialdiagnose der verschiedenen Auskultationsphänomene einer Mitralstenose und der jeweilige Entstehungsmechanismus (modifiziert nach Criley et al. [243])

| Auskultationsphänomen | Vorkommen | Mechanismus |
|---|---|---|
| **Lauter, paukender 1. HT** | Mitralstenose | Verspätet und dadurch bei hoher Druckanstiegsgeschwindigkeit (dp/dt) schließende Klappe, Schluß aus weit offener Position, Segelbeschaffenheit |
| | Hyperkinetische Zustände | s.o.: hohes LV-dp/dt bei Klappenschluß |
| | Vorhofmyxom | Tumor-Rücktreibung in den LA, verzögerter Schluß bei hohem dp/dt |
| **Frühdiastolischer Öffnungston** | Mitralstenose | Stenosierte Klappe, (MÖT) |
| | Vorhofmyxom | Plötzlicher Halt der Tumorbewegung (Tumor-„Plop") |
| | Pericarditis constrictiva | Behinderung der ventrikulären Füllung durch Perikard (Perikardton = „früher 3. HT") |
| | Trikuspidalstenose | Stenosierte Klappe (TÖT) |
| **Rauhes Diastolikum** | Mitralstenose | Enges Klappenostium |
| | Austin Flint-Geräusch | Verfrühter Mitralklappenschluß (?) Regurgitationsstrom (?) Flattern der Mitralklappe |
| | Dilatierter Ventrikel (Myokarditis, KMP) | Verfrühter Mitralklappenschluß (?) Zentrifugalverlagerung der Papillarmuskeln |
| | Hypertropher, restriktiver Ventrikel | Behinderte LV-Füllung |
| | Hypertrophe obstruktive Kardiomyopathie (HOKM) | (?) Behinderte Mitralklappenöffnung „Einflußbahnobstruktion" |
| | Trikuspidalstenose | Enges Klappenostium |
| | Vorhofmyxom | Einengung des Klappenostiums |
| | Mitralinsuffizienz | Gesteigerter transmitraler Flow |
| | L-R-Shuntvitium (ASD, VSD, PDA) | Gesteigerter transvalvulärer Flow |
| **Präsystolikum** | Mitralstenose | Enges Klappenostium und (?) Klappenschluß bei anhaltendem Flow |
| | AI: Austin Flint-Geräusch | Frühzeitiger Klappenschluß während atrialer Systole |
| | Hypertropher, restriktiver Ventrikel | Summation des 4. und 1. HT kann Präsystolikum simulieren |
| | Trikuspidalstenose | Enges Klappenostium |
| | Vorhofmyxom | Einengung des Klappenostiums |

*Tab. 19.3* **Differentialdiagnose des Präsystolikums**
Das **Präsystolikum der Trikuspidalstenose** ist meist vom 1. HT abgesetzt, hat sein p.m. im rechtsventrikulären Areal und weist die besprochene inspiratorische Lautstärkenzunahme auf.

Das **Austin Flint-Geräusch der AI** kann meso- oder/und spätdiastolisch auftreten (s. Kapitel 17.6.5).

Ebenso kann sich bei einem **Vorhofmyxom** ein Präsystolikum entwickeln und weist – wie die übrigen Auskultationsphänomene auch – eine ausgeprägte Lageabhängigkeit auf. (Auch bei schwerer Obstruktion des Mitralostiums tritt bei einem Myxom nur selten ein VHF auf.)

Bei einer erheblichen **LV-Hypertrophie jeglicher Genese** (Hypertonie, HNKM, HOKM, AS) kann besonders bei Tachykardie durch die Summation eines 4. mit einem 1. HT ein Auskultationsbild entstehen, das an ein Präsystolikum erinnert.

**Tab. 19.4.** Hilfsmittel zu der auskultatorischen Unterscheidung eines Austin Flint-Geräusches von dem Geräusch einer organischen Mitralstenose

|  | Austin Flint-Geräusch bei Aorteninsuffizienz | Geräusch der organischen Mitralstenose |
|---|---|---|
| Isometrische Kontraktion | lauter | unverändert |
| Valsalva-Pressen | leiser | unverändert |
| **Amylnitrit** | leiser | lauter |

**Tab. 19.5.** Differentialdiagnose zwischen organisch und funktionell bedingten Füllungsgeräuschen der Mitralklappe

|  | Organische Mitralstenose | Funktionelles mitrales Durchflußgeräusch |
|---|---|---|
| **Klangcharakter** | tieffrequentes „Rumpeln" | schärfer, oft lauter |
| **Beginn** | sofort nach dem MÖT | später, eher mittl. Diast. |
| **Dauer** | abhängig vom Stenosegrad | relativ kurz |
| **Präsystolikum** | meist nur bei Sinusrhythmus, Crescendo zum 1. HT | selten (dann eher spindelförmig) |
| **Herztöne** | meist MÖT, nie 3. HT | nie MÖT, oft 3. HT |

# 20. Die Mitralinsuffizienz (MI)

**Definition**

*Abb. 20.1* Bei einer Mitralinsuffizienz besteht eine Undichtigkeit der Mitralklappe mit einem systolischen Rückfluß (Regurgitation) von Blut aus der linken Kammer in den linken Vorhof. Eine MI kann *chronisch*, *akut* oder seltener auch *intermittierend* auftreten.

Die systolische Schlußdichtigkeit ist von der Integrität und der ungestörten Funktion aller 6 Einzelstrukturen des sog. *Mitralkomplexes* (Vorhofwand, Mitralring, Klappensegel, Chordae tendineae, Papillarmuskel sowie der angrenzenden linksventrikulären Wand) abhängig. Jedes Glied dieser Funktionskette kann einzeln oder gemeinsam mit anderen eine Undichtigkeit der Klappe hervorrufen.

Dies verdeutlicht, daß eine Insuffizienz der Mitralklappe als Folge völlig verschiedener Krankheitsbilder auftreten kann.

**Ätiologie**

Vor der Ära des Herzkatheters und der Echokardiographie wurde bei den meisten signifikanten Mitralinsuffizienzen von vornherein eine rheumatische Genese angenommen. Unter den schweren, reinen Formen steht sie mit einem Drittel der Fälle auch noch an erster Stelle.

Durch die neueren diagnostischen Techniken wird zunehmend häufig eine koronare Herzerkrankung mit nachfolgender Papillarmuskelinsuffizienz und, durch die auch bei den leichteren Formen einsetzbare Echokardiographie, ein Mitralklappenprolaps als zugrundeliegende Ursache gefunden. Berücksichtigt man auch diese meist leichten Formen der MI, so ist der Mitralprolaps (bzw. die meist wohl zugrundeliegende myxomatöse Degeneration) möglicherweise die häufigste Ursache einer Mitralinsuffizienz beim Erwachsenen.

*Tab. 20.1* Weitere Ursachen sind die primäre Dilatation des linken Ventrikels bei Kardiomyopathie, die idiopathische Mitralringverkalkung, die MI bei kongenitalen Vitien, bei der Endomyokardfibrose und im Rahmen eines Lupus erythematodes disseminatus, einer Spondylarthritis oder einer rheumatoiden Arthritis.

Eine *akute* MI entsteht durch Klappeneinriß oder -perforation, durch Ruptur von Sehnenfäden oder eines Papillarmuskels bei bakterieller Endokarditis, bei akutem Infarkt oder auch „spontan".

Da sich die verschiedenen Formen der MI sowohl pathophysiologisch als auch bezüglich des resultierenden Auskultationsbildes zum Teil beträchtlich unterscheiden, werden sie im folgenden getrennt besprochen. Folgende Einteilung erscheint dabei sinnvoll:

1. Chronisch-rheumatische MI
2. MI bei Papillarmuskeldysfunktion
3. MI bei Mitralklappenprolaps (myxomatöse Degeneration)
4. Seltenere Formen der MI
5. Die akute MI.

Abb. 20.1. *Schematische Darstellung einer Mitralinsuffizienz*
*Beachte:*
- Die Austreibung nach zwei Seiten (in Aorta und linken Vorhof)
- Die LV-Dilatation („exzentrische Hypertrophie")
- Die erhebliche LA-Vergrößerung

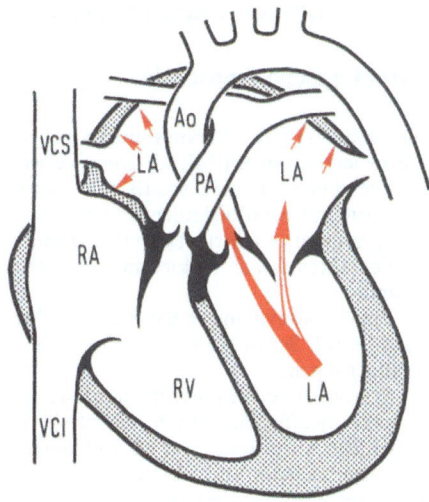

**Die 6 Einzelstrukturen des sog. Mitralkomplexes:**

- Vorhofwand
- Mitralring
- Klappensegel
- Chordae tendineae
- Papillarmuskel
- Angrenzende linksventrikuläre Wand

**Jedes Glied dieser Funktionskette kann einzeln oder gemeinsam mit anderen eine Mitralinsuffizienz hervorrufen.**

Tab. 20.1. Ursachen einer chronischen und einer akuten Mitralinsuffizienz

**Chronische Mitralinsuffizienz**
- rheumatisches Fieber
- Mitralklappenprolaps (MKP)
- koronare Herzerkrankung (KHE)
- linksventrikuläre Dilatation
- Verkalkung des Mitralrings
- vererbte Bindegewebserkrankungen
- Papillarmuskeldysfunktion
- angeborene Herzerkrankungen

**Akute Mitralinsuffizienz**
- Ruptur von Sehnenfäden ⎫
- Ruptur eines Papillarmuskels ⎬ meist akute Manifestation einer chronischen Erkrankung
- Perforation eines Mitralsegels ⎭

## 20.1 Die chronisch-rheumatische Mitralinsuffizienz

### 20.1.1 Pathologische Anatomie

Die pathologischen Veränderungen bei rheumatischer MI sind prinzipiell mit denen einer (stets rheumatischen) Mitral*stenose* vergleichbar:

Die rheumatische Karditis führt zu einer Vernarbung von Mitralsegel und Chordae tendineae mit nachfolgender Kontraktur. Durch die Verkürzung der Sehnenfäden wird der Klappenapparat ventrikelwärts gezogen, wodurch es zusammen mit einer Verkalkung der Kommissuren (*ohne* Verklebung wie bei der MS) zu einer Schlußunfähigkeit der Klappe kommt.

Eine hämodynamisch meist geringe Mitralinsuffizienz tritt oft schon *während* der akuten Karditis auf. Schwere Insuffizienzen sind jedoch meist erst Folge der sekundären Klappenveränderungen.

Warum diese Veränderungen bei dem einen Patienten zur Stenose und bei einem anderen zu einer Insuffizienz führen, ist letztlich unklar. Möglicherweise prädestiniert die unterschiedliche Ausprägung der Mitralklappenanatomie und die Ausrichtung der Segel bei dem einen eher zu einer Verklebung der Kommissuren (→ Stenose) und bei dem anderen zu einer nicht verklebenden Verkalkung (→ Insuffizienz).

Dies folgt jedoch nicht dem Alles-oder-Nichts-Gesetz: Kombinierte Mitralvitien mit unterschiedlicher Ausprägung der Stenose- oder Insuffizienzkomponente sind sogar häufiger als die reinen Vitien. Daneben tritt das rheumatische Mitralvitium öfters kombiniert mit einem Aorten- und seltener auch einem Trikuspidalvitium auf.

### 20.1.2 Pathophysiologie und Hämodynamik

Normalerweise, d. h. bei dichter Mitralklappe erfolgt die systolische Austreibung des Schlagvolumens nur nach einer Seite in die Aorta.

Bei einer Mitralinsuffizienz wird das linksventrikuläre systolische Volumen nach zwei Seiten, nämlich in den linken Vorhof mit den angrenzenden Lungenvenen (niedriger Widerstand) sowie in den großen Kreislauf (höherer Widerstand) ausgeworfen.

Die hämodynamischen Auswirkungen sind dabei abhängig von der Ätiologie, dem Schweregrad und der Dauer der Mitralinsuffizienz.

*Geringgradige Mitralinsuffizienzen*, wie sie oft im Rahmen der akuten Karditis (oder bei MKP oder oft auch bei Papillarmuskeldysfunktion) auftreten, sind hämodynamisch meist unbedeutend.

*Abb. 20.2*    *Ausgeprägte, chronische Mitralinsuffizienzen* im Rahmen einer rheumatischen Mitralklappenerkrankung (oder auch bei Ruptur einzelner Sehnenfäden oder bei ischämisch bedingtem Anriß eines Papillarmuskels) führen zu einer erheblichen Volumenbelastung des linken Vorhofs (LA) und linken Ventrikels (LV): Der Vorhof wird durch das normale rechtsventrikuläre Schlagvolumen und zusätzlich durch das Regurgitationsvolumen, also von zwei Seiten her gefüllt, er dilatiert und kann durch die systolische Expansion gigantische Ausmaße annehmen.

Durch die erhöhte Dehnbarkeit und das große Fassungsvermögen des LA ist der Pulmonalvenendruck (insbesondere der Mitteldruck) nicht so stark erhöht wie bei der Mitralstenose. Eine schwere, reaktive pulmonale Hypertonie ist daher bei einer MI seltener als bei der MS.

Der systolische Druckanstieg (v-Welle) im Vorhof und den Pulmonalvenen ist also nicht nur abhängig von dem Ausmaß des Regurgitationsvolumens, sondern auch von der Größe und Elastizität des Vorhofs.

Zur Aufrechterhaltung eines normalen Herzzeitvolumens muß der linke Ventrikel dilatieren, da ein Teil seines Schlagvolumens zwischen dem LA und dem LV hin- und herpendelt und für die Austreibung in die Peripherie verloren ist. Zur

Eine **leichte** MI kann bereits *während* der rheumatischen Karditis entstehen, eine **schwere** rheumatische MI ist meist Folge der langsamen, postentzündlichen Narbenschrumpfung und *entwickelt sich langsam* über Jahre bis Jahrzehnte.

Ein *kombiniertes* rheumatisches Mitralvitium ist häufiger als eine reine Stenose oder eine reine Insuffizienz der Mitralklappe.

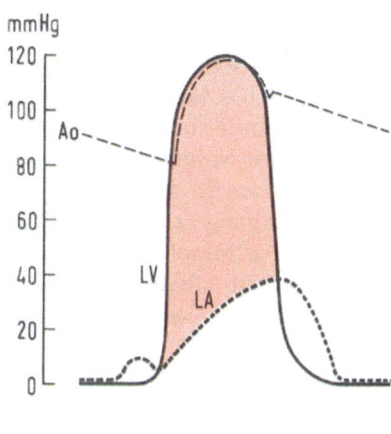

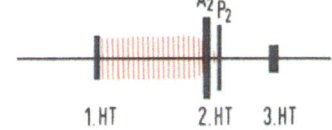

Abb. 20.2. *Chronische Mitralinsuffizienz:* Die Druckverhältnisse und das daraus resultierende Geräusch

**Kompensationsmechanismen bei chronischer Mitralinsuffizienz:**
- Dilatation des linken Vorhofs (zur Unterbringung des Regurgitationsvolumens, dadurch Druckentlastung des pulmonal-venösen Bettes)
- Dilatation des linken Ventrikels (zur Unterbringung eines erhöhten enddiastolischen Volumens = Netto-Schlagvolumen + Regurgitationsvolumen)
- Zunahme der elastischen Eigenschaften von LA und LV
- LV-Hypertrophie = exzentrische Hypertrophie (zur Aufrechterhaltung der mechanischen Funktion trotz Dilatation)

Normalisierung der bei jeder Dilatation erhöhten Wandspannung gesellt sich eine gewisse Hypertrophie des LV hinzu (sog. *exzentrische Hypertrophie*).

Der LV kompensiert also durch eine Erhöhung seines enddiastolischen Volumens mit exzentrischer Hypertrophie, der LA durch Dilatation und Zunahme der Elastizität (Compliance).

Die diastolische Füllung des LV ist voluminös und – bei Abwesenheit einer Stenosekomponente – auch schnell: Voluminös, da sich das RV-Schlagvolumen und das Regurgitationsvolumen addieren und schnell, da

- frühdiastolisch ein hoher Druckgradient zwischen LA und LV besteht,
- die elastische Vorhofwand auch kinetische Energie gespeichert hat und
- die Zunahme der elastischen Eigenschaften des LV eine schnelle diastolische Füllung ohne wesentliche hämodynamische Störung zuläßt.

Der hierbei oft entstehende Füllungston = 3. HT ist Folge dieser voluminösen und schnellen Füllung und dadurch anders zu bewerten als bei Auftreten im Rahmen einer Herzinsuffizienz, wo er durch Stauchung (des meist verminderten) Füllungsvolumen an einer dilatierten und dadurch nicht mehr weiter dehnbaren Kammerwand entsteht.

Eine Mitralinsuffizienz kann durch die angegebenen Kompensationsmechanismen über Jahre bis Jahrzehnte kompensiert bleiben. Trotzdem besteht bei einer signifikanten MI immer die Tendenz, hämodynamisch ausgeprägter zu werden, da durch die LA-Vergrößerung das hintere Segel verzogen wird und die Dilatation des linken Ventrikels per se über eine Verlagerung der Papillarmuskeln und einer Ausweitung des Mitralrings die Apposition der Segel zusätzlich erschwert.

Eine Mitralinsuffizienz dekompensiert, wenn der LV bei einem zunehmenden Regurgitationsvolumen nicht mehr in der Lage ist, ein normales „Netto"-Schlagvolumen für die Peripherie zu bewerkstelligen oder wenn eine primäre myogene Schädigung (z. B. rheumatisch oder bei KHE) die Kontraktionskraft einschränkt. Die Pumpfunktion bleibt bei einer chronisch-rheumatischen MI erstaunlich lange gut erhalten, da die Austreibung des Ventrikels z. T. gegen eine verminderte Nachlast erfolgt.

### 20.1.3 Klinische Gesichtspunkte

Klinisch stehen Abgeschlagenheit, Belastungsdyspnoe und Palpitationen im Vordergrund; stenokardische Beschwerden sind eher ungewöhnlich.

### 20.1.4 Auskultation

#### 20.1.4.1 Der 1. Herzton

Der 1. HT ist bei der *rheumatischen* Mitralinsuffizienz meist leise bis nicht mehr hörbar.

Wie früher besprochen, wird die Lautstärke des 1. HT u. a. beeinflußt durch die Schließfähigkeit der Mitralklappe. Bei einer rheumatischen MI ist nicht nur die Apposition der (veränderten) Segel unvollständig, sondern diese werden bei dem schnellen ventrikulären Druckanstieg auch nicht so heftig gespannt, da ein Teil der Energie mit dem Regurgitationsvolumen in den linken Vorhof verloren geht. Zu einer Abschwächung des 1. HT bei rheumatischer MI können auch veränderte Resonanzeigenschaften der vernarbten und zum Teil verkalkten Segel beitragen.

Die systolische Regurgitation in den Lungenkreislauf wird häufig ohne wesentliche Erhöhung des Drucks in den Lungenvenen und -kapillaren toleriert. Im Gegensatz zu der Mitralstenose ist eine *schwere* reaktive pulmonale Hypertonie als Folge einer Mitralinsuffizienz selten.

**Bei einer ausgeprägten Mitralinsuffizienz besteht prinzipiell Tendenz zur Progression, da:**
- Verziehung des hinteren Mitralsegels durch die Vorhofvergrößerung
- Verlagerung der Papillarmuskeln bei LV-Dilatation
- Mitralringausweitung bei LV-Dilatation
- bei rheumatischer Genese: Progredienz der Narbenschrumpfung

| Kreislaufzeichen einer signifikanten Mitralinsuffizienz | |
|---|---|
| Exzentrische Hypertrophie | Nach außen verlagerter, verbreiterter hebender Herzspitzenstoß |
| LA-Pulsationen | Systolische Pulsation größerer Areale des Präkordiums (wenn der LA bei einem großen Regurgitationsvolumen systolisch pulsiert und dabei das gesamte Herz anhebt) |
| Hyperkinetische Kontraktion | Pulsus celer (et altus) |
| VHF aufgrund LA-Überdehnung | Absolute Pulsarrhythmie |

**Ursache für die Abschwächung des 1. HT bei rheumatischer MI**
- Schlechte Apposition der veränderten Segel
- Veränderte Resonanzeigenschaften der veränderten Segel
- Weniger heftige Spannung durch refluxbedingten Energieverlust

Gelegentlich kann der 1. HT aber auch bei einer reinen, rheumatischen Mitralinsuffizienz akzentuiert sein. Ob hieraus Rückschlüsse auf eine evtl. nur geringgradige Veränderung der Klappenränder möglich sind, ist unklar.

### 20.1.4.2 Der 2. Herzton

Der 2. Herzton ist gewöhnlich normal.

Bei einer *schweren* Mitralinsuffizienz kann jedoch eine zum Teil breite Spaltung des 2. HT auftreten, wenn ein großes Regurgitationsvolumen in den Vorhof entweicht und die linksventrikuläre Systole dadurch verkürzt wird. Hier schließt die Aortenklappe verfrüht und die Aortenkomponente des 2. HT tritt vor die Pulmonalkomponente. Diese Spaltung des 2. HT weist also eine normale Reihenfolge der Komponenten ($A_2$ vor $P_2$) auf, die hier jedoch ausnahmsweise nicht durch die Verspätung des Pulmonaltons, sondern durch eine Vorzeitigkeit des Aortentons zustande kommt.

Bei Auftreten einer pulmonalen Hypertonie kommt es über dem Pulmonalareal zu einer Betonung von $P_2$ (dies ist jedoch seltener als bei der MS).

### 20.1.4.3 Das systolische Geräusch

Das durch Turbulenzbildung an der undichten Klappe entstehende Systolikum ist abhängig von dem Ausmaß der Klappenveränderungen, dem systolischen Druckgradienten und der Dauer des Regurgitationsstroms. Es weist folgende Eigenschaften auf:

1. **Beginn:** Die systolische Regurgitation in das Niederdruckgebiet des LA ist von der Austreibung unabhängig und setzt daher bereits *bei Beginn der Systole mit dem 1. HT* ein und ist von diesem also nicht abgesetzt (wie ein Austreibungsgeräusch).

2. **Konfiguration:** Da bei einer chronischen MI ein systolischer Druckausgleich zwischen dem LV und dem LA nicht erfolgt, hält das Geräusch über die gesamte Systole an und reicht sogar über das Ende der Systole, d. h. den Aortenton hinaus (*holosystolisches Geräusch*).

Die Regurgitation des Blutes hält während der gesamten Systole in etwa der gleichen Stärke an, wodurch auch die Geräuschintensität gleich laut bleibt: Das Geräusch ist *bandförmig*.

*Keine Regel ohne Ausnahme:* Besonders bei einer leichten Insuffizienz kann die Regurgitation verzögert auftreten, oder (wenn das Mitralostium mit zunehmender Systole weiter eingeengt wird) auch vorzeitig versiegen: Hier kann das Systolikum „weniger als holosystolisch" sein: Es setzt verspätet ein, kann Decrescendocharakter annehmen oder überhaupt nur auf die erste Systolenhälfte beschränkt sein.

3. **Klangcharakter:** Das holosystolische, bandförmige Geräusch der Mitralinsuffizienz ist typischerweise hochfrequent, *hell und blasend*. Da der Klangcharakter von dem jeweiligen systolischen Druckgradienten und der Größe des Regurgitationsflusses abhängig ist, variiert er mit diesen:

- Hoher Druckgradient mit niedrigem Fluß: Klassisches hochfrequentes Geräusch
- Niedriger Druckgradient mit hohem Fluß: Tieferfrequentes, rauheres Geräusch
- Hoher Druckgradient mit hohem Fluß: Gemischte Frequenzen

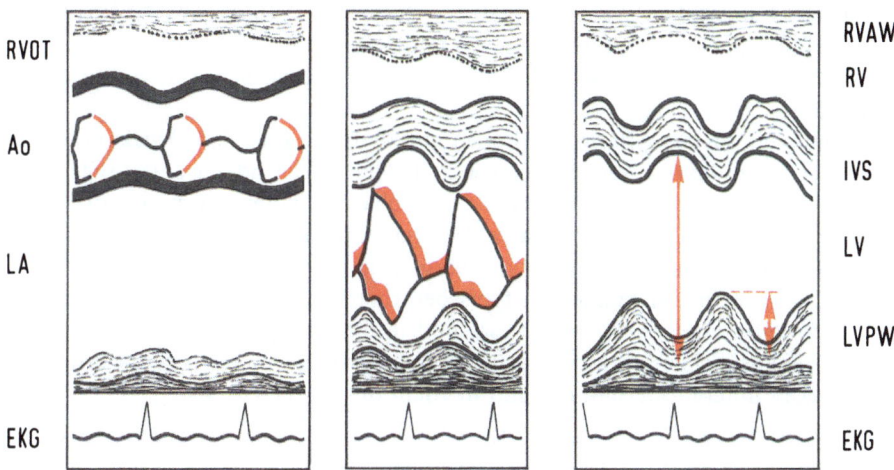

Abb. 20.3. *Echokardiogramm bei einer schweren rheumatischen Mitralinsuffizienz*
*Beachte:*
– Die Verdickung der Mitralsegel
– Den verfrühten Mitralklappenschluß
– Den vorzeitigen Aortenklappenschluß
– Die erhebliche LA-Vergrößerung
– Die LV-Dilatation
– Die Hyperkinesie von Septum und Hinterwand

## Merkmale des Systolikums bei rheumatischer Mitralinsuffizienz

**Beginn:** *Sofortgeräusch* (Reflux beginnt **mit** LV-Kontraktion)

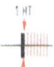

**Konfiguration:** *Holosystolisches, bandförmiges Geräusch* (Reflux hält während der **gesamten** Systole und in etwa gleicher Intensität an)

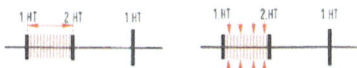

**Klangcharakter:**

Leichte MI . . . . . . . . . . . . . . . . . . . hochfrequent, *hell, blasend*
Schwere MI . . . . . . . . . . . . . . . . . . *rauher*

**Lautstärke:**

Zwischen 1/6 und 5/6 mit brauchbarer Korrelation zum Schweregrad.

*Ausnahmen:*

Eine schwere MI kann mit einem weichen, leisen Geräusch (oder ohne Geräusch)
auftreten bei: – Adipositas und/oder Lungenemphysem
– begleitender Mitralstenose
– fixiertem niedrigen HZV (low output)
– extrem großem linken Vorhof

4. Die **Lautstärke** weist eine brauchbare Korrelation zur Größe des Regurgitationsstromes auf und liegt zwischen 1/6 und 5/6.

Faktoren, die die Intensität des Systolikums abschwächen, sind auf Seite 261 aufgeführt.

Manöver, die das Afterload erhöhen und dadurch auch den Druckgradienten über der Mitralklappe verstärken (wie z. B. Hinhocken oder isometrische Belastung), führen zu einer Verstärkung des Systolikums, wohingegen bei vorübergehender Erniedrigung der Nachlast (z. B. durch Amylnitrit oder auch nach plötzlichem Aufstehen) das Systolikum vorübergehend leiser wird.

Abb. 20.4

5. Das **punctum maximum** der typischen rheumatischen MI ist die *Herzspitze mit guter Fortleitung zur linken Axilla* und in das linksposteriore infrascapuläre Areal. Bei ausreichend großer Lautstärke besteht auch eine recht gute Fortleitung zum linken unteren Sternalrand und in Richtung der Herzbasis.

## 20.1.4.4 Der 3. Herzton

Ein deutlich hörbarer, oft lauter (und selten als „*ventricular shock*" sogar tastbarer) 3. HT gehört zum Auskultationsbild der *schweren* Mitralinsuffizienz.

Er hat sein p.m. im Bereich der Herzspitze, wird in Linksseitenlage lauter und ist aufgrund seiner tieffrequenten, dumpfen Schallqualität am besten mit der Glocke des Stethoskops hörbar.

Der 3. HT ist der frühdiastolische Füllungston des Herzens und entsteht, wenn sich die Energie des schnell einfließenden Füllungsvolumens an der begrenzt dehnbaren Kammerwand bricht. Im Phonokardiogramm läßt sich ein 3. Herzton praktisch immer nachweisen, *hörbar* wird ein 3. HT jedoch erst bei Zunahme seiner Intensität, wenn:

– günstige Schalleitungsbedingungen und/oder eine hyperkinetische Kreislaufregulation vorliegen (Kinder, Jugendliche, Fieber, Belastung etc.)
– ein dilatierter, insuffizienter Ventrikel an seiner passiven Elastizitätsgrenze operiert und durch die Füllung nicht mehr weiter gedehnt werden kann (3. HT bei Herzinsuffizienz jeder Genese)
– ein Ventrikel zwar gut dehnbar ist, aber die frühdiastolische Füllung besonders schnell und voluminös erfolgt (3. HT bei MI).

Die Mitralinsuffizienz ist das Paradebeispiel für eine unter erhöhtem Druck *und* mit einem erhöhten Volumen (Nettoschlagvolumen + Pendelvolumen) stattfindende Füllung. Daher ist ein 3. HT bei einer schweren MI fester Bestandteil des Auskultationsbildes und Ausdruck der heftigen und voluminösen Füllung und nicht etwa Hinweis auf ein linksventrikuläres Versagen.

Bei einer *leichten* Mitralinsuffizienz hingegen (2/6-Systolikum oder leiser) fehlt gewöhnlich ein 3. HT, da das geringe Regurgitationsvolumen die Füllungsphase nur unwesentlich beeinflußt.

Tritt daher ein 3. HT bei einer nur leichten MI auf, so ist dies meist ein Zeichen einer herabgesetzten LV-Funktion.

Bei einem *kombinierten* Mitralvitium entsteht kein 3. HT, da die Füllungsenergie sich hier bereits an der stenosierten Mitralklappe bricht.

## 20.1.4.5 Der Mitralöffnungston (MÖT)

Der MÖT ist das typische Zeichen der Mitralstenose, nicht der Mitralinsuffizienz. Ist bei einer „reinen" Mitralinsuffizienz ein MÖT zu hören, so muß zunächst immer der Verdacht auf eine begleitende Stenosekomponente erhoben werden.

In seltenen Fällen ist ein MÖT doch auch bei einer reinen Mitralinsuffizienz zu hören. Eine Stenosekomponente kann auskultatorisch jedoch nur dann ausge-

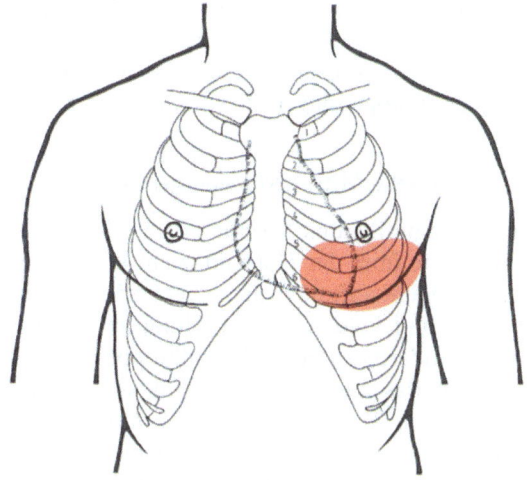

Abb. 20.4. *Auskultationsareal bei Mitralinsuffizienz:* Herzspitzenregion mit guter Ausstrahlung in die linke Axilla, bei großer Lautstärke weite Fortleitung auch bis zur Herzbasis

| Ein lauter 3. HT ist ein fester Bestandteil der **schweren, reinen** Mitralinsuffizienz! Er ist hier Ausdruck der schnellen und voluminösen Füllung und **nicht** etwa einer Herzinsuffizienz!

| Ein 3. HT fehlt meist bei einem *kombinierten* Mitralvitium!

---

**Auskultationsmerkmale der rheumatischen Mitralinsuffizienz**
- Normaler bis leiser 1. HT (gelegentlich akzentuiert)
- Bei schwerer Insuffizienz: gespaltener 2. HT
- Typisches holosystolisches, bandförmiges Geräusch
- P.m. Herzspitze, Ausstrahlung in die linke Axilla, lauter in Linksseitenlage
- Häufig 3. Herzton
- Kein 4. Herzton (VHF)
- Häufig früh- bis mesodiastolisches Mitralströmungsgeräusch
- (Je schwerer die MI, desto lauter wird $P_2$, Systolikum, 3. HT und Diastolikum)

**Unabhängig von der Dauer und der Konfiguration des Geräusches bei rheumatischer MI:**
- Keine Lautstärkenänderung nach langen Pausen (bei Vorhofflimmern oder postextrasystolisch)
- Geringe Abnahme der Lautstärke im Stehen
- Deutliche Zunahme der Lautstärke im Hocken und bei isometrischer Belastung
- Deutliche Abnahme der Lautstärke nach Amylnitrit

**Die Zeichen einer begleitenden Mitralstenose:**
- Paukender oder zumindest deutlicher 1. HT
- Mitralöffnungston (kommt selten auch bei einer reinen MI vor)
- Längeres Diastolikum, evtl. Präsystolikum
- Kein 3. HT

schlossen werden, wenn neben dem MÖT (kurioserweise) auch noch ein 3. HT auftritt. Ein *hörbarer* 3. HT kommt, wie oben besprochen, bei einer Stenose der Mitralklappe praktisch nie vor, da sich die Energie der Füllung bereits an der verengten Klappe und nicht erst an der Kammerwand bricht.

### 20.1.4.6 Das diastolische Mitralströmungsgeräusch

Bei einer signifikanten MI mit einem erheblichen Regurgitationsvolumen kann in der Diastole über der Herzspitze ein kurzes, relativ tieffrequentes *mitrales Strömungsgeräusch* auftreten. Es entsteht durch Turbulenzen, die zum Zeitpunkt der schnellen und voluminösen Füllung an der zwar nicht stenosierten, aber meist doch veränderten, rauhen Mitralklappe entstehen.

*Tab. 19.5*
Oft ist das Geräusch von dem einer organischen Mitralstenose schwer zu unterscheiden. In der Regel ist das mitrale Strömungsgeräusch jedoch kürzer, es klingt schärfer und tritt eher in der mittleren Diastole auf.

Die Abwesenheit eines paukenden 1. HT und eines MÖT kann zusätzlich den funktionellen Charakter dieses Geräusches unterstreichen.

### 20.1.5 Differentialdiagnose

*Tab. 20.2* Das systolische Geräusch einer Mitralinsuffizienz muß einerseits von ähnlichen Geräuschen anderer Vitien (insbesonders einer Trikuspidalinsuffizienz und eines Ventrikelseptumdefektes) abgegrenzt werden, wobei das punctum maximum und die Ausstrahlung meist hilfreicher sind als Unterschiede in Klangcharakter, Konfiguration und Lautstärke des Geräusches selbst.

Andererseits erlaubt eine „dynamische" Auskultation aufgrund einer Intensitätsänderung des Geräusches bei verschiedenen Manövern (z. B. Lagewechsel, Atmung, Amylnitrit etc.) nicht selten Rückschlüsse auf die Ätiologie der Mitralinsuffizienz (rheumatisch, bei MKP, bei HOKM) und ist darüber hinaus auch hilfreich bei der Abgrenzung einer MI gegenüber anderen, mit ähnlichen systolischen Geräuschen einhergehenden Vitien.

Die Unterscheidung einer chronischen von einer akuten Mitralinsuffizienz geht aus Tab. 20.5 hervor.

Tab. 20.2. Differentialdiagnose systolischer Herzgeräusche – Lautstärkenänderung der syst. Geräusche bei verschiedenen Manövern (↑ = lauter, ↓ = leiser, ~ = unverändert)

| | valv. AS | HOKM | MI (rheum.) | MI bei MKP | VSD | TI |
|---|---|---|---|---|---|---|
| **Punctum maximum** | Aortenareal bis Herzspitze | li. unterer Sternalrand bis Herzspitze | Herzspitze | Herzspitze | li. unterer Sternalrand | li., gelegentlich auch re. unterer Sternalrand |
| **Fortleitung** | obligat in die Karotiden | oft Axilla (MI), wenig z. Aortenareal, nicht i. d. Karotiden | li. Axilla | li. Axilla | z.T. weite Fortleitung | bei RV-Hypertrophie p. m. auch über Herzspitze *Keine* Ausstrahlung i. d. Axilla |
| **Systolikum** | *leichte AS:* frühsyst.; *schwere AS:* gesamte Syst., Spindelform | vom 1. HT abgesetzt, Meso-spätsystol. Maximum | holosyst. bandförmig | Beginn meist meso- bis spätsyst. mit Click, selten holosyst. | *klein:* Preßstrahlgeräusch, holosyst., bandförmig; *groß:* leiser, eher Spindelform | holosyst.-bandförmig, aber auch Crescendo oder Decrescendo möglich |
| **3. oder 4. HT** | Oft 4. HT, bei Dekomp. 3. HT | meist lauter 4. HT | oft 3. HT | – | 3. HT bei größerem Defekt | rechtskardialer 3. HT bei reiner TI |
| **Pulsqualität** | Pulsus parvus et tardus | gut gefüllt, evtl. P. bisferiens | oft Pulsus celer (et altus) | normal | *klein:* normal; *groß:* celer/altus | Systolischer Venenpuls |
| **Valsalva Preßversuch** | ↓ | ↑ (selten paradox ↓) | ↓ | ↑ | → | ↓ (bei Inspiration ↑↑ oder erst auftretend) |
| **Plötzl. Aufsitzen/ Aufstehen** | ↓ | ↑ | ↗ | ↑ | ? | → |
| **Hinlegen aus dem Stehen** | ↑ | → | ~, in Linksseitenlage ↑ | → | ? | ↑ in Rechtsseitenlage gelegentlich lauter |
| **Hocken (sofort nach dem Hinhocken)** | ↑ | → | ↑ | → | ↑ | ↑ |
| **Post-extrasystolische Kontraktion** | ↑ | ↑ | ? | → | ? | ↑ |
| **Isometrische Belastung** | ~ | → | ↑ | ↗ | (↑) | ~↗ |
| **Amylnitrit** | ↑ (erst nach 15–20 sek.) | ↑↑ (bereits nach 5–10 sek.) | → | ↑ | → | ~ oder ↑ |

## 20.2 Die Mitralinsuffizienz bei Papillarmuskel-Dysfunktion

### 20.2.1 Definition

Die linksventrikulären Papillarmuskeln verankern die Sehnenfäden der Mitralklappe in der Wand des linken Ventrikels. Sie verlaufen relativ parallel zur Kammerwand und ziehen zu Beginn der isovolumetrischen Kontraktionsphase die Mitralsegel ventrikelwärts – und dadurch zusammen.

Gemeinsam mit der angrenzenden Ventrikelwand sind sie Teil des sog. Mitralkomplexes, von dessen koordinierter Funktion die Schlußdichtigkeit der Mitralklappe abhängt.

Von einer Dysfunktion der Papillarmuskeln spricht man, wenn deren Kontraktion zu schwach, zu stark oder in einem falschen Winkel erfolgt. Ist diese Kontraktionsabnormität erheblich, so kann eine Undichtigkeit der Mitralklappe auftreten.

### 20.2.2 Ätiologie und Pathophysiologie

*Tab. 20.3* In der überwiegenden Zahl der Fälle liegt der Papillarmuskeldysfunktion eine **koronare Herzerkrankung (KHE)** zugrunde. Der linke hintere Papillarmuskel ist besonders häufig betroffen, da seine Blutversorgung meist nur durch eine einzige Koronararterie erfolgt. Ischämien durch Stenose der versorgenden Kranzarterie(n) führen über eine Fibrose oder bei einem akuten Infarkt über Nekrosen zu einer Dysfunktion. Eine Mitralinsuffizienz entsteht meistens aber erst dann, wenn auch die Wand des linken Ventrikels im Bereich des Ansatzes der Papillarmuskeln eine wesentliche Kontraktionsstörung aufweist.

Ein weiterer Faktor, der zu der Manifestation einer Mitralinsuffizienz beiträgt (oder sie bei entsprechender Ausprägung auch allein bedingt) ist eine **linksventrikuläre Dilatation jeder Genese** (KHE, Kardiomyopathie, Spätstadien einer hypertensiven oder valvulären Herzerkrankung etc.). Die LV-Dilatation führt durch Verlagerung der Papillarmuskeln zu einer veränderten Zugrichtung der Sehnenfäden.

Auch das Auftreten einer Mitralinsuffizienz im Rahmen **seltener Herzerkrankungen** wie bei einer hypertrophen obstruktiven Kardiomyopathie, bei Endomyokardfibrose, Amyloidose, bei Koronararterienanomalie oder bei einem angeborenen einzelnen Papillarmuskel ist weniger durch eine morphologische Schädigung der Klappensegel selbst als vielmehr durch den abnormen Zug der Papillarmuskeln bedingt.

Die bei Papillarmuskeldysfunktion entstehende Mitralinsuffizienz ist meist gering, hämodynamisch wenig bedeutend, und es kommt selten zu einer wesentlichen Vergrößerung des linken Vorhofs (oder dem Auftreten einer v-Welle). Nur wenn ein Papillarmuskel im Rahmen eines Infarkts ein- oder sogar abreißt, resultiert eine erhebliche, im letzteren Falle eine akute MI (s. Kapitel 20.5).

Die Papillarmuskeldysfunktion ist funktioneller, d. h. auch meist dynamischer Natur: Sie kann beim gleichen Patienten im Rahmen von Ischämiephasen oder andersweitig bedingten Kontraktionsanomalien auftreten oder sich verstärken und bei Ausheilung oder medikamentöser Behandlung nachlassen oder verschwinden.

Dieses dynamische Verhalten ist auch das Hauptcharakteristikum bei der Auskultation.

> Von einer Papillarmuskeldysfunktion spricht man, wenn der systolische Zug der Papillarmuskeln zu schwach, zu stark oder in einem falschen Winkel erfolgt.
>
> Eine Mitralinsuffizienz entsteht meist erst dann, wenn zu der Papillarmuskeldysfunktion eine Kontraktionsanomalie des angrenzenden Myokardareals hinzukommt!

**Tab. 20.3.** Die häufigsten Ursachen einer Papillarmuskeldysfunktion und die zugrundeliegenden Mechanismen

| Ursache | Mechanismus |
| --- | --- |
| **Koronare Herzerkrankung (KHE)** | – Chronische Ischämie (Fibrose, klinisch evtl. stumm)<br>– Transiente Ischämie (während Angina pectoris)<br>– Akute Ischämie (akuter Myokardinfarkt)<br>– LV-Dilatation (Zustand nach mehreren Myokardinfarkten, Zentrifugalverlagerung der Papillarmuskeln) |
| **LV-Dilatation jeder Genese** (KMP, Myokarditis, Spätstadien einer hypertensiven oder valvulären Herzerkrankung) | Zentrifugalverlagerung der Papillarmuskeln, evtl. Dilatation des Mitralrings |
| **Extreme LV-Hypertrophie** (HOKM, HNKM, hypertensive Herzerkrankung) | Hypertrophie der Papillarmuskeln und der angrenzenden und/oder gegenüberliegenden LV-Wand, falsche Zugrichtung, zusätzlich evtl. direkte Beeinträchtigung der Mitralsegelfunktion |

> Der posteriore Papillarmuskel wird meist nur von der rechten Kranzarterie (oder bei Linksversorgungstyp von der A. circumflexa) alleine versorgt. Tritt im Rahmen einer KHE (bei Angina pectoris oder beim akuten Infarkt) ein Systolikum auf, so ist meist (zumindest) die rechte Kranzarterie (oder bei Linksversorgungstyp die A. circumflexa) betroffen.

### 20.2.3 Auskultation

#### 20.2.3.1 Der 1. Herzton

Im Gegensatz zu der rheumatischen MI, bei der der 1. HT durch die Unfähigkeit eines kongruenten Segelschlusses meist abgeschwächt ist, ist der 1. HT bei Papillarmuskeldysfunktion *normal* oder (insbesondere bei KHE oder HOKM) *akzentuiert*.

#### 20.2.3.2 Der 2. Herzton

Der 2. HT ist gewöhnlich *normal* und unauffällig.

#### 20.2.3.3 Das systolische Geräusch

Die bei Papillarmuskeldysfunktion entstehende Insuffizienz der Mitralklappe ist meist gering und die Regurgitation erfolgt nur selten während der *gesamten* Systole. Daher weist auch das entstehende Geräusch andere Kriterien als das einer rheumatischen MI auf.

**Beginn, Dauer und Konfiguration:** Ein *holo*systolisches Geräusch ist *seltener*. Oft tritt das Diastolikum erst in der *mittleren bis späten Systole als spindelförmiges oder auch als Crescendogeräusch* auf und ist häufig noch vor dem 2. HT beendet. Ein mesosystolischer Click mit einem spätsystolischen Geräusch (Prolapsmechanismus) kann vorkommen.

Die **Lautstärke** übersteigt selten 3/6 (außer bei schwerer Dysfunktion) und wechselt zu verschiedenen Zeitpunkten.

Das **punctum maximum** ist der Herzspitzenbereich mit besserer Fortleitung zum Sternum als zur Axilla hin.

#### 20.2.3.4 Diastolische Zusatztöne

Ein **3. Herzton** ist bei Papillarmuskeldysfunktion meist inkonstant und ist hier ein Zeichen der verminderten ventrikulären Dehnbarkeit im Rahmen der Myokardischämie oder der LV-Dilatation. Der 3. HT ist hier anders (und ernster) zu bewerten als bei der rheumatischen Mitralinsuffizienz, wo er Ausdruck der schnellen und voluminösen Füllung und nicht einer primären LV-Funktionsstörung ist.

Ein **4. Herzton** kann insbesondere dann auftreten, wenn ein hypertrophiertes Myokard (bei Hypertonie, hypertropher Kardiomyopathie, auch Endokardfibrose etc.) Ursache der Papillarmuskeldysfunktion ist, zumal ein Sinusrhythmus hierbei meist erhalten ist.

Ein Mitralöffnungston (MÖT) tritt nicht auf.

#### 20.2.3.5 Mitralströmungsgeräusch

Ein diastolisches Strömungsgeräusch ist bei Papillarmuskeldysfunktion wegen des hier meist nur geringen Regurgitationsvolumens nicht hörbar.

Nur bei extremer LV-Hypertrophie (z. B. einer HOKM) kann durch eine funktionelle Obstruktion auch der Einflußbahn ein mitrales Strömungsgeräusch entstehen.

**Die Spielarten des MI-Systolikums bei Papillarmuskeldysfunktion:**

- mesosystolischer Beginn, Crescendo: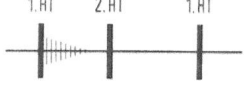

- mesosystolischer Beginn, Spindelform: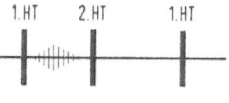

- Holosystolikum: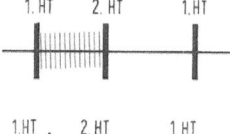

- mesosystolischer Click, spätsystolisches Geräusch: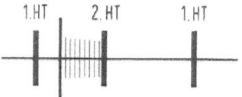
  (Prolapsmechanismus)

Gelegentlich tritt ein Systolikum nur *intermittierend* im Rahmen einer Angina pectoris auf, hier ist offensichtlich eine fixierte Kontraktionsanomalie (noch) nicht vorhanden.
Der intermittierende Charakter dieser Mitralinsuffizienz spiegelt die dynamische Balance zwischen $O_2$-Angebot und $O_2$-Verbrauch wider.

**Andererseits kann auch eine länger bestehende Mitralinsuffizienz bei Papillarmuskeldysfunktion wieder verschwinden, wenn sich die zugrundeliegende Ursache bei Ausheilung oder durch Therapie zurückbildet:**
- Rückgang der LV-Dilatation bei Rekompensation
- Abnahme der Obstruktion bei HOKM unter Therapie
- Entlastung einer hypertensiven Herzerkrankung bei Blutdrucksenkung

## 20.3 Die Mitralinsuffizienz bei Mitralklappenprolaps

### 20.3.1 Definition und Terminologie

Bei einem Mitralklappenprolaps (MKP) kommt es zu einer systolischen Ausstülpung (*Prolaps*) eines oder mehrerer Teile des Mitralsegels in den linken Vorhof. Typischerweise, jedoch nicht obligat, tritt dabei ein systolischer Click auf (s. Kapitel 8.2.1). Abhängig von der Größe und der Lokalisation des prolabierenden Segelteils kann es im Rahmen des MKP zu einer hämodynamisch meist unbedeutenden Mitralinsuffizienz kommen. Die Mitralinsuffizienz kann jedoch auch einmal im Vordergrund stehen.

Die Ursachen (und die klinische Wertigkeit) des MKP waren lange Zeit unklar. Hiervon zeugt die Unzahl der synonym gebrauchten Bezeichnungen (siehe rechts). Der Begriff *Mitralklappenprolaps* besitzt jetzt allgemeine Gültigkeit.

### 20.3.2 Ätiologie und Häufigkeit

Histologisch zeigen die oft vergrößerten, ballonförmigen Mitralsegel das Bild der myxomatösen Degeneration, wie es beim Marfan-Syndrom in typischer Weise vorhanden ist. Die typischen Organveränderungen des Marfan-Syndroms fehlen jedoch bei der überwiegenden Anzahl der Patienten mit MKP.

Es handelt sich beim MKP also meist um eine isolierte kardiale Abnormität bei einer gewissen Bindegewebsschwäche. Konstitutionsanomalien wie ein flacher Thoraxdurchmesser, Trichterbrust, Skoliose oder Kyphose sind jedoch häufig.

Andere Ursachen für das Prolabieren eines Segelteils der Mitralklappe sind:

- ischämische Papillarmuskelschädigung bei KHE
- rheumatische Mitralklappenerkrankung
- Vorhofseptumdefekt Typ II
- hypertrophe obstruktive Kardiomyopathie
- Lupus erythematodes disseminatus
- Polymyositis und
- Herztraumen.

Ein MKP tritt vorwiegend bei asthenischen Personen und insbesondere bei schlanken jungen Mädchen und Frauen auf. Die Angaben in der Literatur schwanken abhängig vom untersuchten Probandengut beträchtlich zwischen 1,4% und 17%, in der größten Studie (über 1000 Frauen) 6,3%. In der Gesamtbevölkerung muß mit dem auskultatorischen Nachweis eines Clicks und/oder eines spätsystolischen Geräusches in etwa 5% gerechnet werden; eine klinische Bedeutung kommt dem MKP nur in einem Bruchteil dieser Fälle zu.

### 20.3.3 Pathologie und Pathophysiologie

*Abb. 20.5*

Eine myxomatöse Degeneration führt über eine Dickenzunahme der muzinösen Schicht zur Unterbrechung der Kontinuität der fibrösen Schicht (*Fibrosa*) und dadurch zu einer Schwächung der Mitralsegel und meist auch der Chordae tendineae. Es resultiert eine Verdünnung des Klappengewebes, eine Verlängerung der Chordae und evtl. eine Dilatation des Mitralrings. Die zwischen den Ansatzpunkten der Sehnenfäden liegenden Segelanteile sind durch die Bindegewebsschwäche

Die Ursache und Wertigkeit der häufigen mesosystolischen Clicks und des oft darauffolgenden Geräusches waren lange Zeit unklar. Hiervon zeugt die Unzahl der synonym gebrauchten Bezeichnungen:

- Click-Syndrom
- Click-Geräusch-Syndrom
- Präkordiales Hupen und Klingen
- Elektrokardiographisch-auskultatorisches Syndrom
- Midsystolic click-late systolic murmur syndrome
- Barlow-Syndrom
- Reid-Barlow-Syndrom
- Spätsystolische Dysfunktion des Mitralklappenapparates
- Schlaffes Mitralklappensyndrom
- Myxomatöse Degeneration der Mitralklappe
- Ballonmitralklappen-Syndrom
- Mitralprolapssyndrom (MPS)
- Mitralklappenprolaps-Syndrom (MKP bzw. MKPS)

Die Bezeichnung „Mitralklappenprolaps" besitzt jetzt allgemeine Gültigkeit.
**Der MKP ist eine meist isolierte kardiale Abnormität bei einer gewissen Bindegewebsschwäche der Mitralklappe.**

Selten kann ein MKP aber auch im Rahmen einer Herzerkrankung auftreten, welche dann klinisch im Vordergrund steht, z.B. bei:

- KHE (Papillarmuskeldysfunktion)
- Rheumatischer Mitralklappenerkrankung
- HOKM
- ASD

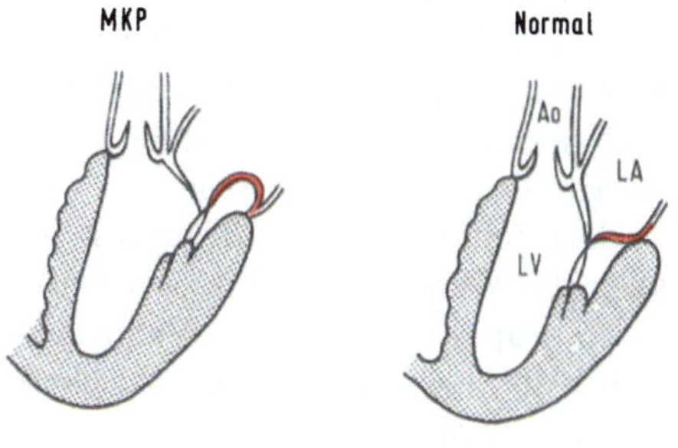

Abb. 20.5. *Schematische Darstellung eines Mitralklappenprolaps* (hinteres Segel)

gedehnt und zum Teil ballonförmig ausgeweitet und neigen dazu, sich während der Systole in den linken Vorhof auszustülpen. Dabei tendiert das hintere Segel eher zum Prolabieren, da es 2/3 des Umfangs der Mitralöffnung umfaßt und während der Systole normalerweise zu einem wulstartigen C-förmigen Dichtungsapparat aufgebläht wird, welcher das vordere Segel fast verschlingt.

Es kann zu sekundären fibrotischen Veränderungen der Klappe kommen, wodurch die normalerweise durchscheinenden Segel trüb, verdickt und verformt werden.

Gewöhnlich ist auch eine myxomatös veränderte Klappe dicht. Das Ausmaß einer beim systolischen Prolaps fakultativ auftretenden Regurgitation ist abhängig von der Größe der prolabierenden Segelanteile. Im Vergleich zu einer rheumatischen Mitralinsuffizienz ist die bei einem MKP auftretende Undichtigkeit jedoch meist gering und hämodynamisch unbedeutend. Eine wesentliche und zum Teil schwere MI tritt erst dann auf, wenn ein geschwächter Sehnenfaden „spontan" reißt oder eine bakterielle Endokarditis die vorgeschädigte Klappe zerstört.

### 20.3.4 Klinische Gesichtspunkte

Palpitationen und atypische stenokardische Beschwerden stehen bei den oft ängstlich wirkenden Patienten im Vordergrund. Zeichen einer schweren Mitralinsuffizienz (z. B. Dyspnoe, Vorhofflimmern) treten nicht auf. Ventrikuläre Rhythmusstörungen stehen oft im Vordergrund. Komplikationen wie Thrombembolien, Endokarditis oder ein bei MKP beschriebener plötzlicher Herztod sind insgesamt selten.

### 20.3.5 Auskultation

#### 20.3.5.1 Der 1. und 2. Herzton

Die Lautstärke des 1. HT ist bei einem *meso-* bis *spät*systolischen MKP (Click, spätsystolisches Geräusch) meist *normal*, bei einem *früh*systolischen Prolaps (meist kein Click, holosystolisches Geräusch) dagegen verstärkt [274].

Hierdurch unterscheidet sich der frühsystolische Prolaps von dem sog. „Syndrom des losen Mitralsegels *(flail mitral leaflet)*", bei dem der 1. Herzton wegen fehlender Segelapposition leise oder nicht hörbar ist.

Der 2. HT ist bei MKP normal.

#### 20.3.5.2 Der systolische Click

Ein Click ist ein dezenter, kurzer, heller (click-artiger) Ton. Der Click ist das auskultatorische Leitsymptom des MKP und tritt typischerweise in der mittleren bis späten Systole auf. Der Click entsteht, wenn das prolabierende Segelteil bei Erreichen seiner Elastizitätsgrenze die beschleunigende Blutsäule plötzlich hemmt und gespannt wird. Prolabieren mehrere Segelteile, so können mehrere Clicks, gelegentlich in Serie auftreten.

Der Zeitpunkt des Auftretens steht in enger Beziehung zu der aktuellen Ventrikelgröße: Wenn die Distanz zwischen dem Hilfsapparat der Mitralklappe (Sehnenfäden, Papillarmuskel und Ventrikelwand) und dem Klappenring verkürzt ist, stehen die Segel unter einem geringeren Zug und können – Prolapsneigung vorausgesetzt – prolabieren.

Abb. 20.6. *Blick auf die Mitralklappe von der Vorhofseite her*
Das aufgeblähte hintere Segel hat einen weit größeren Anteil am Umfang des Mitralrings und verschlingt das vordere Segel. Bei MKP sind diese Verhältnisse gesteigert

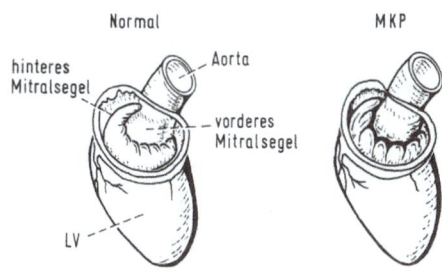

Die bei einem unkomplizierten MKP fakultativ entstehende Insuffizienzkomponente der Mitralklappe ist meist gering und hämodynamisch unbedeutend. Erst bei Ruptur eines Sehnenfadens oder bei Klappendestruktion durch eine bakterielle Endokarditis kann eine schwere Mitralinsuffizienz auftreten (daher Endokarditisprophylaxe)!

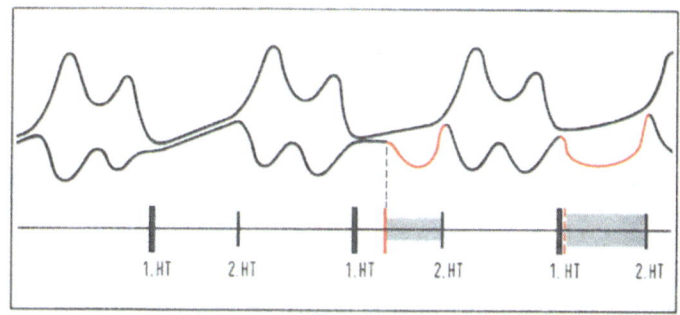

Abb. 20.7. *Die Mitralklappenbewegung im Echokardiogramm*
 *Links:* Normal
 *Mitte:* Mesosystolischer Prolaps des hinteren Segels, spätsystolisches Geräusch
 *Rechts:* Holosystolischer Prolaps (mit oder ohne Click), holosystolisches Geräusch

Der systolische Click (und nicht das Geräusch) ist das Leitsymptom eines MKP.

Der Effekt von Manövern, welche die Größe des linken Ventrikels kurzzeitig verkleinern oder vergrößern, wird unten bei dem systolischen Geräusch des MKP besprochen.

### 20.3.5.3 Das systolische Geräusch

Kaum ein Herzgeräusch ist (beim gleichen Patienten) vielgestaltiger und wechselhafter als das systolische Insuffizienzgeräusch beim Mitralklappenprolaps. Gewöhnlich ist es hochfrequent, hell und tritt typischerweise mit einem Click in der mittleren bis späten Systole auf und dauert bis zum 2. HT an.

Die Lautstärke ist meist diskret (bis 3/6), selten auch lauter mit vibrierendem Charakter.

Abb. 20.8

Die Spielarten eines MKP sind:

- mesosystolischer Click – spätsystolisches Geräusch
- meso- bis spätsystolisches Geräusch ohne Click
- ein oder mehrere Clicks ohne Geräusch
- in 10 % holosystolisches Geräusch mit oder ohne Click
- oder auch einmal: kein Click, kein Geräusch

Wie beim Click, so ist auch der Zeitpunkt des Auftretens, die Dauer, die Konfiguration und die Lautstärke des Systolikums abhängig von der aktuellen Cavumgröße des linken Ventrikels:

Bei *kleiner werdendem enddiastolischen Volumen* befinden sich die Segel unter einem geringeren Zug und somit näher an der Prolapsgrenze und sowohl der Click als auch das (fakultative) Geräusch treten früher (oder überhaupt erst) auf. Manöver, welche die Herzgröße für kurze Zeit herabsetzen, bewirken für diese Zeit den gleichen Effekt: Beim Aufstehen aus dem Liegen oder (besser) aus der Hocke, beim Valsalva-Preßversuch oder nach Amylnitritinhalation rückt der Click innerhalb der Systole nach vorne oder tritt überhaupt erst auf. Das Geräusch verhält

Tab. 20.4

sich gleichermaßen: Es tritt überhaupt erst auf oder wird länger und meist auch lauter. Aus einem mesosystolisch beginnenden Geräusch kann ein holosystolisches Geräusch werden.

Andererseits führt ein *großes enddiastolisches Volumen* zu einer besseren Spannung der Mitralsegel; hierdurch tritt der Prolaps später (oder überhaupt nicht mehr) auf. Manöver, die zu einer vorübergehenden oder dauernden Zunahme des Ventrikeldiameters führen, lassen dementsprechend Click und Geräusch in Richtung der späten Systole verschieben oder verschwinden: Im Hockstand, bei Hochheben der Beine im Liegen, in der Auslaßphase des Preßversuchs und unter Betablocker-Therapie erscheint der Click später, und das Insuffizienzgeräusch wird kürzer und leiser (oder verschwindet).

### 20.3.6 Differentialdiagnose

Tritt das Geräusch eines Mitralklappenprolaps in typischer Weise mit einem oder mehreren Clicks in der mittleren bis späten Systole auf, so ist die Diagnose leicht.

Bei einem holosystolischen Prolaps hingegen, der meist ohne Click mit einem holosystolischen Geräusch auftritt, müssen neben anderen Ursachen einer Mitral-

Tab. 20.2

insuffizienz (rheumatisch, Papillarmuskeldysfunktion, Mitralringverkalkung, HOKM etc.) auch eine Trikuspidalinsuffizienz und ein VSD in die Differentialdiagnose miteinbezogen werden.

> **Die Auskultationsphänomene bei MKP verhalten sich wie ein Chamäleon:**
> Es können beim gleichen Patienten ein oder mehrere Clicks und ein spät-, meso- oder holosystolisches Geräusch auftreten – oder einmal überhaupt fehlen.

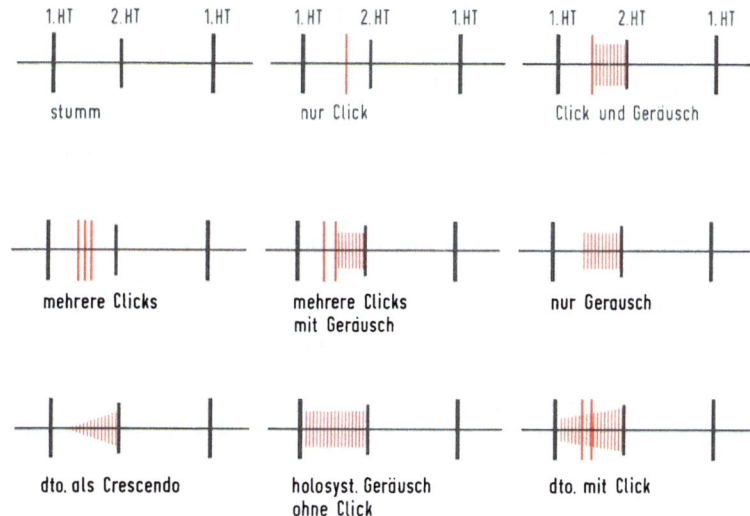

Abb. 20.8. *Die auskultatorischen Spielarten eines Mitralklappenprolaps*

| **Eine Betablockermedikation kann die Bereitschaft zu einem MKP verdecken.**

Denke besonders bei gleichzeitigem Vorliegen eines eindeutigen MI-Systolikums (holosystolisch-bandförmig, Ausstrahlung in die Axilla) und eines lauten ersten Herztons an die Möglichkeit eines holosystolischen MKP (auch ohne Click!).

276   B. Spezieller Teil

Besonders hilfreich und meist wegweisend ist dabei das typische dynamische Verhalten des Geräusches bei Manövern, die den Kammerdurchmesser vorübergehend verändern und dadurch den Zeitpunkt und das Ausmaß des MKP beeinflussen. Diese Manöver (z. B. Hockstand, Aufstehen, Pressen, Amylnitrit etc.) und die damit oft in eleganter Weise mögliche Differentialdiagnose sind in der **Tabelle 20.2** aufgeführt.

## 20.4   Seltene Ursachen einer Mitralinsuffizienz

Außer durch die besprochenen Mechanismen (rheumatisch, Papillarmuskeldysfunktion und Prolapsmechanismus der verschiedensten Ätiologie) kann eine Mitralinsuffizienz auch durch eine übermäßige Behinderung der Mitralsegel bzw. der Sehnenfäden bedingt sein.

Hierzu zählen die nichtbakteriellen Endokardveränderungen bei Endomyokardfibrose (Löffler), bei Lupus erythematodes disseminatus (Libman-Sacks) sowie die Einschränkung der Mitralklappenbeweglichkeit bei der idiopathischen Mitralringverkalkung älterer Menschen (insbesondere Frauen).

Ein typischer Auskultationsbefund besteht hier nicht und ist vielmehr abhängig vom Ausmaß und der Lokalisation der Veränderungen.

Die Diagnose dieser seltenen Formen einer MI muß aufgrund der übrigen klinischen Befunde in Verbindung mit dem Echokardiogramm gestellt werden.

## 20.5   Die akute Mitralinsuffizienz

### 20.5.1   Ätiologie

Eine akute, plötzlich einsetzende Mitralinsuffizienz kann bei einer **bakteriellen Endokarditis** durch Erosion und Perforation eines Mitralsegels oder durch Ruptur eines oder mehrerer Sehnenfäden sowie bei einer **koronaren Herzerkrankung** durch Infarzierung mit schwerer Dysfunktion oder Abriß eines Papillarmuskels auftreten. Eine **isolierte traumatische Schädigung** des Klappenapparates ist selten.

### 20.5.2   Hämodynamik

*Abb. 20.9*

Die hämodynamischen Auswirkungen einer akuten Mitralinsuffizienz unterscheiden sich grundlegend von denen bei chronischer (z. B. rheumatischer) MI, da der plötzlich einsetzende (meist erhebliche) Regurgitationsstrom auf einen normalen Vorhof und Ventrikel trifft. Da weder der LA noch der LV plötzlich dilatieren können und damit das Regurgitationsvolumen nicht aufgefangen werden kann, kommt es zu einer erheblichen Drucksteigerung, sowohl systolisch im Vorhof und den angrenzenden Pulmonalvenen, als auch enddiastolisch im linken Ventrikel.

**Tab. 20.4.** Der Effekt verschiedener Manöver und Pharmaka auf Click und Geräusch eines Mitralprolapssyndroms (nach Fontana, [264])

| Maßnahme | Click | Geräusch |
|---|---|---|
| Inspiration | früher | früherer Beginn, lauter |
| Lange diastolische Pause | später, leiser | späterer Beginn, leiser |
| Nach Aufstehen | früher, lauter | früherer Beginn, lauter |
| Hocken (Kauern) | später | späterer Beginn, leiser |
| Anheben der Beine (i. Liegen) | später | späterer Beginn, leiser |
| Isometrischer Händedruck | später | später, evtl. lauter |
| Valsalva-Preßphase | früher, leiser | früher, evtl. lauter |
| **Nach** Valsalva-Versuch | später, evtl. lauter | späterer Beginn, lauter |
| Körperliche Belastung | früher, lauter | früherer Beginn, lauter |
| Amylnitritinhalation | früher, lauter | kann holosyst. werden, laut! |
| Betablocker | später, leiser | später, leiser, evtl. verschwunden |

**Die Echokardiographie bei Mitralinsuffizienz**

- ist wenig hilfreich zur Bestätigung oder Quantifizierung eines Reflux durch die Mitralklappe

**aber**

- sie gibt häufig Aufschluß über die zugrundeliegende Ursache z. B. bei
  - verdickten Klappensegeln (rheumatisch)
  - Prolaps (MKP)
  - Sehnenfaden oder Papillarmuskelabriß (z. B. KHE)
  - LV-Dilatation (relative MI)
  - Mitralringverkalkung
  - (HOKM)

> Eine bakterielle Endokarditis befällt bevorzugt vorgeschädigte Klappen und Sehnenfäden, d.h. der Auskultationsbefund eines Mitralvitiums oder eines MKP ist oft vorbekannt.

### 20.5.3 Klinische Gesichtspunkte

Die Unfähigkeit des Vorhofs, sofort dilatieren zu können, führt zu einer Drucksteigerung im pulmonalvenösen Bett und oft zum akuten Lungenödem. Die akute MI ist ein Notfall und kann sofortigen Klappenersatz erfordern. Die Prognose bei Papillarmuskelabriß (KHE) ist besonders schlecht, da häufig eine schwere Einschränkung der linksventrikulären Funktion besteht und nur wenige Patienten rechtzeitig einer Operation zugeführt werden können.

### 20.5.4 Auskultation

#### 20.5.4.1 Das systolische Geräusch

**Konfiguration und Dauer:** Bei einer schweren, akuten MI besteht wegen des spätsystolischen Druckausgleichs (s. Abb. 20.9) die größte Druckdifferenz zwischen LV und LA in der frühen Systole. Das entstehende Geräusch weist daher sein *Maximum in der frühen Systole* auf und kann (bei Druckausgleich) gegen Ende der Systole verstummen. Tritt kein Druckausgleich ein, so ist das Geräusch holosystolisch.

Der **Klangcharakter** des Systolikums ist meist *extrem rauh.*

Die **Lautstärke** ist gewöhnlich groß (über 3/6) und das Geräusch kann *oft als Schwirren* über der Herzspitze (und selten auch über dem Aortareal) getastet werden.

Das **punctum maximum** bei akuter MI ist nicht nur die Herzspitzenregion, sondern das gesamte Präkordium mit guter Fortleitung zur linken Axilla und zum Rücken. Gelegentlich ist das Geräusch über dem Aortareal besonders gut hörbar:

Bei Beteiligung des hinteren Mitralsegels ist der Regurgitationsstrom nach ventral gerichtet und kann dabei das Vorhofseptum treffen. Dies liegt dicht unterhalb der Aorta, wodurch die Ausstrahlung des Geräusches in das Aortareal erklärt werden kann.

Eine Fortleitung des lauten Systolikums bei akuter MI bis zur Schädelkalotte ist beschrieben worden [267].

#### 20.5.4.2 Die Füllungstöne

Im Gegensatz zu der chronischen MI, bei der meist Vorhofflimmern besteht oder die Vorhofkontraktion bei noch erhaltenem Sinusrhythmus schwach ist, stellt der 4. HT ein typisches Zeichen der akuten MI dar.

Der 4. HT entsteht, wenn sich die Energie der bei Vorhofkontraktion nochmals gesteigerten Füllung an der begrenzt dehnbaren Kammerwand bricht. Möglicherweise trägt auch die plötzliche Spannung der Papillarmuskeln und der Sehnenfäden zu seiner Entstehung bei.

Wegen der bei akuter MI meist bestehenden Tachykardie verschmilzt der 4. HT oft mit einem 3. HT zum Summationsgalopp.

### 20.5.5 Differentialdiagnose

*Tab. 20.5*  Die hämodynamischen Parameter und der daraus jeweils resultierende Auskultationsbefund bei chronischer und akuter Mitralinsuffizienz sind in **Tab. 20.5** gegenübergestellt.

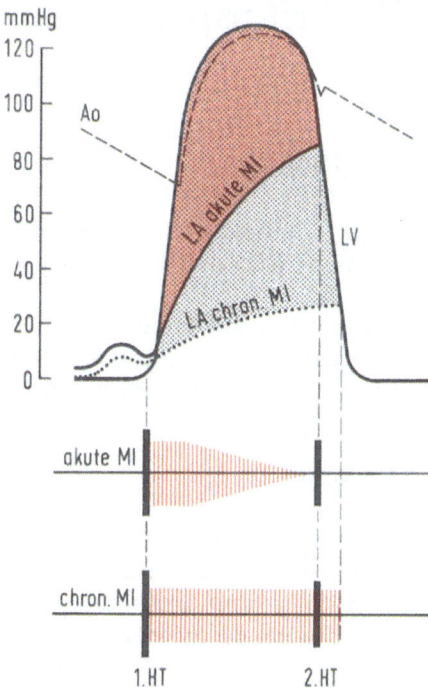

Abb. 20.9. *Der systolische Druckgradient und das daraus resultierende Herzgeräusch bei akuter und chronischer Mitralinsuffizienz*

Tab. 20.5. Gegenüberstellung der hämodynamischen Parameter und des resultierenden Auskultationsbefundes bei chronischer und akuter Mitralinsuffizienz

|  | **Akute MI** | **Chronische MI** |
|---|---|---|
| **Kompensationsmechanismus** | akut keine wesentliche Dilatation möglich | Dilatation von LA und LV zur Unterbringung des Regurgitationsvolumens |
| **Druckverhältnisse** | Syst. Druck in LA und Pulmonalvenen/-kapillaren exzessiv erhöht, LVEDP erhöht Druckausgleich zwischen LV und LA spätsyst. mögl. | Meist nur mäßige (selten keine) Erhöhung des LA-Drucks LVEDP im Kompensationsstadium normal kein syst. Druckausgleich |
| **Regurgitationsfluß** | Im wesentlichen frühsyst. zum Zeitpunkt des größten Druckgradienten | Holosyst. Gradient Holosyst. Flow |
| **Systolisches Geräusch** | Sehr laut und rauh, oft Decrescendo | Oft laut, meist eher hochfrequent, typischerweise bandförmig |
| **Punctum maximum u. Fortleitung** | Meist weite Ausstrahlung über gesamtes Präkordium, Rücken, gelegentlich Aortenareal | Herzspitze → Axilla |
| **Sinusrhythmus** | Meist erhalten | Oft VHF |
| **4. Herzton** | Meist vorhanden, evtl. Summationsgallop | Nein, häufig 3. Herzton |

# 21. Die Trikuspidalstenose (TS)

## 21.1 Definition

Abb. 21.1

Bei der Trikuspidalstenose besteht eine organische Einengung des Trikuspidalostiums mit Rückstau des Blutes in den rechten Vorhof und den venösen Körperkreislauf.

Bereits hier soll darauf hingewiesen werden, daß eine TS meist kein *isoliertes* Vitium darstellt und daher stets in Verbindung mit anderen begleitenden rheumatischen Vitien beurteilt werden muß.

## 21.2 Ätiologie

Abb. 21.3

In der überwiegenden Mehrzahl der Fälle ist eine Trikuspidalstenose *rheumatischer* Genese. Eine TS wird praktisch immer von einem Mitralvitium (vorwiegend einer Mitralstenose) und in ca. 3/4 der Fälle auch von einem Aortenvitium begleitet. Je schwerer die rheumatische Herzerkrankung, desto häufiger findet sich auch eine Mitbeteiligung der Trikuspidalklappe. Sie ist in ca. 10% solcher Fälle nachweisbar, bei denen ein Mitral- *und* Aortenklappenersatz erforderlich ist. Eine begleitende Insuffizienzkomponente ist häufig.

Seltenere, aber bei einem Rückgang der schweren rheumatischen Vitien und durch verbesserte Untersuchungsmethoden zunehmend häufiger diagnostizierte Ursachen einer TS sind die *Endomyokardfibrose*, die *Endokarditis Libman-Sacks* bei systemischem Lupus erythematodes und das *Karzinoid-Syndrom*.

## 21.3 Pathologische Anatomie

Entsprechend den rheumatischen Veränderungen der Mitralklappe sind es in erster Linie Verklebungen der Kommissuren, welche zu einer Trikuspidalstenose führen, während die fibrotischen Kontrakturen der Segel und der Sehnenfäden eher eine (oft begleitende) Insuffizienz hervorrufen. Um eine Füllungsbehinderung des rechten Ventrikels zu bedingen, muß die Klappenöffnungsfläche der Trikuspidalklappe (normal ca. 7 cm$^2$) auf unter 1,5 cm$^2$ schrumpfen. Die Stenose ist jedoch meist geringer ausgeprägt und würde asymptomatisch bleiben, wenn sie nicht für das vergrößerte Füllungsvolumen einer oft begleitenden Insuffizienz relativ zu eng wäre.

Bei rechtsventrikulärer Endomyokardfibrose und bei Karzinoid-Syndrom kann neben den Papillarmuskeln und den Sehnenfäden auch die Klappe mitbeteiligt und (selten einmal) durch die Steifigkeit und die sekundären Kontraktionen des auf die Klappe übergreifenden fibrösen Gewebes auch stenosiert sein.

## 21.4 Pathophysiologie und Hämodynamik

Eine Trikuspidalstenose behindert den venösen Einstrom bereits an der (in Strömungsrichtung) ersten Klappe des Herzens und führt dadurch zu einer Druckerhöhung nicht nur im rechten Vorhof (RA), sondern bald auch in den großen Venen.

Abb. 21.2

In leichteren und mittelschweren Fällen und solange noch eine Vorhofkontraktion (Sinusrhythmus) besteht, ist dieser Rückstau durch die hüpfende präsystolische Venenpulsation (erhöhte a-Welle) leicht zu erfassen.

Abb. 21.1. *Schematische Darstellung einer Trikuspidalstenose* (mit begleitender Mitralstenose)
*Beachte:*
- Das verengte Trikuspidal- (und Mitral)ostium
- Die Vergrößerung des rechten Vorhofs und der herznahen Venen (und des linken Vorhofs)

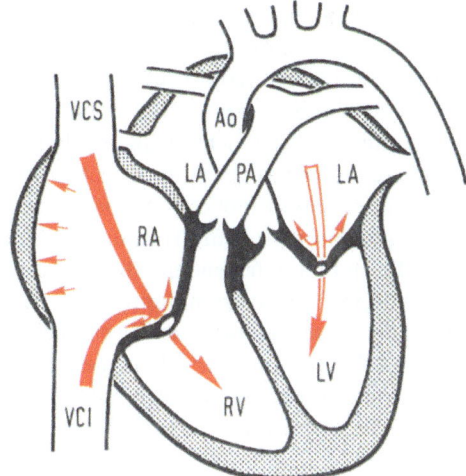

**Betrachte eine Trikuspidalstenose nie für sich allein, sondern stets im Rahmen einer schweren rheumatischen Herzerkrankung, welche in erster Linie die beiden linksventrikulären Klappen betroffen hat!**
Suche daher bei Vorliegen einer Trikuspidalstenose stets nach anderen rheumatischen Vitien, bzw. denke bei einem rheumatischen Mehrklappenvitium (z. B. Aorta + Mitralis) stets auch an die Möglichkeit einer Trikuspidalklappenbeteiligung!

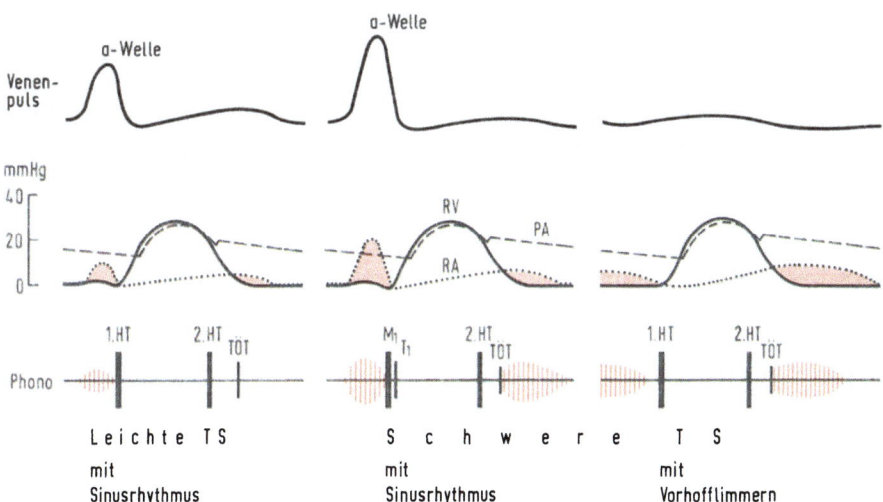

Abb. 21.2. *Trikuspidalstenose:* Der diastolische Druckgradient bei verschiedenen Schweregraden und der daraus resultierende Venenpuls und Auskultationsbefund

Verschwindet bei nachlassender Kontraktionskraft des zunehmend dilatierten und etwas hypertrophierten rechten Vorhofs oder bei Auftreten von Vorhofflimmern dieser einzige Kompensationsmechanismus einer TS, so verschwindet auch die präsystolische Venenpulsation und der RA-*Mittel*druck steigt an. Die Halsvenenstauung und die Lebergröße (Lebervenenstauung) nehmen zu, und es treten periphere Ödeme auf, wenn der RA-Mitteldruck 10 mm Hg übersteigt.

Ist durch eine erhebliche Stenosierung der Trikuspidalklappe das Herzzeitvolumen bereits an dieser (in Strömungsrichtung) ersten Herzklappe herabgesetzt, so sind alle dahinter liegenden Strukturen des Kreislaufes (RV, Lungenkreislauf, Mitralklappe, LV, Aortenklappe, arterielles System) „entlastet". Dies führt nicht nur zu den charakteristischen Zeichen einer signifikanten TS, nämlich einer exzessiven RA-Dilatation *ohne RV*-Hypertrophie, sondern erklärt auch, warum begleitende, weiter hinten in der Strömungsrichtung liegende Vitien des linken Herzens mangels eines ausreichenden HZV nicht ihre gewohnte Symptomatik entfalten können.

So kann eine Trikuspidalstenose durch den reduzierten Fluß bei einer gleichzeitig bestehenden schweren Mitralstenose vor einer schweren pulmonalen Hypertonie „schützen" oder bei einer Aortenstenose keine wesentliche linksventrikuläre Hypertrophie entstehen lassen.

Häufiger ist jedoch eine TS weniger stark ausgeprägt und wird von einer klinisch und auskultatorisch im Vordergrund stehenden Mitralstenose und/oder einem Aortenvitium überdeckt und dadurch leicht übersehen bzw. überhört.

## 21.5 Klinische Gesichtspunkte

Die klinische Symptomatik wird meist von dem begleitenden Mitral- oder Aortenvitium bestimmt.

## 21.6 Auskultation

### 21.6.1 Der 1. Herzton

Normalerweise ist die Trikuspidalkomponente $T_1$ des 1. HT bei der Auskultation hinter der lauteren Mitralkomponente $M_1$ verborgen und trägt selbst wenig zur Lautstärke des 1. HT bei. Bei der TS ist – entsprechend den Verhältnissen bei der Mitralstenose – $T_1$ betont und kann auch etwas verzögert sein. Durch diese Intensitätszunahme und die Verspätung kann $T_1$ bei Trikuspidalstenose hinter der Mitralkomponente zu einer deutlich hörbaren Spaltung des 1. HT hervortreten.

Im typischen (aber selteneren) Fall ist der 1. HT bei einer TS am linken unteren Sternalrand gespalten hörbar.

Da eine TS jedoch meistens von einer Mitralstenose begleitet wird, ist der 1. Herzton laut bis paukend. Die Lautstärke wird hier im wesentlichen von den linksventrikulären Verhältnissen bestimmt.

Das Verhalten von Halsvenenstauung und -pulsation bei zunehmendem Schweregrad einer TS:

- **Noch kein Halsvenenstau bei um 45° erhöhtem Oberkörper**
  Hier ist die Erhöhung der Vorhofwelle (a-Welle = präsystolische Welle) erst dann sichtbar, wenn der Venendruck durch palpatorischen Druck auf die inspiratorisch herabtretende Leber gesteigert wird (= sog. *hepatojugulärer Reflux*).

- **Bereits in 45°-Lagerung sichtbarer Halsvenenstau**
  Hier ist die hohe a-Welle als präsystolisch hüpfende Pulsation sichtbar. Jetzt tritt auch ein paradoxer inspiratorischer Anstieg des Venendrucks auf, da das inspiratorisch vermehrt angebotene venöse Blutvolumen durch die Einstrombehinderung an der Klappe nicht weitertransportiert werden kann.

- **Bereits im Sitzen deutlich sichtbarer Halsvenenstau**
  Bei Dekompensation des rechten Vorhofs bzw. bei Auftreten von Vorhofflimmern sind die Halsvenen jetzt stark, zum Teil bis zum Kieferwinkel hinauf gestaut, und die a-Welle ist verschwunden. Sofern eine begleitende Trikuspidalinsuffizienz keine systolische Welle bedingt, besteht jetzt keine wesentliche Venenpulsation mehr.

**Eine Trikuspidalstenose kann (hämodynamisch und klinisch)**
- durch ein begleitendes Mitral- und/oder Aortenvitium maskiert sein
- bei einer erheblichen Stenosierung (mit erniedrigtem HZV) seinerseits ein begleitendes Mitral- und/oder Aortenvitium verdecken oder
- bei einer nur geringen Stenosierung erst durch das erhöhte Füllungsvolumen einer evtl. begleitenden Trikuspidalinsuffizienz symptomatisch werden

Die Lautstärke des 1. HT wird überwiegend von den **links**ventrikulären Verhältnissen bestimmt (bei begleitender MS daher paukend).

Bei der TS kann eine Spaltung des 1. HT auftreten!

### 21.6.2 Der 2. Herzton

Der 2. HT ist unauffällig, sofern er nicht durch eine begleitende Aortenstenose abgeschwächt oder bei Mitralstenose über dem Pulmonalareal akzentuiert ist. Da die ventrikuläre Füllung während des respiratorischen Zyklus bei einer signifikanten TS in etwa konstant bleibt, tritt keine wesentliche atemvariable Spaltung des 2. HT auf.

### 21.6.3 Der Trikuspidalöffnungston (TÖT)

Entsprechend den Verhältnissen bei der Mitralstenose kann auch bei der Trikuspidalöffnung durch die Anspannung der in den Kommissuren verklebten Segel ein Öffnungston entstehen. Ein solcher kann zwar häufig (nach einem evtl. vorhandenen MÖT) *registriert*, aber nur selten *gehört* werden. Ein bei einer TS gehörter frühdiastolischer Ton entspricht viel häufiger dem MÖT einer begleitenden Mitralstenose, zumal dieser eine gute Fortleitung zum unteren Sternalrand aufweist.

Das sicherste Kriterium zur Identifizierung eines TÖT ist seine (allerdings nicht obligate) inspiratorische Lautstärkenzunahme, wohingegen ein MÖT inspiratorisch eher leiser wird.

### 21.6.4 Die diastolischen Geräusche

Dem ungleichmäßigen Füllungsmuster entsprechend kann auch das durch Turbulenzbildung an der stenosierten Trikuspidalklappe entstehende Geräusch aus zwei Komponenten zusammengesetzt sein: Dem „Diastolikum" und dem „Präsystolikum":

#### 21.6.4.1 Das Präsystolikum

Die kräftige Kontraktion des rechten Vorhofs ist der erste und einzige Kompensationsmechanismus einer TS. Das präsystolische Geräusch entsteht durch Turbulenzen an der stenosierten Klappe, wenn der transvalvuläre Fluß bei der Vorhofkontraktion zunimmt. Das Präsystolikum verschwindet, wenn die Kontraktionskraft des rechten Vorhofs nachläßt oder wenn Vorhofflimmern auftritt.

Von dem Präsystolikum einer Mitralstenose unterscheidet es sich durch:

1. *Früheres Auftreten, wodurch es meist vom 1. HT abgesetzt ist und seine Spindelform bewahrt.*

    Im Vergleich zu den linksventrikulären Verhältnissen beginnt die rechts*atriale* Systole physiologischerweise früher (bei TS 0,06 Sek. nach P im EKG, bei MS 0,12–0,20 Sek. nach P) und die rechts*ventrikuläre* Systole später, wodurch dem rechten Vorhof trotz der Behinderung durch die Stenose meist genug Zeit bleibt, die Füllung abzuschließen. Zudem ist die PQ-Zeit bei einer TS häufig im oberen Normbereich oder über 0,20 Sek. hinaus verlängert. Da dies bei einer Mitralstenose nicht der Fall ist, wird das Präsystolikum bei der MS noch während der Crescendophase vom 1. HT unterbrochen, während bei der TS die natürliche Crescendo-Decrescendo-Kontur dieses „atrialen Austreibungsgeräusches" erhalten bleibt.

Abb. 21.3. *Echokardiogramm einer Trikuspidalstenose mit begleitender Mitralstenose bei Vorhofflimmern*
*Beachte:*
- Die verstärkten Echos beider Klappen
- Die fehlende frühdiastolische Schließbewegung
- Die bei VHF fehlende präsystolische Wiedereröffnung
- Das diastolisch nach anterior gezogene hintere Segel

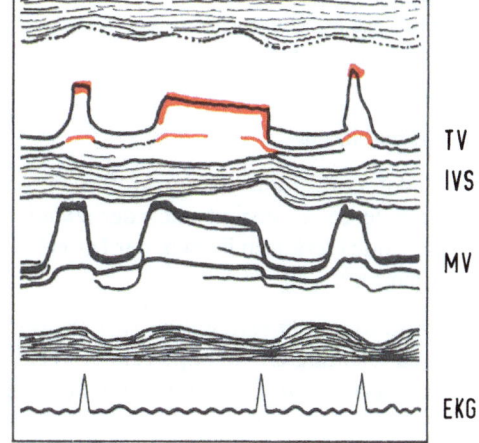

| Ein Trikuspidalöffnungston (TÖT) ist meist so leise, daß er bei der Auskultation nicht gehört werden kann (obwohl im Phonokardiogramm registrierbar).

| Die hämodynamischen Abläufe an den beiden AV-Klappen (und somit auch die entstehenden Geräuschphänomene) sind bei der Trikuspidal- und der Mitralstenose ähnlich.

**Unterschiede liegen jedoch in**

- **der längeren Systole des rechten Vorhofs**
  (wodurch die rechtsventrikuläre Füllung meist noch vor der Kammerkontraktion abgeschlossen werden kann und das präsystolische Geräusch noch vor dem 1. HT endet)

- **dem inspiratorisch vermehrten Blutangebot an den rechten Ventrikel**
  (wodurch ein Geräusch bei Inspiration erst auftritt oder – wenn es schon bei normalem flachen Atemzyklus besteht – inspiratorisch lauter wird)

286   B. Spezieller Teil

2. *Inspiratorische Intensitätszunahme bzw. Auftreten erst bei Inspiration*
3. *Punctum maximum am linken unteren Sternalrand*
4. *Eher kratzender Klangcharakter.*

### 21.6.4.2 Das Diastolikum

Kann der Vorhof durch seine kraftvolle Kontraktion allein das Vitium nicht mehr kompensieren, so nimmt auch der *früh*diastolische Druckgradient zu. Das dabei entstehende Geräusch ist dem der Mitralstenose ähnlich und weist folgende Eigenschaften auf:

1. *Diastolisches Intervallgeräusch*, d. h. es ist vom 2. HT abgesetzt und beginnt erst nach Öffnung der Klappe (die als TÖT jedoch nur selten hörbar ist).
2. *Die Decrescendoform* ergibt sich aus dem Muster des Bluteinstroms, der direkt nach der Klappenöffnung am größten ist. Die Länge des Diastolikums ist abhängig vom Stenosegrad (je schwerer, desto länger), ist aber gewöhnlich kürzer als bei der Mitralstenose.
3. *Der Klangcharakter* ist durch den größeren Anteil auch mittlerer Frequenzen heller als das rauhe, oft rumpelnde Geräusch einer MS.

Die wichtigsten Unterscheidungsmerkmale gegenüber einer MS sind jedoch:

4. Die *inspiratorische Intensitätszunahme:* Wie die meisten rechtskardialen Schallphänomene nimmt auch die Lautstärke des Diastolikums einer TS bei Inspiration zu oder tritt bei Inspiration überhaupt erst auf (sog. diastolisches Zeichen von Rivero-Carvallo). Besonders ausgeprägt ist dieses Verhalten, wenn man den Patienten gegen die geschlossene Glottis inspirieren läßt (sog. Müller'scher Saugversuch).
5. Das *punctum maximum* liegt im RV-Areal am linken unteren, gelegentlich auch am rechten unteren Sternalrand oder im Bereich des Xiphoids.

## 21.7 Differentialdiagnose

*21.1*

Eine Trikuspidalstenose ist selten und wird aufgrund ihrer häufigen Verwechslung mit einer **Mitralstenose** insgesamt zu häufig diagnostiziert. Die wesentlichen auskultatorischen Unterscheidungsmerkmale gegenüber einer MS sind das p.m. und die (bei Trikuspidalstenose zuverlässige) inspiratorische Lautstärkenzunahme.

Das Präsystolikum kann bei Vorliegen einer **rechtsventrikulären Hypertrophie (bei pulmonaler Hypertonie oder Pulmonalstenose)** mit einem 4. HT verwechselt werden, welcher hier insbesondere bei Inspiration den Eindruck eines vom 1. HT abgesetzten kurzen Geräusches aufkommen lassen kann („*Vorhofsystolengeräusch*"). Klinisch kann die An- oder (bei TS) die Abwesenheit einer rechtsventrikulären Hypertrophie meist leicht erkannt werden.

Das Diastolikum einer TS kann mit einem (ebenfalls inspiratorisch zunehmenden) **funktionellen Trikuspidalströmungsgeräusch** verwechselt werden, wie es bei einer Trikuspidalinsuffizienz, einem Vorhofseptumdefekt und bei flachem Thoraxdurchmesser (Trichterbrust und Straight-Back-Syndrom) auftreten kann. Auch hier ist eine Unterscheidung mit Hilfe anderer Auskultationsphänomene (systolische Geräusche, Spaltung des 2. HT etc.) und allgemeiner klinischer Zeichen (Venenpulsationen, Brustwandimpuls, Thoraxkonfiguration etc.) meist möglich.

**Auskultationsmerkmale einer Trikuspidalstenose**

- 1. HT normal oder gespalten ($M_1 - T_1$) oder bei begleitender MS paukend
- 2. HT normal, meist keine wesentlich atemvariable Spaltung, (bei begleitender schwerer MS ist $P_2$ betont, bei schwerer rheumatischer AS ist $A_2$ abgeschwächt)
- TÖT nur selten (evtl. in Rechtsseitenlage und Inspiration) hörbar, häufiger (nach dem MÖT einer begleitenden MS) im Phonokardiogramm zu registrieren
- Weiches, nicht zu langes Intervalldiastolikum, p. m. linker (gelegentlich rechter) unterer Sternalrand
- Bei Sinusrhythmus meist Präsystolikum mit kratzendem Klangcharakter, welches noch vor dem 1. HT endet
- Bei VHF: Nur Früh- bis Mesodiastolikum
- Geräusche lauter in Inspiration, in Rechtsseitenlage oder bei Anheben der Beine
- **Nota bene: Eine TS ist praktisch immer von anderen rheumatischen Vitien (MS, MI, AS) begleitet, welche den Auskultationsbefund ihrerseits beeinflussen und das TS-Geräusch in unterschiedlichem Ausmaß überdecken.**

Tab. 21.1. Die Differentialdiagnose: Trikuspidalstenose versus Mitralstenose

|  | **Trikuspidalstenose** | **Mitralstenose** |
|---|---|---|
| **Punctum maximum** | Linker (rechter) unterer Sternalrand (4. ICR li.) | Herzspitze |
| **Fortleitung** | Keine (wegen fehlender rechtsventrikulärer Hypertrophie und geringerer Lautstärke) | in linke Axilla |
| **Atemabhängigkeit** | Lauter in Inspiration (zuverlässig bei TS!) | bei Inspiration unverändert oder leiser |
| **Lageabhängigkeit** | Lauter in Rechtsseitenlage | lauter in Linksseitenlage |
| **Präsystolikum** | Spindelform = endet vor dem 1. HT, oft kratzender Klangcharakter | Crescendoförmig, bis vom 1. HT unterbrochen |
| **Öffnungston** | TÖT nur selten hörbar (wird meist mit MÖT einer begleitenden MS verwechselt) | MÖT in der Regel vorhanden, nicht selten laut und weit fortgeleitet |

Die inspiratorische Intensitätszunahme ist bei der Trikuspidalstenose hochspezifisch (d. h. für den rechtskardialen Ursprung praktisch beweisend) und – im Gegensatz zur TI – auch hochsensitiv (d. h. sie ist meistens und auch bei schweren Stenosen vorhanden).

# 22. Die Trikuspidalinsuffizienz (TI)

## 22.1 Definition

*Abb. 22.1* Bei der Trikuspidalinsuffizienz besteht eine Undichtigkeit der Trikuspidalklappe mit einem systolischen Rückfluß (Regurgitation) von Blut in den rechten Vorhof (RA) und die angrenzenden großen Venen.

Die systolische Schlußdichtigkeit ist von der Integrität und der ungestörten Funktion aller Einzelstrukturen des sog. Trikuspidalkomplexes (siehe rechts) abhängig. Prinzipiell kann jedes Glied dieser Funktionskette einzeln oder gemeinsam mit anderen eine Undichtigkeit der Trikuspidalklappe hervorrufen.

Eine schwere, klinisch und auskultatorisch signifikante TI tritt jedoch meist erst bei einer rechtsventrikulären Drucksteigerung auf.

## 22.2 Ätiologie

*Tab. 22.1* In der überwiegenden Mehrzahl ist eine Trikuspidalinsuffizienz keine eigenständige Erkrankung, sondern Folge und somit Symptom einer chronischen Drucküberlastung des rechten Ventrikels. Die häufigsten Ursachen sind eine reaktive pulmonale Hypertonie bei Mitralstenose, eine dekompensierte Linksherzinsuffizienz und das Cor pulmonale. Die im Rahmen der resultierenden Rechtsbelastung (und -dilatation) auftretende Trikuspidalinsuffizienz wird *funktionelle* oder *relative* TI genannt.

Nur in seltenen Fällen ist die TI eine eigenständige Erkrankung bei organischer Schädigung des Klappenapparates durch eine bakterielle oder rheumatische Endokarditis oder ein stumpfes Thoraxtrauma. Man spricht hier von einer *organischen* TI.

Als Folge einer rheumatischen Karditis entsteht jedoch so gut wie nie eine isolierte, reine TI, sondern es besteht immer auch eine Trikuspidal*stenose*, meistens auch ein rheumatisches *Mitral*vitium.

Ein Prolaps der Trikuspidalklappe läßt sich zwar in etwa 20% der Fälle mit Mitralprolaps (insbesondere beim Marfan-Syndrom) nachweisen, eine resultierende TI ist – wenn überhaupt – jedoch nur gering.

## 22.3 Pathophysiologie und Hämodynamik

*Abb. 22.2* Eine *funktionelle* Trikuspidalinsuffizienz entsteht, wenn bei einer Dilatation des rechten Ventrikels die Papillarmuskeln verlagert werden und der Trikuspidalring sich ausweitet. Hier ist trotz organisch normaler Trikuspidalsegel die Funktion des Schließapparates (Trikuspidalkomplex s. o.) gestört, und ein Teil des rechtsventrikulären Volumens entweicht systolisch in den rechten Vorhof und die angrenzenden herznahen Venen (Vena cava superior und inferior sowie die Lebervenen).

Abb. 22.1. *Schematische Darstellung einer relativen Trikuspidalinsuffizienz*
**Beachte:**
- Die systolische Austreibung des RV-Volumens nach zwei Seiten (in Pulmonalarterie und den rechten Vorhof mit den herznahen Venen)
- Die RV-Hypertrophie und Dilatation
- Die Dilatation des rechten Vorhofs und der herznahen Venen

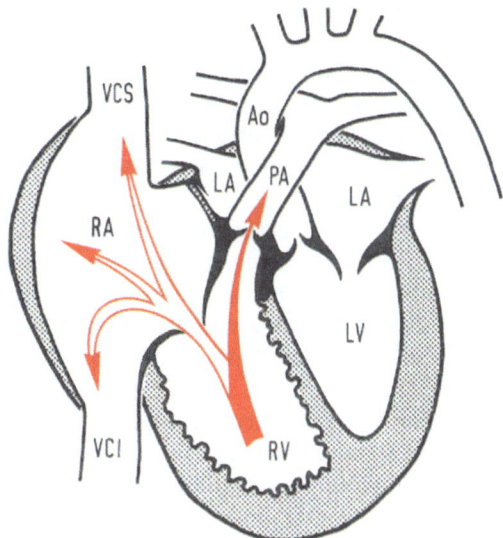

**Die Einzelstrukturen des sog. Trikuspidalkomplexes:**

- Wand des rechten Vorhofs
- Trikuspidalklappenring
- die drei Trikuspidalsegel
- die Chordae tendineae (insgesamt ca. 25)
- die Papillarmuskel
- die angrenzenden Wände des rechten Ventrikels

Die Schlußdichtigkeit der Trikuspidalklappe ist von der koordinierten Funktion dieser Strukturen abhängig.

**Tab. 22.1.** Ursachen einer Trikuspidalinsuffizienz

**Funktionelle („relative") TI**

In Spätstadien einer langdauernden Drucküberlastung des RV durch
- sekundäre pulmonale Hypertonie bei Mitralstenose
- als Folge einer chronischen Linksherzinsuffizienz (KHE, Hypertonie, AS)
- bei Cor pulmonale
  - chronisch obstruktive Lungenerkrankungen (Emphysembronchitis)
  - Lungenfibrosen
  - Tuberkulose
  - rezidivierende Lungenembolien
  - idiopathische primäre pulmonale Hypertonie
  - Kyphoskoliose
- bei Pulmonalstenose
- bei Eisenmenger-Reaktion kongenitaler Vitien

**Organische („isolierte") TI (selten)**

- bakterielle Trikuspidalendokarditis (Drogenabhängige, Alkoholiker)
- rheumatische Endokarditis (nie reine TI, immer kombiniert mit TS und evtl. rheumatisches Mitralvitium)
- stumpfe Thoraxtraumen (Ruptur eines Papillarmuskels, seltener der Sehnenfäden)
- Karzinoidsyndrom
- Endomyokardfibrose
- Trikuspidalklappenprolaps (in 20% bei MKP, insbesondere bei Marfan-Syndrom, (nur geringe TI))

*Abb. 22.2*   Neben der als Folge der Grunderkrankung vorbestehenden Druckbelastung wird der RV jetzt zusätzlich *volumenbelastet*, da er zusätzlich zu seinem normalen („netto")-Schlagvolumen auch noch das regurgitationsbedingte Pendelvolumen aufnehmen muß. Durch dieses Pendelvolumen werden RA und RV zusätzlich ausgeweitet und es entsteht ein circulus vitiosus. In schweren Fällen kann das Regurgitationsvolumen sogar das „netto"-Schlagvolumen des rechten Ventrikels übersteigen.

Bei Auftreten einer funktionellen TI ist der rechte Ventrikel meist bereits insuffizient, was zu einem erhöhten Druck im Vorhof und den angrenzenden Venen führt. Je nach Schweregrad ist eine obere und untere Einflußstauung bereits als Halsvenenstau in aufrechter Körperlage sichtbar bzw. als Lebervergrößerung palpabel. Trotz der Dilatation des RA und der angrenzenden Venen pflanzt sich die bei TI entstehende systolische Druckwelle über den Vorhof hinaus fort und verändert den normalen **Venenpuls**:

Bei *leichter Trikuspidalinsuffizienz* ist trotz einer Überhöhung der v-Welle und einem schnellen v-y-Abfall der mehrphasische Charakter der Venenpulsation noch erhalten. Eine tiefe Inspiration führt typischerweise zu einem Abfall des Venendrucks und zu einer Zunahme der TI (weitere Erhöhung der v-Welle).

Bei einer *schweren Trikuspidalinsuffizienz* dominiert schließlich ein einziger, breiter systolischer Venenpuls, der meist auch als systolische Leberpulsation unter dem rechten Rippenbogen tastbar ist. Bei tiefer Inspiration kann es paradoxerweise zu einem Anstieg des Venendrucks kommen, wenn der RV an der Grenze seiner Leistungsfähigkeit operiert und das inspiratorisch vermehrt angebotene Volumen nicht mehr aufnehmen kann. Diese paradoxe inspiratorische Venendrucksteigerung ist als Kussmaul-Phänomen vom Panzerherzen her bekannt, kann jedoch auch bei jeder Form einer schweren Rechtsinsuffizienz vorkommen.

Bei einer *organischen* Trikuspidalinsuffizienz ist der rechte Ventrikel nur volumenbelastet, nicht druckbelastet. Hier fehlen die klinischen Zeichen einer rechtsventrikulären Hypertrophie (tastbare Pulsation am linken Sternalrand) und auch der RV-Insuffizienz (Halsvenenstau). Eine Überhöhung der v-Welle des Jugularvenenpulses ist je nach Schweregrad der TI evtl. nur im Liegen zu beobachten.

## 22.4   Klinische Gesichtspunkte

Bei *funktioneller* TI stehen die Symptome der Grunderkrankung wie Dyspnoe, Orthopnoe und peripherer Ödeme im Vordergrund. Die pulmonale Symptomatik kann bei Auftreten einer TI zwar etwas nachlassen, die allgemeine Leistungsschwäche nimmt jedoch zu.

Bei der *organischen, isolierten* TI stehen Pulsationen im Halsbereich und Rhythmusstörungen im Vordergrund, bei Endokarditis die fieberhafte Erkrankung.

## 22.5   Auskultation

### 22.5.1   Der 1. Herzton

Bei *isolierter* TI ist der 1. HT normal, da die Trikuspidalkomponente nur unwesentlich zur Lautstärke des 1. HT beiträgt.

Bei *funktioneller* TI wird die Lautstärke des 1. HT durch die linksventrikulären Verhältnisse bestimmt (z. B. laut bei MS, leise bei MI oder linksventrikulärer Insuffizienz).

**Relative Trikuspidalinsuffizienz**
- RV-Druckbelastung durch die Grunderkrankung und
- RV-Volumenbelastung durch das Pendelvolumen

Abb. 22.2. *Relative Trikuspidalinsuffizienz bei RV-Druckbelastung:* Der systolische Druckgradient über der Trikuspidalklappe und das daraus resultierende Refluxgeräusch

**Die diagnostische Trias bei Trikuspidalinsuffizienz**
- Auskultation
- Venendruck und -pulsation
- Lebergröße und -pulsation

Inspiratorische Intensitätszunahme = pathognomonisch (aber nicht obligat!) für alle rechtskardialen Geräusche.

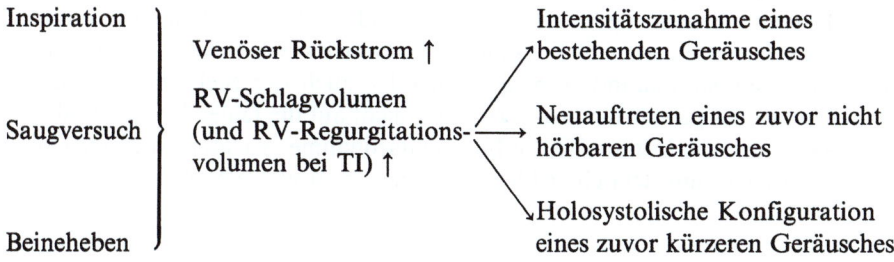

## 22.5.2 Der 2. Herzton

Auch der 2. HT und insbesondere die Lautstärke der Pulmonalkomponente $P_2$ ist von der Grunderkrankung abhängig. Bei pulmonaler Hypertonie ist $P_2$ meist akzentuiert und gelegentlich sogar über dem Pulmonalareal zu palpieren.

## 22.5.3 Das systolische Geräusch

Es entsteht durch Turbulenzbildung an der undichten Trikuspidalklappe und weist folgende Merkmale auf:

**Konfiguration:** Da die Regurgitation entsprechend der Druckdifferenz zwischen RV und RA sofort einsetzt und während der gesamten Systole anhält, ist das Geräusch der TI typischerweise *holosystolisch und bandförmig*.

Nur bei *leichten* Insuffizienzen kann, abhängig von den speziellen Strömungsverhältnissen, das Geräusch kürzer als holosystolisch sein und entweder nur in der 1. Systolenhälfte als Decrescendo oder erst in der 2. Systolenhälfte evtl. als Crescendo auftreten.

Der **Klangcharakter** ist dem eines MI-Systolikums ähnlich, also *hochfrequent, hell bis blasend*.

Die **Lautstärke** übersteigt selten 3/6 und korreliert recht gut mit dem Schweregrad der TI. Bei schweren Insuffizienzen kann es selten einen „fauchenden" bis „brummenden" Charakter annehmen.

Ein pathognomonisches Charakteristikum des TI-Systolikums ist die Intensitätszunahme bei Manövern, die den venösen Rückstrom zum Herzen und dadurch auch das rechtsventrikuläre Schlagvolumen (und Regurgitationsvolumen) steigern: Bei tiefer Inspiration und, noch ausgeprägter, beim Müller'schen Saugversuch nimmt die Lautstärke des Geräusches deutlich zu, und ein bisher nicht hörbares Geräusch kann bei Inspiration überhaupt erst auftreten (sog. systolisches Zeichen von Rivero-Carvallo). Ein zuvor nur kurzes Geräusch kann dabei länger und holosystolisch werden. Diese *inspiratorische Intensitätszunahme* ist beweisend für den *rechts*kardialen Ursprung des Geräusches. Voraussetzung für das Zustandekommen ist jedoch, daß der rechte Ventrikel das vermehrt angebotene Blutvolumen auch noch aufnehmen und weiterbefördern kann. Da dies bei einer schweren Rechtsinsuffizienz nicht der Fall ist (s. auch Kapitel 22.3: Paradoxe inspiratorische Venendruckerhöhung), kann hier die inspiratorische Intensitätszunahme fehlen.

Die inspiratorische Intensitätszunahme ist also bei einer TI zwar hochspezifisch, aber nicht hochsensitiv.

Außerdem kann das Geräusch bei einer schweren ventrikulären Dysfunktion (mit oder ohne Herzinsuffizienz) abgeschwächt sein oder fehlen.

Das **punctum maximum** des systolischen Geräusches der Trikuspidalinsuffizienz liegt typischerweise im rechtsventrikulären Areal am *linken unteren Sternalrand*. Da sich die Fläche dieses rechtsventrikulären Auskultationsareals jedoch durch die meist vorhandene RV-Hypertrophie und die dadurch bedingte Rotation des Herzens insbesondere nach links ausdehnt, kann das Geräusch auch über dem *rechten* unteren Sternalrand, subxiphoidal oder auch der Stelle des normalen Herzspitzenstoßes gut hörbar sein. Wird hier nicht auf die fehlende Ausstrahlung in die Axilla und die inspiratorische Intensitätszunahme geachtet, ist das Systolikum der TI leicht mit dem einer Mitralinsuffizienz zu verwechseln.

**Das Systolikum bei Trikuspidalinsuffizienz**

*Holosystolisch und bandförmig*

oder bei leichter TI auch

nur *frühsystolisch*

oder

nur *spätsystolisch*

---

**Auskultationsmerkmale der relativen Trikuspidalinsuffizienz**
- Deutlich akzentuierter $P_2$
- Holosystolisches hochfrequentes (blasendes) Geräusch
- Geräusch lauter bei Inspiration, im Saugversuch oder bei Anheben der Beine (gewöhnlich auch nach Amylnitrit (DD : MI))
- Geräusch leiser bei Valsalva-Pressen sowie im Stehen
- P. m. je nach Ausmaß der Rechtshypertrophie am linken oder rechten unteren Sternalrand oder bis in die Herzspitzenregion reichend
- Rechtskardialer 3. HT, evtl. mit mesodiastolischem Strömungsgeräusch
- MÖT bei begleitender rheumatischer Mitralklappenerkrankung
- Gelegentlich separater TÖT bei rheumatischer Trikuspidalklappenerkrankung oder ASD hörbar
- Gelegentlich TÖT und längeres, rumpelndes Diastolikum bei begleitender TS
- Bei *akuter* TI keiner dieser Begleittöne!

### 22.5.4 Diastolische Zusatztöne

Ein **rechtskardialer 3. Herzton** ist bei einer reinen TI häufig zu hören. Er entsteht einerseits durch die schnelle und voluminöse Füllung der rechten Kammer, andererseits jedoch auch durch die bei einer relativen TI oft bestehende rechtsventrikuläre Insuffizienz. Auch ein rechtskardialer 3. HT wird bei Inspiration lauter oder tritt hierbei erst auf. Dieses atemabhängige Verhalten ist ein zuverlässigeres Kriterium zur Unterscheidung von einem linksventrikulären 3. HT, da sich die Auskultationsareale eines rechts- und linkskardialen 3. HT überlappen.

Ein **MÖT oder TÖT** tritt meist bei rheumatischer Genese auf, da die TI hier von einer Stenosekomponente und oft auch von einem Mitralvitium begleitet wird.

### 22.5.5 Diastolische Geräusche

Entsprechend den Verhältnissen bei der Mitralinsuffizienz kann auch bei einer schweren TI ein trikuspidales Strömungsgeräusch auftreten, das von dem Diastolikum einer (bei rheumatischer Genese evtl. begleitenden) organischen Stenosekomponente durch die nur kurze Dauer abgegrenzt werden kann.

## 22.6 Differentialdiagnose

*Tab. 22.2* In die Differentialdiagnose einer Trikuspidalinsuffizienz müssen die systolischen Geräusche eines **Ventrikelseptumdefektes**, einer **hypertrophen obstruktiven Kardiomyopathie** und einer **Mitralinsuffizienz** miteinbezogen werden (s. Tab. 22.2).
Die Verwechslungsgefahr mit einer Mitralinsuffizienz ist dann besonders groß, wenn sich bei Rechtsherzhypertrophie und -dilatation der RV nach ventral dreht und den linken Ventrikel nach dorsal abdrängt. Hier liegt jetzt der RV an der Stelle, die normalerweise von der (linksventrikulären) Herzspitze eingenommen wird, wodurch das p.m. des TI-Systolikums in die Region der „Herzspitze" rücken kann. Eine eindeutige Fortleitung in die Axilla fehlt jedoch bei dem Systolikum der Trikuspidalinsuffizienz.

# 22. Trikuspidalinsuffizienz

Tab. 22.2. Differentialdiagnose systolischer Herzgeräusche – Lautstärkenänderung der syst. Geräusche bei verschiedenen Manövern (↑ = lauter, ↓ = leiser, ~ = unverändert)

| | valv. AS | HOKM | MI (rheum.) | MI bei MKP | VSD | TI |
|---|---|---|---|---|---|---|
| **Punctum maximum** | Aortenareal bis Herzspitze | li. unterer Sternalrand bis Herzspitze | Herzspitze | Herzspitze | li. unterer Sternalrand | li., gelegentlich auch re. unterer Sternalrand bei RV-Hypertrophie p. m. auch über Herzspitze *Keine* Austrahlung i. d. Axilla |
| **Fortleitung** | obligat in die Karotiden | oft Axilla (MI), wenig z. Aortenareal, nicht i. d. Karotiden | li. Axilla | li. Axilla | z. T. weite Fortleitung | |
| **Systolikum** | *leichte AS*: frühsyst. *schwere AS*: gesamte Syst., Spindelform | vom 1. HT abgesetzt, Meso-spätsystol. Maximum | holosyst. bandförmig | Beginn meist meso- bis spätsyst. mit Click, selten holosyst. | *klein*: Preßstrahlgeräusch, holosyst., bandförmig *groß*: leiser, eher Spindelform | holosyst.-bandförmig, aber auch Crescendo oder Decrescendo möglich |
| **3. oder 4. HT** | Oft 4. HT, bei Dekomp. 3. HT | meist lauter 4. HT | oft 3. HT | – | 3. HT bei größerem Defekt | rechtskardialer 3. HT bei reiner TI |
| **Pulsqualität** | Pulsus parvus et tardus | gut gefüllt, evtl. P. bisferiens | oft Pulsus celer (et altus) | normal | *klein*: normal *groß*: celer/altus | Systolischer *Venenpuls* |
| **Valsalva Preßversuch** | ↓ | ↑ (selten paradox ↓) | → | ↑ | → | ↓ (bei Inspiration ↑↑ oder erst auftretend) |
| **Plötzl. Aufsitzen/ Aufstehen** | → | ↑ | ↗ | ↑ | ? | → |
| **Hinlegen aus dem Stehen** | ↑ | → | ~, in Linksseitenlage ↑ | ↑ | ? | ↑ in Rechtsseitenlage gelegentlich lauter |
| **Hocken (sofort nach dem Hinhocken)** | ↑ | → | ↑ | ↑ | ↑ | ← |
| **Post-extrasystolische Kontraktion** | ↑ | ↑ | ? | ↑ | ? | ← |
| **Isometrische Belastung** | ~ | ↗ | ↑ | ↗ | (↑) | ~↗ |
| **Amylnitrit** | ↑ (erst nach 15–20 sek.) | ↑↑ (bereits nach 5–10 sek.) | → | ↑ | → | ~ oder ↑ |

# 23. Die Ebstein-Anomalie

## 23.1 Definition

Abb. 23.1　Dieses Syndrom (Ebstein 1866) besteht aus einem Spektrum von angeborenen Fehlbildungen des Trikuspidalklappenapparates mit dem Resultat einer Verlagerung der Trikuspidalöffnung apikalwärts in den rechten Ventrikel hinein.

Eine daneben meist vorhandene intraatriale Verbindung macht die Ebstein-Anomalie – je nach Ausprägung – zu einem potentiell zyanotischen Vitium.

## 23.2 Häufigkeit

Selten, ca. 1% der *kongenitalen* Vitien.

## 23.3 Pathologische Anatomie

Während das anteriore Segel, welches die Einfluß- von der Ausflußbahn trennt, normal am Trikuspidalklappenring ansetzt, ist das posteriore und septale Trikuspidalsegel in unterschiedlichem Ausmaß ventrikelwärts verlagert, vergrößert und zum Teil mit dem Ventrikelmyokard verwachsen. Dadurch kommuniziert ein Teil der ursprünglich rechtsventrikulären Einflußbahn frei mit dem rechten Vorhof (ist „*atrialisiert*"), welcher aneurysmatische Ausmaße annehmen kann. Der funktionelle Teil des rechten Ventrikels ist auf den Spitzenbereich und die Ausflußbahn reduziert.

In den meisten Fällen besteht daneben ein (gedehntes) offenes Foramen ovale oder ein Vorhofseptumdefekt.

## 23.4 Pathophysiologie und Hämodynamik

Die rechtsventrikuläre Füllung ist durch die verminderte Kapazität und Dehnbarkeit des Restventrikels behindert.

Dadurch ist einerseits das Schlagvolumen klein und die Lunge unterdurchblutet, andererseits führt die Einflußbehinderung zu einer teilweise exzessiven Dilatation des rechten Vorhofs mit einer oberen (Halsvenen!) und unteren (Leber!) Einflußstauung.

Die Regurgitation einer bei den Klappendeformitäten meist vorhandenen Trikuspidalinsuffizienz kann im voluminösen Vorhof „verpuffen" oder als systolischer Halsvenen- und Leberpuls klinisch aufscheinen.

Ein meist vorhandenes offenes Foramen ovale oder ein ASD erlauben bei dem meist leicht erhöhten RA-Mitteldruck einen gewissen Rechts-links-Shunt. Durch die Vielgestaltigkeit der pathologisch-anatomischen Veränderungen reicht das klinische Spektrum der Ebstein-Anomalie vom azyanotischen bis zum schwer zyanotischen Vitium.

# 23. Ebstein-Anomalie

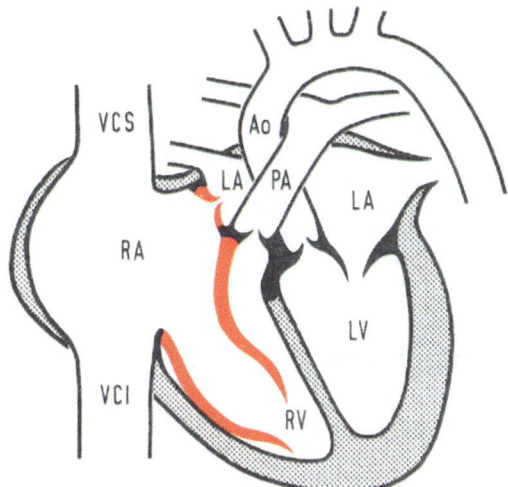

**Abb. 23.1.** *Schematische Darstellung einer ausgeprägten Ebstein-Anomalie*
Beachte:
- Die Vergrößerung und Verlagerung der Trikuspidalsegel
- Den (funktionell) großen rechten Vorhof
- Den (funktionell) kleinen rechten Ventrikel
- Das offene Foramen ovale (fakultativ geringer R-L-Shunt)

Die Ebstein-Anomalie ist eine angeborene, inoperable Trikuspidalklappenverlagerung mit der Folge einer rechtsventrikulären Einflußbehinderung. Je nach der anatomischen Ausprägung der Anomalie reicht das klinische Spektrum von lebensuntüchtigen Säuglingen bis hin zu nahezu asymptomatischen Erwachsenen.

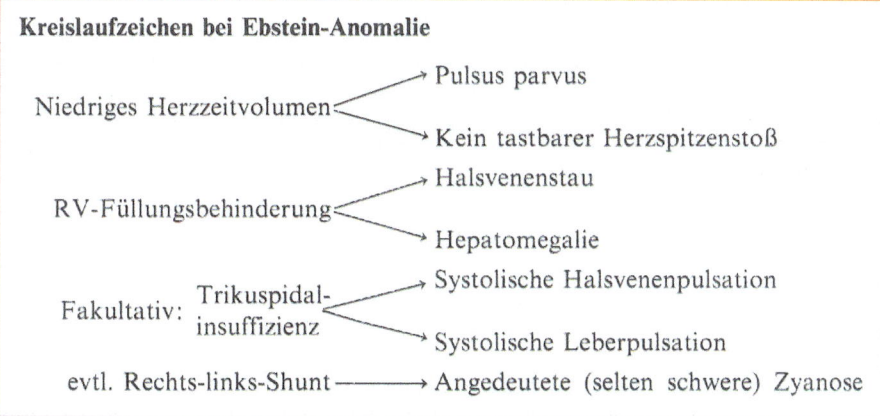

Kreislaufzeichen bei Ebstein-Anomalie

Niedriges Herzzeitvolumen
→ Pulsus parvus
→ Kein tastbarer Herzspitzenstoß

RV-Füllungsbehinderung
→ Halsvenenstau
→ Hepatomegalie

Fakultativ: Trikuspidalinsuffizienz
→ Systolische Halsvenenpulsation
→ Systolische Leberpulsation

evtl. Rechts-links-Shunt → Angedeutete (selten schwere) Zyanose

## 23.5 Klinische Gesichtspunkte

Die Hälfte der bereits im Kindesalter diagnostizierten Fälle (insbesondere die komplexen Formen) stirbt früh.

Andere erreichen mit zunehmenden Beschwerden wie Belastungsdyspnoe, Palpitationen (SVT oder VES) oder Synkopen (rhythmogen oder durch low output bei intaktem Septum) das Erwachsenenalter oder werden dann erst – ohne Beschwerden – zufällig aufgrund des Auskultationsbefundes, des EKG's oder eines routinemäßig angefertigten Röntgenbildes diagnostiziert.

## 23.6 Auskultation

### 23.6.1 Der 1. Herzton

Bei einem Teil der Fälle ist der 1. HT laut und auffällig weit gespalten.

Die weite Spaltung ($T_1$ 0,05–0,10 sek. nach $M_1$) ist zwar nicht pathognomonisch, jedoch typisch für die Ebstein-Anomalie.

*Abb. 23.2*   Diese Spaltung entsteht – wie echokardiographisch nachweisbar – durch den verzögerten Schluß und die Spannung der verlagerten, vergrößerten (und dadurch auch trägen) Trikuspidalsegel; hierzu trägt eine rechtsschenkelblockbedingte Verzögerung der rechtsventrikulären Systole bei. Die Spaltung ist jedoch weiter, als sie durch den RSB allein erklärt werden könnte.

Die große Lautstärke der Trikuspidalkomponente $T_1$ wird durch die große Resonanzfläche des anterioren Segels erklärt.

Bei weiter Spaltung und großer Intensität der Trikuspidalkomponente entsteht mitunter eher der auskultatorische Eindruck eines frühsystolischen Clicks als der eines gespaltenen 1. HT.

Andererseits kann der 1. HT bei solchen Fällen leise sein, bei denen keine – zumindest teilweise – systolische Anlagerung und Spannung der Segel möglich ist. Hier ist bei fehlender Trikuspidalkomponente oft auch die Mitralkomponente des 1. HT abgeschwächt.

### 23.6.2 Der 2. Herzton

Der 2. Herzton ist meist leise und gelegentlich gespalten.

Die Spaltung des 2. HT entsteht durch den zeitungleichen Aorten- und Pulmonalschluß aufgrund einer RSB-bedingten Verzögerung der rechtsventrikulären Systole. Da $P_2$ jedoch durch das geringe rechtsventrikuläre Schlagvolumen leise ist und – wie auch der $A_2$ – zusätzlich durch den großen rechten Vorhof abgeschwächt wird, ist die Spaltung des 2. HT nur selten deutlich zu auskultieren.

Abb. 23.2. *Echokardiogramm bei Ebstein-Anomalie*
*Beachte:*
- Die simultane Darstellung beider AV-Klappen (bei Ebstein-Anomalie Simultanschreibung meist ohne Schwierigkeit möglich)
- Die weitschwingenden Trikuspidalsegel
- Den verzögerten Trikuspidalklappenschluß und die hieraus resultierende Spaltung des 1. HT

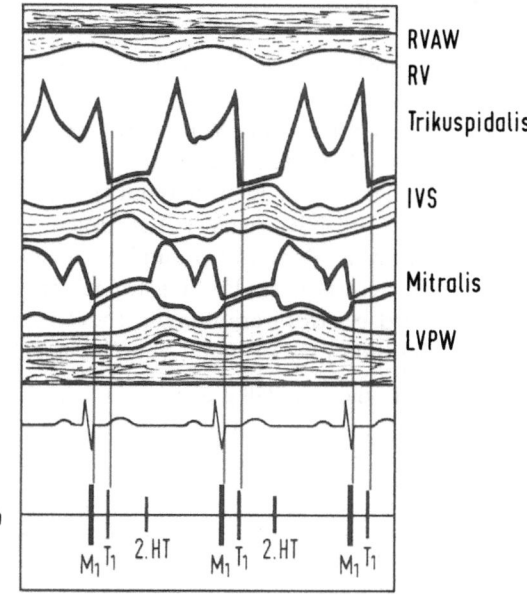

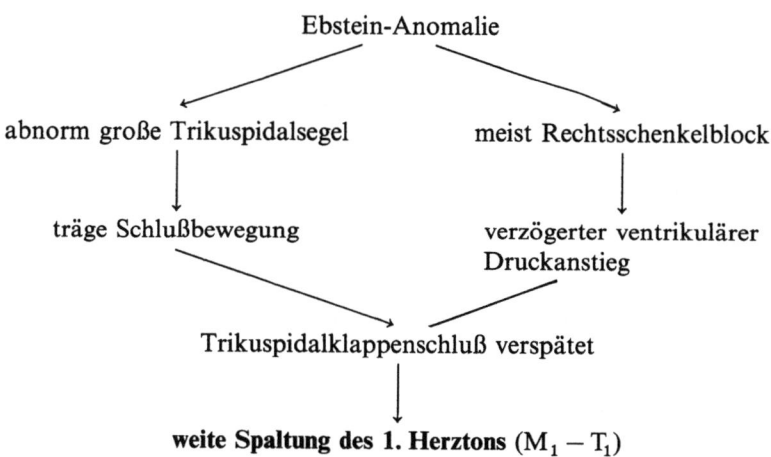

**Die weite Spaltung des 1. HT ist zwar typisch, aber nicht obligat (und daher nicht pathognomonisch) für eine Ebstein-Anomalie.**

### 23.6.3 Der 3. Herzton

Ein deutlich hörbarer 3. HT ist ein nahezu konstantes Auskultationsphänomen bei Ebstein-Anomalie.

Je nach Ausprägung der Veränderungen kann sich der 3. HT in Schallqualität und zeitlichem Auftreten von einem normalen 3. HT unterscheiden: Oft ist er lauter und schärfer (d. h. nicht so dumpf) und kann andererseits auch früher in der Diastole (0,05–0,14 Sek. nach $P_2$) auftreten. Damit ähnelt er dem frühen 3. HT des Panzerherzens (Perikardton) und auch einem MÖT.

*Abb. 23.3*

Als rechtsventrikulärer Füllungston hat er ein p.m. am linken unteren Sternalrand und wird bei Inspiration lauter (oder zumindest nicht leiser). Ohne weitere klinische Befunde wäre er damit von einem TÖT nicht zu unterscheiden.

Die Ursache dieses auffälligen rechtskardialen 3. HT bei Ebstein-Anomalie liegt

– einerseits in dem erhöhten Füllungsdruck und
– andererseits in der begrenzten Kapazität des kleinen Restventrikels.

Der 3. HT entsteht, wenn sich die Energie der – im Vergleich zur kleinen rechtsventrikulären Kapazität – voluminösen Füllung an der Kammerwand bricht und diese in Schwingung versetzt. Dies erfolgt früher als z. B. bei einem dilatierten Ventrikel, da der RV durch seine begrenzte Kapazität früher an seine Elastizitätsgrenze gebracht wird.

Der 3. HT kann bei Ebstein-Anomalie eine so große Intensität erreichen, daß er den lautesten Herzton bildet.

### 23.6.4 Der 4. Herzton

Aufgrund dieser voluminösen Füllung des RV ist auch ein 4. HT bei Ebstein-Anomalie nicht selten, wenn auch nicht so häufig wie ein 3. HT.

Da bei dieser Anomalie oft eine AV-Überleitungsverzögerung (lange PQ-Zeit im EKG) besteht, wodurch die Kammerkontraktion verzögert einsetzt, ist der bei Vorhofkontraktion entstehende 4. HT meist deutlich vom darauffolgenden 1. HT abgesetzt. Daher verschmilzt er bei Tachykardie bereits früh mit dem 3. HT zu einem Summationsgalopp.

Oft besteht der 4. HT jedoch schon bei Normalfrequenz neben einem 3. HT, wodurch ein Viererrhythmus entsteht.

Das p.m. liegt am linken unteren Sternalrand.

### 23.6.5 Systolische Geräusche

Die Veränderungen der Trikuspidalklappe lassen bei der Ebstein-Anomalie zwangsläufig eine hämodynamisch mehr oder minder relevante Insuffizienzkomponente entstehen.

Das Geräusch dieser Trikuspidalinsuffizienz ist meist leise und hochfrequent, es beginnt sofort nach dem 1. HT und besitzt sein Intensitätsmaximum in der 1. Hälfte der Systole.

Das p.m. des Geräusches liegt am linken unteren Sternalrand oder bei Verlagerung der Trikuspidalklappe durch den riesigen rechten Vorhof auch über der Herzspitze.

Daneben kann ein auffallend kurzes, scharfes, spindelförmiges Austreibungsgeräusch am linken unteren Sternalrand auftreten, das möglicherweise durch die Kontraktion des atrialisierten Teils des rechtsventrikulären Myokards hervorgerufen wird.

> Ein auffällig lauter und früh auftretender 3. HT ist ein nahezu konstantes Auskultationsphänomen und daher ein diagnostischer Schlüssel bei der Ebstein-Anomalie.

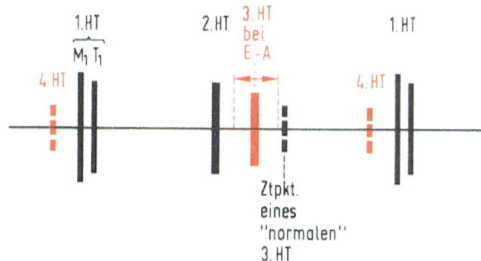

Abb. 23.3. *Ebstein-Anomalie:* Die weite Spaltung des 1. HT ($T_1$ betont) und der frühe 3. Herzton

**Auskultationsmerkmale einer Ebstein-Anomalie**
- 1. HT häufig weit gespalten, $T_1$ betont, nicht selten jedoch auch normaler 1. HT
- 2. HT meist normal bis leise, gelegentlich gespalten hörbar
- Fast regelmäßig auffallend lauter und früher 3. HT, lauter (oder unverändert) bei Inspiration
- Häufig auch 4. HT, bei Tachykardie Summationsgalopp
- Systolikum einer TI möglich
- Kurzes Trikuspidalströmungsgeräusch zum Zeitpunkt des 3. und/oder 4. HT möglich

### 23.6.6 Diastolische Geräusche

In der frühen und/oder späten Diastole können kurze, scharfe, gelegentlich sogar kratzende Geräusche vorhanden sein, die bei der Füllung durch die veränderten und gleichsam als Stenose wirkenden Trikuspidalsegel entstehen.

Diese *Trikuspidalströmungsgeräusche* können anstelle oder gemeinsam

– mit einem 3. HT in der frühen Diastole (abgesetzt vom 2. HT) oder
– mit einem 4. HT in der Präsystole (abgesetzt vom 1. HT) auftreten.

Sie sind stets nur kurz und verschmelzen nie miteinander. Das frühdiastolische Trikuspidalströmungsgeräusch ist häufiger als das entsprechende Präsystolikum.

## 23.7 Differentialdiagnose

*Tab. 23.1* Den anatomischen Variationen der Ebstein-Anomalie entsprechend ist auch das Auskultationsbild unterschiedlich. Da der frühe und laute 3. Herzton beinahe regelmäßig vorhanden ist, fällt ihm die auskultatorische Schlüsselrolle zu
Sofern nur einmal an die Möglichkeit der (seltenen) Ebstein-Anomalie gedacht wird, ist die Bestätigung dieser Verdachtsdiagnose durch EKG, Rö-Thorax und besonders durch die Echokardiographie meist unschwer.

Tab. 23.1. Die Differentialdiagnose des frühen 3. HT bei Ebstein-Anomalie

| | „Normaler" 3. HT z. B. bei Herzinsuffizienz | Perikardton bei Pericarditis constrictiva | 3. HT bei Ebstein-Anomalie | Früher 3. HT bei restriktiv. Kardiomyopathie | MÖT bei Mitralstenose | Tumor-„Plop" bei Vorhof-Tumor |
|---|---|---|---|---|---|---|
| **Abstand zum 2. HT** | 0,14–0,16 sek. | 0,09–0,13 sek. | 0,05–0,14 sek. | 0,09–0,14 sek. | 0,05–0,12 sek. | 0,08–0,13 sek. |
| **Schallqualität** | ausgesprochen dumpf, leise | deutlich heller, kürzer, schärfer als normaler 3. HT | rel. scharf und laut | wie Perikardton | scharf, kurz, hell, oft sehr laut | dumpfer als MÖT, aber schärfer als normaler 3. HT |
| **Punctum maximum** | LV-Areal, meist kleines Auskultationsareal | LV-Areal, gel. gesamtes Präkordium | li. unterer Sternalrand | LV-Areal | LV-Areal, wenn laut oft weite Fortleitung (bis Aortenareal) | Herzspitze |
| **Begleitende Auskultationsphänomene (fakultativ)** | meist keine<br>– leise HT<br>– evtl. MI-Syst. | meist keine<br>– normale HT, leise<br>– gel. syst. Click | – oft weite Spalt. des 1. HT<br>– evtl. TI-Syst. | meist keine | – lauter 1. HT<br>– Diastolikum<br>– Präsystolikum | – lauter 1. HT<br>– Diastolikum<br>– Systolikum (deutl. Lageabhängigkeit) |
| **Echokardiographie** | – LV-Dilatation<br>– syst. Durchmesserverkürzung vermindert<br>– Low-output-Zeichen | – verstärkte perikardiale Reflexe (nicht beweisend) | weit schwingendes Trikuspidalsegel verspäteter TK-Schluß | unterschiedlich: meist LV-Hypertrophie, bei Endokardfibrose verstärkte endokardiale Echos | Pathognomon. Bewegungsmuster der Mitralstenose | Nachweis der prolabierenden Masse |

# 24. Die Pulmonalstenose (PS)

## 24.1 Definition

*Abb. 24.1* Bei einer Pulmonalstenose besteht eine Verengung des Pulmonalostiums. Sie tritt meist *isoliert* im Bereich der Klappen (*valvuläre PS*), seltener im rechtsventrikulären Infundibulum (*infundibuläre PS*) auf.

Ist eine Pulmonalstenose mit einem Septumdefekt kombiniert (PS + *VSD* + RV-Hypertrophie + reitende Aorta = *Fallot-Tetralogie*, PS + *ASD* + RV-Hypertrophie = „*Fallot-Trilogie*"), so ändern sich die hämodynamischen Abläufe, die klinischen Befunde inklusive des Auskultationsbildes und das weitere Vorgehen grundlegend.

Im folgenden wird im wesentlichen die *isolierte* Pulmonalklappenstenose besprochen.

## 24.2 Häufigkeit

Die PS ist mit etwa 10% einer der häufigsten *angeborenen* Herzfehler.

## 24.3 Pathologische Anatomie

Die isolierte Pulmonalstenose ist meist eine valvuläre Stenose und gleicht mit ihren verlöteten Kommissuren und der zentralen Öffnung einem distal perforierten Dom.

Eine Dysplasie des Klappenapparates mit abnorm engem Pulmonalklappenring und hochgradig veränderten Taschen ist dagegen selten. Hinter der Stenose besteht meist eine ausgeprägte poststenotische Dilatation der Pulmonalwurzel. Abhängig von dem Grad der Obstruktion kommt es zu einer teilweise exzessiven RV-Hypertrophie. Die Trikuspidalklappe kann fibrös verändert sein, das Vorhofseptum ist dicht oder weist ein offenes Foramen ovale auf (was bei Auftreten eines Rechts-links-Shunts gelegentlich als Fallot-*Trilogie* bezeichnet wird).

## 24.4 Pathophysiologie und Hämodynamik

Um durch das verengte Pulmonalostium hindurch ein normales HZV aufrechtzuerhalten, muß der rechte Ventrikel einen erhöhten Druck aufbringen. Es resultiert eine hämodynamisch wirksame Obstruktion, wenn die effektive Klappenöffnungsfläche um ca. 60% reduziert ist (ein Herzgeräusch tritt jedoch bereits viel früher auf).

*Abb. 24.2* Bei der isolierten Pulmonalstenose mit intaktem Septum können im rechten Herzen sehr hohe Drucke erreicht werden (bis 250 mm Hg), da anders als bei der Fallot-Tetralogie der rechte Ventrikel hier keinen „Ausweg" in einem VSD besitzt. Solche Drucke kann das Myokard nur mit der sich kompensatorisch entwickelnden konzentrischen Hypertrophie aufbringen, welche bei der PS extreme Ausmaße annehmen kann.

Abb. 24.1. *Schematische Darstellung einer isolierten, valvulären Pulmonalstenose*
Beachte:
- Das verengte Klappenostium
- Die poststenotische Dilatation
- Die rechtsventrikuläre Hypertrophie

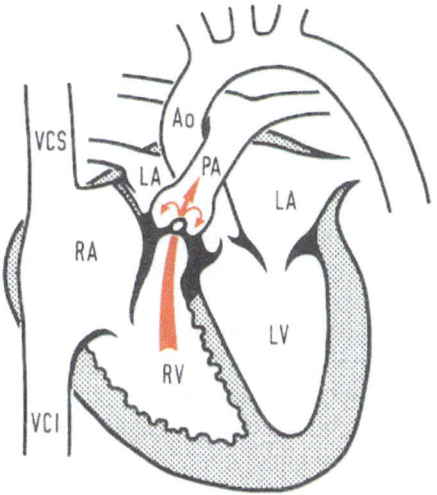

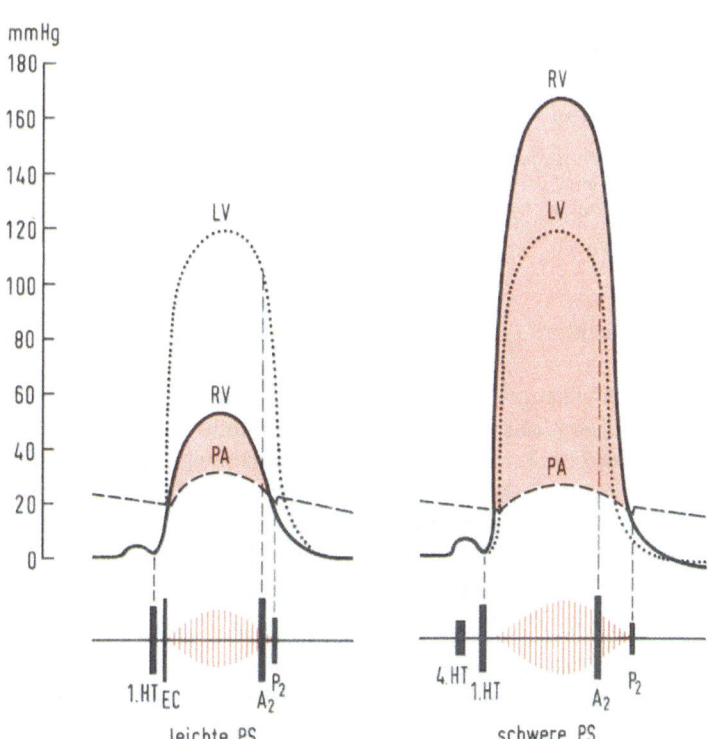

Abb. 24.2. *Pulmonalstenose:* Die Druckverhältnisse und der jeweils daraus resultierende Auskultationsbefund bei einer leichten (links) und einer schweren Stenose (rechts)

Leichte Stenosen weisen einen Druckgradient von unter 50 mm Hg, schwere Stenosen von über 100 mm Hg auf. Da die rechte Kammer (im Gegensatz zum LV bei einer Aortenstenose) nur selten dekompensiert, korreliert bei der PS sowohl der Druckgradient als auch die Lautstärke des Austreibungsgeräusches recht gut mit dem Stenosegrad.

Bei den meisten Erwachsenen mit PS ist das HZV in Ruhe normal. Da jedoch für eine Verdoppelung des Flusses eine Vervierfachung der Drucke erforderlich wäre, kann es bei Belastung zu keiner wesentlichen Steigerung des HZV kommen. Kinder mit PS können dagegen bei Belastung das Minutenvolumen meist noch steigern.

Die Belastung der rechten Kammer teilt sich auch dem rechten Vorhof mit, da dieser bei der Vorhofkontraktion den erhöhten diastolischen Druck überwinden muß. Dies kann klinisch durch eine erhöhte a-Welle im Jugularvenenpuls auffallen und ist – bei gleichzeitiger Palpation des Karotispulses – als präsystolische Pulsation zu erkennen.

## 24.5 Klinische Gesichtspunkte

Die meisten Kinder sind asymptomatisch; bei schwerer Obstruktion tritt eine rasche Ermüdbarkeit und Belastungsdyspnoe in den Vordergrund. Mit zunehmendem Alter und bei (nicht operierten) schweren Stenosen können Rechtsdekompensationszeichen auftreten.

## 24.6 Auskultation

### 24.6.1 Der 1. Herzton

Der 1. Herzton ist bei der Pulmonalstenose unauffällig.

Wie üblich ist der 1. HT im linksventrikulären Areal am deutlichsten zu auskultieren. Ist bei einer PS ein „1. HT" jedoch noch im Pulmonalareal sehr laut (evtl. sogar lauter als über der Herzspitze), so hat man ihn wahrscheinlich mit einem lauten pulmonalen Ejection-Click verwechselt.

### 24.6.2 Der 2. Herzton

Die Druckbelastung der rechten Kammer führt zu einer Verlängerung der rechtsventrikulären Austreibung, wodurch der Pulmonalklappenschluß hinter den Aortenklappenschluß zurückfällt. Mit zunehmendem Schweregrad der Stenose wird die *Spaltung des 2. HT* weiter, ohne jedoch die *normale Atemvariabilität* (bei Inspiration weiter, bei Exspiration enger) zu verlieren.

Nur bei *schweren* Stenosen *verschwindet die Spaltung des 2. HT* (oder besser: ist nicht mehr zu auskultieren), da

- $P_2$ durch den abnehmenden Pulmonalarteriendruck und meist auch durch erhebliche Klappenveränderungen leiser wird und dazu
- $A_2$ in dem zunehmend länger werdenden Stenosegeräusch des Pulmonalareals untergeht.

Ist bei einer schweren PS doch noch eine Spaltung des 2. HT zu hören, so ist sie weit und fixiert.

## Kreislaufzeichen einer Pulmonalstenose

- RV-Hypertrophie → hebende Pulsation am linken Sternalrand
- → evtl. epigastrische Pulsationen
- Herzrotation → Herzspitzenstoß abgeschwächt bis verschwunden
- Dilatation der Pulmonalwurzel → tastbare Pulsation im Pulmonalareal
- Druckbelastung des rechten Vorhofs → präsystolische Jugularvenenpulsation (a-Welle)
- Falls offenes Foramen ovale → Belastungszyanose möglich
- Bei low output → Pulsus parvus, kalte Extremitäten, evtl. periphere (Ausschöpfungs-)Zyanose

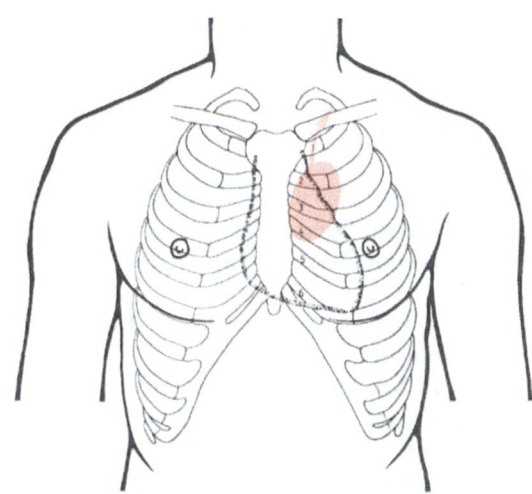

Abb. 24.3. *Das Auskultationsareal der Pulmonalstenose*

**Die Spaltung des 2. HT ist bei der Pulmonalstenose in erster Linie Folge der Druckbelastung, welche die rechtsventrikuläre Systole verlängert**

- Leichte Stenose — Deutliche atemvariable Spaltung*
- Mittelschwere Stenose — Weite atemvariable Spaltung
- Schwerste Stenose — Keine Spaltung mehr hörbar, da $P_2$ abgeschwächt

---

* Die Spaltung des 2. HT ist bei einer nur *leichten* PS jedoch breiter, als es durch eine verlängerte RV-Systole allein erklärt werden könnte. Hier scheint dem Sogmechanismus der erweiterten Pulmonalwurzel (s. Kap. 5.4.4.3) eine gewisse Bedeutung zuzukommen.

### 24.6.3 Der Ejection-Click (EC)

Dieser frühsystolische Click entsteht, wenn die in ihren Kommissuren verklebte, stenosierte Pulmonalklappe zu Beginn der Austreibung bis an ihre Elastizitätsgrenze aufgebläht wird. Der EC bei valvulärer PS entspricht also einem *Pulmonalklappenöffnungston* (und nicht, wie z. B. der EC bei pulmonaler Hypertonie einem Pulmonalwurzeldehnungston).

Abb. 24.4

Bei leichten bis mittelschweren *valvulären* Pulmonalstenosen, bei denen einerseits noch ein normales Schlagvolumen besteht und andererseits die Klappe noch mobil ist, tritt ein EC regelmäßig auf. Ist die Klappe dagegen nicht mitbeteiligt wie bei infundibulären Stenosen oder schwer verändert wie bei hochgradigen valvulären Stenosen (dort zusätzlich meist reduziertes Schlagvolumen), fehlt ein EC.

Dadurch erhält der EC differentialdiagnostisches Gewicht nicht nur bei der Unterscheidung von valvulären gegenüber nichtvalvulären pulmonalen Austreibungsgeräuschen (infundibuläre PS, ASD), sondern ist auch wertvoll bei der Abschätzung des Schweregrades bekannter valvulärer Stenosen.

Als pulmonaler EC weist er sein p.m. im Pulmonalareal auf, wo er gelegentlich eine so große Lautstärke erreicht, daß er dort mit einem 1. HT verwechselt werden kann. Zur Herzspitze hin (wo der 1. HT an Intensität zunimmt) wird der pulmonale EC leiser oder verschwindet.

### 24.6.4 Der 4. Herzton

Ein rechtskardialer 4. HT entsteht, wenn der Vorhof den bei RV-Hypertrophie erhöhten diastolischen Ventrikeldruck bei seiner Kontraktion überwinden muß und das (vermindert dehnbare) hypertrophierte Myokard dadurch in Schwingung gerät.

Der 4. HT ist ein Zeichen der kompensierten (nicht der dekompensierten!) Vorhofbelastung.

Er tritt bei einer Pulmonalstenose erst dann auf, wenn bereits eine signifikante RV-Hypertrophie vorhanden ist, d.h. bei mittelschweren bis schweren Formen. Nur bei Kindern und schlanken Patienten kann er durch die günstigen Schalleitungsbedingungen bereits früher gehört werden.

Als rechtskardialer Füllungston besitzt er sein p.m. im 3. bis 4. ICR am linken Sternalrand und wird bei Inspiration lauter (oder tritt dabei überhaupt erst auf).

### 24.6.5 Das systolische Geräusch

Das Systolikum ist nicht nur das Leitsymptom einer Pulmonalstenose, sondern gestattet auch Rückschlüsse auf den Schweregrad. Es entsteht durch Turbulenzen an der Stenose sowie durch Vibrationen des Klappenapparates und weist folgende Eigenschaften auf:

1. *Als typisches Austreibungsgeräusch* ist es auf die Austreibungsphase des rechten Ventrikels beschränkt: Wie diese beginnt es nicht sofort mit dem 1. HT (wie ein Refluxgeräusch), sondern ist vom 1. HT durch ein kurzes – der Anspannungszeit entsprechendes – freies Intervall abgesetzt. Durch das An- und Abschwellen der Blutströmung während der Austreibung erhält es Crescendo-Decrescendo-Konfiguration bzw. Spindelform.

**Der Ejection-Click ist ein wertvolles Hilfsmittel**
- bei der Differentialdiagnose leichte PS (stets EC) versus ASD (kein EC)
- zum Abschätzen des Schweregrades einer bekannten valvulären PS

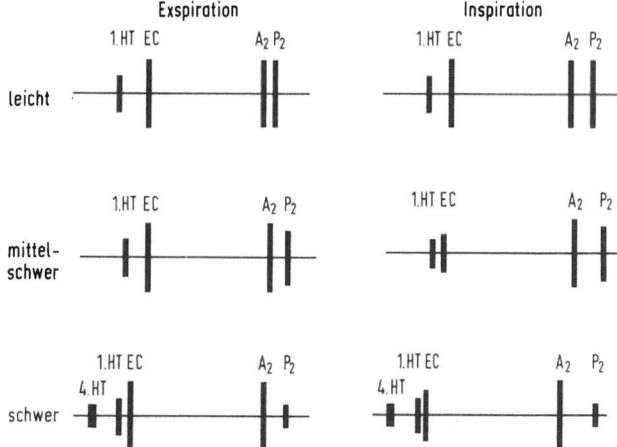

Abb. 24.4. *Pulmonalstenose:* Der Zeitpunkt und die Lautstärke des pulmonalen Ejection-Clicks (EC) und der Pulmonalkomponente $P_2$ des 2. HT werden bei der isolierten valvulären Pulmonalstenose durch das Ausmaß der Stenose und den Atemzyklus beeinflußt

Der 4. Herzton ist das Zeichen der Vorhofbelastung im Kompensationsstadium und tritt erst bei mindestens mittelgradiger Pulmonalstenose auf.

Im Gegensatz zur Aortenstenose ist die Lautstärke des Geräusches bei der Pulmonalstenose ein brauchbarer Parameter zur Abschätzung des Stenosegrades.
(Ausnahme auch hier: schwerste und dekompensierte Vitien mit low output)

2. Die *Länge des Geräusches* korreliert gut mit dem Schweregrad der Stenose:

Bei *leichten* Formen ist die Austreibung nur wenig behindert und erfolgt schnell mit einem relativ frühen Strömungsmaximum, und das Geräusch ist somit relativ kurz mit einem Geräuschmaximum in der ersten Hälfte der Systole.

Anders bei einer *schweren* Stenose: Durch die erhebliche Druckbelastung ist die rechtsventrikuläre Austreibungszeit über die (normalerweise in etwa gleich lange) Austreibungszeit des linken Ventrikels hinaus verlängert. Entsprechend der Blutströmungsgeschwindigkeit schwillt das Geräusch langsamer an, weist sein Intensitätsmaximum erst in der 2. Hälfte der Systole auf, dauert über die Aortenkomponente des 2. HT hinweg an und nimmt dann zum Pulmonalton hin ab.

3. Die *Lautstärke des Systolikums* wird moduliert durch den Grad der Obstruktion, die Größe des Schlagvolumens sowie durch die allgemeinen Schalleitungsbedingungen.

Da im Gegensatz zu einer Aortenstenose (meist ältere Patienten, häufiger Versagen des vorgeschädigten linksventrikulären Myokards) der rechte Ventrikel bei PS – wenn überhaupt – erst spät dekompensiert und häufiger günstige Schalleitungsbedingungen vorliegen, ist die Korrelation von Lautstärke zum Schweregrad der Stenose recht brauchbar.

Neben dem (Reflux-)Geräusch eines kleineren VSD gehört das (Austreibungs-)Geräusch der PS zu den lautesten Herzgeräuschen: Bei leichten Formen zunächst noch leise (1–3/6), nimmt es bei mittelschweren Formen Preßstrahl-Charakter an und kann bei schwerer Obstruktion als (6/6)-Distanzgeräusch gelegentlich bereits vor Aufsetzen des Stethoskops auf die Brustwand gehört werden. Ein tastbares Schwirren ist bei signifikanten Pulmonalstenosen die Regel.

Erst bei höchstgradigen Stenosen mit reduziertem HVZ und/oder bei Rechtsherzdekompensation wird das Systolikum wieder leiser.

4. Der *Klangcharakter des Systolikums* ist auffällig rauh.

*Abb. 24.3*  5. Das *punctum maximum* ist das Pulmonalareal im 2. bis 3. ICR links mit Fortleitung in die linke Infraclaviculargegend, den Halsansatz und gelegentlich auch etwas in die linke Karotis. Bei größerer Lautstärke erfährt es eine weite Fortleitung über das gesamte Präkordium bis hinein in den Rücken (besonders links). Besser als durch Auskultation ist das p.m. oft durch *Palpation des Schwirrens* einzugrenzen: Dies ist insbesondere zur Unterscheidung einer PS von einem VSD hilfreich, da wegen der weiten Fortleitung des gleichermaßen lauten Preßstrahl-Geräusches eine Lokalisation des p.m. (beim VSD linker *unterer* Sternalrand) allein durch Auskultation oft nicht gelingt.

## 24. Pulmonalstenose

**Auskultationsmerkmale einer *leichten* valvulären Pulmonalstenose (RV-Druck bis 60 mm Hg)**

- 1. HT normal
- Stets deutlich vom 1. HT abgesetzter pulmonaler Ejection-Click
- Spindelförmiges 2–3/6-Systolikum mit Intensitätsmaximum in der ersten Hälfte der RV-Systole, endet noch vor $A_2$, p.m. 2.–3. ICR links
- Meist noch kein Schwirren
- 2. HT mäßig weit gespalten mit normaler respiratorischer Schwankung
- $P_2$ mäßig betont (über PA)
- Kein 4. HT

**Auskultationsmerkmale einer *mittelschweren* valvulären Pulmonalstenose (RV-Druck 60–120 mm Hg)**

- 1. HT normal
- Noch deutlich vom 1. HT abgesetzter pulmonaler Ejection-Click
- Spindelförmiges, lautes (4/6–6/6) Systolikum mit Intensitätsmaximum in der 2. Systolenhälfte, reicht über $A_2$ hinaus, p.m. Pulmonalareal, weite Fortleitung
- Regelmäßig Schwirren im Pulmonalareal
- 2. HT deutlich weit gespalten mit normaler respiratorischer Schwankung
- Oft leiser 4. HT

**Auskultationsmerkmale einer *schweren* valvulären Pulmonalstenose (RV-Druck über 120 mm Hg)**

- 1. HT normal, evtl. abgeschwächt
- $P_2$ abgeschwächt bis nicht mehr hörbar, dadurch keine Spaltung des 2. HT mehr zu auskultieren (wenn doch, dann weit, evtl. fixiert)
- Kein Ejection-Click mehr
- Spindelfömiges, meist noch lautes (4/6–6/6) Systolikum mit Intensitätsmaximum nahe dem $A_2$, reicht deutlich über $A_2$ hinaus, Lautstärke nimmt bei reduziertem Schlagvolumen ab
- Oft lauter 4. HT

**Abweichende Auskultationsmerkmale einer *infundibulären* Pulmonalstenose**

- Kein Ejection-Click
- Tieferliegendes punctum maximum (um 4. ICR links)

## 24.7 Sonderformen der Pulmonalstenose

### 24.7.1 Infundibuläre Pulmonalstenose

Diese ist zwar meist mit anderen Anomalien kombiniert, kann in Einzelfällen jedoch auch isoliert auftreten. Von einer valvulären Stenose unterscheidet sie sich durch das *Fehlen eines Ejection-Clicks* und durch ein etwas *tieferliegendes p.m.* (um den 4. ICR).

### 24.7.2 Pulmonalstenose mit offenem Foramen ovale

Besteht neben der PS ein persistierendes Foramen ovale, so kann bei einer hochgradigen Stenose durch den dabei auch erhöhten rechtsatrialen Druck ein gewisser Rechts-links-Shunt auftreten. Dies kann sich in einer *Belastungszyanose* äußern.

### 24.7.3 Pulmonalstenose mit Vorhofseptumdefekt (ASD)

Die Widerstandserhöhung einer signifikanten PS verhindert bei gleichzeitig bestehendem ASD meist die Entstehung eines größeren Links-rechts-Shunts. Hier steht die Symptomatik der Pulmonalstenose im Vordergrund, solange es bei einer hochgradigen PS nicht zu einem Rechts-links-Shunt (= „Fallot-Trilogie") gekommen ist.

Besteht andererseits bei einem ASD eine nur *geringe* PS, so kann ein großer Links-rechts-Shunt auftreten, welcher seinerseits die Pulmonalklappe volumenbelastet (mit der Folge eines im Verhältnis zum Stenosegrad zu lauten Systolikums).

## 24.8 Differentialdiagnose

Tab. 24.1 **Akzidentelle Herzgeräusche Jugendlicher** sind häufig über dem Pulmonalareal am deutlichsten und mit einer (leichten) PS zu verwechseln. Das Systolikum der organischen Pulmonalstenose ist jedoch gewöhnlich lauter und rauher. Zudem fehlt dem akzidentellen Geräusch ein pulmonaler Ejection-Click, der bei einer leichten valvulären PS stets vorhanden ist. Die Spaltung des 2. HT ist als Unterscheidungsmerkmal zu unsicher, da eine solche gerade bei Jugendlichen (z. B. bei flachem Thorax) zu häufig auftritt.

Der **ASD** und eine leichte Pulmonalstenose weisen gleichermaßen ein – nicht zu lautes – Systolikum über dem Pulmonalareal sowie eine Spaltung des 2. HT auf, doch ist das Geräusch der PS gewöhnlich lauter. Daneben fehlt dem ASD sowohl ein deutlich hörbarer Ejection-Click als auch die Atemvariabilität der Spaltung des 2. HT.

Ein **kleinerer VSD** und eine schwere PS haben das laute Preßstrahl-Geräusch gemeinsam, das wegen seiner großen Lautstärke oft nicht als Reflux- bzw. Austreibungsgeräusch identifiziert werden kann. Hier hilft die oben besprochene Bestimmung des punctum maximum durch Palpation des in beiden Fällen vorhandenen Schwirrens.

Tab. 24.1. Die Differentialdiagnose systolischer Geräusche im Pulmonalareal

| | Akzidentelles Herzgeräusch (Kinder/Jugendliche und hyperkinetische Zustände) | Vorhofseptumdefekt | Leichte bis mittelschwere Pulmonalstenose | Schwere Pulmonalstenose |
|---|---|---|---|---|
| **Lautstärke des Systolikums** | Meist leiser als 3/6, praktisch nie Schwirren | Leiser als 3/6, nie Schwirren | Stets laut, 3/6–6/6, meist Schwirren | Wird mit zunehmendem Schweregrad wieder leiser |
| **Spaltung des 2. Herztons** | Normale physiologische Atemvariabilität, verschwindet zumindest im Stehen und bei forcierter Exspiration | Weit und fixiert gespalten (allenfalls geringe Atemschwankung), $P_2$ betont | Mittelweit bis weit gespalten, Atemvariabilität erhalten | $P_2$ wird leiser, daher meist keine Spaltung mehr hörbar |
| **Ejection-Click** | Insbesondere bei hyperkinetischer Austreibung, bei flachem Thoraxdurchmesser und bikuspider Aortenklappe aortaler EC häufig | Selten, allenfalls sehr leise | Regelmäßig pulmonaler EC vorhanden | Wird mit zunehmendem Schweregrad leiser und verschwindet (wie $P_2$) |
| **Atem- und Lagevariabilität** | **Im Stehen:** Geräusch leiser bis nicht mehr hörbar<br>**Valsalva:** leiser | **Inspiration:** Geräusch unverändert oder leiser<br>**Valsalva:** unverändert | **Inspiration:** Geräusch unverändert oder lauter (jedoch nicht obligat!)<br>**Stehen:** leiser<br>**Valsalva:** leiser | Keine inspiratorische Intensitätszunahme, kaum Lagevariabilität |

# 25. Der Vorhofseptumdefekt (ASD)

## 25.1 Definition

*Abb. 25.1* Beim Vorhofseptumdefekt (*atrialer Septumdefekt* = ASD) besteht eine angeborene Verbindung zwischen beiden Vorhöfen. Diese Verbindung kann an verschiedenen Stellen des Vorhofseptums liegen, eine isolierte kardiale Abnormität darstellen oder in Verbindung mit anderen angeborenen kardialen Mißbildungen auftreten.

## 25.2 Häufigkeit

Nimmt man die bikuspide Anlage der Aortenklappe aus, so ist der ASD die häufigste *angeborene* Herzerkrankung *des Erwachsenen*. Frauen sind doppelt so häufig betroffen wie Männer.

Der ASD hat einen Anteil von ca. 10% an solchen angeborenen Vitien, bei denen das 1. Lebensjahr überlebt wird.

## 25.3 Pathologische Anatomie

Der Defekt kann folgende Abschnitte des Vorhofseptums betreffen:

1. Der **Defekt der Fossa ovalis** (*zentraler Ostium secundum-Defekt* = *ASD II*) ist der bei weitem häufigste Typ eines ASD und tritt meist isoliert auf. (Selten kann jedoch ein offenes Foramen ovale bei erheblicher LA- oder RA-Vergrößerung z. B. bei Mitralklappenerkrankungen, bei einem persistierenden Ductus Botalli oder bei einem VSD zu einem „ASD" aufgedehnt werden).
2. Der **Defekt unterhalb der Fossa ovalis** (*Ostium primum-Defekt* = *ASD I*) betrifft ca. 20–25% aller ASD und geht meist mit einer Spaltbildung des vorderen Mitral- (und seltener auch Trikuspidal-)Segels einher, wodurch eine Mitral- (bzw. Trikuspidal-)insuffizienz entsteht. Betrifft dieser Ostium primum-Defekt auch das *Ventrikelseptum*, so zählt man ihn zu den sog. AV-Kanal-Defekten.
3. Der **Defekt überhalb der Fossa ovalis** (*Sinus venosus-Typ*) liegt nahe der Einmündung der Vena cava superior und geht gewöhnlich mit einer Fehleinmündung von Venen aus der rechten Lunge in den rechten Vorhof oder in die Vena cava superior einher.
4. **Defekte hinter und unterhalb der Fossa ovalis** sind selten und gehen zum Teil mit einer Fehleinmündung der Vena cava inferior in den linken Vorhof oder mit einem Fehlen des Koronarsinus einher (*Koronarsinustyp*).

Allen Typen eines ASD gemeinsam ist die Dilatation des rechten (nicht des linken!) Vorhofs, des rechten Ventrikels sowie der großen Pulmonalarterien. Bei Entwicklung einer pulmonalen Hypertonie (gewöhnlich nicht vor dem 30. Lebensjahr) sind – je nach Ausprägung – die Intima und später auch die Media der Lungenarteriolen verdickt. Eine Arteriosklerose der A. pulmonalis sowie eine komplexe Schädigung des Lungengefäßbettes können dann auftreten.

# 25. Vorhofseptumdefekt

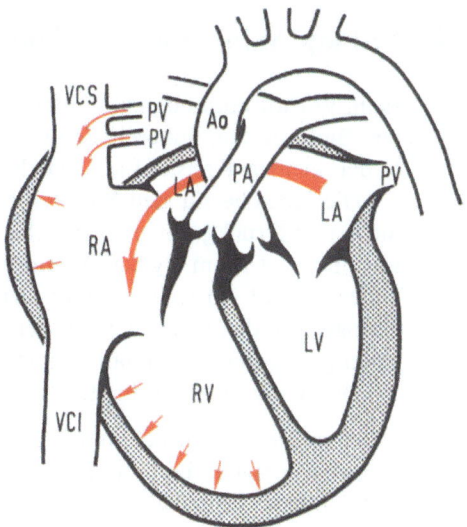

Abb. 25.1. *Schematische Darstellung eines Vorhofseptumdefekts* (hier mit Fehleinmündung von Pulmonalvenen). *Beachte:*
- Den Defekt im Vorhofseptum
- Den Links-rechts-Shunt
- Die Dilatation des rechten Vorhofs und rechten Ventrikels
- Die in die Vena cava superior fehleinmündenden Pulmonalvenen (nicht obligat beim ASD)

**Der Vorhofseptumdefekt (*a*trialer *S*eptum*d*efekt = ASD) ist der häufigste angeborene Herzfehler des Erwachsenen!**

(Ein offenes Foramen ovale, wie es sich bei ca. 20–30% aller Menschen findet, ist hämodynamisch unbedeutend und zählt nicht zum ASD).

Eine Unterscheidung der verschiedenen Typen eines ASD ist durch die Auskultation meist nicht möglich.

(Nur eine begleitende Mitralinsuffizienz kann auf eine Beteiligung der Mitralklappe im Rahmen eines Ostium primum-Defekts hinweisen – aber es gibt natürlich auch andere Ursachen einer begleitenden MI, z. B. ein MKP oder eine rheumatisch geschädigte Klappe.)

Allen Typen eines ASD gemeinsam ist eine Dilatation des rechten (nicht des linken) Vorhofs, der rechten Kammer und der Pulmonalarterie.

## 25.4 Pathophysiologie und Hämodynamik

Beim Vorhofseptumdefekt kommt es zum Übertritt von bereits sauerstoffgesättigtem Blut aus dem linken in den rechten Vorhof (Links-rechts-Shunt), von wo aus es den kleinen Kreislauf als Rezirkulationsvolumen erneut durchläuft.

Die Ursache für den Shunt von links nach rechts liegt nicht etwa in einem meßbaren Druckgradienten zwischen den Vorhöfen (ein solcher geringer Gradient von maximal 3 mm Hg besteht nur bei kleinen Defekten unter 2 cm$^2$, bei größeren Defekten tritt ein weitgehender Druckausgleich auf, oder besser: ein unmeßbar geringer Gradient), sondern in der Tatsache, daß der kleine Kreislauf dem Blut einen geringeren Widerstand entgegensetzt als der große Kreislauf.

Dies ist dadurch bedingt, daß

- der rechte Vorhof dehnbarer ist als der linke Vorhof,
- die Trikuspidalklappe weiter ist als die Mitralklappe (7 bzw. 5 cm$^2$) und
- der rechte Ventrikel dünnwandiger und dadurch dehnbarer ist als der linke Ventrikel und dadurch ein größeres Volumen ohne wesentliche Steigerung des enddiastolischen Drucks (RVEDP) aufnehmen kann.

Dieses um das Rezirkulationsvolumen erhöhte RV-Volumen kann ohne wesentliche Drucksteigerung durch den Lungenkreislauf weitertransportiert werden, da der Widerstand des Lungengefäßbettes durch eine Dilatation der großen Pulmonaläste und eine Durchgängigkeit *aller* arteriovenösen Lungengefäßverbindungen niedrig ist.

*Abb. 25.2*  Einen gewissen Widerstand stellt für die Austreibung nur das (normal weite, für ein geringes Volumen ausgelegte) Pulmonalklappenostium dar, doch übersteigt der systolische Druckgradient gewöhnlich nicht 10 und nur selten 20 mm Hg. Das systolische Geräusch des ASD hat seinen Ursprung in dieser *relativen* Pulmonalstenose.

In den meisten Fällen bewerkstelligt das Lungengefäßbett den stark erhöhten Volumendurchsatz mit meist nur gering erhöhten systolischen Pulmonalarteriendrucken über eine lange Zeit und ohne nennenswerte reaktive Veränderungen. Nur bei wenigen Patienten kommt es zu einer pulmonalen Hypertonie, selten jedoch vor dem 20. bis 30. Lebensjahr. Es ist unbekannt, warum bei dem einen Patienten mit ASD eine pulmonale Hypertonie auftritt und bei einem anderen dagegen nicht (genetisch prädeterminiert?). Bei einer Widerstandserhöhung durch eine pulmonale Hypertonie nimmt das Schlagvolumen nicht zuletzt durch die sich entwickelnde RV-Hypertrophie mit herabgesetzter Dehnbarkeit ab. Andererseits kann durch eine Widerstandserhöhung im *großen* Kreislauf (z. B. durch LV-Versagen bei hypertensiver Herzerkrankung oder einer begleitenden Mitralstenose) das Shuntvolumen gesteigert sein.

Hämodynamisch wird das Shuntvolumen eines ASD durch eine Dilatation des RA und RV kompensiert, zu der sich (zur Aufrechterhaltung einer normalen Wandspannung) eine gewisse RV-Hypertrophie gesellt. Diese exzentrische Hypertrophie des Infundibulums und die ebenfalls dilatierte Pulmonalwurzel können gewöhnlich als hebende Pulsation im 2. ICR links parasternal getastet werden.

Das Herzminutenvolumen des großen Kreislaufs, der außerhalb des Rezirkulationskreises liegt, ist meist normal oder nur bei großen Defekten herabgesetzt.

Die Entwicklung einer schweren pulmonalen Hypertonie ist bei einem ASD eher die Ausnahme als die Regel und tritt – wenn überhaupt – meist erst nach dem 30. Lebensjahr auf!

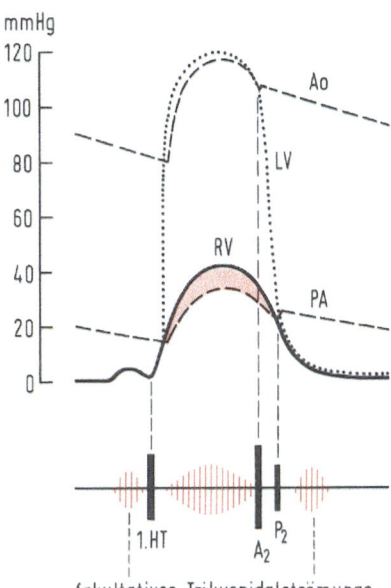

Abb. 25.2. *Vorhofseptumdefekt:* Die Druckverhältnisse und der daraus resultierende Auskultationsbefund

| Kreislaufzeichen eines ASD | |
|---|---|
| **Unkomplizierter ASD** | • Gering! Lediglich tastbare Pulsation entlang des linken Sternalrandes als Zeichen der exzentrischen Hypertrophie des rechten Ventrikels (insbesondere Infundibulum)<br>• Tastbares Schwirren im Pulmonalareal *ungewöhnlich*<br>• HZV meist normal |
| **ASD mit pulmonaler Hypertonie** | • Evtl. tastbarer Pulmonalklappenschluß am oberen linken Sternalrand<br>• In Spätstadien evtl. systolischer Venenpuls einer Trikuspidalinsuffizienz |
| **ASD mit Shuntumkehr (Eisenmenger-Reaktion)** | • Zentrale Zyanose<br>• Relative Trikuspidalinsuffizienz mit systolischem Venenpuls häufig<br>• Vergrößerte Stauungsleber, periphere Ödeme etc. |

## 25.5 Klinische Gesichtspunkte

Kinder sind meist asymptomatisch oder fallen durch eine erhöhte Bronchitisneigung auf. Bei Jugendlichen kann eine herabgesetzte Leistungsfähigkeit, rasche Ermüdbarkeit und Dyspnoe auftreten. Etwa 3/4 der Erwachsenen werden symptomatisch, was gewöhnlich im 4. Lebensjahrzehnt mit Rhythmusstörungen und Herzinsuffizienz beginnt. 40 % der Erwachsenen weisen schwere Symptome wie Dyspnoe, Orthopnoe, stenokardische Beschwerden und Synkopen auf.

## 25.6 Auskultation

### 25.6.1 Der 1. Herzton

Der 1. HT ist beim ASD im Bereich der Herzspitze meist normal, aber *im rechtsventrikulären Areal oft betont*, wodurch er auch noch zur Herz*basis* hin relativ deutlich hörbar bleibt.

Eine Spaltung des 1. HT kann hörbar werden. Ursache hierfür ist die Intensitätszunahme der (normalerweise leisen oder nicht hörbaren) Komponente $T_1$ der bei ASD durch den Shunt volumenbelasteten Trikuspidalklappe.

### 25.6.2 Der 2. Herzton

*Die fixierte, d.h. nicht atemvariable breite Spaltung des 2. HT ist typisch für einen ASD.* Sie kommt durch eine Verzögerung des Pulmonalklappenschlusses zustande, wodurch die Pulmonalkomponente $P_2$ deutlich hinter die Aortenkomponente $A_2$ zurückfällt.

Die Hauptursache für diese Spaltung liegt in dem verminderten Pulmonalgefäßwiderstand: Das vergrößerte rechtsventrikuläre Schlagvolumen verlängert durch seine Trägheit die rechtsventrikuläre Austreibung über das Ende der RV-Systole hinaus, und es kommt verzögert zur pulmonalen Strömungsumkehr und somit zum Pulmonalklappenschluß (s. Kapitel 5.3.1: „Pulmonalissog").

Darüber hinaus ist durch das vermehrte Schlagvolumen und evtl. einen RSB auch die rechtsventrikuläre Systole selbst verlängert.

Typischerweise ist dieses Spaltungsintervall des 2. HT bei ASD *fixiert*, d.h. es zeigt keine respiratorische Schwankung. Bei etwa 1/3 der Patienten mit ASD kann bei sorgfältiger Auskultation jedoch noch eine gewisse Atemvariabilität gefunden werden, d.h. die meist ohnehin weite Spaltung des 2. HT wird bei tiefer Inspiration noch etwas weiter bzw. bei forcierter Exspiration etwas enger – ohne jedoch ganz zu verschwinden.

Diese fixierte, (weitgehend) atemunabhängige Spaltung des 2. HT bei ASD hat zwei Ursachen:

1. Bei einem ASD ist die normalerweise vorhandene vaskuläre Reservekapazität der Lunge durch das gesteigerte Zirkulationsvolumen des kleinen Kreislaufs bereits voll ausgeschöpft, so daß der inspiratorische „Pulmonalissog" (s. Kapitel 5.3.1) nicht mehr zum Tragen kommt.
2. Das durch das Rezirkulationsblut stark vermehrte rechtsventrikuläre Schlagvolumen ist nicht mehr in der Lage, das bei Inspiration vermehrt angebotene venöse Volumen aufzunehmen.

## 25. Vorhofseptumdefekt

ASD = Volumenüberlastung des kleinen Kreislaufs

- Kein inspiratorischer Lungensog, da vaskuläre Reservekapazität der Lunge ausgeschöpft
- Aufnahmefähigkeit des RV für das inspiratorisch vermehrt angebotene Volumen erschöpft
- Verlängerung der RV-Austreibung durch Trägheit des großen Volumens („hangout")
- Verlängerung der RV-Systole durch das große Volumen und evtl. bei RSB

→ Keine Änderung der hämodynamischen Abläufe innerhalb des respiratorischen Zyklus

→ Verzögerung des Pulmonalklappenschlusses ($P_2$ hinter $A_2$)

⇒ **Atemunabhängige („fixierte") Spaltung des 2. Herztons**

**Nota bene:** Die Spaltung des 2. HT ist beim ASD typischerweise fixiert, trotzdem weist ein Drittel aller Patienten mit ASD doch eine geringe Atemvariabilität des Spaltungsintervalls auf!

Im Stadium einer Eisenmenger-Reaktion ist eine noch eindeutig hörbare Spaltung des 2. HT das einzig verwertbare differentialdiagnostische Auskultationskriterium gegenüber anderen, einem Rechts-links-Shunt möglicherweise zugrundeliegenden Vitien (z. B. VSD, persistierender Ductus Botalli).

Auch ohne Vorliegen einer pulmonalen Hypertonie kann die *Pulmonalkomponente $P_2$ betont* sein. Hierdurch kann die Spaltung des 2. HT auch über das Pulmonalareal hinaus hörbar werden und so z. B. am unteren Sternalrand zur Verwechslung mit einem MÖT führen.

Bei **Auftreten einer pulmonalen Hypertonie** nimmt die Intensität von $P_2$ (bis hin zur Tastbarkeit des Pulmonalklappenschlusses) zu und das Spaltungsintervall des 2. HT wieder ab, ohne jedoch (auch bei Eisenmenger-Reaktion) zu verschwinden. Die fehlende Atemvariabilität bleibt jedoch erhalten.

Nach einem **operativen Verschluß eines ASD** bleibt die Spaltung in den ersten Tagen unverändert fixiert erhalten und wird in den folgenden Wochen und Monaten bei zunehmender Atemvariabilität enger und verschwindet zum Teil vollständig. Nicht selten bleibt eine Spaltung (jetzt aber atemvariabel!) jedoch dauernd bestehen. Die Ursache hierfür liegt in der bleibenden Dilatation der Pulmonalarterien, deren vergrößerte Kapazität über einen vermehrten Sog zu einer Verspätung des Pulmonalklappenschlusses führt.

### 25.6.3 Systolische Geräusche

*Abb. 25.3* *Ein deutliches, spindelförmiges Austreibungsgeräusch über dem Pulmonalareal (linker oberer Sternalrand) ist ein nahezu konstantes Auskultationsphänomen beim Vorhofseptumdefekt.*

Es entsteht durch Turbulenzen an der organisch normalen, jedoch durch das Rezirkulationsblut volumenbelasteten Pulmonalklappe (sog. *relative* Pulmonalstenose): Der Druckgradient an der Pulmonalklappe übersteigt bei einem ASD selten 10 mm Hg. Im Gegensatz zu einer organischen Pulmonalstenose übersteigt die Lautstärke selten 2–3/6, ein tastbares Schwirren ist hierbei ungewöhnlich.

Da harmlose pulmonale Strömungsgeräusche gerade bei Jugendlichen häufig auftreten, ist dieses Systolikum der relativen Pulmonalstenose bei ASD – obwohl stets vorhanden – nicht beweisend für einen ASD. Erst durch den Nachweis eines fixiert gespaltenen 2. HT erhält es diagnostischen Wert.

Es sei hier am Rande erwähnt, daß neben diesem fast immer vorhandenen Systolikum über dem Pulmonalareal bei einem ASD auch andere systolische Geräusche auftreten können:

Das **Systolikum einer Mitralinsuffizienz** (holosystolisch/bandförmig über der Herzspitze/Axilla) und/oder einer **Trikuspidalinsuffizienz** (inspiratorisch verstärkt oder erst auftretend, linker unterer Sternalrand) ist bei Abwesenheit einer linksventrikulären Schädigung bzw. einer pulmonalen Hypertonie meist Kennzeichen eines Ostium primum-Defektes mit einer Beteiligung (Spaltbildung) des vorderen Mitral- bzw. Trikuspidalsegels.

Im Spätstadium eines ASD mit schwerer pulmonaler Hypertonie hingegen ist das Systolikum einer Trikuspidalinsuffizienz als Zeichen einer Rechtsdekompensation zu werten.

### 25.6.4 Diastolische Geräusche

Im Gegensatz zum Systolikum der volumenbelasteten Pulmonalklappe sind diastolische Geräusche nur fakultative Auskultationsphänomene eines ASD. Es können zwei verschiedene Diastolika auftreten:

Nach einem ASD-Verschluß bleibt die Spaltung des 2. HT zunächst bestehen (gelegentlich auch dauernd), aber sie wird jetzt atemvariabel!

**Ursache:** Weiterbestehende Pulmonalarteriendilatation, dadurch „Pulmonalissog".

**Auskultatorische Leitsymptome des Vorhofseptumdefekts**
- **Fixiert gespaltener 2. Herzton**
 (Volumenüberlastung des kleinen Kreislaufs)
- **Systolisches Austreibungsgeräusch über dem Pulmonalareal**
 (Volumenüberlastung der (normalen) Pulmonalklappe)

Das typische Systolikum des ASD ist das pulmonale Austreibungsgeräusch. Es fehlt nur selten! Mit dem Defekt selbst hat es nichts zu tun:
Der Links-rechts-Shunt erfolgt beim ASD auf Vorhof-, d.h. auf Niederdruckniveau und ist daher geräuschlos.

Systolische Refluxgeräusche einer Mitral- oder Trikuspidalinsuffizienz bei einem bestehenden ASD können – wenn vorhanden – Zeichen einer Mitbeteiligung der AV-Klappen bei einem Ostium primum-Defekt sein!

**Diastolika sind bei einem ASD nicht obligat!**

*Abb. 25.3*

1. Das **Trikuspidalströmungsgeräusch** ist ein kurzes, vom 2. HT abgesetztes leises Intervalldiastolikum, das wegen seines niedrigfrequenten Klangcharakters – wenn überhaupt – nur mit der Glocke des Stethoskops im Bereich des linken unteren Sternalrandes gehört werden kann. Die inspiratorische Intensitätszunahme bzw. ein Auftreten erst bei Inspiration weist es als rechtskardiales Geräusch aus. Es entsteht zum Zeitpunkt der frühdiastolischen Füllungsphase durch Turbulenzen, die beim schnellen und voluminösen Einstrom an der (normalen) Trikuspidalklappe entstehen. Da das weite Trikuspidalostium (im Gegensatz zum engeren Pulmonalostium) das große Volumen eines ASD zwar unter Erzeugung von Turbulenzen, aber ohne nennenswerten Widerstand passieren läßt, spricht man hier nicht von einer relativen Trikuspidalstenose, sondern von einem *Trikuspidalströmungsgeräusch*.

   Voraussetzung für sein Auftreten ist – neben günstigen Schalleitungsbedingungen – das Vorliegen eines ausreichend großen, hämodynamisch wirksamen Defekts, ohne daß jedoch eine enge Korrelation zwischen dem Auftreten des Geräusches und der Größe des Links-rechts-Shunts besteht.

   Auch in der spätdiastolischen = präsystolischen Füllungsphase kann ein kurzes, meist scharfes, vom 1. HT abgesetztes Schallphänomen entstehen, das, je nach Ausprägung entweder als präsystolisches Geräusch oder als „breiter 4. HT" interpretiert wird.

2. Das **Graham Steel-Geräusch:** Bei einem ASD mit pulmonaler Hypertonie kann entlang des linken Sternalrandes ein hochfrequentes, hauchendes Sofortdiastolikum als Zeichen einer funktionellen Pulmonalinsuffizienz auftreten. Wie das Systolikum der relativen Trikuspidalinsuffizienz gehört dieses nach Graham Steel genannte Diastolikum nicht zum Auskultationsbefund eines unkomplizierten ASD und ist solchen Spätstadien vorbehalten, bei denen es zu einer schweren pulmonalen Hypertonie (evtl. mit Eisenmenger-Reaktion) gekommen ist.

### 25.6.5 Der Ejection-Click (EC)

Ein deutlich hörbarer EC gehört *nicht* zum typischen Auskultationsbild eines *un*komplizierten ASD!

Da der pulmonale EC ein wichtiges differentialdiagnostisches Kriterium zur Abgrenzung eines ASD gegenüber einer valvulären Pulmonalstenose (bei der ein EC meist vorhanden ist) darstellt, muß darauf hingewiesen werden, daß auch beim ASD einmal ein leiser frühsystolischer EC – besonders in Exspiration – hörbar sein kann.

Dagegen ist ein Ejection-Click nach dem operativen Verschluß eines ASD häufig, wenn zwar das Shuntvolumen beseitigt ist, aber die Dilatation der Pulmonalwurzel zunächst weiterbesteht (hier: nichtvalvulärer pulmonaler EC = Pulmonalwurzeldehnungston).

Ist trotz eines gesicherten ASD ein lauter Ejection-Click vorhanden, so

– besteht V. a. auf eine begleitende organische Pulmonalstenose oder
– der EC ist Zeichen einer sich entwickelnden pulmonalen Hypertonie; in diesem Fall treten die typischen Schallphänomene des ASD gegenüber denen der pulmonalen Hypertonie in den Hintergrund (s. u.).

Bei einem ausreichend großen, hämodynamisch wirksamen ASD ist ein diastolisches Trikuspidalströmungsgeräusch nicht selten:

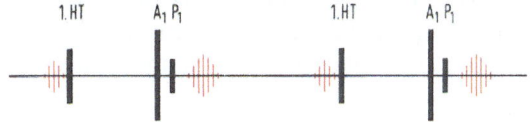

**Merkmale eines Trikuspidalströmungsgeräusches**

- Vom 2. HT abgesetzt
- Kurz (verstummt in der mittleren Diastole)
- Niederfrequent, rumpelnd (Stethoskopglocke!)
- P.m. linker, evtl. auch rechter unterer Sternalrand
- Inspiratorische Intensitätszunahme oder Auftreten nur bei Inspiration

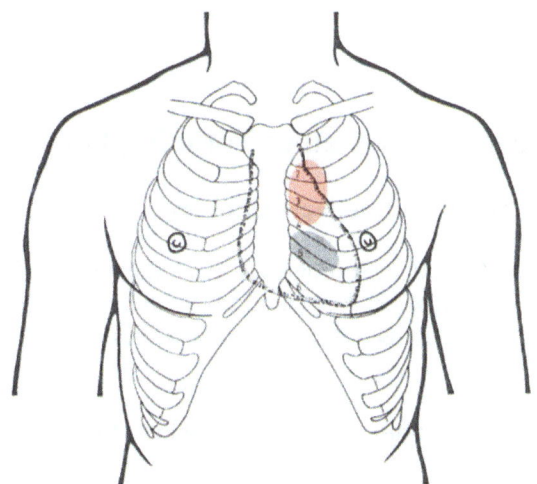

Abb. 25.3. *Vorhofseptumdefekt*: Das Auskultationsareal des pulmonalen Austreibungsgeräusches (rot) und des fakultativen Trikuspidalströmungsgeräusches (grau)

**Die Abwesenheit eines lauten Ejection-Clicks bei ASD ist ein wichtiges Kriterium bei der Unterscheidung gegenüber einer Pulmonalstenose!**

**Ausnahmen:** ASD bei pulmonaler Hypertonie (hier pulmonaler EC)
Pulmonalstenose mit unbeweglichen Klappen (kein EC mehr)

### 25.6.6 Der ASD mit pulmonaler Hypertonie

Wie eingangs besprochen, ist die Ausbildung einer pulmonalen Hypertonie trotz der erheblichen Volumenbelastung der Lunge bei einem ASD eher selten und tritt so gut wie nie vor dem 20. Lebensjahr und – wenn überhaupt – meistens erst nach dem 30. Lebensjahr auf.

Der Auskultationsbefund eines ASD mit pulmonaler Hypertonie ist variabel und abhängig vom Ausmaß der pulmonalen Widerstandserhöhung:

- Die Pulmonalkomponente $P_2$ des 2. HT wird lauter und gelegentlich über dem Pulmonalareal sogar tastbar.
- Die Spaltung des 2. HT wird enger und eine ggf. noch vorhandene Atemvariabilität geringer.

Auch bei einer Eisenmenger-Reaktion bei ASD bleibt die Spaltung weit genug, um eindeutig als solche gehört zu werden.

- Ein 4. HT und seltener auch ein 3. HT können auftreten.
- Ein Ejection-Click tritt auf.
- Das Austreibungsgeräusch über dem Pulmonalareal bleibt erhalten.
- Ein hauchendes Sofortdiastolikum kann als Folge einer funktionellen Pulmonalinsuffizienz am linken Sternalrand auftreten (Graham Steel-Geräusch).
- Ein inspiratorisch verstärktes Systolikum im Bereich des linken unteren Sternalrandes ist das Zeichen einer relativen Trikuspidalinsuffizienz bei Rechtsdekompensation.

## 25.7 Sonderformen eines Vorhofseptumdefekts

### 25.7.1 ASD mit Mitralklappenprolaps

Ein Mitralklappenprolaps ist bei Patienten mit ASD nicht selten. Hier gesellt sich zu den typischen Auskultationsbefunden des ASD der systolische Click mit einem (fakultativ) nachfolgenden Geräusch. Das p.m. ist die Herzspitzenregion.

### 25.7.2 Ostium primum-Defekt (*partieller AV-Kanal*)

Beim Ostium primum-Defekt (tiefsitzender ASD mit Beteiligung der AV-Klappenebene) ist gewöhnlich auch die Mitralklappe in Form einer Spaltbildung des vorderen Segels mitbeteiligt.

Zusätzlich zu dem typischen Auskultationsbild des ASD besteht hier eine Mitralinsuffizienz mit ihrem holosystolisch/bandförmigen Geräusch über dem linksventrikulären Areal. Bei geringer Ausbildung der Spaltbildung kann das Geräusch aber auch schon vor dem Systolenende verstummen.

**Auskultationsmerkmale eines *unkomplizierten* Vorhofseptumdefekts**
- 1. HT normal oder im RV-Areal (und gelegentlich noch im PA-Areal) betont, Spaltung möglich
- 2. HT weit und fixiert gespalten (allenfalls geringe Atemvariabilität)
- Kein Ejection-Click (allenfalls sehr leise)
- Pulmonales Austreibungsgeräusch (1/6–3/6) praktisch regelmäßig vorhanden
- Kein Schwirren
- Trikuspidalströmungsgeräusch über RV-Areal möglich (frühdiastolisch, evtl. auch präsystolisch)
- Bei ASD I = Ostium primum-Defekt Refluxgeräusch einer Mitral- und/oder Trikuspidalinsuffizienz möglich

**Auskultationsmerkmale eines ASD *mit pulmonaler Hypertonie***
- Spaltungsintervall des 2. HT enger, bleibt aber bestehen!
- $P_2$ lauter
- Pulmonaler (nichtvalvulärer) Ejection-Click
- Evtl. 4. HT (selten auch 3. HT)
- Bei schwerer pulmonaler Hypertonie: Graham Steel-Geräusch einer funktionellen Pulmonalinsuffizienz
- Bei Dekompensation: Systolikum einer Trikuspidalinsuffizienz

326  B. Spezieller Teil

### 25.7.3 Kompletter AV-Kanal

Die Übergänge vom sog. Ostium primum-Defekt zum kompletten AV-Kanal sind fließend. Beim kompletten AV-Kanal reicht der Defekt bis ins *Ventrikel*septum. Das vordere Mitral- und das Trikuspidalsegel weisen eine Spaltbildung auf und sind undicht.

Auskultatorisch ist dies von einem einfachen Ostium primum-Defekt schwer zu unterscheiden. Die klinischen Zeichen einer Trikuspidalinsuffizienz (systolischer Jugularvenen- und Leberpuls) können hierbei helfen.

### 25.7.4 Lutembacher-Syndrom (ASD + MS)

Bei diesem sehr seltenen angeborenen Vitium handelt es sich um die Kombination eines Vorhofseptumdefekts mit einer ebenfalls angeborenen Mitralstenose. Da durch die MS der Bluteinstrom in den linken Ventrikel behindert ist, kommt es zu einer starken Zunahme des Links-rechts-Shunts, wodurch das Rezirkulationsvolumen extreme Ausmaße annehmen kann.

Auskultatorisch stehen die Zeichen eines großes ASD im Vordergrund, während meist nur ein MÖT auf die begleitende Mitralstenose hinweist. Wegen des geringen transmitralen Flusses fehlt meist das Diastolikum der MS.

*Das Lutembacher-Syndrom ist eine Rarität!* Aber nicht selten wird ein lautes, in die Herzspitzenregion fortgeleitetes Trikuspidalströmungsgeräusch bei ASD als Diastolikum einer MS verkannt und fälschlicherweise als Lutembacher-Syndrom diagnostiziert.

## 25.8 Differentialdiagnose

*Tab. 25.1*  Obwohl eine **Pulmonalstenose** sowohl eine Spaltung des 2. HT als auch ein pulmonales Austreibungsgeräusch aufweist, ist die Differentialdiagnose gegenüber einem ASD aufgrund der stets vorhandenen Atemvariabilität der Spaltung und des (zumindest bei leichter bis mittelschwerer PS) stets vorhandenen lauten Ejection-Clicks meist unschwer.

In der täglichen Praxis häufiger und im Einzelfall schwieriger kann die Abgrenzung eines ASD gegenüber **akzidentellen pulmonalen Austreibungsgeräuschen** (Kinder/Jugendliche/hyperkinetische Zustände) und insbesondere gegenüber einer **Trichterbrust** bzw. einem **Straight-Back-Syndrom** sein. Bei diesen Zuständen kann neben dem pulmonalen Austreibungsgeräusch und der Spaltung des 2. HT auch ein Trikuspidalströmungsgeräusch auftreten, und ein nicht selten vorhandener inkompletter Rechtsschenkelblock mag für zusätzliche Verwirrung sorgen. Von besonderem Wert ist hier die Auskultation im Stehen, wobei Strömungsgeräusche leiser werden oder verschwinden und die Spaltung des 2. HT bei tiefer Exspiration deutlich abnimmt (oder auch verschwindet).

Die Differentialdiagnose pulmonaler Austreibungsgeräusche ist in **Tab. 25.1** aufgeführt.

Tab. 25.1. Die Differentialdiagnose systolischer Geräusche im Pulmonalareal

| | Akzidentelles Herzgeräusch (Kinder/Jugendliche) und **hyperkinetische Zustände** | Vorhofseptumdefekt | Leichte bis mittelschwere Pulmonalstenose | Schwere Pulmonalstenose |
|---|---|---|---|---|
| **Lautstärke des Systolikums** | Meist leiser als 3/6, praktisch nie Schwirren | Leiser als 3/6, nie Schwirren | Stets laut, 3/6–6/6, meist Schwirren | Wird mit zunehmendem Schweregrad wieder leiser |
| **Spaltung des 2. Herztons** | Normale physiologische Atemvariabilität, verschwindet zumindest im Stehen und bei forcierter Exspiration | Weit und fixiert gespalten (allenfalls geringe Atemschwankung), P$_2$ betont | Mittelweit bis weit gespalten, Atemvariabilität erhalten | P$_2$ wird leiser, daher meist keine Spaltung mehr hörbar |
| **Ejection-Click** | Insbesondere bei hyperkinetischer Austreibung, bei flachem Thoraxdurchmesser und bikuspider Aortenklappe aortaler EC nicht selten | Selten, allenfalls sehr leise | Regelmäßig pulmonaler EC vorhanden | Wird mit zunehmendem Schweregrad leiser und verschwindet (wie P$_2$) |
| **Atem- und Lagevariabilität** | **Im Stehen:** Geräusch leiser bis nicht mehr hörbar<br>**Valsalva:** leiser | **Inspiration:** Geräusch unverändert oder leiser<br>**Valsalva:** unverändert | **Inspiration:** Geräusch unverändert oder lauter (jedoch nicht obligat!)<br>**Stehen:** leiser<br>**Valsalva:** leiser | Keine inspiratorische Intensitätszunahme, kaum Lagevariabilität |

# 26. Der Ventrikelseptumdefekt (VSD)

## 26.1 Definition

Abb. 26.1   Bei einem Ventrikelseptumdefekt (VSD) besteht durch eine Öffnung im Septum interventriculare eine direkte Verbindung vom linken zum rechten Ventrikel (und umgekehrt).

Dieser Defekt kann als einziger, eigenständiger Herzfehler bestehen oder im Rahmen einer komplexen kardialen Mißbildung (z. B. mit Obstruktion der Aorta, Überreiten der Aorta, Vorhofseptumdefekt, persistierendem Ductus arteriosus Botalli, zusätzlichen Klappeninsuffizienzen etc.) auftreten.

## 26.2 Häufigkeit

Der VSD ist (abgesehen von der bikuspiden Anlage der Aortenklappe) der häufigste *angeborene* Herzfehler im *Kindesalter*. Da sich bis zu 75% aller VSD bis zum Adoleszentenalter spontan schließen und ein Teil der schweren Fälle das Kindesalter nicht erreicht, ist der VSD beim *Erwachsenen* selten (ca. 10% aller angeborenen Vitien).

## 26.3 Pathologische Anatomie

Je nach dem Sitz des Defektes im Ventrikelseptum unterscheidet man:

- Sog. **perimembranöse Defekte** (ca. 70%), im Ausflußtrakt des rechten Ventrikels bzw. subaortal gelegen
- **Muskuläre Defekte** (ca. 20%), spitzenwärts im Septum, einzeln oder multipel (zum Teil als „Schweizerkäsemuster")
- **Defekte vom AV-Kanal-Typ** (ca. 4%), basisnahe und posterior gelegen und
- **Suprakristale Defekte**, subpulmonal bzw. subaortal gelegen.

## 26.4 Pathophysiologie und klinische Gesichtspunkte

1. **Der kleine Defekt (M. Roger), (Durchmesser unter 0,5 cm$^2$)**

Abb. 26.2   Ein kleiner Defekt zwischen dem Hoch- (LV) und Niederdrucksystem (RV) stellt selbst einen erheblichen Widerstand dar und erlaubt nur einem geringen Shuntvolumen einen düsen- oder jetartigen Übertritt. Durch das geringe Shuntvolumen (bis 30% des Minutenvolumens) ist weder das Lungengefäßbett oder der linken Ventrikel nennenswert volumenbelastet, noch findet sich eine Druckerhöhung im kleinen Kreislauf.

Es bestehen keine Beschwerden (oder Entwicklungsstörungen) und – abgesehen von einer erhöhten Endokarditisgefahr – ist die Lebenserwartung nicht eingeschränkt.

2. **Der mittelgroße Defekt (Durchmesser 0,5–1 cm$^2$/m$^2$ Körperoberfläche)**

Das Shuntvolumen von links nach rechts ist hier nicht mehr allein von der Defektgröße abhängig, sondern auch von der Dehnbarkeit des (mehr oder

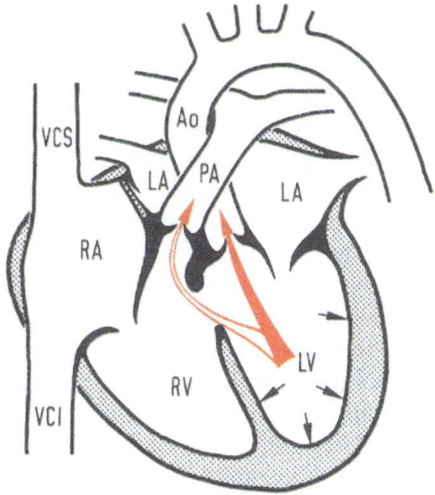

Abb. 26.1. *Schematische Darstellung eines Ventrikelseptumdefektes*
*Beachte:*
- Die interventrikuläre Verbindung
- Die Austreibung des ventrikulären Schlagvolumens in die Aorta („Nettoschlagvolumen") und in die A. pulmonalis (Links-rechts-Shunt)
- Die Dilatation des linken Ventrikels

**Im Kindesalter ist ein VSD häufig, beim Erwachsenen selten!**

Ursachen:  • Hohe Spontanverschlußrate (bis 75%) bis zum 15. Lebensjahr
 • Operative Versorgung bereits im Kleinkindesalter
 • Hohe Mortalität großer und komplexer Defekte im Säuglingsalter

Daher: Die Erstdiagnose eines VSD bei 40–60jährigen Patienten mit dem auskultatorischen Leitsymptom eines lauten Systolikums ist schon statistisch unwahrscheinlich (eher MI, AS, evtl. PS. Ausnahme: Ventrikelseptumruptur bei akutem Myokardinfarkt).

Die anamnestische Angabe, ob das Geräusch bereits im Kindesalter bestanden hat oder etwa erst nach einem rheumatischen Fieber auftrat, ist diagnostisch äußerst wertvoll.

**Nur auf den kleinen VSD trifft die Bezeichnung Morbus Roger zu!**

Abb. 26.2

weniger hypertrophierten) rechten Ventrikels und in besonderem Maß von dem Widerstand des pulmonalen Gefäßbettes.

Das erhebliche Shuntvolumen (welches das 1,5–3fache des normalen Lungenminutenvolumens ausmacht) und die dabei erhöhten rechtsventrikulären und pulmonalen Drucke lassen den Lungenwiderstand ansteigen und oft eine mäßige pulmonale Hypertonie entwickeln. Diese kann über lange Zeit gering und stationär bleiben. Nimmt die pulmonale Hypertonie (aus unbekannten Gründen) zu, so steigen die rechtskardialen Drucke und der Links-rechts-Shunt nimmt ab. Eine weitere Zunahme des Lungengefäßwiderstandes führt dann zum Druckausgleich und kann darüber hinaus bei Shuntumkehr (zunächst nur bei Belastung, später auch in Ruhe) den VSD zu einem sekundär zyanotischen Vitium machen (sog. Eisenmenger-Reaktion, s. Kapitel 28).

3. **Der große Defekt (größer als der Aortendurchmesser, d. h. über 1 cm$^2$/m$^2$ Körperoberfläche)**

Hier gestattet der große Defekt eine quasi freie Kommunikation zwischen beiden Ventrikeln. Dieser Zustand kann nur dann überlebt werden, wenn nach der Geburt durch Persistenz des hohen fetalen Lungenwiderstandes ein weitgehender Druckausgleich und dadurch nur ein geringer Links-rechts- oder Rechts-links-Shunt besteht.

Das Schicksal dieser Kinder ist eng mit dem (nicht vorhersehbaren) Verhalten des Pulmonalgefäßwiderstandes und einer frühzeitigen kinderkardiologischen und kinderchirurgischen Betreuung verknüpft. Wird ohne einen erfolgreichen operativen Verschluß des VSD das Erwachsenenalter erreicht, steht klinisch und auskultatorisch die pulmonale Hypertonie mit dem Eisenmenger-Syndrom (s. Kapitel 28) im Vordergrund.

## 26.5 Auskultation

### 26.5.1 Der 1. Herzton

Der 1. HT ist beim VSD unauffällig.

### 26.5.2 Der 2. Herzton

Bei **kleinen und mittleren Shuntvolumina** ist auch der 2. HT unauffällig.

Bei **größeren Links-rechts-Shuntvolumina** ist die linksventrikuläre Austreibung verkürzt, da nicht das gesamte Schlagvolumen durch die Aorta in den großen Kreislauf ausgeworfen wird, sondern zum überwiegenden Teil als Shuntvolumen durch den Defekt in das Niederdrucksystem des kleinen Kreislaufs entweicht. Hierdurch verkürzt sich die linksventrikuläre Systole, und es kommt dadurch zu einem vorzeitigen Aortenklappenschluß, wodurch die Aortenkomponente A$_2$ des 2. HT vor die Pulmonalkomponente P$_2$ rückt.

Die beim VSD mit großem Shuntvolumen auftretende *Spaltung des 2. Herztones* (nur über dem Pulmonalareal hörbar!) kommt also – wie bei der schweren Mitralinsuffizienz – im wesentlichen durch die Vorzeitigkeit von A$_2$ und nicht, wie üblich, durch eine überwiegende Verzögerung von P$_2$ zustande.

Die Spaltung des 2. HT ist über dem Pulmonalareal deutlich zu hören, manchmal auch breit (jedoch nicht so breit wie bei einem ASD) und weist eine normale respiratorische Schwankung auf, ohne bei Exspiration jedoch ganz zu verschwinden (sog. *bleibende Spaltung*).

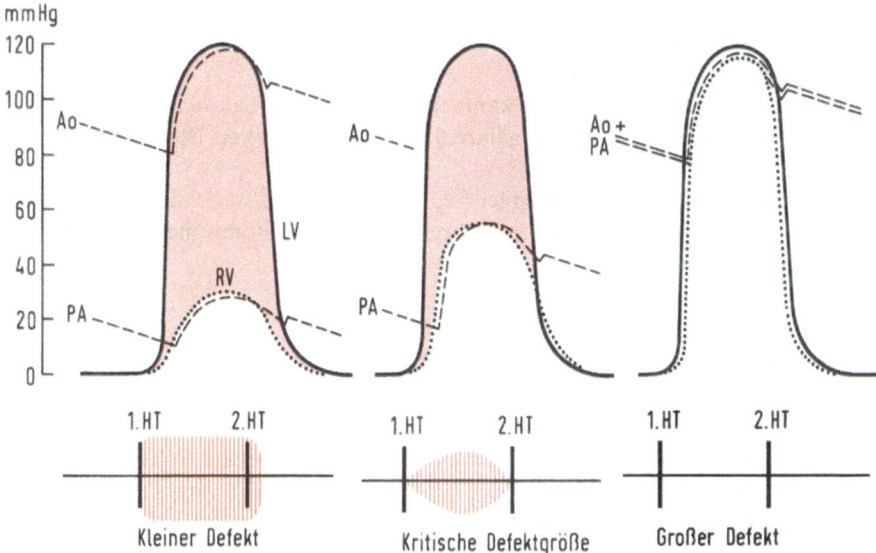

Abb. 26.2. *Ventrikelseptumdefekt:*
Die Druckverhältnisse und der jeweils daraus resultierende Auskultationsbefund bei verschiedenen Defektgrößen.
*Links:* Kleiner Defekt (große Druckdifferenz, kleines Shuntvolumen)
*Mitte:* Mittelgroßer Defekt **ohne** schwere pulmonale Hypertonie (noch deutliche Druckdifferenz, großes Shuntvolumen)
*Rechts:* Großer (oder mittlerer) Defekt mit schwerer pulmonaler Hypertonie (Druckausgleich), kaum Shunt: L-R- oder R-L-Shunt

**Die Spaltung des 2. HT ist beim VSD abhängig von der Größe des Shuntvolumens:**
- Keine (bzw. normal atemvariable) Spaltung beim kleinen VSD (kein größeres Shuntvolumen)
- Deutliche bleibende Spaltung beim mittelgroßen und großen VSD ohne schwere pulmonale Hypertonie (großes Shuntvolumen)
- Kaum Spaltung (oder „close splitting") beim VSD mit schwerer pulmonaler Hypertonie (kaum Shuntvolumen)

Beim **VSD mit schwerer pulmonaler Hypertonie** (kein oder kaum mehr ein Shunt) steht als Folge der hohen rechtsventrikulären Drucke die Pulmonalkomponente $P_2$ ganz im Vordergrund:

$P_2$ wird lauter und „breiter", kann über dem Pulmonalareal häufig getastet und über das eigentliche Pulmonalareal hinaus den linken Sternalrand hinab gehört werden.

Die Spaltung des 2. HT wird enger (*close splitting*) und ist bei der Auskultation durch die Dominanz der lauten und breiten Pulmonalkomponente meist nicht mehr auszumachen.

### 26.5.3 Der 3. Herzton

Bei nahezu jedem VSD mit einem hämodynamisch wirksamen Links-rechts-Shunt kann (mit der Glocke und insbesonders in Linksseitenlage) ein linksventrikulärer 3. HT auskultiert werden.

Das Auftreten und die Lautstärke des 3. HT steht in enger Beziehung zur Größe des Shuntvolumens und kann bei einem großen Shunt eine so große Lautstärke erreichen, daß er gelegentlich als *„ventricular shock"* getastet werden kann.

Die Ursache für den 3. HT bei VSD ist nicht etwa in einer LV-Dekompensation zu suchen, sondern in der durch das rezirkulierende Shuntblut voluminösen und dadurch auch schnellen Füllung des linken Ventrikels. Der 3. HT entsteht, wenn sich die Energie dieser Füllung in der schnellen frühdiastolischen Füllungsphase an dem nur begrenzt dehnbaren Kammermyokard bricht.

Dies bedeutet andererseits, daß bei einem nur kleinen (oder keinem) Shuntvolumen, also beim M. Roger und beim VSD mit Druckausgleich ein linksventrikulärer 3. Herzton fehlt.

### 26.5.4 Der Ejection-Click (EC)

Ein Ejection-Click gehört *nicht* zum Auskultationsbild eines *unkomplizierten* VSD.

Erst im Rahmen einer schweren pulmonalen Hypertonie, wenn also meist bereits eine Eisenmenger-Reaktion vorliegt, kann ein pulmonaler EC durch die druckbedingte Dilatation der Pulmonaliswurzel auftreten (sog. Pulmonalwurzeldehnungston). Er gehört zum auskultatorischen Vollbild einer jeden pulmonalen Hypertonie, unabhängig von deren Entstehungsursache.

Der pulmonale EC hat sein p.m. am linken Sternalrand des 2. bis 3. ICR und kann so laut werden, daß er über der Herzbasis zu einer Verwechslung mit dem 1. HT führen kann.

### 26.5.5 Systolische Geräusche

Auch (und gerade) das systolische Geräusch steht beim VSD in enger Beziehung zur Größe des Defektes bzw. des Shuntvolumens und zeigt – je nach dessen Ausprägung – ein völlig unterschiedliches Verhalten.

Stellvertretend für das große Spektrum der hämodynamisch verschiedenen Ventrikelseptumdefekte seien im folgenden der „kleine", der „große" und der VSD mit weitgehendem Druckausgleich besprochen. Die Auskultationsbefunde der Zwischenstufen gehen aus den Zusammenfassungen der rechten Buchseite hervor.

Ein 3. HT ist beim VSD nicht etwa ein Zeichen der Dekompensation, sondern Ausdruck der (Shuntblut-bedingten) voluminösen und schnellen Füllung des linken Ventrikels!

---

**Auskultationsmerkmale eines kleinen VSD mit geringem Links-rechts-Shunt und normalen Lungengefäßen**

- Lautes, hochfrequentes, holosystolisches Preßstrahlgeräusch (bandförmig oder evtl. leicht spindelförmig)
- P.m. linker unterer Sternalrand (3. bis 5. ICR) mit weiter Fortleitung über das gesamte Präkordium sowie zum Rücken hin
- Seltener (als z.B. ein TI-Systolikum) zum rechten Präkordium fortgeleitet
- Häufig Schwirren, das (im Gegensatz zum Geräusch) nur schlecht in die linke Axillarregion fortgeleitet wird
- 1. HT normal
- 2. HT normal bis betont mit normaler Spaltung, $P_2$ normal laut
- Kein (oder weicher) 3. HT
- Kriterien eines linksventrikulären Refluxgeräusches:
  - Keine Änderung des Geräusches nach langen Pausen
  - Lauter bei Belastung oder nach Hinhocken
  - Leiser nach Amylnitrit

---

**Auskultationsmerkmale eines mittelgroßen VSD mit mittlerem bis großem Links-rechts-Shunt bei normalem oder leicht erhöhtem Lungengefäßwiderstand (PA-Druck unter 50 mm Hg systolisch)**

- Lautes holosystolisches, typischerweise bandförmiges (oder spindelförmiges) Geräusch
- P.m. wie beim kleinen VSD: Linker unterer Sternalrand, relativ weite Fortleitung
- Normaler 1. HT
- Weite Spaltung des 2. HT mit normaler respiratorischer Schwankung
- Betonte Pulmonalkomponente $P_2$ (über Pulmonalareal)
- Deutlicher linkskardialer 3. HT (über LV-Areal, besonders Linksseitenlage)
- Häufig tieffrequentes mesodiastolisches Mitralströmungsgeräusch (über Herzspitze, Linksseitenlage)
- Gelegentliches flußbedingtes mesosystolisches Austreibungsgeräusch über der Pulmonalis
- Typisches Verhalten wie ein linksventrikuläres Refluxgeräusch:
  - Keine Geräuschänderung nach langen Pausen
  - Lauter nach Belastung oder Hinhocken
  - Leiser nach Amylnitrit

### 26.5.5.1 Der kleine VSD

Der kleine VSD stellt selbst eine erhebliche „Stenose" für das Shuntblut dar und gewährleistet dadurch während der gesamten Systole die Erhaltung des normalen (=großen) Druckgradienten zwischen den beiden Kammern. Dadurch wird das geringe Shuntvolumen während der gesamten Systole und unter hohem Druck durch den kleinen Defekt gepreßt, wobei durch die Düsenwirkung der kleinen Öffnung ein charakteristisches lautes „Preßstrahl-Geräusch" und meist auch ein tastbares Schwirren entsteht. Dieses Systolikum des kleinen VSD weist folgende Eigenschaften auf:

1. Der *scharfe hochfrequente Klangcharakter* ergibt sich durch den Düsenmechanismus.

2. Die *große Lautstärke* – es ist das lauteste Herzgeräusch überhaupt – ist zwar nicht beweisend, aber doch typisch für den kleinen VSD. Je kleiner der Defekt, um so ausgeprägter ist die Düsenwirkung und um so lauter ist das Geräusch („*viel Lärm um nichts*"). Ein tastbares Schwirren ist bei diesem 4/6–6/6-Geräusch die Regel und ein wichtiger Schlüssel zur Diagnose des VSD. Nicht selten kann das Preßstrahl-Geräusch bereits mit bloßem Ohr nahe der Brustwand (oder mit nicht aufgesetztem Stethoskop) als *Distanzgeräusch* gehört werden.

3. Die *holosystolische Dauer* des Geräusches spiegelt die Druckverhältnisse wider: Durch den drucktrennenden kleinen Defekt tritt ein erhebliches Druckgefälle bereits zu Beginn der Kontraktion auf und bleibt bis kurz nach dem Aortenklappenschluß bestehen, da der linksventrikuläre Druck erst während der Relaxationsphase zum niedrigen rechtsventrikulären Druck abfällt. Das Geräusch beginnt daher direkt nach dem 1. HT mit fast voller Lautstärke, hält während der gesamten Systole in unverminderter Intensität an und bricht erst kurz nach dem $A_2$ (den es einhüllt) ab.

   Das Systolikum des kleinen VSD ist also ein holosystolisches, weitgehend bandförmiges (oder nur gering spindelförmiges) Geräusch und entspricht somit einem Refluxgeräusch (z.B. dem einer Mitralinsuffizienz).

   Eine Ausnahme hiervon stellt das Geräusch kleiner muskulärer Defekte dar, die sich durch die Muskelkontraktion im Verlauf der Systole verschließen können: Hier bricht das Geräusch und das Schwirren in der Mitte der Systole plötzlich ab.

4. Das *punctum maximum* des Preßstrahl-Geräusches beim VSD ist der linke Sternalrand des 3. bis 5. ICR, wobei es wegen der übergroßen Lautstärke eine weite Fortleitung über das gesamte Präkordium und zum Rücken hin (besonders links) erfährt. Wegen dieser weiten Fortleitung ist das p.m. durch eine *Palpation des Schwirrens* besser zu ertasten, als durch die Auskultation zu hören. Dabei zeigt sich, daß das Schwirren im Gegensatz zum Geräusch nur schlecht in die linke Axillarregion (DD Mitralinsuffizienz) fortgeleitet wird.

   Zur Palpation benützt man besser die Handfläche als die Fingerspitzen: Streicht man mit den Fingern der einen Hand über die andere Hand, so zeigt sich schnell, daß die Handfläche am *Ansatz der Finger* sensitiver ist als die Fingerspitzen selbst. Zum Herausfinden der gefühlvolleren Seite sollten in dieser Weise beide Hände abgetastet werden.

**Auskultationsmerkmale eines mittelgroßen VSD mit mittelgroßem Links-rechts-Shunt bei mittelgradig erhöhtem Lungengefäßwiderstand (systolischer PA-Druck über 50 mm Hg)**

- Systolisches Geräusch leiser und kürzer (nicht mehr über den $A_2$ hinweg), eher spindelförmig
- Beginn nach dem 1. HT, endet mit oder vor $A_2$
- 1. HT normal
- 2. HT normal oder weit gespalten mit noch erhaltener normaler respiratorischer Schwankung
- Betonte Pulmonalkomponente $P_2$
- Evtl. linkskardialer 3. HT (LV-Areal, Linksseitenlage, Glocke)
- Evtl. Mitralströmungsgeräusch (Herzspitze, Linksseitenlage, Glocke)
- Evtl. mesosystolisches Austreibungsgeräusch über dem Pulmonalareal
- Typisches Verhalten wie linksventrikuläres Austreibungsgeräusch
  - Keine Geräuschänderung nach langen Pausen
  - Lauter nach Belastung oder Hinhocken

  **Ausnahme:**
  - Lauter nach Amylnitrit, da der Pulmonalwiderstand stärker fällt als der systemischer Widerstand

**Auskultationsmerkmale eines großen VSD mit geringem Links-rechts- oder vorherrschendem Rechts-links-Shunt bei Druckausgleich (Eisenmenger-Reaktion)**

- Kein oder leises frühsystolisches (Austreibungs-)Geräusch über VSD-Areal
- Eng oder nicht mehr hörbar gespaltener 2. HT
- $P_2$ deutlich betont, Pulmonalklappenschluß oft tastbar
- Kein linksventrikulärer 3. HT
- Kein Mitraldurchflußgeräusch
- Häufig pulmonaler Ejection-Click
- Leises kurzes Austreibungsgeräusch über Pulmonalareal
- Häufig hauchendes frühdiastolisches Decrescendo (Graham Steel-Geräusch) einer sog. „high pressure"-Pulmonalinsuffizienz
- Verhält sich nicht wie LV-Refluxgeräusch nach Pausen oder Belastung

### 26.5.5.2 Der große VSD *ohne* schwere pulmonale Hypertonie

Dem großen VSD fehlt einerseits die Düsenwirkung des kleinen Defekts und andererseits auch das große systolische Druckgefälle, da das große Shuntvolumen im Verlauf der Systole auch zu einer Erhöhung der rechtsventrikulären Drucke führt.

Daher unterscheidet sich das entstehende Geräusch grundlegend von dem des oben besprochenen kleinen Defekts:

1. Die *Lautstärke* ist auch bei einem großen Links-rechts-Shunt wesentlicher *leiser* und nur *selten als Schwirren* tastbar.
2. Die *Konfiguration ist eher spindel-* als band*förmig*, beginnt erst nach dem 1. HT und endet mit oder vor dem Aortenklappenschluß.
   Häufig entsteht das Systolikum nicht am Defekt selbst, sondern als Folge des großen Shuntvolumens als Austreibungsgeräusch an der volumenbelasteten Pulmonalklappe.
3. Der *Klangcharakter* ist *rauher* (tieffrequenter) als der des Preßstrahl-Geräusches.

### 26.5.5.3 Der große VSD mit schwerer pulmonaler Hypertonie (Eisenmenger-Syndrom)

Ist es bei einem VSD zu einer schweren pulmonalen Hypertonie gekommen, so besteht zwischen der linken und der rechten Kammer eine weitgehende Druckgleichheit und somit entweder kein oder nur ein geringer Links-rechts- oder, bei Eisenmenger-Reaktion, auch Rechts-links-Shunt.

Es tritt daher *kein Geräusch am Defekt* auf.

Das kurze, rauhe, frühsystolische Austreibungsgeräusch, das gelegentlich über dem Pulmonalareal zu hören ist, entsteht am ehesten durch Turbulenzen an der (im Rahmen der pulmonalen Hypertonie) dilatierten Pulmonalwurzel.

### 26.5.6 Diastolische Geräusche

Beim **kleinen VSD** mit geringem Shuntvolumen treten *keine* diastolischen Geräusche auf (sofern keine begleitenden Klappenvitien bestehen).

Beim **großen VSD** ist durch das erhebliche, rezirkulierende Shuntvolumen nicht nur der kleine Kreislauf, sondern auch der linke Vorhof, die Mitralklappe und der linke Ventrikel volumenbelastet.

Wie bereits besprochen, kommt es als Folge der voluminösen und schnellen Füllung häufig zum Auftreten eines hörbaren und zum Teil lauten 3. Herztons. Durch das übergroße Füllungsvolumen treten jedoch auch im Bereich einer normalen Mitralklappe Turbulenzen auf, da diese bei dem voluminösen und schnellen Durchfluß als relative Stenose wirkt.

Das dabei über der Herzspitze auftretende *Mitralströmungsgeräusch* ist (im Vergleich zum Diastolikum einer organischen Mitralstenose) ähnlich tieffrequent, aber schärfer, relativ kurz und auf die frühe bis mittlere Diastole beschränkt. Ein Präsystolikum fehlt genauso wie ein MÖT.

Wie der 3. HT ist auch das Mitralströmungsgeräusch besonders gut (oft ausschließlich) mit der Glocke des Stethoskops und in Linksseitenlage zu hören, es ist inkonstant und kann mit dem Auftreten eines 3. HT wechseln oder auch einmal gleichzeitig mit einem 3. HT vorkommen.

Beim **VSD mit schwerer pulmonaler Hypertonie** (Eisenmenger-Syndrom) fehlt ein großes Shuntvolumen und somit auch ein Mitralströmungsgeräusch. Dagegen

**Sonderformen eines VSD**

---

**Suprakristaler membranöser VSD**
- Langes, auffallend spindelförmiges Systolikum
- P. m. 2. ICR links im Pulmonalareal (eher 1. als 3. ICR)
- Weit gespaltener 2. HT, $P_2$ erhalten
- Häufig mit Aorteninsuffizienz kombiniert (dadurch fälschlicherweise oft Eindruck eines „kontinuierlichen" Geräusches)
- Typisches Verhalten wie LV-Refluxgeräusch (s. zuvor)

---

**Muskulärer VSD**
- Scharfes 2/6–4/6 Preßstrahlgeräusch, spindelförmig oder überwiegend Decrescendo
- Endet häufig in der mittleren Systole
- P. m. linker unterer Sternalrand
- Normaler 1. und 2. HT, kein 3. HT

---

**VSD durch Septumruptur bei akutem Myokardinfarkt**
- Gewöhnlich lautes, rauhes Holosystolikum
- P. m. zwischen Herzspitze und linkem unteren Sternalrand (LV-Areal)
- Ausstrahlung auch zur linken Axilla (schwierige Differentialdiagnose gegenüber einer akuten Mitralinsuffizienz)

kann als Folge der schweren pulmonalen Hypertonie durch die Überdehnung des Pulmonalklappenrings eine Pulmonalinsuffizienz auftreten, deren hauchendes frühdiastolisches Decrescendogeräusch entlang des linken Sternalrandes nicht von dem einer Aorteninsuffizienz zu unterscheiden ist. Nach dem Erstbeschreiber wird dieses bei pulmonaler Hypertonie entstehende Diastolikum einer funktionellen Pulmonalinsuffizienz Graham Steel-Geräusch genannt.

## 26.6  Differentialdiagnose

*Tab. 26.1*   Während eine **Aortenstenose** und eine **Mitralinsuffizienz** aufgrund ihres p.m. und insbesondere der Ausstrahlung ihrer Geräusche in die Karotiden bzw. in die linke Axilla meist leicht identifiziert werden können, müssen in die engere Differentialdiagnose eines VSD alle potentiell lauten systolischen Geräusche miteinbezogen werden, denen ein p.m. am linken unteren Sternalrand gemeinsam ist.

Dies betrifft in erster Linie eine **Trikuspidalinsuffizienz** und eine **hypertrophe obstruktive Kardiomyopathie,** deren Geräusche aufgrund ihres typischen Verhaltens bei Respiration (insbesondere TI) und bei Lagewechsel (insbesondere HOKM) identifiziert werden können.

Schwieriger ist die Unterscheidung eines VSD von einer **isolierten tiefsitzenden infundibulären Pulmonalstenose**, da beiden ein p.m. im 3. bis 5. ICR links parasternal sowie ein lautes, meist schwirrendes Systolikum gemeinsam ist. Aufgrund der meist übergroßen Lautstärke ist die Unterscheidung eines vom 1. HT etwas abgesetzten Austreibungsgeräusches (bei PS) von einem holosystolischen Refluxgeräusch (bei VSD) auskultatorisch nicht immer möglich. Eine für einen VSD ungewöhnlich breite Spaltung des 2. HT (bei PS) kann als Fingerzeig dienen.

Meist muß jedoch die Palpation (infundibuläre PS: RV-Hypertrophie mit Pulsationen am linken Sternalrand, keine Pulsationen im Pulmonalareal, normaler oder abgeschwächter Herzspitzenstoß wegen Herzrotation) und oft auch EKG, UKG und Röntgen bei der Abgrenzung helfen.

## 26. Ventrikelseptumdefekt

**Tab. 26.1.** Differentialdiagnose systolischer Herzgeräusche – Lautstärkenänderung der syst. Geräusche bei verschiedenen Manövern (↑ = lauter, ↓ = leiser, ~ = unverändert)

| | valv. AS | HOKM | MI (rheum.) | MI bei MKP | VSD | TI |
|---|---|---|---|---|---|---|
| **Punctum maximum** | Aortenareal bis Herzspitze | li. unterer Sternalrand bis Herzspitze | Herzspitze | Herzspitze | li. unterer Sternalrand | li, gelegentlich auch re. unterer Sternalrand |
| **Fortleitung** | obligat in die Karotiden | oft Axilla (MI), wenig z. Aortenareal, nicht i. d. Karotiden | li. Axilla | li. Axilla | z. T. weite Fortleitung | bei RV-Hypertrophie p. m. auch über Herzspitze *Keine* Ausstrahlung i. d. Axilla |
| **Systolikum** | *leichte* AS: frühsyst. *schwere* AS: gesamte Syst., Spindelform | vom 1. HT abgesetzt, Meso-spätsystol. Maximum | holosyst. bandförmig | Beginn meist meso- bis spätsyst. mit Click, selten holosyst. | *klein:* Preßstrahlgeräusch, holosyst., bandförmig *groß:* leiser, eher Spindelform | holosyst.-bandförmig, aber auch Crescendo oder Decrescendo möglich |
| **3. oder 4. HT** | Oft 4. HT, bei Dekomp. 3. HT | meist lauter 4. HT | oft 3. HT | – | 3. HT bei größerem Defekt | rechtskardialer 3. HT bei reiner TI |
| **Pulsqualität** | Pulsus parvus et tardus | gut gefüllt, evtl. P. bisferiens | oft Pulsus celer (et altus) | normal | *klein:* normal *groß:* celer/altus | Systolischer *Venenpuls* |
| **Valsalva Preßversuch** | ↓ | ↑ (selten paradox ↓) | ↓ | ↑ | ↓ | ↓ (bei Inspiration ↑↑ oder erst auftretend) |
| **Plötzl. Aufsitzen/Aufstehen** | ↓ | ↑ | ↗ | ↑ | ? | ↓ |
| **Hinlegen aus dem Stehen** | ↑ | ↓ | ~, in Linksseitenlage ↑ | ↓ | ? | ↑ in Rechtsseitenlage gelegentlich lauter |
| **Hocken (sofort nach dem Hinhocken)** | ↑ | ↓ | ↑ | ↓ | ↑ | ↑ |
| **Post-extrasystolische Kontraktion** | ↑ | ↑ | ? | ↓ | ? | ↑ |
| **Isometrische Belastung** | ~ | ~ | ↑ | ↗ | (↑) | ↗ |
| **Amylnitrit** | ↑ (erst nach 15–20 sek.) | ↑↑ (bereits nach 5–10 sek.) | ↓ | ↓ | ↓ | ~ oder ↑ |

# 27. Der persistierende Ductus arteriosus (PDA)
*(Offener Ductus Botalli)*

## 27.1 Definition

*Abb. 27.1* Bei einem persistierenden Ductus arteriosus (im deutschen Sprachraum meist: „*Offener Ductus Botalli*") hat sich die fetale Gefäßverbindung zwischen dem linken Pulmonalarterienstamm und der Aorta nach der Geburt nicht oder nicht vollständig verschlossen.

Ein PDA tritt entweder isoliert oder zusammen mit anderen kardiovaskulären Abnormitäten (am häufigsten mit einer Aortenisthmusstenose oder einem VSD) auf.

## 27.2 Häufigkeit

Ein persistierender Ductus arteriosus gehört zu den häufigsten Anomalien *im Säuglingsalter* und stellt die häufigste Form eines *extra*kardialen Shunts dar.

Aufgrund der hohen – spontan eingetretenen oder medikamentös induzierten – Verschlußrate und der operativen Versorgung der übrigen Formen im Kleinkindesalter ist der PDA *beim Erwachsenen selten*.

## 27.3 Pathologische Anatomie

Der Ductus arteriosus verbindet den linken Pulmonalarterienstamm mit dem unteren Teil des Aortenbogens distal des Abgangs der linken A. subclavia. Normalerweise verschließt er sich innerhalb der ersten 2–3 (bis 8) Lebenswochen spontan und wird zu einem derben Strang, dem Ligamentum arteriosum (*Lig. Botalli*), umgebaut.

Der Ductus arteriosus kann ganz oder teilweise offen bleiben, wobei der Durchmesser und die Länge stark variieren. Bei einem nur kleinen Shuntvolumen ist der kardiale Befund unauffällig.

Bei einem großen Shuntvolumen besteht eine Dilatation der Pulmonalarterie, des linken Vorhofs und des linken Ventrikels (exzentrische LV-Hypertrophie). Sofern keine schwere pulmonale Hypertonie vorliegt, ist der rechte Ventrikel unauffällig.

## 27.4 Pathophysiologie und Hämodynamik

Beim Feten, bei dem die Lunge gleichsam im Nebenschluß liegt und kaum durchblutet wird, erfolgt der Blutübertritt in den großen Kreislauf zum Teil durch das Foramen ovale, zum Teil durch den Ductus arteriosus.

Das *Foramen ovale* verschließt sich bereits bei den ersten Atemzügen bei Erhöhung des LA-Drucks durch ein kulissenartiges Segel des Vorhofendokards. Bleibt das Foramen ovale offen (in ca. 20 %), entwickelt sich wegen des niedrigen Druckniveaus, der kleinen Defektgröße und des meist vorhandenen, jedoch nicht angewachsenen Endokardsegels kein wesentlicher Shunt.

## 27. Offener Ductus Botalli    341

Abb. 27.1. *Schematische Darstellung eines persistierenden Ductus arteriosus mit Links-rechts-Shunt*
Beachte:
- Die Lokalisation des Ductus arteriosus („Ductus Botalli") distal des Abgangs der A. subclavia sinistra

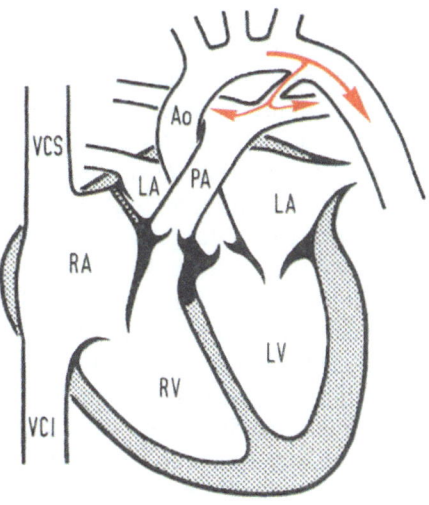

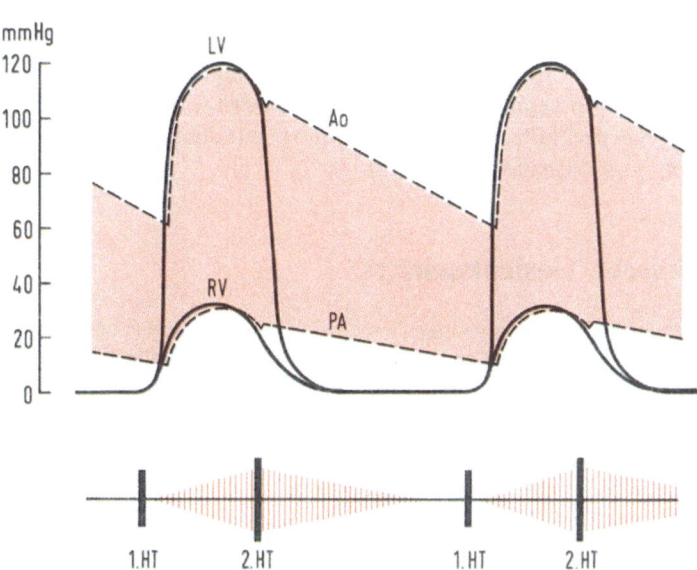

Abb. 27.2. *Persistierender Ductus arteriosus:*
Der systolisch-diastolische Druckgradient und das daraus resultierende kontinuierliche „Botalli-Geräusch"

Bleibt hingegen der *Ductus arteriosus* offen, tritt ein Links-rechts-Shunt von der Aorta zur Pulmonalarterie auf, sobald nach der Geburt der hohe fetale Pulmonaldruck sinkt. Durch den Shunt sind nicht nur die Pulmonalarterie und die Lunge „überdurchblutet", sondern auch der linke Vorhof, die linke Kammer und die Aorta bis zum Abgang des Ductus volumenbelastet. Der „Motor" für das Shuntvolumen ist dabei der *linke* Ventrikel. Der *rechte* Ventrikel, der außerhalb des Rezirkulationskreislaufes liegt, wird erst dann nennenswert druckbelastet, wenn es zu einer reaktiven oder gelegentlich auch fixierten pulmonalen Hypertonie kommt. Die Größe des auftretenden Shuntvolumens ist abhängig von dem Gefäßwiderstand des Ductus, der gleichsam als Stenose zwischen dem Hochdrucksystem der Aorta und dem Niederdrucksystem der Pulmonalis sitzt:

*Bei großem Widerstand* (kleiner und/oder langstreckiger Ductus) ist das Shuntvolumen gering und wird vom linken Ventrikel ohne weiteres bewältigt. Der Pulmonalarteriendruck und der Lungenwiderstand bleiben normal.

Ein *nur mittelgradiger Widerstand* im Ductus führt zu einem größeren Shuntvolumen und zu einer gewissen Erhöhung des Pulmonalarteriendrucks.

*Bei niedrigem Widerstand* (weiter und kurzer Ductus) besteht eine nahezu freie Kommunikation zwischen Aorta und Pulmonalis, und das große Shuntvolumen stellt gerade für den linken Ventrikel eine erhebliche Belastung dar. Der LV dilatiert, um das große Volumen aufnehmen zu können und hypertrophiert zur Aufrechterhaltung einer günstigen Wandspannung (*exzentrische Hypertrophie*). Der Pulmonalarteriendruck ist bei einem großen Shuntvolumen erhöht und kann sich dem Aortendruck annähern. Das Lungengefäßsystem schützt die Lungenkapillaren zunächst durch eine funktionelle Engstellung, wodurch es mit der Zeit zu einer gewissen Mediahyperplasie kommt, die ihrerseits den Gefäßquerschnitt reduziert (dieser uneinheitliche, nicht vorhersehbare Verlauf gilt für alle Links-rechts-Shuntvitien).

Bleibt nach der Geburt der hohe Pulmonalgefäßwiderstand bestehen oder entwickelt sich im Verlauf eine pulmonale Hypertonie, so ist die Druckdifferenz zwischen Aorta und Pulmonalis gering bis aufgehoben und der Links-rechts-Shunt nimmt ab, sistiert oder kehrt sich zu einem Rechts-links-Shunt um, sobald die Pulmonaldrucke den systemischen Aortendruck übersteigen.

Bei dieser Shuntumkehr (sog. Eisenmenger-Reaktion) kommt es zu einem Übertritt von venösem Blut in die Aorta distal des Abgangs der Gefäße für die obere Körperhälfte, woraus eine Zyanose nur der unteren Körperhälfte resultieren kann (sog. *dissoziierte Zyanose*).

## 27.5 Klinische Gesichtspunkte

Bei einem kleinen Shuntvolumen bestehen keine Beschwerden und außer dem Geräusch kein auffälliger kardialer Befund. Die Lebenserwartung ist allenfalls durch die Gefahr einer infektiösen Endokarditis im Ductusbereich eingeschränkt.

Werden bei größeren Shuntvolumina die ersten Lebensmonate symptomlos überstanden, so treten Beschwerden meist erst im 3. Lebensjahrzehnt auf: Hier stehen Zeichen der Linksherzinsuffizienz oder – bei Entwicklung einer ausgeprägten pulmonalen Hypertonie – der Rechtsherzdekompensation im Vordergrund.

## 27. Offener Ductus Botalli

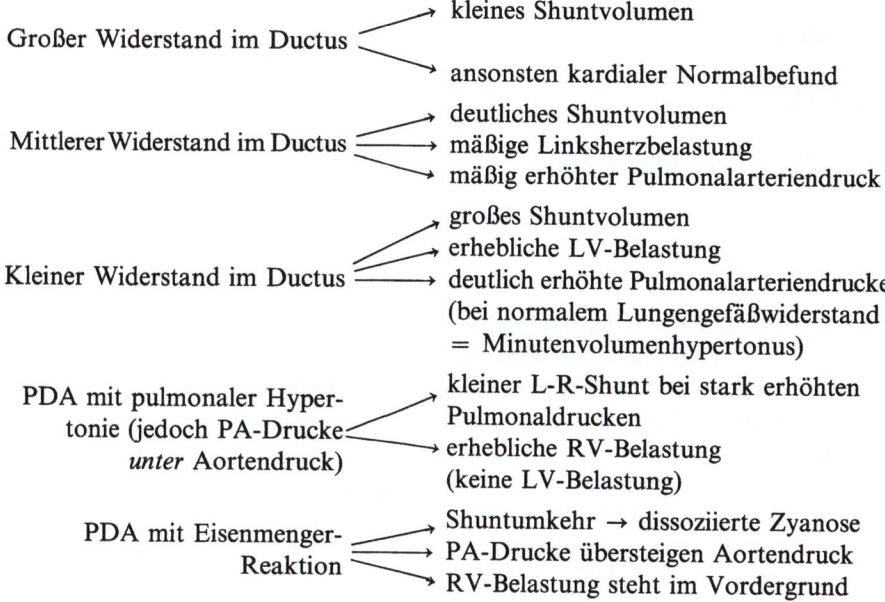

**Der „Motor" für das Shuntvolumen ist der linke Ventrikel!**

(Kinder mit großen Shuntvolumina bei PDA sterben zumeist am Linksherzversagen.)

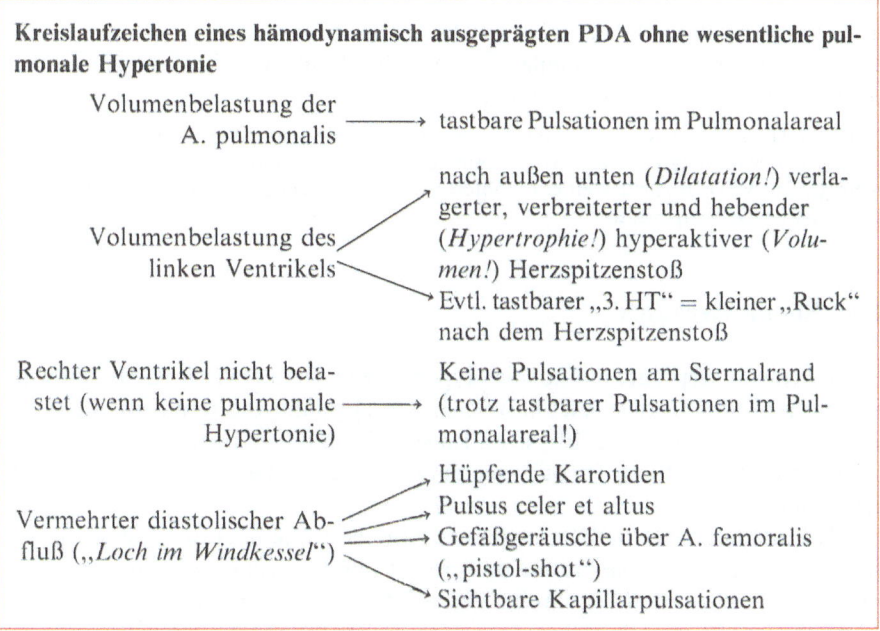

## 27.6 Auskultation

### 27.6.1 Der 1. Herzton

Der 1. HT ist beim PDA normal.

### 27.6.2 Der 2. Herzton

Bei einem *kleinen bis mittelgroßen Shuntvolumen* ist der 2. HT unauffällig mit einer normalen respiratorischen Schwankung.

Bei einem *großen Shuntvolumen* kann die Austreibung des linken Ventrikels verlängert sein, wodurch der Aortenschlußton $A_2$ sich verzögert und zu einer *paradoxen Spaltung* hinter den $P_2$ tritt (Spaltung in Exspiration, Fusion beider Komponenten in Inspiration). Da jedoch das p.m. der Pulmonalkomponente $P_2$ (ohne sie keine Spaltung!) und des dominanten Botalli-Geräusches im Pulmonalareal zusammenfällt und das laute Geräusch dort den 2. HT einhüllt, ist die paradoxe Spaltung des 2. HT bei einem großen offenen Ductus Botalli *nur selten zu auskultieren*.

### 27.6.3 Der Ejection-Click

Bei der Austreibung des großen linksventrikulären Schlagvolumens kann beim PDA ein aortaler Ejection-Click (hier: Aortenwurzeldehnungston) über dem linksventrikulären Areal auftreten.

### 27.6.4 Der 3. Herzton

Ein linksventrikulärer 3. HT ist beim PDA mit einem *großen* Shuntvolumen häufig (LV-Areal, lauter in Linksseitenlage). Bei großer Lautstärke kann er gelegentlich sogar als diastolischer Impuls getastet werden.

Der 3. HT entsteht, wenn sich die Energie der voluminösen (Shuntblut!) und schnellen Füllung an der nur begrenzt dehnbaren Kammerwand bricht, und ist (wie bei einer MI oder einem großen VSD) Ausdruck eines erhöhten Füllungsvolumens und nicht etwa einer linksventrikulären Dekompensation.

### 27.6.5 Das „Botalli-Geräusch"

Sofern keine ausgeprägte pulmonale Hypertonie (s. später) vorliegt, besteht während der gesamten Systole *und* Diastole ein Druckgefälle und somit ein Shunt von der Aorta zum Pulmonalgefäßsystem. Entsprechend dieser kontinuierlichen Blutströmung weist das durch Turbulenzen am Ductus entstehende Geräusch folgende Kriterien auf:

Als *kontinuierliches Geräusch* reicht es typischerweise über die Systole und oft auch die gesamte Diastole hinweg und besitzt sein Intensitätsmaximum kurz vor dem 2. HT (den es einhüllt), um im Verlauf der Diastole decrescendoartig abzuklingen.

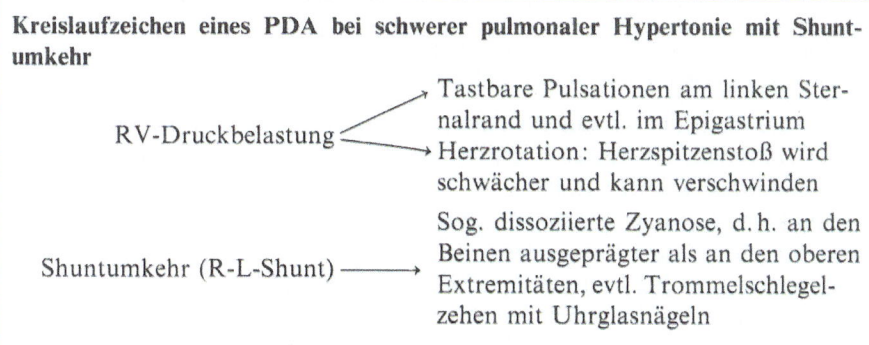

Wie bei allen Vitien mit einem großen LV-Füllungsvolumen (VSD, MI) ist der 3. HT bei einem hämodynamisch signifikanten PDA Ausdruck der voluminösen und schnellen Füllung und nicht etwa ein Zeichen der Dekompensation!

**Kontinuierliches Geräusch** = ein in der Systole beginnendes und über den 2. Herzton hinweg (!) in die Diastole hineinreichendes Geräusch! Es kann (muß aber nicht) die gesamte Diastole ausfüllen.

**Das kontinuierliche Geräusch ist das auskultatorische Leitsymptom des persistierenden Ductus Botalli!**

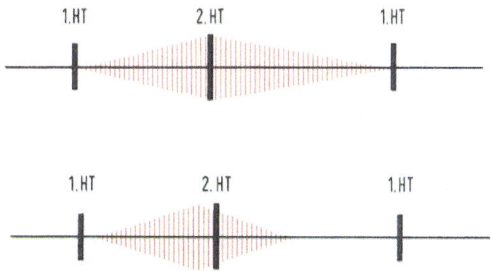

Nur bei etwa der Hälfte aller Patienten mit PDA reicht das kontinuierliche Geräusch über die **gesamte** Diastole!

Die häufig gebrauchte Bezeichnung als „Maschinengeräusch" ist nicht glücklich, da sich bei einer Maschine die Kolben hin- und herbewegen und das Geräusch – und sei es auch nur kurzfristig – unterbrochen wird. Das Botalli-Geräusch hingegen ist nicht durch den 2. HT unterbrochen, sondern konstant auf- und abschwellend.

Obwohl die Blutströmung im Ductus nie sistiert, ist das Geräusch höchstens bei der Hälfte aller Patienten mit PDA auch tatsächlich kontinuierlich über der Systole und der *gesamten* Diastole:

Dies kommt durch Transmissionsverluste bei Lungenüberlagerung zustande, wobei nur die lautesten Anteile des an sich kontinuierlichen Geräusches die Brustwand erreichen. Daher hört man nur bei großer Lautstärke ein echtes kontinuierliches Geräusch, wohingegen es bei geringerer Lautstärke meistens in der 2. Diastolenhälfte verstummt und dann – deutlich abgesetzt vom 1. HT – in der Systole wieder auftritt.

Das Botalli-Geräusch ist meist deutlich und leicht zu auskultieren.

Bei *kleinem Ductus* kann es *leise* (oder nicht hörbar) *und hochfrequent* sein (Membran!). Sehr laute Geräusche sind oft tieferfrequent. Die Korrelation der Lautstärke des Geräusches zur Größe des Ductus ist jedoch nicht absolut.

Das **punctum maximum** des Botalli-Geräusches liegt über dem *Pulmonalareal* (1. bis 3. ICR links parasternal). Bei großer Lautstärke kann es jedoch eine weite Fortleitung über das gesamte Präkordium, in den Rücken und den Hals erfahren. Eine möglichst genaue Lokalisation des p.m. ist für die Differentialdiagnose gegenüber anderen kontinuierlichen Geräuschen wichtig. Bei großer Lautstärke kann dabei gelegentlich ein tastbares Schwirren helfen, das jedoch nur zum Zeitpunkt der größten Blutströmung, also während der späten Systole auftritt.

Bei der **Atmung** verhält sich das Geräusch unterschiedlich: In einigen Fällen wird es bei Inspiration lauter, in anderen jedoch leiser.

### 27.6.6 Das Mitralströmungsgeräusch

Bei einem großen Shuntvolumen kann statt eines 3. HT, abwechselnd oder gemeinsam mit ihm über der Herzspitze ein *kurzes, vom 2. HT abgesetztes diastolisches Intervallgeräusch auftreten* (Linksseitenlage, Glocke). Dieses Mitralströmungsgeräusch entsteht zum Zeitpunkt der schnellen Füllungsphase durch Strömungsturbulenzen an der volumenbelasteten Mitralklappe.

### 27.6.7 Der persistierende Ductus arteriosus mit pulmonaler Hypertonie

Bei Auftreten (oder Bestehenbleiben) einer pulmonalen Hypertonie verändert sich der Auskultationsbefund des offenen Ductus Botalli beträchtlich, bis schließlich die Zeichen der pulmonalen Hypertonie allein im Vordergrund stehen.

Zwar führt ein großes Shuntvolumen per se zu einer Drucksteigerung im kleinen Kreislauf, doch dieser Minutenvolumenhochdruck ist bei normalem oder sogar erniedrigtem Lungengefäßwiderstand nie so ausgeprägt, daß hieraus ein Druckausgleich zwischen der A. pulmonalis und der Aorta resultieren könnte. Zudem überleben Patienten mit einem großen Shuntvolumen selten das Kleinkindesalter.

In der Erwachsenenkardiologie spielt daher nicht der funktionelle *Minutenvolumenhochdruck*, sondern nur der angeborene oder später als Folge- oder auch als Zweiterkrankung erworbene organisch bedingte *pulmonale Widerstandshypertonus* eine Rolle:

Das Erwachsenenalter kann bei einem persistierenden Ductus Botalli entweder bei primär kleinem Shuntvolumen oder – bei großem weiten Ductus – bei zusätzlichem Vorliegen einer pulmonalen Hypertonie erreicht werden.
Die Tatsache, daß ein Patient mit einem Botalli-Geräusch das Erwachsenenalter erreicht, spricht daher gegen das Bestehen eines *großen* Links-rechts-Shunts.

**Auskultationsmerkmale eines persistierenden Ductus arteriosus mit großem Links-rechts-Shunt**

- Klassisches „Maschinengeräusch" oder andere Form eines kontinuierlichen Geräusches
- P.m. (1. bis) 2. ICR links
- Geräuschmaximum kurz vor dem 2. HT
- Zunahme der Lautstärke und der Dauer des Geräusches bei Belastung
- Gelegentlich lauter bei Inspiration (nicht obligat)
- Leiser nach Amylnitrit
- Paradoxe Spaltung des 2. HT (meist nicht zu auskultieren)
- Häufig aortaler Ejection-Click
- Deutlicher 3. HT (gelegentlich tastbar)
- Evtl. Mitralströmungsgeräusch

**Auskultationsmerkmale eines PDA bei signifikanter pulmonaler Hypertonie**

- (Evtl. nur intermittierend) kontinuierliches, jedoch nie die gesamte Diastole ausfüllendes Botalli-Geräusch
- P.m. (1. bis) 2. ICR links
- Betonter 2. HT über Pulmonalareal (evtl. *close splitting*)
- Pulmonaler Ejection-Click (atemvariabel, linker Sternalrand)

**Bei schwerer pulmonaler Hypertonie mit Shuntumkehr (Eisenmenger-Reaktion) zusätzlich:**

- Kein Botalli-Geräusch mehr
- Austreibungsgeräusch über dem Pulmonalareal
- Graham Steel-Geräusch einer Pulmonalinsuffizienz (Sofortdiastolikum linker Sternalrand)
- Bei schwerer PI diastolisches Crescendogeräusch möglich
- Systolisches Refluxgeräusch einer Trikuspidalinsuffizienz (inspiratorisch evtl. lauter, linker unterer Sternalrand)
- (Differentialzyanose: $O_2$-Sättigungsdifferenz zwischen re. A. radialis und A. femoralis, beinbetonte Zyanose)

Durch die überwiegend organisch bedingte Engstellung der Lungenstrombahn können die Drucke im kleinen Kreislauf so stark erhöht sein, daß sie sich dem systemischen Aortendruck annähern oder diesen sogar übersteigen. Mit der Druckdifferenz zwischen Aorta und Pulmonalis nimmt auch der Links-rechts-Shunt durch den Ductus und somit das Botalli-Geräusch ab: Das typische kontinuierliche, über den 2. HT hinausreichende Geräusch wird bei zunehmender pulmonaler Hypertonie nicht nur leiser, sondern auch kürzer, da zunächst der *diastolische* Druckgradient abnimmt und bald verschwindet. Das Geräusch reicht zunächst nur noch wenig, später nicht über den 2. HT hinaus.

Bei (oder nahe am) Druckausgleich versiegt mit dem Links-rechts-Shunt auch das Botalli-Geräusch.

Bei manchen Patienten tritt ein kontinuierliches Geräusch nur *intermittierend* auf, wobei das Auftreten bzw. die Abwesenheit des Geräusches Ausdruck eines noch labilen, fluktuierenden pulmonalen Hypertonus ist.

Übersteigen die Drucke im kleinen Kreislauf den systemischen Aortendruck (dies erfolgt zunächst nur bei Belastung, später auch in Ruhe), so tritt eine Shuntumkehr auf (sog. Eisenmenger-Reaktion) und aus dem primär azyanotischen ist ein sekundär zyanotisches Vitium geworden. In diesem Stadium sind sämtliche Auskultationsphänomene des offenen Ductus Botalli erloschen, und die pulmonale Hypertonie steht mit ihrer Rechtsbelastung auskultatorisch (und auch klinisch) im Vordergrund:

Abhängig vom Ausmaß der pulmonalen Hypertonie hört man

- über dem Pulmonalareal einen betonten, zum Teil lauten (und gelegentlich sogar tastbaren) breiten, „unreinen" 2. HT (*close splitting*)
- ein Austreibungsgeräusch über dem Pulmonalareal
- einen atemvariablen pulmonalen Ejection-Click (linker Sternalrand)
- das Graham Steel-Geräusch einer Pulmonalinsuffizienz und
- ein inspiratorisch verstärktes (oder erst auftretendes) Systolikum einer Trikuspidalinsuffizienz am unteren Sternalrand.

Eine Rarität dürfte das in der Literatur beschriebene rauhe *diastolische Crescendogeräusch* am linken Sternalrand sein, das bei der Kombination einer deutlichen Pulmonalinsuffizienz bei pulmonaler Hypertonie mit einem offenen Ductus Botalli auftreten kann: Aufgrund der PI fällt der Pulmonalarteriendruck diastolisch schneller ab als der diastolische Aortendruck, woraus ein *Links-rechts-Shunt nur während der Diastole* resultiert.

Im Gegensatz zum VSD – und seltener – einem ASD, bei denen sich bei pulmonaler Hypertonie im Stadium der Shuntumkehr eine Diagnose des zugrundeliegenden Vitiums ohne Echokardiographie oder Herzkatheter meist nicht mehr stellen läßt, kann eine sog. *dissoziierte Zyanose* auf einen offenen Ductus Botalli als Ursache des Eisenmenger-Syndroms hinweisen. Da der Übertritt von ungesättigtem Blut nicht innerhalb des Herzens, sondern erst stromabwärts der Gefäßabgänge für die obere Körperhälfte erfolgt, ist die Zyanose meist an den Beinen stärker ausgeprägt als an den Armen.

Bei einem PDA mit pulmonaler Widerstandshypertonie nimmt mit dem Druckgefälle von der Aorta zur A. pulmonalis auch der Links-rechts-Shunt und dadurch auch das Botalli-Geräusch an Länge und Lautstärke ab:

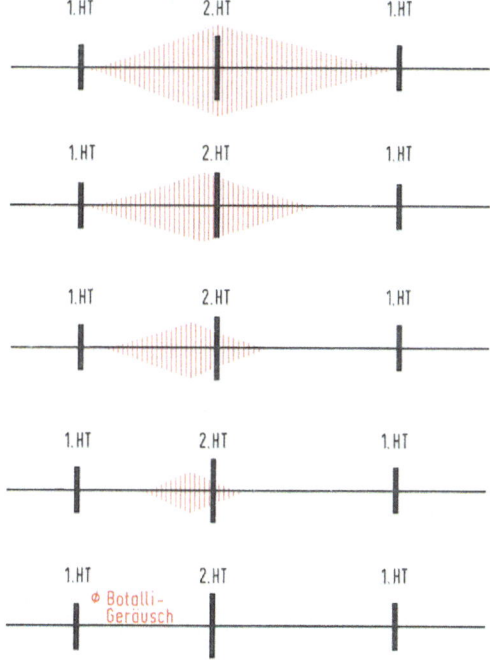

Auch die vorwiegend organisch „fixierte" pulmonale Hypertonie besitzt noch eine funktionelle Komponente:
Daher kann ein Links-rechts-Shunt mit (verkürztem) Botalli-Geräusch nur intermittierend auftreten und z. B. bei Belastung verschwinden, wenn es zu einer Shuntumkehr kommt.

## 27.7 Differentialdiagnose

Ein kontinuierliches, d. h. über den 2. HT hinausreichendes Geräusch ist keinesfalls spezifisch für einen persistierenden Ductus Botalli!

Tab. 27.1
Neben jedem Shunt zwischen dem Hoch- und dem Niederdruck-System vermögen auch lokalisierte Arterienstenosen ohne ausreichende Kollateralisierung sowie eine schnelle, turbulente Gefäßdurchblutung (ohne Stenose) ein kontinuierliches Geräusch hervorzurufen.

Viele dieser Zustände können durch ein unterschiedliches punctum maximum und insbesondere durch andere offensichtliche klinische Befunde (schwirrende Struma, laktierende Mamma, Narbe bei traumatischen AV-Fisteln, Pulsdifferenz bei Aortenisthmusstenose etc.) schnell als zugrundeliegende Ursache erkannt werden.

Schwieriger ist die Differentialdiagnose bei einigen seltenen angeborenen oder auch erworbenen intrathorakalen Shuntdefekten, die neben einem kontinuierlichen Geräusch zum Teil auch die periphere Kreislaufsymptomatik eines persistierenden Ductus arteriosus simulieren können:

### 27.7.1 Aortopulmonales Fenster

Beim **aortopulmonalen Fenster** besteht eine Verbindung zwischen der Aorta ascendens und der Pulmonalarterie direkt oberhalb der Pulmonalklappe. Dieser seltene angeborene Defekt führt durch das große Shuntvolumen häufig zu einem langen und lauten Geräusch mit p.m. im 2. (bis 3.) ICR links und ist daher von einem PDA auskultatorisch nicht zu unterscheiden.

### 27.7.2 Sinus-Valsalva-Aneurysma

Ein **Sinus-Valsalva-Aneurysma** ist entweder (z. B. im Rahmen einer Bindegewebserkrankung) angeboren oder bei bakteriellen Infekten bzw. einer Mesaortitis erworben. Rupturiert ein solches Aneurysma in den rechten Vorhof oder den rechten Ventrikel, so entsteht aufgrund des großen Druckgefälles ein erheblicher Linksrechts-Shunt mit einem kontinuierlichen Geräusch. Beim Durchbruch in den rechten Ventrikel besitzt das Geräusch eine diastolische, bei Ruptur in den rechten Vorhof eine systolische oder diastolische Akzentuierung. Das p.m. liegt im 4. ICR rechts oder links parasternal oder tiefer im Bereich des Xyphoids.

### 27.7.3 Koronararterienfisteln

Tab. 27.2
Koronararterienfisteln sind seltene angeborene Defekte, bei denen eine der drei Herzkranzarterien (rechte Kranzarterie, R. interventricularis anterior oder R. circumflexus der linken Kranzarterie) mit dem Niederdrucksystem (RA, RV, PA, Koronarsinus) kommuniziert. Von einem offenen Ductus Botalli unterscheiden sich Koronarfisteln durch das p.m. sowie meist durch eine diastolische Betonung des kontinuierlichen Geräusches.

**Tab. 27.1.** Verschiedene Ursachen eines kontinuierlichen Geräusches über der Thoraxwand und den angrenzenden Arealen (modifiziert nach Myers [191])

### A Durch Shunts zwischen Hoch- und Niederdrucksystem

1. **Von systemischer Arterie zum Pulmonalsystem**
   - persistierender Ductus arteriosus Botalli
   - aorto-pulmonales Fenster
   - Ruptur eines Aortenaneurysmas in die Pulmonalarterie
   - Koronararterienfistel
   - Fehlabgang einer Koronararterie aus dem Pulmonalstamm
   - Pulmonalatresie
   - Truncus arteriosus
   - Ruptur eines Sinus-Valsalva-Aneurysmas in den Pulmonalstamm
   - broncho-pulmonal bei Lungensequestration und Bronchiektasien

2. **Von systemischer Arterie zum rechten Herzen** (meist diastolisches Maximum)
   - Ruptur eines Sinus-Valsalva-Aneurysmas in den RA oder RV
   - Fehleinmündung einer Koronararterie

3. **Links-rechts-Shunt auf Vorhofebene**
   - Nur beim Lutembacher-Syndrom (ASD mit MS oder Mitralatresie)

4. **Veno-venös**
   - fehleinmündende Pulmonalvenen

5. **Arterio-venös**
   - traumatische AV-Fisteln (Messerstich/Schußwunden)

### B Durch lokalisierte Arterienstenosen ohne ausreichende Kollateralisierung

1. **Schnell entstandene Stenosen**
   - Pulmonalarterienkompression durch Aortenaneurysma oder Lymphknotenpakete
   - massive Lungenembolie

2. **Hochgradige Stenosen (mit erhaltenem diastolischen Druckgradienten)**
   - höchstgradige Aortenisthmusstenose

### C Durch schnellen Blutfluß während Systole *und* Diastole

- Nonnensausen (über V. Jugularis bei Kindern im Stehen)
- bei laktierender Mamma (lateral der Mamma, unterdrückbar)
- bei hyperthyreoter Struma
- Umgehungskreisläufe bei – Aortenisthmusstenose (systemisch-arteriell)
  – Pulmonalarterienstenose (bronchial-pulmonal)

Auch bei dem seltenen Bland-White-Garland-Syndrom, bei dem die rechte Kranzarterie aus der Pulmonalarterie entspringt, kommt es durch den sich entwickelnden Kollateralfluß aus der normal abgehenden linken Kranzarterie zu einem kontinuierlichen Geräusch.

### 27.7.4 Pulmonale AV-Fisteln

Bei **pulmonalen AV-Fisteln** (gewöhnlich angeboren) besteht ein Rechts-links-Shunt von Pulmonalarterien zu Pulmonalvenen. Zwei Drittel solcher Patienten sollen ein kontinuierliches Geräusch über der peripheren Lunge aufweisen.

Von einem PDA unterscheidet es sich durch das p.m., eine häufig auftretende inspiratorische Intensitätszunahme, eine gelegentliche Abschwächung durch Fistelkompression bei Seitenlagerung sowie durch die zentrale Zyanose.

Fälschlicherweise kann der Eindruck eines kontinuierlichen Geräusches bei der **Kombination eines VSD mit einer Aorteninsuffizienz** entstehen: Bei einem hochsitzenden VSD fehlt der rechtskoronaren Aortenklappentasche die feste Verankerung, und sie kann sich dadurch ventrikelwärts in den Defekt verlagern, wobei eine Aorteninsuffizienz entstehen kann. Obwohl hier das systolische VSD-Geräusch durch den 2. HT von dem diastolischen Sofortgeräusch der AI getrennt ist, kann aufgrund der großen Lautstärke der Eindruck eines kontinuierlichen Geräusches aufkommen.

Im Gegensatz zum Botalli-Geräusch liegt das p.m. der systolisch-diastolischen Geräusche bei einem Ventrikelseptumdefekt mit Aorteninsuffizienz jedoch eindeutig tiefer im 3.–5. ICR links parasternal.

**Tab. 27.2.** Punctum maximum des kontinuierlichen Geräusches bei Koronararterienfisteln

| Koronararterie | kommuniziert mit | punctum maximum |
|---|---|---|
| RKA | rechter Vorhof | 2. oder 3. ICR |
| RKA | rechter Ventrikel | mittleres oder oberes Sternum |
| RKA | Koronarsinus | 3.–4. ICR |
| LKA | Pulmonalarterie | 2. ICR links parasternal |
| LKA/CX | rechter Ventrikel oder Koronarsinus | linker unterer Sternalrand |

RKA = Rechte Koronararterie
LKA = Linke Koronararterie
CX = A. circumflexa

| **Koronarfisteln weisen meist ein diastolisches Maximum des kontinuierlichen Geräusches auf!**

| Bei einem plötzlich aufgetretenen (nicht vorbekannten) kontinuierlichen Geräusch über dem mittleren bis unteren Präkordium besteht dringender Verdacht auf ein rupturiertes Sinus-Valsalva-Aneurysma.

# 28. Das Eisenmenger-Syndrom

## 28.1 Definition

Abb. 28.1

Das Eisenmenger-Syndrom ist kein eigenständiger Herzfehler (wie vom Erstbeschreiber zunächst angenommen), sondern bezeichnet einen relativ uniformen, inoperablen *Zustand* bei gleichzeitigem Vorliegen einer schweren pulmonalen Hypertonie mit einem Shuntvitium, wobei es durch Druckausgleich zwischen beiden Herzkammern zu einer Shuntumkehr gekommen ist.

## 28.2 Ätiologie und Vorkommen

Tab. 28.1

In den meisten Fällen liegt einem Eisenmenger-Syndrom ein Ventrikelseptumdefekt (VSD), seltener ein persistierender Ductus arteriosus Botalli (PDA) oder ein Vorhofseptumdefekt (ASD) zugrunde. Nach Wood tritt bei 27% aller VSD, bei 13% aller PDA und bei 7% aller ASD ein schwerer pulmonaler Hypertonus mit Shuntumkehr auf. *Prinzipiell kann bei jeder intrakardialen oder aortopulmonalen Verbindung – eine entsprechend schwere pulmonale Hypertonie vorausgesetzt – eine Shuntumkehr = Eisenmenger-Syndrom auftreten.*

Die pulmonale Hypertonie ist nicht, wie man früher glaubte, eine mehr oder weniger zwangsläufige Folge der vermehrten Lungendurchblutung bei einem großen Links-rechts-Shunt und somit das Spätstadium eines jeden größeren Shuntvitiums. Man nimmt vielmehr an, daß die pulmonale Hypertonie bereits von Geburt an bestand, bzw. daß der physiologisch hohe fetale Lungengefäßwiderstand sich nach Geburt nicht regelrecht zurückbildete. Auch eine genetische Prädetermination zur pulmonalen Hypertonie als „Zweiterkrankung" wird diskutiert.

Eine Shuntumkehr tritt meist erst nach Jahren bis Jahrzehnten auf, wenn der erhöhte Lungengefäßwiderstand durch die druckbedingten Umbauvorgänge des Lungengefäßbettes weiter zugenommen hat.

## 28.3 Pathophysiologie und Hämodynamik

Bei Shuntvitien ist es stets der vergleichsweise niedrigere Gefäßwiderstand der *Lungen*strombahn, der das bereits sauerstoffgesättigte Blut zum Übertritt von links nach rechts und dadurch zur Rezirkulation durch die Lunge veranlaßt.

Abb. 28.2

Steigt der Lungengefäßwiderstand im Rahmen einer pulmonalen Hypertonie, so sind immer höhere rechtskardiale Drucke zu seiner Überwindung erforderlich. Mit der Druck*differenz* zwischen den beiden Kreisläufen nimmt auch das Shuntvolumen von links nach rechts ab. Nähert sich bei einer schweren pulmonalen Hypertonie der rechtskardiale dem linkskardialen bzw. systemarteriellen Druck an, so versiegt (mangels Druckdifferenz) der Links-rechts-Shunt nahezu oder vollständig: es besteht *Druckausgleich*. In diesem Stadium wird die Richtung des Shunts alleine vom Verhältnis des pulmonalen zum systemischen Gefäßwiderstand bestimmt: Da jedoch der Lungengefäßwiderstand anatomisch weitgehend fixiert ist, sind es überwiegend die funktionellen Änderungen des systemischen Widerstan-

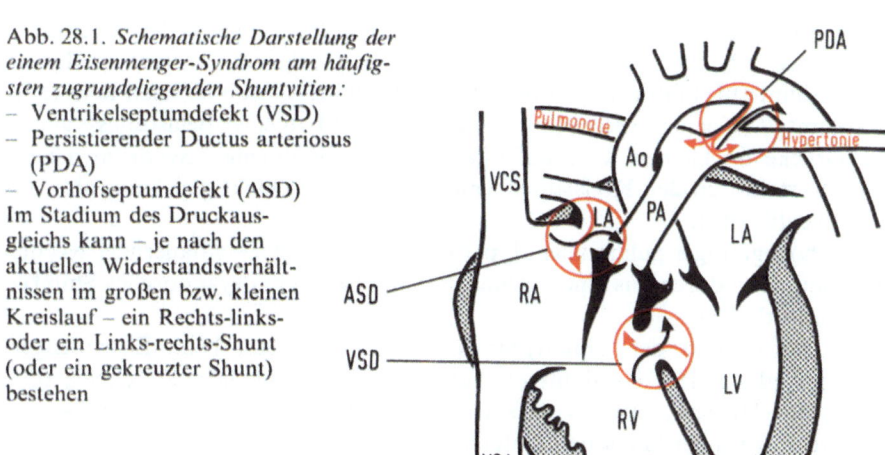

Abb. 28.1. *Schematische Darstellung der einem Eisenmenger-Syndrom am häufigsten zugrundeliegenden Shuntvitien:*
- Ventrikelseptumdefekt (VSD)
- Persistierender Ductus arteriosus (PDA)
- Vorhofseptumdefekt (ASD)

Im Stadium des Druckausgleichs kann – je nach den aktuellen Widerstandsverhältnissen im großen bzw. kleinen Kreislauf – ein Rechts-links- oder ein Links-rechts-Shunt (oder ein gekreuzter Shunt) bestehen

**Eisenmenger-Syndrom = uniformer inoperabler** *Zustand* **bei gleichzeitigem Vorliegen**

- **einer schweren pulmonalen Hypertonie**
- **und eines Shuntvitiums** (z. B. VSD, PDA, ASD),

wobei es durch **Druckausgleich** zwischen beiden Herzkammern zu einem Sistieren des vorbestehenden Links-rechts-Shunts und zu einer **Shuntumkehr** mit Zyanose gekommen ist.

**Tab. 28.1.** Einteilung der zyanotischen Herzfehler

**Frühzyanose** (d.h. Zyanose ab Geburt)
- Fallot-Tetralogie (PS + VSD + RV-Hypertrophie + reitende Aorta)
- Fallot-Pentalogie (= Fallot-Tetralogie + ASD)
- Fallot-Hexalogie (= Fallot-Pentalogie + PDA)
- Vollständige Transposition der großen Gefäße (Aorta aus RV, Pulmonalis aus LV + Shuntvitium)
- Inkomplette Transposition des Truncus pulmonalis (sog. Taussig-Bing-Syndrom = Aorta aus RV + über einem VSD reitende Pulmonalis)
- Truncus arteriosus communis (gemeinsames Ausflußrohr aus beiden Ventrikeln, woraus Pulmonalarterie abgeht)
- Pseudotruncus aortalis (Hauptpulmonalarterie fehlt, Lungendurchblutung über PDA oder erweiterte Bronchialarterien)
- Trikuspidalatresie (stets mit ASD, mit oder ohne Transposition der großen Gefäße, Lungendurchblutung über PDA oder Bronchialarterien)
- Arterio-venöses Lungenaneurysma

**Spätzyanose** (d.h. Zyanose erst Jahre bis Jahrzehnte nach Geburt)
- Fallot-„Trilogie" (valvuläre PS + ASD + RV-Hypertrophie)
- Eisenmenger-Syndrom (pulmonale Hypertonie + Shuntvitium (z. B. VSD oder PDA oder ASD))
- Lutembacher-Syndrom (ASD + MS)
- Ebstein-Anomalie (Trikuspidalklappenanomalie mit „Atrialisierung" eines Teils des RV + offenes Foramen ovale oder evtl. ASD)

*Abb. 28.2* des, welche Richtung und Größe des Shunts beeinflussen. Steigt der systemische Widerstand z. B. durch Arterienkompression im Hockstand, so tritt ein Links-rechts-Shunt auf. Fällt der systemische Widerstand z. B. bei oder nach Belastung, so kommt es zu einem Rechts-links-Shunt und somit zu einer Belastungszyanose. Die Drucke im kleinen Kreislauf können beim Eisenmenger-Syndrom nie die Druckwerte im großen Kreislauf übersteigen, da der Defekt gleichsam als Ausgleichsventil wirkt.

Bei hochgradiger pulmonaler Hypertonie besteht daher ein dauernder Rechts-links-Shunt, wodurch aus einem primär azyanotischen ein zyanotisches Shuntvitium geworden ist.

Im Mittelpunkt der hämodynamischen Abläufe steht beim Eisenmenger-Syndrom jedoch nicht das Shuntvolumen, sondern die erhebliche Druckbelastung des rechten Herzens: Der RV ist stark hypertrophiert und die Pulmonalwurzel dilatiert, was bei der klinischen Untersuchung durch Pulsationen am linken Sternalrand im Pulmonalareal auffällt. Der Pulmonalklappenschluß erfolgt auf einem ähnlich hohen Druckniveau wie der der Aorta, was zu einer (gelegentlich sogar an der Brustwand tastbaren) Erschütterung der gesamten Pulmonalwurzel führt. Da die rechtsventrikuläre Austreibungszeit nicht oder nur gering verlängert ist, schließen beide Taschenklappen synchron bzw. nur gering zeitversetzt.

## 28.4 Klinische Gesichtspunkte

Ein großer VSD oder ein persistierender Ductus arteriosus Botalli mit einem nur geringen Widerstand kann im Säuglingsalter nur dann überlebt werden, wenn sich der im Fetalleben physiologisch hohe Lungengefäßwiderstand nach Geburt nicht oder nicht vollständig zurückbildet. Daher ist z. B. der *große* VSD im Erwachsenenalter stets von einer signifikanten pulmonalen Hypertonie begleitet.

Bei einem ASD tritt eine schwere pulmonale Hypertonie – wenn überhaupt – selten vor dem 30. Lebensjahr auf.

Ist bei einem primär azyanotischen Shuntvitium eine Eisenmenger-Reaktion aufgetreten, so liegt in den meisten Fällen ein inoperables Spätstadium der Erkrankung vor. Ein operativer Verschluß des Defekts würde den druckbelasteten rechten Ventrikel seines „Überdruckventils" berauben und binnen kurzer Zeit zum Rechtsherzversagen führen.

Das klinische Bild des Eisenmenger-Syndroms ist – unabhängig von der Lokalisation des zugrundeliegenden Shuntvitiums – uniform und oft nur durch Auftreten einer Belastungszyanose von einer pulmonalen Hypertonie *ohne* Shuntdefekt zu unterscheiden. Die Zeichen einer Rechtsherzinsuffizienz stehen ganz im Vordergrund.

## 28.5 Auskultation

### 28.5.1 Der 1. Herzton

Der 1. HT ist beim Eisenmenger-Syndrom normal.

### 28.5.2 Der 2. Herzton

Der 2. HT nimmt bei dem ansonsten auskultatorisch wie auch klinisch uniformen Eisenmenger-Syndrom eine Sonderstellung ein, da er in einigen Fällen auf die Lokalisation des Shunt-Vitiums hinweisen kann:

**Lautstärke:** Bei allen Formen einer pulmonalen Hypertonie und somit auch beim Eisenmenger-Syndrom ist die *Pulmonalkomponente $P_2$ des 2. HT laut*, da der

**Abb. 28.2.** *Eisenmenger-Syndrom:* Hier besteht Druckausgleich zwischen dem rechten und dem linken Ventrikel
Die Spätzyanose tritt bei zunehmender pulmonaler Hypertonie zunächst nur bei oder nach Belastung auf, wenn der periphere Widerstand dabei unter den pulmonalen Widerstand fällt. Auch in Spätstadien ist nicht nur das Ausmaß des Rechts-links-Shunts, sondern gelegentlich auch die Shuntrichtung wegen der Widerstandsschwankungen im großen Kreislauf (bei weitgehend fixiertem pulmonalen Widerstand) Schwankungen unterworfen

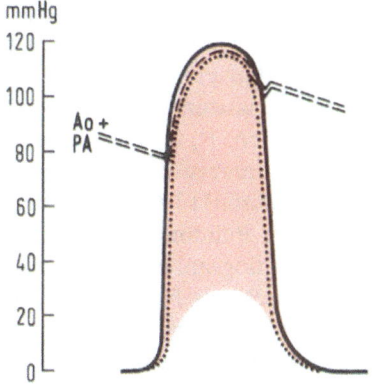

**Kreislaufzeichen bei Eisenmenger-Syndrom**
(unabhängig von dem zugrundeliegenden Shuntvitium)

| | |
|---|---|
| • Pulsationen am linken Sternalrand, am Xyphoid und/oder im Epigastrium | Ausdruck der schweren RV-Hypertrophie |
| • Kein Herzspitzenstoß an üblicher Stelle | Folge der RV-Hypertrophiebedingten Rotation des LV nach dorsal |
| • Evtl. tastbarer Pulmonalklappenschluß | Ausdruck der hohen Pulmonaldrucke |
| • Evtl. tastbarer pulmonaler Ejection-Click (tastbarer „1. HT" im Pulmonalareal) | Ausdruck der rechtsventrikulären Austreibung in eine erweiterte Pulmonalarterienwurzel |
| • Zyanose (zunächst nur bei/nach Belastung, später auch in Ruhe) | Folge des Rechts-links-Shunt (der bei Druckausgleich evtl. erst dann auftritt, wenn der systemische Widerstand bei/nach Belastung sinkt) |
| • Nur bei PDA: Differentialzyanose (Zyanose vorwiegend der unteren Körperhälfte) | Folge der bei PDA erst distal der die obere Körperhälfte versorgenden Arterien mündenden Shuntverbindung |
| • Evtl. systolischer Venenpuls/systolische Leberpulsation | Folge einer relativen Trikuspidalinsuffizienz |
| • Halsvenenstau, periphere Ödeme, Hepatomegalie, Anasarka | Bei Rechtsherzdekompensation |

Pulmonalklappenschluß auf einem ähnlich hohen Druckniveau erfolgt wie der Aortenklappenschluß. Dadurch kommt es zu einer viel stärkeren Erschütterung der gesamten Pulmonalwurzel, welche sich aufgrund der brustwandnahen Lage der Pulmonalwurzel auf die Brustwand übertragen und dort gelegentlich getastet werden kann. $P_2$ ist im Pulmonalareal deutlich lauter als $A_2$ und wird dadurch über die Grenzen des Pulmonalareals (auf das die Hörbarkeit des $P_2$ normalerweise beschränkt ist) hinaus fortgeleitet.

Da die Pulmonalkomponente $P_2$ des 2. HT nicht nur lauter, sondern – wie phonokardiographisch leicht zu erkennen – auch breiter wird, hebt sie sich nur selten durch ein für die Erkennung einer Spaltung erforderliches, ausreichend langes freies Intervall von der vorausgehenden Aortenkomponente ab. Daher entsteht bei der Auskultation eher der Eindruck eines im Pulmonalareal lauten, breiten, „unreinen" 2. Herztones, als der einer Spaltung mit lauter 2. Komponente.

**Spaltung:** Das Spaltungsintervall des 2. HT birgt bei dem ansonsten uniformen Auskultationsbild des Eisenmenger-Syndroms den einzigen differentialdiagnostischen Hinweis auf die Lokalisation des begleitenden Shuntvitiums.

Beim **ASD** ist der 2. HT meist fixiert oder weitgehend fixiert gespalten, *unabhängig ob ein Links-rechts-Shunt oder eine Shuntumkehr vorliegt.* Die Ursache hierfür scheint in der beim ASD erheblichen Dilatation des Pulmonalgefäßsystems zu liegen, dessen vermehrte Kapazität über einen Sogmechanismus („Pulmonalissog", s. Kapitel 5.3.1) zu einem verspäteten Pulmonalklappenschluß führt. Es ist hier also nicht eine Verlängerung der RV-Systole, die zu der Asynchronie des Taschenklappenschlusses von Aorta und Pulmonalis führt, sondern ein über die mechanische Systole hinausreichender Sogmechanismus des dilatierten Pulmonalgefäßsystems.

Solange bei einem größeren **VSD** noch keine wesentliche pulmonale Hypertonie besteht, ist der 2. HT gespalten, da die linksventrikuläre Systole durch das schnelle Entweichen des Shuntvolumens in den kleinen Kreislauf verkürzt ist. Im Stadium der Eisenmenger-Reaktion ist jedoch der Links-rechts-Shunt zum Erliegen gekommen und der 2. HT nicht mehr gespalten. Gewöhnlich hat ein VSD, der groß genug ist, um eine ventrikuläre Synchronizität hervorzurufen, bereits zu einer irreversiblen Erhöhung des Pulmonalarteriendrucks geführt. Anders als früher angenommen, ist ein nicht mehr gespaltener 2. HT beim VSD jedoch kein zwangsläufiges Zeichen einer Inoperabilität, da auch bei einem VSD mit einem zwar erhöhten, jedoch die systemischen Werte nicht erreichenden Pulmonalisdruck eine Fusion von $A_2$ und $P_2$ auftreten kann.

Beim persistierenden **Ductus arteriosus Botalli** ist der 2. HT im Stadium des Druckausgleiches ebenfalls nicht gespalten, laut und breit, und somit von anderen Ursachen einer pulmonalen Hypertonie nicht zu unterscheiden.

### 28.5.3 Der Ejection-Click (EC)

Bei jeder Art einer pulmonalen Hypertonie ist ein EC häufig zu auskultieren. Er entsteht nicht durch Anspannung der Pulmonalklappe, sondern durch die frühsystolische Dehnung der Pulmonalwurzel. Als pulmonaler EC weist er sein p.m. im 2. bis 3. (bis 4.) ICR am linken Sternalrand auf und kann mitunter sehr laut und dadurch weit fortgeleitet werden. Nicht selten führt dies zu einer Verwechslung des EC mit der Trikuspidalkomponente $T_1$ des 1. HT und zu einer fälschlichen Beschreibung eines lauten gespaltenen 1. HT. Ein noch über der Herz*basis* lauter

Wegen der geringen Lebenserwartung primär zyanotischer Vitien und einer bereits im Säuglings/Kindesalter erfolgenden operativen Versorgung spielen in der Erwachsenenkardiologie nur spätzyanotische Vitien eine Rolle.

Der 2. HT ist beim Eisenmenger-Syndrom – wie bei jeder pulmonalen Hypertonie – durch die betonte Pulmonalkomponente laut, eine Spaltung ist dabei meist nicht mehr hörbar („close splitting").

**Ausnahme:** Eisenmenger-Syndrom bei ASD:

Eine noch deutlich hörbare Spaltung des 2. Herztons ist das einzige differentialdiagnostisch verwertbare Auskultationskriterium für einen ASD gegenüber anderen, dem Eisenmenger-Syndrom möglicherweise zugrundeliegenden Vitien.

Ein pulmonaler Ejection-Click kann beim Eisenmenger-Syndrom so laut werden, daß er im Pulmonalareal zu einer Verwechslung mit einem „lauten 1. HT" führen kann.

„1. HT" sollte stets an die Möglichkeit eines lauten pulmonalen Ejection-Click denken lassen.

Der EC bei pulmonaler Hypertonie kann zwar inkonstant sein, er zeigt jedoch keine respiratorische Änderung, da die respiratorischen Druckschwankungen den bei pulmonaler Hypertonie erhöhten diastolischen PA-Druck nicht wesentlich beeinflussen können.

### 28.5.4 Systolische Geräusche

Anders als bei einem unkomplizierten ASD bzw. einem persistierenden Ductus Botalli, bei denen das systolische bzw. kontinuierliche Geräusch das Leitsymptom des Vitiums darstellt, tritt im Stadium des Druckausgleichs kein wesentlicher Shunt und somit kein Geräusch *am Defekt selbst* auf. Somit schließt ein typisches VSD- oder Botalli-Geräusch das Vorliegen einer *schweren* pulmonalen Hypertonie aus. Auch wenn es bereits zu einem Rechts-links-Shunt mit Zyanose gekommen ist, tritt kein Geräusch am Defekt auf, da das Shuntvolumen zu gering ist, um eine deutliche Turbulenzbildung und somit ein Geräusch zu verursachen.

Wie bei anderen Formen der pulmonalen Hypertonie (ohne begleitenden Defekt) kann auch beim Eisenmenger-Syndrom im Pulmonalareal ein kurzes, *frühsystolisches Austreibungsgeräusch* auftreten. Dieses Geräusch ist nicht etwa Ausdruck einer vermehrten Durchblutung der Pulmonalklappe (welche beim Eisenmenger-Syndrom nicht besteht), sondern es entsteht durch Wirbelbildung in der dilatierten Pulmonalwurzel. Hier wird die laminare Strömung nicht durch eine zu enge Klappe, sondern durch die Weite der anschließenden Gefäßwurzel gestört.

Ein bei Eisenmenger-Syndrom am linken unteren Sternalrand auftretendes, nicht selten lautes Systolikum ist das Zeichen einer *relativen Trikuspidalinsuffizienz*.

Das p.m., die Tatsache, daß es bei Inspiration lauter wird oder erst auftritt (oder zumindest inspiratorisch nicht leiser wird), die fehlende Ausstrahlung in die linke Axilla und klinische Zeichen wie systolische Halsvenen- und Leberpulsationen helfen bei der Zuordnung dieses Geräusches.

### 28.5.5 Diastolische Geräusche

Wie auch bei anderen Formen einer schweren pulmonalen Hypertonie kann beim Eisenmenger-Syndrom durch die druckbedingte Dehnung des Pulmonalklappenrings eine (meist geringe) relative Pulmonalinsuffizienz auftreten. Das nach dem Erstbeschreiber Graham Steel benannte Geräusch ist ein leises, weiches, hauchendes Diastolikum vom Decrescendo-Typ entlang des linken Sternalrandes. Es ist von dem Geräusch einer Aorteninsuffizienz allein aufgrund der Auskultation nicht zu unterscheiden.

**Nota bene:** Im Stadium einer Eisenmenger-Reaktion fehlt jedes Shunt-Geräusch! (d. h. kein Systolikum bei VSD, kein „Botalli-Geräusch" bei PDA)

**Ursache:** Weitgehendes Sistieren eines Shunts bei Druckausgleich; der je nach den aktuellen Druckverhältnissen weiterbestehende geringe Rechts-links- und/oder Links-rechts-Shunt ist hämodynamisch zu gering, um am Ort des Übertritts hörbare Turbulenzen hervorzurufen.

---

**Auskultationsmerkmale eines Eisenmenger-Syndroms**

- 1. HT unauffällig
- 2. HT: $P_2$ betont bis paukend, lauter als $A_2$ und weit über das Pulmonalareal hinaus hörbar
  Keine eindeutige Spaltung mehr hörbar („close splitting")
  **Ausnahme:** Beim ASD eindeutig und fixiert gespaltener 2. HT auch noch im Stadium einer Eisenmenger-Reaktion
- Pulmonaler, jedoch nicht atemvariabler Ejection-Click, p.m. 2. bis 4. ICR links parasternal
- Kein Shuntgeräusch mehr!
- Kurzes, frühsystolisches Austreibungsgeräusch über Pulmonalareal
- Evtl. Graham Steel-Geräusch einer relativen Pulmonalinsuffizienz: leises, hauchendes Sofortdiastolikum, p.m. linker Sternalrand
- Evtl. inspiratorisch verstärktes (oder dabei erst auftretendes bzw. zumindest nicht leiser werdendes) Systolikum einer relativen Trikuspidalinsuffizienz, p.m. linker unterer Sternalrand

---

# 29. Die Aortenisthmusstenose

## 29.1 Definition

*Abb. 29.1* Die Aortenisthmusstenose (oder *Koarktation der Aorta*) ist eine angeborene Verengung des distalen Segments des Aortenbogens.

## 29.2 Häufigkeit

Nach dem VSD und dem persistierenden Ductus Botalli die häufigste kardiovaskuläre Abnormität bei Kindern. Viele leichtere Formen sowie eine beträchtliche Anzahl schwerer Stenosen erreichten unerkannt das Jugend- und Erwachsenenalter.

## 29.3 Pathologische Anatomie

Aus pathologischen, hämodynamischen und klinischen Gründen muß zwischen zwei Hauptformen der Aortenisthmusstenose unterschieden werden:

Bei der **kindlichen (infantilen) Form** (25%) besteht ein persistierender Ductus Botalli, und die Stenose sitzt entweder gegenüber oder direkt proximal des Ductus. Daneben sind häufig schwere begleitende Anomalien vorhanden.

Bei der **Erwachsenen- (adulten) Form** (75%) hat die Stenose als asymmetrische vorhangähnliche Einstülpung der Aortenwand ihren Sitz distal des Ligamentum Botalli, in Ausnahmefällen (2%) auch einmal proximal des Abgangs der linken A. subclavia. Sieht man von der extrem häufigen Vergesellschaftung der Aortenisthmusstenose mit einer bikuspiden Aortenklappe (bis 80%) ab, so tritt die adulte Form typischerweise isoliert auf. Begleitende Anomalien wie ein VSD, ein persistierender Ductus Botalli, eine valvuläre oder subvalvuläre Aortenstenose sowie extrakardial als Aneurysma der A. basilaris (→ Hirnblutung) kommen jedoch vor.

Abhängig vom Ausmaß der Stenose besteht eine mehr oder weniger ausgeprägte linksventrikuläre Hypertrophie.

*Abb. 29.2* Der meist ausgeprägte Umgehungskreislauf von der oberen zu der unteren Körperhälfte benutzt 3 Hauptwege, die untereinander in Verbindung stehen und ihre Quelle im wesentlichen in den Aa. subclaviae haben:

- Vorderes System: A. thoracica int. und lat. → A. epigastrica superficialis → A. iliaca
- Seitliches System: A. thoracica int. und lat. → Aa. intercostales → Aorta distal der Stenose
- Hinteres System: Tr. costocervicalis → A. subscapularis → Rete scapulae → Aa. intercostales → Aorta distal der Stenose.

Die Kollateralen sind stark erweitert und geschlungen und können, wenn sie lange genug für einen Umgehungskreislauf gedient haben, an den Rippen zu sog. Ussuren (Ausstanzungen durch druckbedingte lokale Knochenresorption) führen. Der Nachweis solcher Ussuren im Thoraxröntgenbild ist pathognomonisch für eine Aortenisthmusstenose.

## 29.4 Pathophysiologie und Hämodynamik

Eine signifikante Widerstandserhöhung tritt erst auf, wenn das Lumen der Aorta um mindestens 60–70% verengt ist. Jede weitergehende Einengung führt zu einer

Abb. 29.1. *Schematische Darstellung einer Aortenisthmusstenose vom Erwachsenen-Typ*
Beachte:
- Die asymmetrische, beim Erwachsenentyp knapp distal des Ligamentum Botalli lokalisierte Isthmusstenose
- Die linksventrikuläre Hypertrophie
- Die Hypertonie der oberen Körperhälfte
- Die Hypotonie distal der Stenose

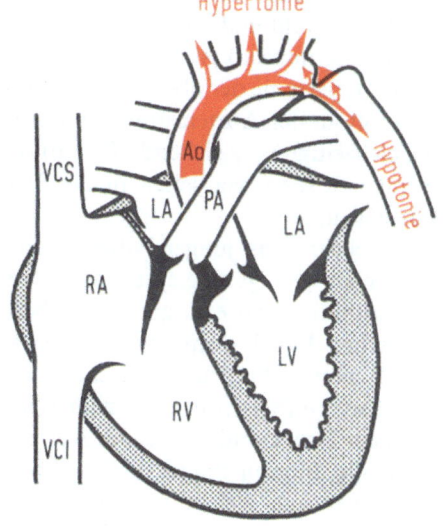

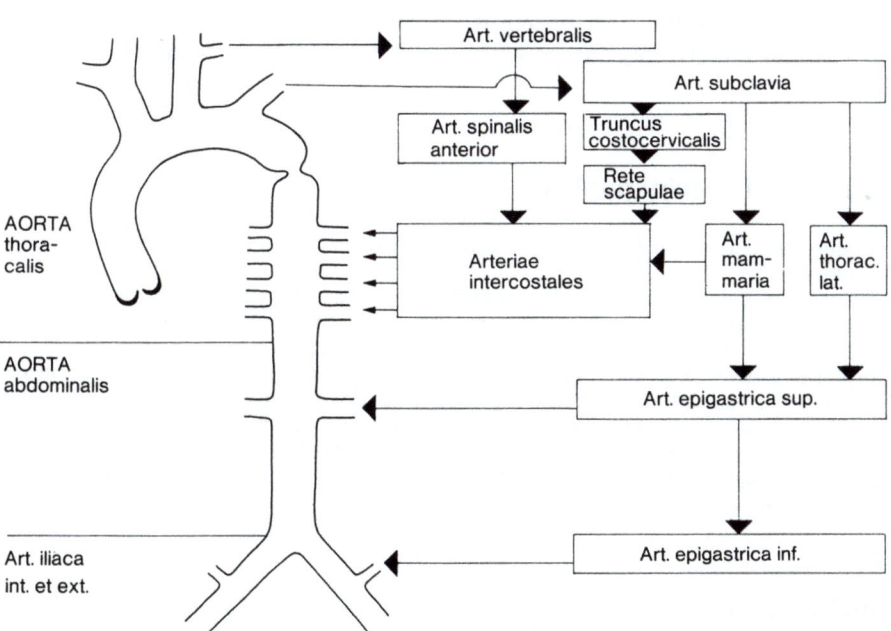

Abb. 29.2. *Der Umgehungskreislauf bei Aortenisthmusstenose* (nach Schumacher und Bühlmeyer [19])

364   B. Spezieller Teil

erheblichen Widerstandserhöhung mit der Folge, daß der Blutdruck vor der Stenose stark erhöht und hinter der Stenose erniedrigt (oder bei ausreichender Kollateralisierung normal) ist.

Die Hypertonie der oberen und die Hypotonie der unteren Körperhälfte ist das Leitsymptom der Aortenisthmusstenose und ist binnen weniger Sekunden durch die gleichzeitige vergleichende Palpation von Radialispuls (der rechten Hand, da die linke A. subclavia selten in die Stenose miteinbezogen) und Femoralispuls festzustellen.

Da bei den meist jungen Patienten eine arterielle Verschlußerkrankung nicht zu erwarten ist, genügt eine systolische Druckdifferenz von 20–30 mm Hg, um eine Aortenisthmusstenose so gut wie zu beweisen. Dabei ist es ausreichend, nur den systolischen Druck palpatorisch oder auch dopplersonographisch zu ermitteln (normal breite Blutdruckmanschette um den Unterschenkel, Fußpuls suchen, Manschette aufblasen und bis zum Wiederauftritt des Pulses ablassen).

Da der Druckgradient bei der Aortenisthmusstenose von Geburt an besteht (er scheint allerdings in einigen Fällen zunehmen zu können), bilden sich bereits früh Kollateralen aus, welche die untere Körperhälfte unter Umgehung der Stenose versorgen. Dieses Netz von Kollateralen kann so große Volumina befördern, daß selbst bei hochgradigen Stenosen (unter 2,5 mm) oder auch bei einem vollständigen Verschluß (Atresie) in Ruhe und sogar bei mäßiger Belastung ein ausreichender Arterienmitteldruck und Blutfluß aufrechterhalten werden kann. Sieht man von Beschwerden wie kalten Waden/Füßen ab, so sind solche Patienten oft erstaunlich beschwerdefrei.

Auch die Hypertonie der oberen Körperhälfte wird vom linken Ventrikel mit einer oft nur mittelgradig ausgeprägten konzentrischen Hypertrophie bewerkstelligt.

## 29.5 Klinische Gesichtspunkte

Infantile Formen der Aortenisthmusstenose (hier: Rechts-links-Shunt) überleben selten das Kleinkinderalter.

Kinder und Jugendliche mit der adulten Form sind oft erstaunlich beschwerdefrei – Extrembelastungen ausgenommen. Besteht eine signifikante Aortenisthmusstenose unerkannt und/oder nicht operiert bis ins 3. Lebensjahrzehnt, so nehmen im Bereich der oberen Körperhälfte die Komplikationen des Hochdrucks zu: Herzinsuffizienz, Blutungen in die Netzhaut oder auch intrakraniell sowie ein dissezierendes Aortenaneurysma. Eine operative Korrektur vermeidet diese Gefahren. Aufgrund der meist vorhandenen bikuspiden Aortenklappe besteht jedoch weiterhin eine erhöhte Endokarditisgefährdung sowie die Möglichkeit der Entwicklung einer kalzifizierenden Aortenstenose im Alter. Selten kann die Hypertonie nach einer operativen Korrektur persistieren.

## 29.6 Auskultation

### 29.6.1 Der 1. und 2. Herzton

Der 1. HT ist normal oder durch den schnellen linksventrikulären Druckanstieg betont.

Da auch der Aortenschluß auf einem erhöhten Druckniveau stattfindet, ist der 2. HT betont.

# 29. Aortenisthmusstenose

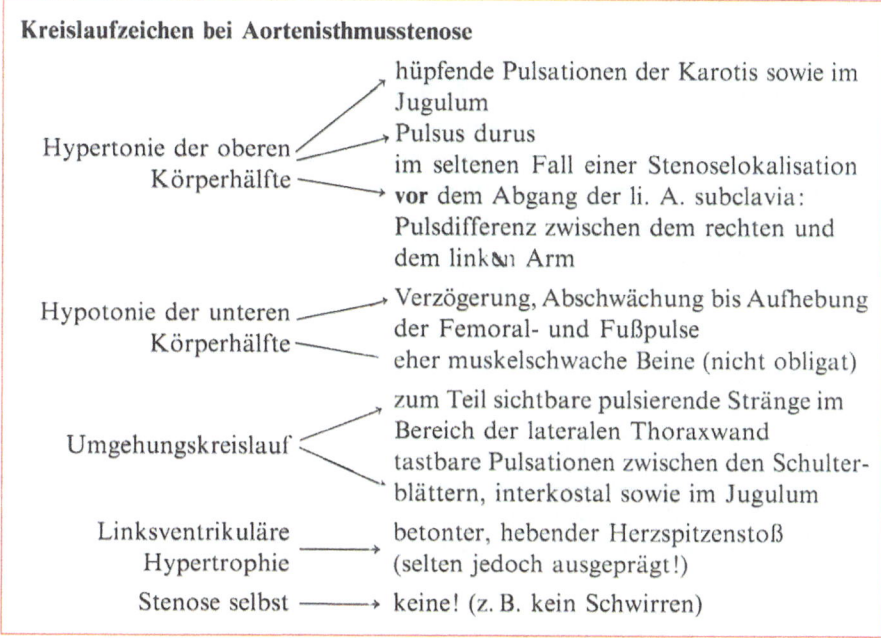

Die Aortenisthmusstenose ist die am häufigsten übersehene kardiovaskuläre Abnormität im Kindes- und Erwachsenenalter

**Ursachen:**

- Flüchtige Untersuchungen ohne Blutdruckmessung an den Beinen und ohne Auskultation der Rückenpartie
- Oft erstaunliche Beschwerdefreiheit aufgrund ausgeprägter Kollateralbildung

**Deshalb:** Die Aortenisthmusstenose steht an erster Stelle der Differentialdiagnose bei jugendlichen Hypertonikern!
Durch vergleichende Palpation von Radialis- und Fußpulsen kann sie binnen weniger Sekunden nachgewiesen (oder ausgeschlossen) werden.

## Das Vorgehen bei Aortenisthmusstenose

1. Blutdruckmessung an **beiden** Armen und Beinen (da die Stenose in Ausnahmefällen vor dem Abgang der linken A. subclavia sitzt)
2. Bei nicht eindeutiger Blutdruckdifferenz (unter 20–30 mm Hg): Wiederholung der Blutdruckmessung nach Belastung, z. B. nach Kniebeugen (ein in Ruhe noch ausreichender Kollateralfluß demaskiert sich bei Belastung)
3. Palpation und Auskultation auch der gesamten Rückenpartie
4. EKG, Rö.-Thorax, Augenspiegeln, Vorbereitung zum Herzkatheter
5. Immer (!) Echokardiogramm der Aortenklappe, da extrem häufig mit bikuspider Klappe (Endokarditisgefahr) und selten auch mit einer organischen Aortenstenose kombiniert

### 29.6.2 Der Ejection-Click (EC)

Ein Ejection-Click ist bei Patienten mit Aortenisthmusstenose häufiger als bei Hypertonikern ohne diese Anomalie. Es liegt daher nahe, die meist (bis 80%) mit einer Aortenisthmusstenose vergesellschaftete bikuspide Aortenklappe als Ursprung des EC anzusehen: Anders als eine dreizipflige Aortenklappe kann sich eine bikuspide Klappe bei der Austreibung nicht vollständig an die Wand der Aortenwurzel anlegen, sondern wird bei Erreichen der jeweils möglichen Öffnungsweite frühsystolisch gespannt, was den EC hervorruft. Als aortaler EC weist er sein p.m. im linksventrikulären Areal auf (nicht im Aortenareal!).

### 29.6.3 Der 4. Herzton

Ein deutlich hörbarer 4. HT ist bei einer Aortenisthmusstenose nicht selten. Da ein Vorhofton bei den meist jungen Patienten ohnehin physiologisch sein kann, darf aus seinem Auftreten und seiner Lautstärke kein sicherer Rückschluß auf Vorliegen oder Ausmaß einer linksventrikulären Hypertrophie abgeleitet werden.

### 29.6.4 Geräusche bei Aortenisthmusstenose

Bei einer Aortenisthmusstenose bestehen außer am Ort der eigentlichen Stenose selbst so mannigfaltige Möglichkeiten für Strömungsturbulenzen im Bereich der Kollateralgefäße, an deren Einmündungen in die Aorta distal der Stenose sowie an begleitenden Anomalien der Aortenklappe, daß das Auskultationsbild starke Variationen aufweist. *Es gibt allenfalls einen typischen, keinen pathognomonischen Auskultationsbefund einer Aortenisthmusstenose.*

#### 29.6.4.1 Ursprungsort Isthmusstenose

*Abb. 29.3*

Das Geräusch, das am Ort der Stenose selbst entsteht, ist typischerweise spätsystolisch, d. h. vom 1. HT abgesetzt. Als außerhalb des Herzens entstehendes Gefäßgeräusch ist es unabhängig vom eigentlichen Herzzyklus und verhält sich wie die Blutströmung, welche erst nach dem ersten Drittel der Systole anschwillt und das Maximum gegen Ende der Systole aufweist.

Abhängig vom Schweregrad der Stenose kann es als kontinuierliches Geräusch über den 2. HT hinausreichen. Dies ist jedoch selten, da durch den ausgeprägten Kollateralkreislauf meist ein Druckausgleich in der Diastole erfolgt. Daher tritt nur bei schwersten Isthmusstenosen (Durchmesser unter 2,5 mm) *am Ort der eigentlichen Stenose* ein kontinuierliches Geräusch auf, wenn die Kollateralen einen diastolischen Druckausgleich nicht mehr bewerkstelligen können.

Das p.m. des eigentlichen Stenosegeräusches liegt am Rücken zwischen beiden Schulterblättern links paravertebral, wird jedoch in abgeschwächter Form nach vorne in den 4. bis 5. ICR („VSD-Areal") fortgeleitet.

Ob spätsystolisch oder kontinuierlich – in keinem Fall läßt sich das an der Isthmusstenose selbst entstehende Geräusch von den stets vorhandenen Kollateralgefäßgeräuschen trennen. Ein zwischen den Schulterblättern auskultiertes kontinuierliches Geräusch läßt nicht einmal einen Rückschluß auf die Durchgängigkeit der Aortenisthmusstenose zu, da selbst (und gerade) bei der nicht seltenen Atresie ähnliche kontinuierliche Kollateralgeräusche entstehen.

Der Geräuschbefund bei Aortenisthmusstenose ist sehr variabel, selten typisch und nie pathognomonisch.

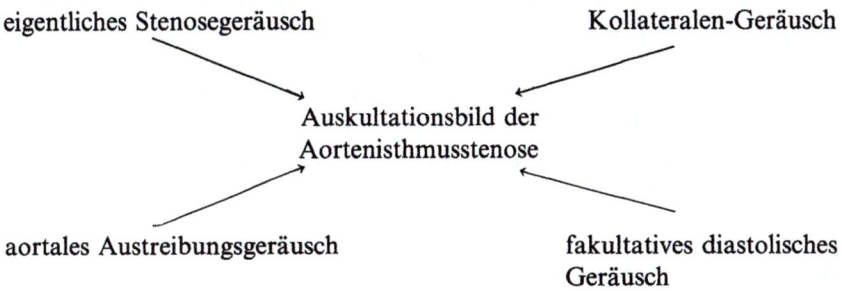

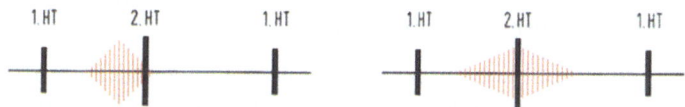

Abb. 29.3. *Aortenisthmusstenose:* Das an der Stenose selbst(!) entstehende Geräusch reicht nur bei hochgradiger Stenose deutlich in die Diastole hinein (rechts)

**Auskultationsmerkmale der Aortenisthmusstenose**
- 1. und 2. Herzton betont
- Häufig aortaler Ejection-Click (p. m. Herzspitzenregion)
- Deutlicher 4. HT möglich (p. m. Herzspitze, Glocke!)
- Spätsystolisches, d. h. vom 1. HT deutlich abgesetztes spindelförmiges Geräusch (p. m. interskapulär links paravertebral und leiser über dem 3. bis 4. ICR links parasternal)
- Spätsystolische und zum Teil kontinuierliche (bis in Diastolenmitte reichende) Kollateralgeräusche über der oberen Rückenpartie, bei oberflächlicher Lage durch Anpressen des Stethoskops unterdrückbar
- Häufig leises Austreibungsgeräusch im Aortenareal
- Hauchendes Sofortdiastolikum einer AI möglich (p. m. 3. ICR)
- Kurzes mesodiastolisches Mitraldurchflußgeräusch möglich

368   B. Spezieller Teil

#### 29.6.4.2 Ursprungsort Kollateralen

Häufiger als an der Stenose selbst entstehen Geräusche durch den schnellen Fluß in den stark gewundenen Kollateralarterien und an deren Einmündungsstellen in die Aorta distal der Stenose. Diese sind ebenfalls spätsystolisch oder (häufiger als das Geräusch der eigentlichen Stenose) kontinuierlich. Verlaufen die Kollateralen oberflächlich, so läßt sich das Geräusch durch Kompression mit dem Stethoskop unterdrücken. Auf der Suche nach Kollateralgeräuschen muß stets die gesamte Rückenpartie abgesucht werden, besonders häufig sind sie zwischen den Schulterblättern. Dort ist eine sichere Trennung von den Geräuschen, die am Ort der Stenose selbst entstehen, nicht möglich (s. o.).

Kollateralgeräusche treten selten vor dem Jugendalter auf, da die Ausbildung von *stark gewundenen* Kollateralgefäßen einige Jahre in Anspruch nimmt.

#### 29.6.4.3 Intrakardialer Ursprung

Ein *typisches spindelförmiges Austreibungsgeräusch* im Aortenareal gehört zu den häufigsten Auskultationsbefunden bei Aortenisthmusstenose.

Es entsteht im Bereich der Aortenklappe, ist jedoch meist leise (bis 3/6 ohne Schwirren) und wird nicht oder kaum in die Karotiden fortgeleitet.

Als Ursache kommen – meist nebeneinander – in Betracht:

- Funktionell bei hypertoniebedingter Dilatation der Aortenwurzel und/oder
- organisch bei einer zwar nicht stenosierenden, aber dennoch die Austreibung behindernden bikuspiden Aortenklappe.

Ist ein Schwirren nachweisbar oder besteht eine deutliche Fortleitung in die Karotiden, muß eine begleitende valvuläre oder subvalvuläre Aortenstenose angenommen werden, die eine Isthmusstenose in bis zu 10% der Fälle begleitet.

Ein *typisches hauchendes Frühdiastolikum einer Aorteninsuffizienz* (p.m. 3. ICR links) ist bei Aortenisthmusstenose nicht selten. Auch hier kommt als Ursache eine hypertoniebedingte Erweiterung des Aortenrings und/oder eine geringe Undichtigkeit bei bikuspider Klappe in Frage.

Ein *kurzes tieffrequentes mesodiastolisches Mitralströmungsgeräusch* soll bei Aortenisthmusstenose häufig zu hören sein (Glocke, Herzspitze), ohne daß eine organische Mitralstenose vorliegt. Die Ursache könnte in einer Einflußbehinderung bei linksventrikulärer Hypertrophie oder bei fibroelastotischen Veränderungen der Klappe liegen.

## 29.7 Differentialdiagnose

*Tab. 29.1* Als Quelle eines spätsystolischen oder kontinuierlichen Geräusches kommt neben einem offenen Ductus Botalli eine ganze Reihe seltener Ursachen in Betracht.

Da die Diagnose einer Aortenisthmusstenose jedoch nicht aufgrund ihres Auskultationsbefundes, sondern stets durch vergleichende Palpation bzw. Blutdruckmessung zwischen der oberen und unteren Extremität gesichert wird, erübrigen sich differentialdiagnostische Überlegungen. Darüber hinaus besitzt die Aortenisthmusstenose allenfalls einen typischen, nie jedoch einen pathognomonischen Auskultationsbefund.

**Tab. 29.1.** Verschiedene Ursachen spätsystolischer oder kontinuierlicher Geräusche über der Thoraxwand und den angrenzenden Arealen (modifiziert nach Myers [191])

### A Durch Shunts zwischen Hoch- und Niederdrucksystem

1. **Von systemischer Arterie zum Pulmonalsystem**
   - persistierender Ductus arteriosus Botalli
   - aorto-pulmonales Fenster
   - Ruptur eines Aortenaneurysmas in die Pulmonalarterie
   - Koronararterienfistel
   - Fehlabgang einer Koronararterie aus dem Pulmonalstamm
   - Pulmonalatresie
   - Truncus arteriosus
   - Ruptur eines Sinus-Valsalva-Aneurysmas in den Pulmonalstamm
   - broncho-pulmonal bei Lungensequestration und Bronchiektasien

2. **Von systemischer Arterie zum rechten Herzen** (meist diastolisches Maximum)
   - Ruptur eines Sinus-Valsalva-Aneurysmas in den RA oder RV
   - Fehleinmündung einer Koronararterie

3. **Links-rechts-Shunt auf Vorhofebene**
   - Nur beim Lutembacher-Syndrom (ASD mit MS oder Mitralatresie)

4. **Veno-venös**
   - fehleinmündende Pulmonalvenen

5. **Arterio-venös**
   - traumatische AV-Fisteln (Messerstich/Schußwunden)

### B Durch lokalisierte Arterienstenosen ohne ausreichende Kollateralisierung

1. **Schnell entstandene Stenosen**
   - Pulmonalarterienkompression durch Aortenaneurysma oder Lymphknotenpakete
   - massive Lungenembolie

2. **Hochgradige Stenosen (mit erhaltenem diastolischen Druckgradienten)**
   - höchstgradige Aortenisthmusstenose

### C Durch schnellen Blutfluß während Systole *und* Diastole

- Nonnensausen (über V. Jugularis bei Kindern im Stehen)
- bei laktierender Mamma (lateral der Mamma, unterdrückbar)
- bei hyperthyreoter Struma
- Umgehungskreisläufe bei – Aortenisthmusstenose (systemisch-arteriell)
  – Pulmonalarterienstenose (bronchial-pulmonal)

# 30. Der Vorhoftumor

## 30.1 Definition

Tumoren des Herzens, ob primär oder sekundär (Metastasen) sind selten. Die sekundären und einige primäre Tumoren (diverse Sarkome, Lipome etc.) wachsen meist *intramural* und sind auskultatorisch stumm oder bei Perikardbeteiligung auskultatorisch untypisch.

Die häufigsten Tumoren des Herzens sind Myxome, die in den linken, seltener in den rechten Vorhof *hineinwachsen.* Aufgrund ihrer Lokalisation und Mobilität sind sie die einzigen Herztumoren, welche die hämodynamischen Abläufe in typischer Weise beeinflussen und dadurch einen typischen, wenn gelegentlich nicht sogar pathognomonischen Auskultationsbefund hervorrufen können.

Vorhofmyxome sind patho-histologisch benigne, vom hämodynamischen und klinischen Standpunkt aus gesehen jedoch potentiell hochmaligne.

## 30.2 Ätiologie und Vorkommen

Die Ätiologie der Vorhofmyxome ist, wie die aller Neoplasien, unklar.

Eine familiäre Häufung ist beschrieben worden. Jedes Lebensalter kann betroffen sein, es findet sich jedoch eine Häufung zwischen dem 30. und 60. Lebensjahr. Das weibliche Geschlecht ist deutlich bevorzugt (2–3:1).

## 30.3 Pathologische Anatomie

Myxome sind gestielte oder breitbasig aufsitzende, polypoide, weiche Massen von 5–6 (bis 15) cm Durchmesser. Durch ihre gelatinös-schleimige Konsistenz sind sie leicht verformbar. Gewöhnlich sind sie gestielt und gut beweglich, nur selten festsitzend. 75% der Myxome betreffen den linken Vorhof, 18% den rechten Vorhof, jeweils 4% die beiden Kammern. Sie nehmen ihren Ausgang meist von der Region der Fossa ovalis.

## 30.4 Pathophysiologie und Hämodynamik

*Kleine* Vorhofmyxome sind hämodynamisch unbedeutend und werden – wenn überhaupt – zufällig oder bei der gezielten Suche nach einer Infektions- oder Emboliequelle diagnostiziert.

*Abb. 30.1* Mit zunehmender Größe und Beweglichkeit füllen sie einen immer größeren Teil des linken (oder rechten) Vorhofs aus und behindern die Füllung des Vorhofs aus den pulmonalen (oder peripheren) Venen. Bei entsprechender Größe können sie beinahe den gesamten Vorhof ausfüllen und auch die Funktion der Mitral- (oder Trikuspidal-)klappe behindern. Letzteres kann jedoch schon früher bei kleineren, *gestielten* und dadurch besonders gut beweglichen Vorhofmyxomen auftre-

*Abb. 30.2* ten, wenn diese diastolisch durch das Mitralostium in den Ventrikel gelangen

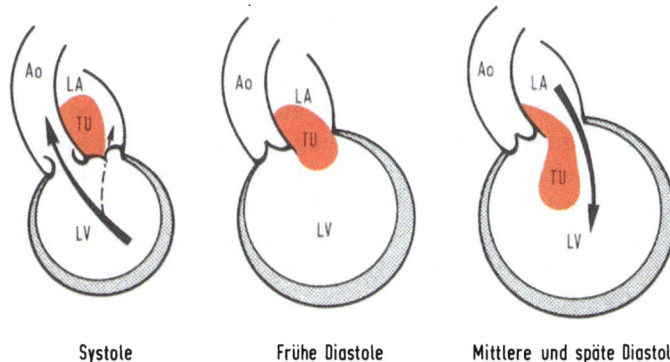

Abb. 30.1. *Schematische Darstellung eines prolabierenden Vorhofmyxoms:*
Der Tumor-„Plop" entsteht durch den plötzlichen Halt in der Vorwärtsbewegung eines sehr mobilen oder gestielten Tumors

Vorhof**myxome** sind nicht nur die häufigsten Tumoren des Herzens, sondern auch die einzigen, die einen typischen Auskultationsbefund hervorrufen können!

Myxome sind gelatinös – gallertige Massen und haben zum Zeitpunkt der Diagnosestellung (= ~ Op.-Zeitpunkt) einen Durchmesser von ca. 5 cm (bis 15 cm).

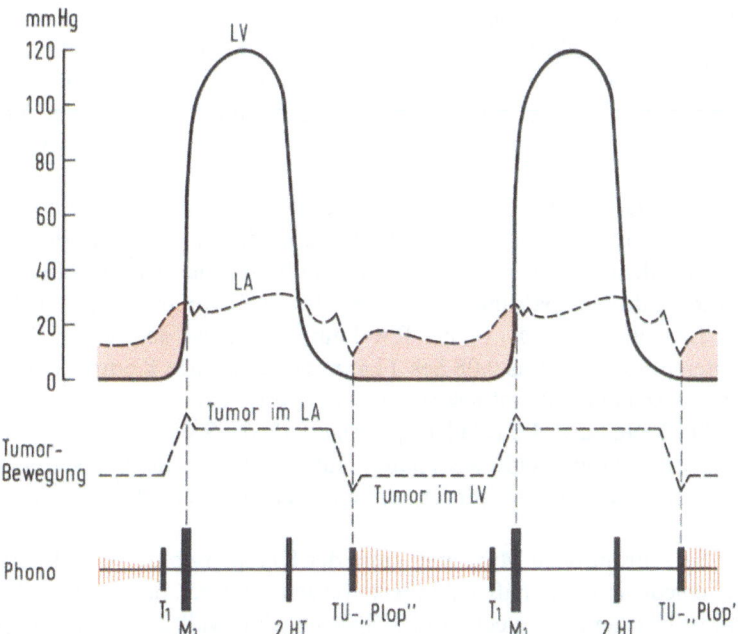

Abb. 30.2. *Prolabierender Vorhoftumor:* Die Tumorbewegung, die Druckverhältnisse und der daraus resultierende Auskultationsbefund

(„*prolabieren*"), um zu Beginn der Systole wieder in den Vorhof zurückgetrieben zu werden. Bei diesen prolabierenden Vorhofmyxomen ist je nach Größe und Flexibilität des Tumors und der Länge des Stiels sowohl die diastolische Füllung der Kammer aus dem Vorhof, als auch oft der Klappenfluß behindert. Dies führt einerseits zu einer Drucksteigerung im linken Vorhof bis hin zum low output wie bei einer schweren Mitral*stenose*, andererseits oft zu einer (hämodynamisch jedoch nie im Vordergrund stehenden) Mitral*insuffizienz*.

Je nach Tumorgröße und Körperlage können Vorhofmyxome zu einer intermittierenden vollständigen Obstruktion des Mitralostiums und dadurch zu Synkopen führen.

## 30.5 Klinische Gesichtspunkte

Die klinische Symptomatik ist gekennzeichnet durch die Trias: *Mitralklappenobstruktion, Embolien* und *Allgemeinsymptomatik*. Die Obstruktion äußert sich, vergleichbar mit der Mitralstenose, durch Linksherzinsuffizienzzeichen und Synkopen, die systemarteriellen Embolien abhängig vom Zielort (zerebral, renal, intestinal, peripher), und die Allgemeinsymptomatik zeigt sich in Krankheitsgefühl, Gewichtsabnahme, Fieber etc.

Werden Vorhoftumoren nicht rechtzeitig bei der Suche nach einem Vitium, einer Infekt- oder Emboliequelle entdeckt, so können sie durch eine kardiale Dekompensation im Sinne eines schweren Mitralvitiums, durch akuten Herztod oder die gefürchteten, zum Teil septischen Tumorembolien zum Tode führen. Eine rechtzeitige Operation dagegen gewährleistet meist eine Restitutio ad integrum, Rezidive sind jedoch beschrieben worden.

## 30.6 Auskultation

### 30.6.1 Der 1. Herzton

Der 1. HT ist meist *laut bis paukend* und *oft gespalten*.

Beides ist bedingt durch den verzögerten Mitralklappenschluß, der erst nach der Rücktreibung des prolabierenden Tumors aus dem Mitralostium erfolgen kann oder der – bei nicht prolabierendem Myxom – von der Vorhofseite her mechanisch behindert wird. Gelegentlich ist das myxomatöse Gewebe mit dem vorderen Mitralsegel verklebt.

Abb. 30.4    Die **Spaltung des 1. HT** entsteht durch die Asynchronie von Mitral- und Trikuspidalklappenschluß, wobei die betreffende Komponente des 1. HT ($M_1$ bei *links*atrialem, $T_1$ bei *rechts*atrialem Sitz) hinter die nichtbetroffene Komponente zurückfällt. Die Spaltung ist bei einem Intervall von meist 0,03–0,04 Sek. ($T_1$-$M_1$ bei LA-Tumoren, $M_1$-$T_1$ bei RA-Tumoren) meist deutlich zu hören, bei einer weiteren Spaltung (bis 0,08 Sek.) kann die verzögerte Komponente den Eindruck eines einzelnen frühsystolischen Tons hervorrufen.

Die **Lautstärke des 1. HT** ist gesteigert, da die Segel durch die zeitliche Verzögerung des Klappenschlusses später und somit auf einem höheren ventrikulären Druckniveau gespannt werden und dadurch energiereichere Schwingungen erzeugen.

Bei sehr mobilen Myxomen kann der Klappenschluß von Aktion zu Aktion in verschiedenem Ausmaß behindert werden: Hierbei findet man eine wechselnde Lautstärke und ein wechselndes Spaltungsintervall des 1. HT. Lageänderungen des Patienten können dies provozieren.

**Die klinische Trias des Vorhofmyxoms**

- Obstruktion des Mitralostiums ⎫
- Systemarterielle Embolien         ⎬ vergleichbar einer Mitralstenose
- Allgemeinsymptomatik              ⎭

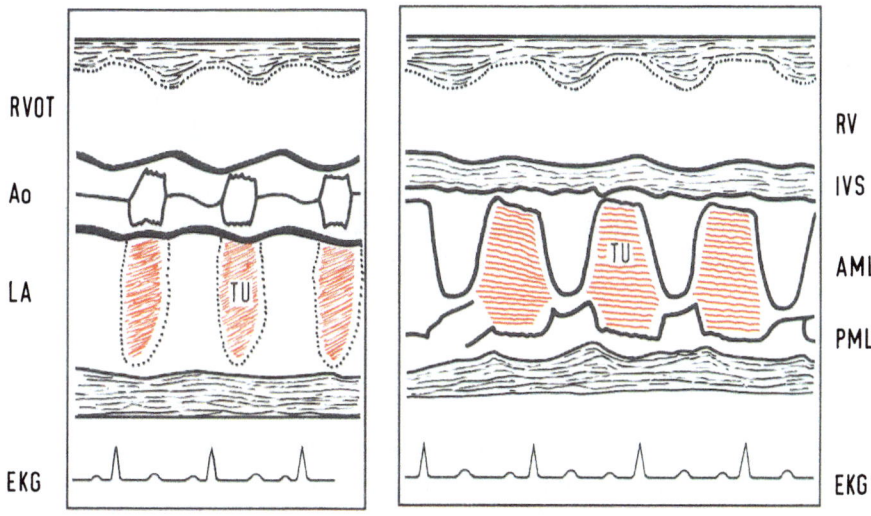

Abb. 30.3. *Echokardiogramm eines prolabierenden Vorhoftumors* (Sitz im linken Vorhof)
*Beachte:*
– Die systolischen Tumorechos im Vorhof
– Die diastolischen Tumorechos im Mitralostium

**Zentrale Regeln für die Auskultation bei Vorhoftumoren**

- Ein Vorhofmyxom kann die Auskultationsphänomene einer Mitralstenose oder eines kombinierten Mitralvitiums täuschend ähnlich simulieren!
- Ein besonderes Kennzeichen des Vorhofmyxoms ist die Lagevariabilität aller seiner Auskultationsphänomene
  (1. HT, Tumor-„Plop", systolische und diastolische Geräusche)

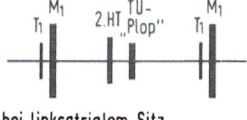 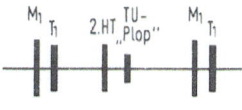

Abb. 30.4. *Die Spaltungsmöglichkeiten des 1. HT bei links- und rechtsatrialem Sitz eines prolabierenden Vorhoftumors*

### 30.6.2 Der 2. Herzton

Der 2. HT kann *normal* sein; bei einem signifikanten Druckanstieg im kleinen Kreislauf ist die Pulmonalkomponente $P_2$ im Sinne einer pulmonalen Hypertonie akzentuiert.

### 30.6.3 Der Tumor-„Plop"

Der Tumor-„Plop" (oder „Vorhoftumorprolapston") ist ein eher etwas tieffrequenter, dumpfer frühdiastolischer Zusatzton über der Herzspitze. Bei einem zeitlichen Abstand zum vorausgehenden 2. HT von 0,08–0,13 Sek. liegt er zeitlich zwischen einem MÖT und einem 3. HT. Er klingt dumpfer als der relativ scharfe MÖT, aber ohrennaher als ein 3. HT.

Der Tumor-„Plop" entsteht durch den plötzlichen Halt der Vorwärtsbewegung des diastolisch durch das Mitral- (bzw. Trikuspidal-)ostium prolabierenden Tumors. Im Gegensatz zu einem MÖT zeigt er eine oft stark *ausgeprägte Lageabhängigkeit*.

### 30.6.4 Weitere Zusatztöne

Sowohl systolische, clickartige als auch (neben dem Tumor-„Plop") spätdiastolische, dumpfere Zusatztöne sind beschrieben worden. Ihr Entstehungsmechanismus kann in den Einzelfällen evtl. durch die zweidimensionale Echokardiographie geklärt werden.

### 30.6.5 Systolische Geräusche

Systolische Herzgeräusche mit p.m. über der Herzspitze sind bei Vorhoftumoren häufig und können verschiedene Charakteristik aufweisen:

Ein *holosystolisches Geräusch* ist Ausdruck einer Mitralinsuffizienz, die durch eine mechanische Behinderung des Klappenschlusses hervorgerufen wird.

*Spindelförmige Geräusche* sind ebenfalls beschrieben und entsprechen zum Teil Austreibungsgeräuschen unklarer Quelle, zum Teil möglicherweise auch einem diskontinuierlichen mitralen Reflux.

Eine (fakultative) Spezialität des prolabierenden Vorhofmyxoms ist das *frühsystolische Refluxgeräusch:* Es beginnt mit dem Druckanstieg in der Kammer, endet mit der verspäteten Mitralkomponente des 1. HT und wird durch einen mitralen Reflux während der frühsystolischen Zurücktreibung des Tumors in den Vorhof hervorgerufen. Wegen der nachfolgenden lauten Mitralkomponente des 1. HT wird dieses Geräusch bei der Auskultation meist für ein lautes Präsystolikum gehalten, und erst die Phonokardiographie zeigt den systolischen Ursprung dieses kurzen Geräusches auf.

**Auskultationsmerkmale eines prolabierenden Vorhoftumors**
- Sehr variabler Auskultationsbefund, es sind nie alle der nachfolgend beschriebenen Auskultationsphänomene zur gleichen Zeit zu hören
- 1. Herzton meist paukend, oft weit gespalten, gelegentlich wechselnde Lautstärke trotz regelmäßigem Sinusrhythmus
- 2. HT normal, bei pulmonaler Hypertonie $P_2$ betont
- Häufiger dumpfer diastolischer Tumor-„Plop"
  (wie MÖT, aber dumpfer und inkonstant)
- Systolische Clicks möglich
- „Mitralstenosediastolika"
  (diastolisches Intervallgeräusch und/oder Präsystolikum)
- Systolikum einer Mitralinsuffizienz möglich
- Meist ausgeprägte Lageabhängigkeit aller Auskultationsphänomene
  (Stehen, Seitenlage, Kopftieflage)

**An ein Vorhofmyxom sollte gedacht werden, wenn bei einer vermeintlich vorliegenden Mitralstenose (oder einem kombinierten Mitralvitium) ...**

... kein rheumatisches Fieber in der Anamnese (unzuverlässig!)
... nur kurze Anamnese mit schneller Progression der Symptome
... wechselnde Ausprägung der Symptome (inklusive Auskultation)
... kein Zusammenhang zwischen physikalischen und röntgenologischen Befunden und dem Schweregrad der Symptomatik
... Abhängigkeit der Beschwerden und des Auskultationsbefundes von der Körperlage
... evtl. Synkopen oder Schwindelabhängig von der eingenommenen Körperlage
... kein MÖT oder Diskrepanz eines weiten (vermeintlichen) 2-„MÖT"-Intervalls mit dem fortgeschrittenen klinischen Schweregrad
... keine Vorhofvergrößerung, kein Vorhofflimmern, in der Regel Sinusrhythmus trotz deutlicher Symptomatik
... keine Klappenverkalkungen, evtl. intrakavitäre Kalzifizierungen bestehen bzw. nachzuweisen sind.

### 30.6.6 Diastolische Geräusche

Diese entstehen – vergleichbar mit denen bei einer organischen Mitralstenose – durch Turbulenzen, die sich bei der behinderten und dadurch unter einem erhöhten Druckgradienten erfolgenden Füllung der Kammer aus dem Vorhof bilden. Wie bei einer MS ist das Diastolikum tieffrequent und rauh und kann durch die Vorhofkontraktion eine präsystolische Verstärkung erfahren. Durch Lageänderungen, z. B. beim Stehen oder Liegen auf dem Bauch kann bei einem mobilen Tumor die Füllungsbehinderung verstärkt und das Geräusch dadurch lauter werden.

Ein Aortendiastolikum ist bei Vorhoftumoren beschrieben worden und entsteht möglicherweise durch Klappenbeschädigung bei einem mobilen Tumor.

## 30.7 Differentialdiagnose

*Tab. 30.1* Wegen der Seltenheit des Vorhofmyxoms und der Vielgestaltigkeit seiner klinischen und auskultatorischen Zeichen gelingt die Diagnose selten auf Anhieb, sondern meist erst nach Abwägung aller differentialdiagnostischen Möglichkeiten.

Während das klinische Bild oft eine entzündliche Genese, wie z. B. eine Endokarditis oder Vaskulitis vermuten läßt, so steht – insbesondere bei großen und/ oder mobilen Vorhofmyxomen – bei der Auskultation ein Mitralvitium ganz im Vordergrund: Es können sowohl eine rheumatische Mitral*stenose*, ein *kombiniertes* Mitralvitium, eine reine Mitral*insuffizienz* oder (bei rechtsatrialem Sitz) ein *Trikuspidalvitium* simuliert werden. Die Abgrenzung gelingt meist bei Beachtung der rechts aufgeführten anamnestischen und klinischen (inklusive auskultatorischen) Fingerzeige.

*Abb. 30.3* Auf eine echokardiographische Bestätigung sollte jedoch niemals verzichtet werden.

**Tab. 30.1.** Differentialdiagnose der Auskultationsphänomene bei Vorhofmyxom

|  | Vorhofmyxom | Mitralstenose | Mitralinsuffizienz | Pericarditis constrictiva |
|---|---|---|---|---|
| **1. Herzton** | laut, z. T. paukend, z. T. gespalten, wechselnde Lautstärke bei SR | laut, paukend, nicht gespalten, wechselnde Lautstärke nur bei VHF | bei rheumatischer Genese leise, sonst normal | normal bis abgeschwächt |
| **Frühdiastolischer Ton** | = Tumor-„Plop" 0,08–0,13 sek. nach 2. HT, relativ dumpf | = MÖT 0,05–0,12 sek. nach 2. HT, je nach Schweregrad hell, scharf | = 3. HT nur bei reiner oder überwiegender Insuffizienz, = MÖT bei überwiegender Stenosekomponente | = Perikard(klopf)ton (früher 3. HT): heller als „normaler" 3. HT 0,09–0,13 sek. nach 2. HT |
| **Systolischer Click** | möglich | ∅ | nur bei MKP | möglich |
| **Systolisches Geräusch** | fakultativ band- oder spindelförmig | bei begleitender MI holosystolisch – bandförmig | vorherrschend bandförmiges Holosystolikum | ∅ |
| **Diastolische Geräusche** | tieffrequentes rauhes apikales Decrescendo u. Präsystolikum möglich | tieffrequentes apikales Rumpeln, Präsystolikum nur bei erhaltenem SR | kurzes apikales Strömungsgeräusch möglich | ∅ |
| **Lageabhängigkeit** | ausgeprägt! (bei allen Auskultationsphänomenen meist lauter im Stehen und in Bauchlage) | lauter in Linksseitenlage | lauter in Linksseitenlage | ∅ |

# 31. Die Pericarditis constrictiva (Panzerherz)

## 31.1 Definition

Abb. 31.1  Bei der Pericarditis constrictiva ist das Herz durch postentzündliche Veränderungen der Perikardblätter „von außen" eingeschnürt und dadurch in seiner diastolischen Füllung behindert.

## 31.2 Ätiologie

Im Prinzip kann *jede* Herzbeutelentzündung (die rheumatische ausgenommen) in eine konstringierende Perikarditis münden. Dies erfolgt meist nach einer größeren Latenzperiode zur akuten Entzündung (viele Monate bis Jahre), gelegentlich bereits jedoch nach 1–2 Monaten.

Früher war die tuberkulöse Perikarditis die häufigste Ursache einer Konstriktion. Durch die Zunahme der Dialysetherapie, der Herzchirurgie und der stumpfen Thoraxtraumen (Verkehrsunfälle) sind es heute daneben oft Patienten mit terminaler Niereninsuffizienz (rezidivierende urämische Perikarditiden), nach aortokoronaren Bypass-Eingriffen und nach traumatischer Einblutung ins Perikard, bei denen sich eine Pericarditis constrictiva entwickelt.

In der Mehrzahl der Fälle kann die Ätiologie klinisch (und oft auch aus dem Op.-Präparat histologisch) nicht mehr gesichert werden.

## 31.3 Pathologische Anatomie

Eine Perikarditis heilt in der Mehrzahl der Fälle mit Verklebung der Perikardblätter und Adhäsionen des Perikards mit den umgebenden Strukturen, jedoch ohne Konstriktion ab. Insbesondere eine chronische rezidivierende, eine eitrige oder tuberkulöse Perikarditis kann über eine Verschwielung und Schrumpfung des Perikardsacks zu einer Pericarditis constrictiva führen. Eine (teilweise oder im wahrsten Sinne des Wortes umfassende) Verkalkung tritt nur bei ca. 1/3 aller Panzerherzen auf. Bei der tuberkulösen Perikarditis ist eine Verkalkung wegen der verkäsenden Nekrosen häufiger.

## 31.4 Pathophysiologie und Hämodynamik

Bei einer Pericarditis constrictiva ist das Herz von einem derben, starren Narbengewebe umgeben, welches das Herz daran hindert, seine normale diastolische Größe anzunehmen. Unter keinen Umständen kann das durch Konstriktion begrenzte, verminderte diastolische Herzvolumen überschritten werden.

Die eingeschränkte Füllung der Herzkammern spielt beim Panzerherzen die Schlüsselrolle: Da das dem Herzen angebotene venöse Blutvolumen nicht vollständig aufgenommen werden kann, kommt es zu einem Rückstau (=Druckerhöhung) im rechten Vorhof und dem Einzugsgebiet der oberen (=Halsvenenstau) und unteren (=Leberstau, Aszites, Ödeme) Hohlvene. Diese Druckerhöhung im gesamten zentralvenösen System ist auch das klinische Kardinalsymptom: Man spricht von einer *unteren und oberen Einflußstauung*.

Abb. 31.1. *Schematische Darstellung einer Pericarditis constrictiva*
*Beachte:*
- Die perikardiale „Kalkspange"
- Das insbesonders rechts kleine Ventrikelcavum

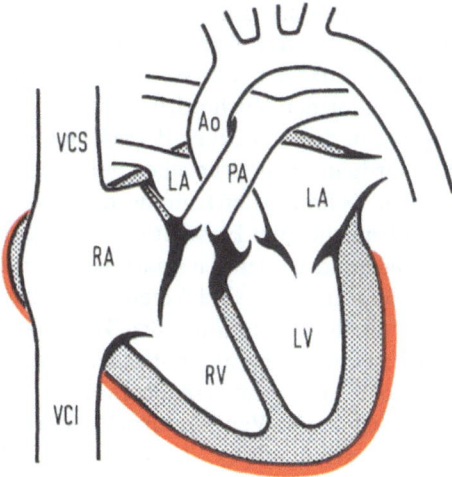

**Tab. 31.1.** Die häufigsten Ursachen einer Pericarditis constrictiva

- Idiopathisch
- Tuberkulös
- Andere bakterielle (insbesondere eitrige) und virale Perikarditiden
- Kollagenkrankheiten (Lupus erythematodes, rheumatoide Arthritis)
- Urämisch bei terminaler Niereninsuffizienz (Langzeithämodialyse)
- Traumatisches Hämoperikard
- Strahlenperikarditis
- Perikard- und Mediastinaltumoren
- Cholesterinperikarditis

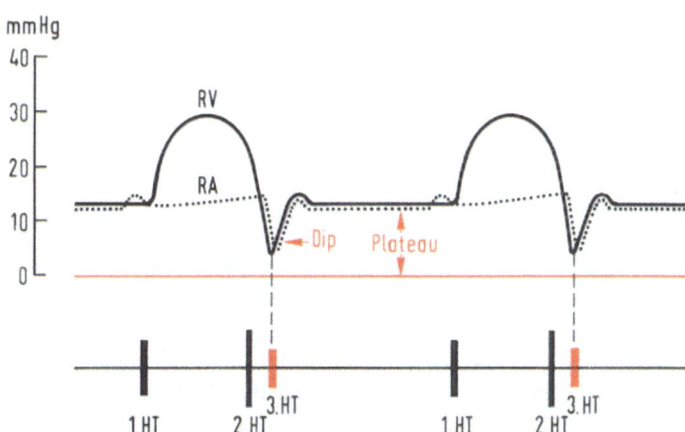

Abb. 31.2. *Pericarditis constrictiva:* Die rechtsventrikulären Druckverhältnisse und der zum Zeitpunkt der bereits früh behinderten schnellen Füllungsphase (→ dip) auftretende Perikardton („früher 3. HT")

380　B. Spezieller Teil

Abb. 31.2　Die begrenzte diastolische Aufnahmefähigkeit der Ventrikel führt in Verbindung mit dem erhöhten Füllungsdruck zu einem charakteristischen Ablauf der Füllung: Sinkt der rechtsventrikuläre Druck in der frühdiastolischen Relaxationsphase unter den Vorhofdruck, so schießt das Blut unter einem hohen Druckgradienten in den Ventrikel, dessen Dehnung jedoch brüsk und vorzeitig durch den Perikardpanzer unterbrochen wird. Die Energie der schnellen Füllung, die eigentlich zur Dehnung der Kammermuskulatur dienen soll, bricht sich bei dem plötzlichen Erreichen der Elastizitätsgrenze und führt zu einer Erschütterung des ganzen Herzens und zu dem charakteristischen *frühen* 3. Herzton (*Perikardton*).

Die Kammern sind bereits nach dem 1. Drittel der Diastole maximal, aber trotz des hohen Füllungsdruckes unzureichend gefüllt. Dieses Füllungsmuster führt zu einem charakteristischen kurzen, tiefen, frühdiastolischen Absinken des Drucks („*dip"*), um danach rasch auf ein nahezu konstantes, erhöhtes Niveau anzusteigen. Die Ventrikeldruckkurve nimmt in der Diastole die Form eines Quadratwurzelsymbols $\sqrt{\phantom{x}}$ („*square root*" bzw. „*dip-plateau*") an.

Klinisch kann der kurze aber schnelle Einstrom an einem kurzen diastolischen Kollaps der gestauten Halsvenen aufscheinen, der bei einer schweren Stauung evtl. erst im Sitzen oder Stehen sichtbar wird.

Wegen des eingeschränkten Füllungsvolumens ist auch das linksventrikuläre Schlagvolumen vermindert. Ein ausreichendes HZV kann nur durch eine Erhöhung der Herzfrequenz aufrechterhalten werden. Dies äußert sich zunächst in einer übermäßigen Zunahme der Herzfrequenz bei schon geringer körperlicher Belastung. In fortgeschrittenen Stadien (die Konstriktion neigt zur Progredienz) kann auch durch eine Ruhetachykardie ein normales Ruhe-HZV nicht mehr aufrechterhalten werden.

Beim Panzerherz ist dieses fixierte kleine Minutenvolumen in erster Linie Folge der geringen Füllung der Herzkammern und nicht etwa einer herabgesetzten linksventrikulären Kontraktionskraft (diese ist – wenn überhaupt – nur gering gestört).

## 31.5　Klinische Gesichtspunkte

Körperliche Beschwerden beginnen beim Panzerherzen meist schleichend mit Belastungsdyspnoe und peripheren Ödemen. Später tritt aufgrund des Leberstaus ein Aszites mit abdominellen Beschwerden auf.

Das Panzerherz sollte daher in die Differentialdiagnose eines jeden Aszites miteinbezogen werden.

## 31.6　Auskultation

### 31.6.1　Der 1. und 2. Herzton

Abhängig von der Ausprägung und der Lokalisation des fibrösen oder verkalkten, das Herz umschließenden Panzers verhält sich die Lautstärke der normalen Herztöne unterschiedlich:

Meist ist sowohl der 1. als auch der 2. HT abgeschwächt, in selteneren Fällen normal laut oder sogar betont, ohne daß hieraus sichere Rückschlüsse möglich wären.

Eine atemvariable Spaltung des 2. HT tritt nicht auf, da der rechte Ventrikel das inspiratorisch vermehrt angebotene Volumen nicht mehr aufnehmen kann.

Weniger als die Hälfte aller Panzerherzen weist Verkalkungen auf; andererseits tritt Perikardkalk auch ohne Konstriktion auf.

**Deshalb:** Perikardkalk ist weder beweisend für eine Konstriktion, noch kann sein Fehlen eine Pericarditis constrictiva ausschließen!

**Die Diagnose einer Pericarditis constrictiva ist eine klinische, keine röntgenologische!**

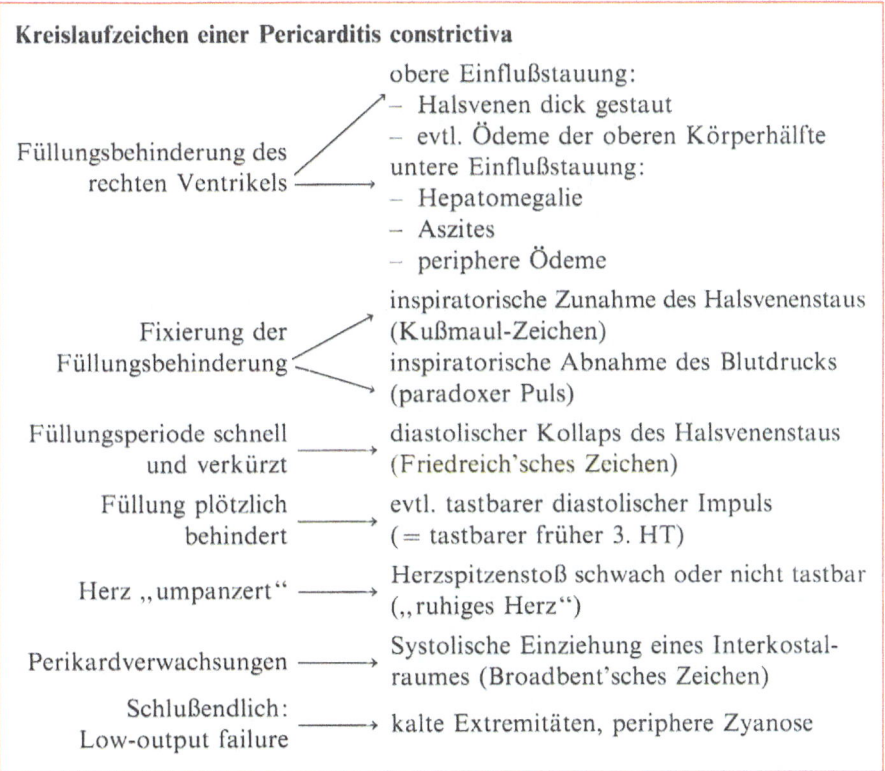

**Beck'sche Trias bei Panzerherz**
- Gestaute Jugularvenen
- Aszites
- Ruhiges Herz

**Panzerherz: normale Herztöne meist (nicht immer) leise!**

### 31.6.2 Der Perikardton

Das auskultatorische Leitsymptom der Pericarditis constrictiva ist der Perikard-(klopf)ton, auch „früher 3. HT der Pericarditis constrictiva" genannt.

Er entsteht im Prinzip wie ein „normaler" 3. HT, wenn sich die Energie der schnellen frühdiastolischen Füllung an der Kammerwand bricht.

Beim Panzerherzen ist einerseits der Füllungsdruck (= RA-Druck = ZVD) erhöht, wodurch die Füllung besonders schnell und heftig stattfindet. Andererseits wird diese schnelle Füllung ungewöhnlich abrupt gestoppt, da der Perikardpanzer eine normale diastolische Volumenzunahme nicht mehr zuläßt. Der Perikardton entsteht, wenn das schnell in den Ventrikel einströmende Blut durch den plötzlichen Stop der ventrikulären Relaxation „gestaucht" wird und das ganze System Blut – Herzwand – Perikardschale in Schwingung gerät.

Der Perikardton unterscheidet sich von einem „normalen" 3. HT durch:

1. Die **Lautstärke:** Er ist deutlich lauter als ein „normaler" 3. HT und kann bei den veränderten Schalleitungs- und Resonanzeigenschaften einer kalzifizierenden Pericarditis constrictiva zum lautesten Herzton überhaupt werden.
2. Die **Schallqualität** ist höherfrequent, d.h. heller, kürzer und schärfer als der dumpfe normale 3. HT.
3. Das **zeitliche Auftreten** des 3. HT ist beim Panzerherz verfrüht, da die schnelle frühdiastolische Füllung durch den Perikardpanzer vorzeitig unterbrochen wird. Es besteht eine gewisse Korrelation zwischen dem Ausmaß der Konstriktion und dem Abstand zwischen dem 2. HT ($A_2$) und dem 3. HT: Je schwerer die Konstriktion, um so früher wird die Füllung unterbrochen und um so frühzeitiger tritt der 3. HT auf. Während ein „normaler" 3. HT im Abstand von 0,14–0,16 Sek. auf den 2. HT folgt, so liegt dieses Intervall bei der Pericarditis constrictiva zwischen 0,09 (bei schwerer Konstriktion) und 0,12 Sek. (bei leichterer Konstriktion). Dieses Intervall kann vom Geübten bereits bei der Auskultation grob abgeschätzt werden.

*Abb. 31.3*

Das Auftreten des Perikardtons ist nicht an das Vorhandensein von Kalkeinlagerungen gebunden, sondern tritt auch bei einem unverkalkten Panzerherzen auf.

Nach einer Perikardektomie bleibt der Perikardton oft erhalten, er wird jedoch leiser und tritt zunehmend später auf.

### 31.6.3 Systolische Clicks

Die beim Panzerherzen gelegentlich auftretenden systolischen Clicks sind extrakardialen Ursprungs und dürften durch perikardiale Verklebungen und Verwachsungen bedingt sein. Ihr zeitliches Auftreten innerhalb der Systole ist nicht konstant und läßt sich meist durch Atemmanöver beeinflussen.

## 31.7 Differentialdiagnose

*Tab. 31.2*  **MÖT bei Mitralstenose:** Am häufigsten wird ein Perikardton mit dem Mitralöffnungston einer Mitralstenose verwechselt, da sich beide frühdiastolischen Töne in Klangcharakter, zeitlichem Auftreten und gelegentlich auch in Lautstärke und der weiten Fortleitung sehr ähnlich sind. Der Perikardton fällt in ein zeitliches Inter-Perikardton = früher 3. Herzton bei Pericarditis constrictiva

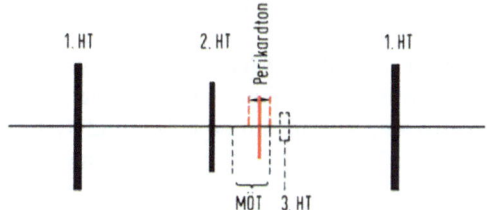

Abb. 31.3. *Das zeitliche Auftreten des Perikardtons im Vergleich zu anderen frühdiastolischen Zusatztönen*

| Ein Perikardton tritt auch bei nicht verkalktem Panzerherzen auf!

**Auskultationsmerkmale des Perikardtons**
- Lauter
- Höherfrequent = heller
- Kürzer = schärfer und
- Früher

als ein „normaler" 3. Herzton.

| Am häufigsten wird der Perikardton einer Pericarditis constrictiva mit dem MÖT einer leichteren Mitralstenose verwechselt (trotz der Diskrepanz zwischen den ausgeprägten Symptomen einer Rechtsdekompensation und dem für die vermutete schwere Mitralstenose relativ weiten 2-„MÖT"-Abstand).

| Die Echokardiographie ist die Methode der Wahl zur Differenzierung der verschiedenen frühdiastolischen Extratöne (wenngleich sie eine Konstriktion meist nicht beweisen kann).

| Ein früher 3. HT kann auch bei den sog. restriktiven Kardiomyopathien auftreten.
**Restriktive Kardiomyopathien** = Sammelbegriff für Herzmuskelerkrankungen mit diastolischer Füllungsbehinderung auf dem Boden eines steifen, relaxationsbehinderten Myokards! Die hämodynamischen Auswirkungen einer myokardialen Restriktion sind die gleichen wie beim Panzerherzen!

vall, das dem 2-MÖT-Abstand (0,10–0,12 Sek.) einer leichteren bis mittelschweren Mitralstenose entsprechen würde. Sind bei der Mitralstenose keine zusätzlichen Geräusche zu auskultieren, so kann in Einzelfällen erst die Echokardiographie eine sichere Unterscheidung ermöglichen.

*Tab. 31.2*  Der **3. HT bei Herzinsuffizienz** ist naturgemäß häufiger zu auskultieren; eine Verwechslung mit dem Perikardton ist jedoch ungewöhnlich, da auch dem wenig Geübten die Lautstärke, der hellere Klangcharakter und das frühere Auftreten des Perikardtons auffallen.

Der **Tumor-„Plop" bei prolabierendem Vorhoftumor** unterscheidet sich vom Perikardton durch seine dumpfere Klangqualität sowie sein inkonstantes, deutliches lagevariables Auftreten. Ein oft lauter 1. HT und systolische sowie diastolische Geräusche lassen den Tumor-„Plop" eher mit einer Mitralstenose verwechseln.

Der **3. HT bei Ebstein-Anomalie** kann – je nach Ausprägung der angeborenen Veränderungen der Trikuspidalklappe – ebenfalls verfrüht (0,05–0,14 Sek.) auftreten, lauter und schärfer klingen als ein normaler 3. HT. Eine inspiratorische Intensitätszunahme kann ihn von einem Perikardton unterscheiden (jedoch nicht obligat). Daneben ist bei einer Ebstein-Anomalie ein weit gespaltener 1. HT häufig.

Der **frühe 3. HT bei restriktiver Kardiomyopathie:** Dies ist der Oberbegriff für eine Reihe seltener Herzmuskelerkrankungen, denen eine diastolische Füllungsbehinderung auf dem Boden eines übermäßig steifen, relaxationsgestörten Myokards gemeinsam ist.

Hierzu zählen eine Myokardfibrose (bei Lymphogranulomatose oder Sarkoidose), infiltrative Myokarderkrankungen (Amyloid, Eisen, Glykogen), extreme Muskelhypertrophien (idiopathisch bei Friedreich-Ataxie) und auch Endokardfibrosen (Löffler oder rechtskardial bei Karzinoid).

Die hämodynamischen Auswirkungen der Restriktion können – je nach Ausprägung – denen eines Panzerherzens (= Restriktion von außen) entsprechen, und der bei diesen Erkrankungen auftretende 3. HT kann im Einzelfall von einem Perikardton nicht zu unterscheiden sein. Hier müssen andere diagnostische Methoden, insbesondere die Echokardiographie zur Anwendung kommen.

Tab. 31.2. Differentialdiagnose des Perikardtones

|  | „Normaler" 3. HT z. B. bei Herzinsuffizienz | Perikardton bei Pericarditis constrictiva | 3. HT bei Ebstein-Anomalie | Früher 3. HT bei restriktiv. Kardiomyopathie | MÖT bei Mitralstenose | Tumor-„Plop" bei Vorhof-Tumor |
|---|---|---|---|---|---|---|
| **Abstand zum 2. HT** | 0,14–0,16 sek. | 0,09–0,13 sek. | 0,05–0,14 sek. | 0,09–0,14 sek. | 0,05–0,12 sek. | 0,08–0,13 sek. |
| **Schallqualität** | ausgesprochen dumpf, leise | deutlich heller, kürzer, schärfer als normaler 3. HT | rel. scharf und laut | wie Perikardton | scharf, kurz, hell, oft sehr laut | dumpfer als MÖT, aber schärfer als normaler 3. HT |
| **Punctum maximum** | LV-Areal, meist kleines Auskultationsareal | LV-Areal, gel. gesamtes Präkordium | li. unterer Sternalrand | LV-Areal | LV-Areal, wenn laut oft weite Fortleitung (bis Aortenareal) | Herzspitze |
| **Begleitende Auskultationsphänomene (fakultativ)** | – meist keine<br>– leise HT<br>– evtl. MI-Syst. | – meist keine<br>– normale HT, leise<br>– gel. syst. Click | – oft weite Spalt. des 1. HT<br>– evtl. TI-Syst. | – meist keine | – lauter 1. HT<br>– Diastolikum<br>– Präsystolikum | – lauter 1. HT<br>– Diastolikum<br>– Systolikum (deutl. Lageabhängigkeit) |
| **Echokardiogramm** | – LV-Dilatation<br>– syst. Durchmesserverkürzung vermindert<br>– Low-output-Zeichen | – verstärkte perikardiale Reflexe (nicht beweisend) | weit schwingendes Trikuspidalsegel verspäteter TK-Schluß | unterschiedlich: meist LV-Hypertrophie, bei Endokardfibrose verstärkte endokardiale Echos | Pathognomon. Bewegungsmuster der Mitralstenose | Nachweis der prolabierenden Masse |

# 32. Die Trichterbrust und das Straight-Back-Syndrom

## 32.1 Definition

*Abb. 32.1* Die Trichterbrust und das sog. Straight-Back-Syndrom („*Syndrom des geraden Rückens*") sind Konstitutionsanomalien, die gleicherweise zu einer Einengung des Mediastinums zwischen dem Brustbein und der Brustwirbelsäule führen.

Bei der Trichterbrust ist der Hinterrand des Sternums zur normal gebogenen Wirbelsäule hin verschoben, wohingegen beim Straight-Back-Sydrom die Wirbelsäule durch den Verlust der physiologischen Kyphose im Brustbereich näher an das Sternum tritt.

## 32.2 Vorkommen

Beides sind Konstitutionsanomalien ohne primär pathologische Bedeutung und sind nur wegen eines dabei häufig auftretenden abnormalen Auskultationsbefundes (meist Verdachtsdiagnose eines ASD) von klinischem Interesse.

Ein gehäuftes Vorkommen eines Straight-Back-Syndroms mit einem Vorhofseptumdefekt oder einem Mitralklappenprolaps ist jedoch beschrieben worden.

## 32.3 Pathophysiologie und Hämodynamik

Die Verkürzung des sagittalen Thoraxdurchmessers zwischen Sternum und Brustwirbelsäule (bei Extremfällen einer Trichterbrust bis auf wenige Zentimeter) kann zu einem Ausweichen des Herzens nach links sowie zu einer Linksrotation führen. Hierdurch kann auf einer p.a.-Thoraxaufnahme der Eindruck einer Kardiomegalie („*pancake-heart*") und gelegentlich auch einer Pulmonalisprominenz entstehen. Erst ein seitliches Thoraxbild wird den verkürzten sagittalen Thoraxdurchmesser aufzeigen.

In manchen Fällen ist jedoch noch ein ausreichend weiter retrokardialer Raum erkennbar; da der abnorme Auskultationsbefund nicht in einer engen Korrelation zu dem absoluten Sagittaldurchmesser steht und auch bei minderschweren Formen sowie bei schlanken Normalpersonen auftreten kann, wird eine brustwandnahe Anheftung des Perikards am Zwerchfell als zusätzlicher Mechanismus diskutiert.

Ein rechtskardialer Ursprung des meist vorhandenen Austreibungsgeräusches konnte durch intrakardiale Phonokardiographie nachgewiesen werden. Das Geräusch kommt jedoch weniger durch eine Kompression des RV-Ausflußtraktes oder der A. pulmonalis, sondern eher durch die Nähe dieser Strukturen zur Brustwand zustande. Hierdurch werden solche physiologischen Strömungsturbulenzen als Schall zur Brustwand fortgeleitet, welche bei normaler Thoraxform durch Transmissionsverluste aufgrund des größeren Weges unhörbar leise wären.

# 32. Trichterbrust und Straight-Back-Syndrom

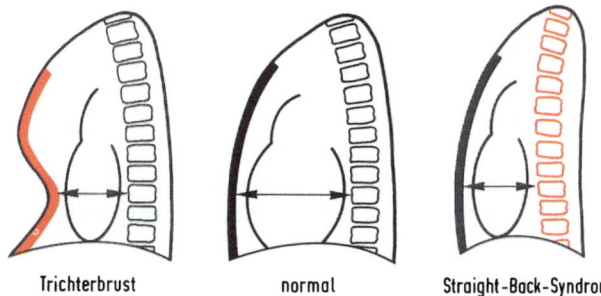

Abb. 32.1. *Der sagittale Thoraxdurchmesser im Normalfall, bei Trichterbrust und bei Straight-Back-Syndrom*

Die Trichterbrust und das Straight-Back-Syndrom können, ohne selbst wesentliche hämodynamische Störungen zu verursachen, durch ihren Auskultationsbefund eine Herzerkrankung (meist einen ASD) simulieren und sind daher häufig die verkannte Ursache einer „auskultatorischen Herzerkrankung".

Wegen fehlender Transmissionsverluste bei brustwandnaher Lage des Herzens sind ein Pulmonal- und Trikuspidalströmungsgeräusch sowie ein 3. HT zu hören (und nicht – wie üblich – nur im Phonokardiogramm zu registrieren). Dieser Auskultationsbefund ist jedoch nicht an das Vorliegen einer ausgeprägten Trichterbrust oder eines geraden Rückens gebunden, sondern kann auch ohne Verkürzung des Thoraxdurchmessers auftreten (brustwandnahe Anheftung des Perikards?).

## 32.4 Auskultation

### 32.4.1 Der 1. Herzton

Der 1. HT ist gelegentlich gespalten mit Betonung der zweiten Komponente. Eine evtl. zugrundeliegende Leitungsverzögerung (proximaler RSB) muß jedoch ausgeschlossen werden.

### 32.4.2 Der 2. Herzton

Eine zum Teil *weite Spaltung des 2. HT* ist das häufigste und auffallendste Auskultationsmerkmal einer Trichterbrust oder eines Straight-Back-Syndroms. Im Gegensatz zum (oft verwechselten) Vorhofseptumdefekt ist die *Atemvariabilität der Spaltung jedoch erhalten*, wobei es aber im Stehen und bei tiefer Exspiration nicht immer zu einer vollständigen Fusion der beiden Komponenten kommt: Man spricht von einer weiten, bleibenden (nicht fixierten!) Spaltung des 2. HT.

### 32.4.3 Systolische Clicks

Entsprechend dem bei schlanken Personen gehäuft auftretenden Mitralprolaps finden sich nicht selten meso- bis spätsystolische Clicks.

### 32.4.4 Das systolische Geräusch

Das pulmonale Austreibungsgeräusch ist ein spindelförmiges, vom 1. und 2. HT abgesetztes früh- bis mesosystolisches, eher rauhes Geräusch mit einem punctum maximum im Pulmonalareal (2. bis 3. ICR links). Normalerweise ist es leise bis mittellaut (1/6–3/6) und schwirrt nicht. Es kann bei manueller Thoraxkompression jedoch lauter werden und sogar schwirrenden Charakter annehmen. Im Stehen wird es leiser oder verschwindet bisweilen überhaupt.

### 32.4.5 Diastolisches Geräusch

Viel seltener als das so gut wie regelmäßig nachweisbare Systolikum kann zwischen Sternum und Herzspitze ein leises, kurzes, kratzendes frühdiastolisches Geräusch auftreten. Es dürfte einem Trikuspidalströmungsgeräusch entsprechen, dessen p.m. durch die Verlagerung des Herzens nach links gerückt ist. Wird nicht in Apnoe oder im Saugversuch auskultiert, so wird dieses leise Diastolikum leicht überhört.

Eine Trichterbrust und ein Straight-Back-Syndrom können einen ASD täuschend ähnlich simulieren.

Mögliche Gemeinsamkeiten:
- Weit gespaltener 2. HT
- Pulmonalströmungsgeräusch
- Trikuspidalströmungsgeräusch
- „Kardiomegalie" im p.-a.-Röntgen-Thorax
- Pulmonalisprominenz
- Rechtsverspätung im EKG

**Das einzig sichere Unterscheidungsmerkmal ist die erhaltene Atemvariabilität der Spaltung des 2. HT bei der Trichterbrust.**

---

**Auskultationsmerkmale bei Trichterbrust und Straight-Back-Syndrom**
- Bei Straight-Back-Syndrom gelegentlich gespaltener 1. HT
- Weit gespaltener 2. HT mit Betonung von $P_2$ aber mit erhaltener respiratorischer Schwankung (*bleibende Spaltung*)
- Häufig 3. HT
- Gelegentlich meso- bis spätsystolischer Click
- Regelmäßig kurzes pulmonales Austreibungsgeräusch
- Gelegentlich Trikuspidalströmungsgeräusch

# 33. Herzauskultation bei der koronaren Herzerkrankung (KHE)

Das klinische Spektrum der koronaren Herzerkrankung ist vielgestaltig und reicht von asymptomatischen Stadien über eine leichte, uncharakteristische Stauungsherzinsuffizienz bis zu hämodynamischen Notfallsituationen und von einer stabilen Belastungsangina bis hin zum akuten komplikationsreichen Myokardinfarkt.

Dementsprechend besitzt die KHE keinen pathognomonischen Auskultationsbefund. Trotzdem können bei den verschiedenen Manifestationsformen einer KHE jeweils typische Änderungen des Auskultationsbefundes auftreten.

Zum Teil dienen sie lediglich als diagnostisches Adjuvans neben anderen, aussagekräftigeren diagnostischen Methoden. Andererseits erlaubt gerade die sorgfältige Auskultation beim akuten Myokardinfarkt oft Rückschlüsse auf den aktuellen hämodynamischen Status sowie auf drohende bzw. bereits aufgetretene Komplikationen.

## 33.1 Die Auskultation beim akuten Myokardinfarkt

### 31.1.1 Der 1. und 2. Herzton

Im Frühstadium eines akuten Infarkts ist die Lautstärke der normalen Herztöne als Folge der beeinträchtigten ventrikulären Kontraktion und Relaxation abgeschwächt, ohne daß gleichzeitig auch Insuffizienzzeichen wie ein 3. HT oder pulmonale Rasselgeräusche vorliegen müssen. Leise Herztöne beim Infarkt sind nicht gleichbedeutend mit einem drohenden oder bestehenden kardiogenen Schock (wenngleich beim kardiogenen Schock gerade der 1. HT zum Teil unhörbar leise wird).

Abhängig von der Infarktgröße bzw. dem Verlauf kann die Lautstärke der normalen Herztöne schon bald nach der hämodynamischen Akutphase noch am 1. Tag oder erst in den darauffolgenden Tagen zunehmen.

Bei der sog. hyperkinetischen Form des Infarkts kann die Lautstärke der Herztöne unverändert bleiben oder sogar zunehmen.

### 33.1.2 Die Füllungstöne: Der 3. und 4. Herzton

Das Auftreten eines 3. oder 4. HT im Rahmen eines akuten Infarkts ist häufig (Literaturangaben zwischen 30 und 98%).

Während ein 3. HT auch außerhalb einer KHE beim Erwachsenen meist Ausdruck einer LV-Funktionsstörung ist, tritt ein 4. HT normalerweise bei Kammerhypertrophie als Zeichen der Druckbelastung im Kompensationsstadium auf.

*Beim akuten Infarkt* ist ein 3. oder 4. HT jedoch *gleichermaßen* Ausdruck einer meist signifikanten Erhöhung des enddiastolischen linksventrikulären Drucks (LVEDP), welche ihrerseits durch die ischämisch bedingte gestörte ventrikuläre Druck-Volumen-Beziehung hervorgerufen wird. Sinusrhythmus vorausgesetzt, ist

**Die koronare Herzerkrankung besitzt keinen pathognomonischen Auskultationsbefund.**
Trotzdem können bei den verschiedenen Manifestationsformen einer KHE jeweils typische Auskultationsphänomene auftreten, die im Einzelfall wichtige Information für Differentialdiagnose, Prognose und Therapie bieten.

Ist bei einem Schock oder einem (auf den ersten Blick) schockähnlichen Zustand der 1. HT laut, so liegt mit Sicherheit kein kardiogener Schock vor, sondern eher ein Volumenmangelschock (z. B. Blutverlust, Exsikkose etc.) oder ein Kollaps.
(Bei erniedrigtem Afterload ist die Druckanstiegsgeschwindigkeit der LV-Kontraktion erhöht und die Mitralklappe wird auf einem höheren ventrikulären Druckniveau geschlossen und gespannt: Der 1. HT wird laut.)

Der 3. und 4. Herzton sind meist leise und inkonstante Schallphänomene! Man kann sie erst dann ausschließen (bzw. oft erst hören), wenn man sorgfältig, d. h. mit der Glocke des Stethoskops und auch in Linksseitenlage des Patienten nach ihnen gesucht hat.

Der 4. HT ist beim akuten Infarkt (und im Angina pectoris-Anfall) häufiger als ein 3. HT, die klinische Wertigkeit dabei ist jedoch vergleichbar.
**Das Weiterbestehen eines 3. oder 4. Herztons über den ersten Infarkttag hinaus und ein häufiges Wiederauftreten in den darauffolgenden Tagen kann als ungünstiges prognostisches Zeichen gewertet werden.**

ein 4. HT in der Akutphase eines Infarkts häufiger als ein 3. HT, ohne daß sich aus dieser Tatsache klinische Konsequenzen ableiten ließen.

In jedem Fall ist es zum Nachweis dieser normalerweise leisen, dumpfen Füllungstöne wichtig, das *gesamte linksventrikuläre Areal* zwischen Sternum und Herzspitze in *Linksseitenlage* und mit der *Glocke* des Stethoskopes abzusuchen.

Ist es bei Tachykardie nicht möglich, den diastolischen Ton als (frühdiastolischen) 3. HT oder (präsystolischen) 4. HT zu identifizieren, so wählt man die Bezeichnung eines Galopprhythmus.

Nach der hämodynamischen Akutphase, insbesondere bei Applikation von Nitroglycerin verlieren sich die Füllungstöne beim unkomplizierten Infarkt rasch. Das Weiterbestehen eines 3. oder 4. HT über den ersten Infarkttag hinaus oder ein häufiges Wiederauftreten in den darauffolgenden Tagen kann als dubioses prognostisches Zeichen gewertet werden.

## 33.1.3 Neuauftretende systolische Geräusche

Systolische Geräusche können in der Akutphase oder in den darauffolgenden Tagen eines Infarktes auftreten bei Papillarmuskeldysfunktion (→ MI), bei Papillarmuskelein- oder -abriß (→ akute MI) sowie bei einer Ruptur des Ventrikelseptums (→ Links-rechts-Shunt).

### 33.1.3.1 Die Mitralinsuffizienz bei Papillarmuskeldysfunktion

Die Miteinbeziehung eines oder beider Papillarmuskeln konnte in Autopsiestudien in bis zu 25% der Infarktfälle nachgewiesen werden. Eine Ischämie dieser Muskeln kann zur Beeinträchtigung der adäquaten Kontraktion, zum Sehnenfadenausriß oder sogar zum Ein- oder Abriß des gesamten Muskels führen. Es wird angenommen, daß ischämische Papillarmuskeln die Mitralsegel zwar während der isometrischen Kontraktion zusammenhalten können, jedoch bei der darauffolgenden Austreibungsphase sich nicht mehr adäquat verkürzen und dadurch eine Undichtigkeit der Mitralklappe hervorrufen. Dazu kommt, daß der Ansatz der Papillarmuskeln bei einer ventrikulären Dilatation weiter auseinanderrückt, wodurch sich der Zugwinkel an den Mitralsegeln verändert.

Der hintere Papillarmuskel ist häufiger betroffen, da seine Blutversorgung meist nur aus einer einzigen Koronararterie (der rechten oder dem R. circumflexus der linken) erfolgt. Um jedoch eine Mitralinsuffizienz hervorzurufen, muß meistens auch die Wand des linken Ventrikels im Bereich des Ansatzes des Papillarmuskels eine wesentliche Kontraktionsstörung aufweisen.

Die dabei auftretende Mitralinsuffizienz ist meist gering und die Regurgitation erfolgt nur selten während der gesamten Systole. Daher ist ein holosystolisches Geräusch weniger gewöhnlich (wie z.B. bei einer rheumatischen MI). Oft tritt es erst in der mittleren bis späten Systole als spindelförmiges oder auch als Crescendogeräusch auf und ist häufig schon vor dem 2. HT beendet. Ein mesosystolischer Click und ein spätsystolisches Geräusch können aufgrund des bei KHE nicht seltenen Prolapsmechanismus vorkommen.

Außer bei schwerer Dysfunktion oder Sehnenfadenabriß übersteigt die Lautstärke des Geräusches selten 3/6. Abhängig von den aktuellen Kontraktionsstörungen bzw. der ventrikulären Geometrie kann die Lautstärke des Systolikums wechseln oder auch nur intermittierend auftreten.

**Abb. 33.1.** *Der systolische Druckgradient und die daraus resultierende Geräuschkonfiguration bei akuter und chronischer Mitralinsuffizienz.*
Der schnell und hochansteigende LA-Druck bei *akuter MI* läßt das Geräusch wegen des dadurch abnehmenden Druckgradienten (rote Fläche) noch vor dem 2. HT verstummen.
Der Druckgradient bei *chronischer MI* (graue Fläche) ändert sich während der Systole nur unwesentlich, was die Bandform des Geräusches erklärt. Da der Regurgitationsstrom auch nach dem Aortenklappenschluß bis zum Überkreuzen von LV- und LA-Druck anhält, reicht das Refluxgeräusch über den 2. Herzton hinaus.
(Die Schenkel der ventrikulären Druckkurve wurden aus didaktischen Gründen abgeflacht.)

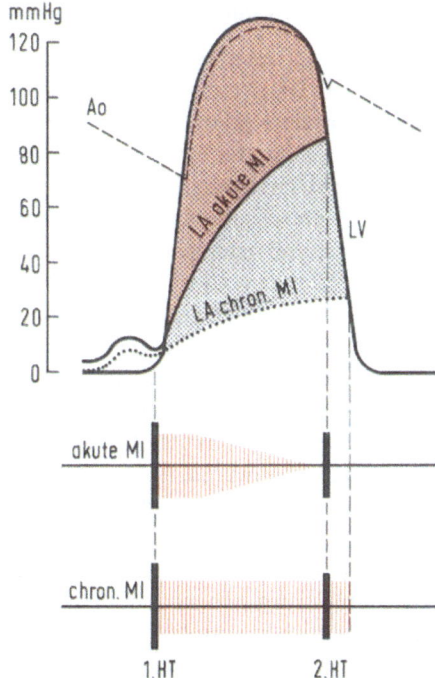

**Tab. 33.1.** Gegenüberstellung der hämodynamischen Parameter und des resultierenden Auskultationsbefundes bei chronischer und akuter Mitralinsuffizienz

|  | **Akute MI** | **Chronische MI** |
|---|---|---|
| **Kompensationsmechanismus** | akut keine wesentliche Dilatation möglich | Dilatation von LA und LV zur Unterbringung des Regurgitationsvolumens |
| **Druckverhältnisse** | Syst. Druck in LA und Pulmonalvenen/-kapillaren exzessiv erhöht, LVEDP erhöht, Druckausgleich zwischen LV und LA spätsyst. möglich | Meist nur mäßige (selten keine) Erhöhung des LA-Drucks, LVEDP im Kompensationsstadium normal, kein syst. Druckausgleich |
| **Regurgitationsfluß** | Im wesentlichen frühsyst. zum Zeitpunkt des größten Druckgradienten | Holosyst. Gradient Holosyst. Flow |
| **Systolisches Geräusch** | Sehr laut und rauh, oft Decrescendo | Oft laut, meist eher hochfrequent, typischerweise bandförmig |
| **Punctum maximum und Fortleitung** | Meist weite Ausstrahlung über das gesamte Präkordium, in den Rücken, gelegentlich in das Aortenareal | Herzspitze → Axilla |
| **Sinusrhythmus** | Meist erhalten | Meist VHF |
| **4. Herzton** | Meist vorhanden, evtl. Summationsgallop | Nein, häufig 3. Herzton |

### 33.1.3.2 Die akute Mitralinsuffizienz bei Papillarmuskelein- oder -abriß

Eine akut auftretende, *schwere* Mitralinsuffizienz in den ersten Tagen eines Infarktes ist stets Folge einer schweren Papillarmuskeldysfunktion, sei es aufgrund einer ausgedehnten Nekrose oder eines Papillarmuskelausrisses. Dies betrifft besonders häufig den hinteren Papillarmuskel im Rahmen eines Posterolateralinfarktes (insbesondere beim ersten Infarktereignis, wenn bei einem akuten Verschluß der RKA oder CX noch keine Kollateralen ausgebildet sind).

*Abb. 33.1* Die hämodynamischen Auswirkungen der akuten, d. h. sofort oder innerhalb weniger Stunden oder Tage auftretenden Mitralinsuffizienz unterscheiden sich grundlegend von denen einer chronischen, adaptierten MI, da dem infarktgeschwächten Ventrikel ein großes Volumen (Schlagvolumen + Regurgitationsvolumen) aufgebürdet wird und der zu einer sofortigen Dilatation unfähige linke Vorhof das Regurgitationsvolumen an die ebenfalls nicht adaptierten Lungengefäße weitergibt (→ akutes Lungenödem).

*Tab. 33.1* Bei einer schweren, akuten MI besteht wegen des spätsystolischen Druckausgleichs die größte Druckdifferenz zwischen Kammer und Vorhof in der frühen Systole. Das entstehende Geräusch weist daher sein Maximum in der *frühen* Systole auf und kann (bei Druckgleichheit) gegen Ende der Systole verstummen. Tritt kein Druckausgleich ein, so ist das Refluxgeräusch holosystolisch. Das Geräusch ist gewöhnlich *extrem laut und rauh* (über 3/6) und kann oft als *systolisches Schwirren über der Herzspitze* (und selten auch über dem Aortenareal) getastet werden.

Das punctum maximum bei akuter MI ist nicht nur die Herzspitzenregion, sondern (wegen der großen Lautstärke) oft das gesamte Präkordium mit guter Fortleitung zur Axilla und zum Rücken. Gelegentlich ist das Geräusch über dem Aortenareal besonders gut hörbar.

Bei Beteiligung des hinteren Mitralsegels ist der Regurgitationsstrom nach vorne gerichtet und kann das Vorhofseptum treffen. Dies liegt dicht unterhalb der Aorta, wodurch die Ausstrahlung des Geräusches ins Aortenareal erklärt werden könnte. Eine Fortleitung des lauten Systolikums einer akuten MI bis zur Schädelkalotte ist beschrieben worden.

### 33.1.3.3 Links-rechts-Shunt bei Ventrikelseptumruptur

Die Ruptur des Ventrikelseptums – meist im Rahmen eines großen Vorderwandinfarktes – ist eine andere seltene (ca. 1% aller Infarkte) aber lebensbedrohliche Komplikation. Sie erfolgt in der Regel relativ früh, d. h. innerhalb von Stunden nach dem Infarktbeginn.

Die Diagnose einer Septumruptur wird wahrscheinlich, wenn ein neu aufgetretenes lautes holosystolisches Geräusch sein p.m. am unteren linken Sternalrand besitzt und von einem tastbaren Schwirren begleitet ist.

*Tab. 33.2* In der Praxis kann die Unterscheidung einer Ventrikelseptumruptur von einer akuten Mitralinsuffizienz jedoch schwierig sein, da einerseits die Septumruptur auch über der Herzspitze am lautesten sein kann und zum anderen das Geräusch einer akuten MI weit fortgeleitet wird und ebenfalls schwirren kann.

Tab. 33.2. Die Differentialdiagnose plötzlich aufgetretener lauter systolischer Geräusche beim akuten Infarkt: Akute Mitralinsuffizienz versus Ventrikelseptumruptur

|  | **Akute Mitralinsuffizienz** | **Ventrikelseptumruptur** |
| --- | --- | --- |
| **Systolikum** | rauh, holosystolisch mit Maximum in der frühen Systole (oder bei Druckausgleich Decrescendo, endet vor 3. HT) | rauh, holosystolisch, bandförmig |
| **Lautstärke** | meist über 3/6, häufig Schwirren | 4/6–5/6, meist Schwirren |
| **Punctum maximum** | Herzspitze und linke Axilla, oft gesamtes Präkordium (gel. lauter im Aortenareal) | linker unterer Sternalrand mit weiter Fortleitung |
| **Infarkttag** | 2. bis 7. Tag | meist 1. Tag, selten auch später |
| **EKG** | häufig Hinterwandinfarkt (Posterolateralinfarkt) | meist großer Vorderwandinfarkt |
| **Echokardiographie** | Flatternde Segelanteile, Darstellung des flottierenden Papillarmuskels im 2 D | Rechtsbelastungszeichen, Darstellung der Ruptur im 2 D |
| **Einschwemmkatheter** | dominante v-Welle im Pulmonalkapillardruck | Sauerstoffsprung im RV (L-R-Shunt) |

> Ein Papillarmuskelabriß und eine Ventrikelseptumruptur sind gleichermaßen Notfallsituationen mit häufig fataler Prognose, da nur wenige Patienten rechtzeitig einer Operation zugeführt werden können. Eine sofortige Diagnose verkürzt das Intervall zur Invasivdiagnostik bzw. der Operation.

### 33.1.4 Myokardinfarkt bei hypertropher obstruktiver Kardiomyopathie (HOKM)

Infarkte bei HOKM sind selten. Es konnte jedoch mehrfach beobachtet werden, daß eine Ausflußbahnobstruktion bei HOKM durch einen Infarkt zurückging oder verschwand, auch wenn der Infarkt nicht im Septumbereich lokalisiert war. Hierfür dürfte die infarktbedingte Dilatation der Kammer verantwortlich sein, welche die Obstruktion (und das systolische Geräusch) leise werden oder verstummen ließ.

### 33.1.5 Perikardreiben

Dehnt sich die Infarktzone bis zur epikardialen Oberfläche aus (d. h. meist beim transmuralen Infarkt), so entwickelt sich dort eine lokalisierte, gelegentlich auch ausgedehntere fibrinöse Perikarditis. Das Auftreten des Perikardreibens hinkt dem akuten Ereignis gewöhnlich einige Tage hinterher mit einem Häufigkeitsgipfel innerhalb der ersten Woche. Perikardreiben ist meistens – aber nicht immer – mit atem- und lageabhängigen Schmerzen verbunden.

Da Perikardreiben beim Infarkt meistens lokalisiert und deshalb auf ein kleines Auskultationsareal beschränkt ist, muß in der ersten Woche nach dem Infarkt – auch ohne entsprechende Symptomatik – danach gesucht werden. Dies um so mehr, da sowohl die Schmerzen, als auch die Komplikationen der Perikarditis (Gefahr von Atelektasen durch Schonatmung, Kreislaufbelastung durch Fieber, Neigung zu Rhythmusstörungen) einer antiphlogistischen Therapie gut zugänglich sind und bei persistierendem Perikardreiben eine Antikoagulation wegen Blutungsgefahr in den Perikardsack kontraindiziert sein kann.

**Vorgehen:** Auf der Suche nach dem ohrnahen kratzenden Geräusch muß die Brustwand mit dem Stethoskop in kleinen Schritten vom mittleren Sternum bis zur Herzspitze jeweils über mehrere tiefe Atemzyklen abgesucht werden. Wird man dabei im Liegen nicht fündig, so müssen die gleichen Schritte im Sitzen wiederholt werden. Gelegentlich ist das Reiben nur bei tiefer Inspiration und nur in vornübergebeugtem Sitzen zu auskultieren.

Perikardreiben kann auch einige Wochen bis Monate nach dem akuten Infarkt im Rahmen des sog. *Postmyokardinfarktsyndroms* (*Dressler-Syndrom*) auftreten. Die Ursache dieses Syndroms ist unklar. Autoimmunologische Mechanismen werden diskutiert. Wichtig ist, daß das Verschwinden des Reibegeräusches nicht zwangsläufig gleichbedeutend ist mit einer Ausheilung, da es auch beim Auseinanderweichen der Perikardblätter bei ausreichend großem Perikarderguß verschwindet.

## 33.2 Die Auskultation im Angina pectoris-Anfall

Verglichen mit den Verhältnissen beim akuten Infarkt ist die Herzauskultation im Angina pectoris-Anfall weniger charakteristisch und insgesamt auch von geringerer klinischer Bedeutung. Trotzdem ist es wichtig, zwei bei Angina pectoris häufig anzutreffende Auskultationsphänomene zu kennen: Die diastolischen Füllungstöne und das transiente Systolikum einer Mitralinsuffizienz bei Papillarmuskeldysfunktion.

Perikardreiben beim Infarkt = Ausdruck einer lokalisierten fibrinösen Perikarditis über dem Infarktareal.

**Perikardreiben hinkt der Akutphase des Infarkts um einige Tage hinterher!**
Ist Perikardreiben bereits bei der Aufnahme des Patienten zu hören, so liegt die Akutphase des Infarkts bereits schon Tage zurück (oder es besteht eine Perikarditis anderer Genese).

Perikardreiben ist beim akuten Infarkt meist nur auf ein kleines Auskultationsareal beschränkt und muß daher
– in kleinen Auskultationsschritten
– bei tiefer In- und Exspiration und
– gelegentlich im Sitzen

regelrecht gesucht werden.

### 33.2.1 Der 3. und 4. Herzton

Vergleichbar mit den Verhältnissen beim akuten Infarkt, ist das Auftreten eines 3. oder 4. HT im AP-Anfall häufig genug, um als zusätzliches diagnostisches Kriterium für eine Änderung der Hämodynamik im Angina pectoris-Anfall zu gelten.

Wie beim Infarkt sind der 3. und 4. HT gleichermaßen Ausdruck einer meist signifikanten Erhöhung des enddiastolischen linksventrikulären Drucks, der seinerseits durch die ischämisch bedingte veränderte Druckvolumenbeziehung im linken Ventrikel hervorgerufen wird. Dabei ist es unerheblich, welcher der beiden Füllungstöne (selten beide gemeinsam) auftritt.

Da beide diastolischen Töne dumpfe, leise Schallphänomene sind, ist es bei der Auskultation wichtig, das *gesamte LV-Areal* (unteres Sternum bis Herzspitze) in *Linksseitenlage* (bringt die Herzspitze näher zur Brustwand) mit der *Glocke* des Stethoskops abzusuchen.

Meist verschwinden der 3. oder 4. HT nach Abklingen der AP-Symptomatik, insbesondere nach sublingualer Gabe von Nitroglycerin.

Im schmerzfreien Intervall können bei Patienten mit KHE Füllungstöne durch isometrische Belastung weit häufiger als bei gesunden Normalpersonen provoziert werden, wenn der Ventrikel gegen ein plötzlich erhöhtes Afterload pumpen muß.

### 33.2.2 Das transiente Systolikum

Das Auftreten einer Mitralinsuffizienz aufgrund einer ischämischen Papillarmuskeldysfunktion im Rahmen eines akuten Myokardinfarkts (s.o.) ist weitgehend bekannt und akzeptiert.

Weniger häufig und daher nicht allgemein bekannt ist, daß auch bei der transienten Ischämie eines AP-Anfalls eine Mitralinsuffizienz vorübergehend auftreten kann.

Es wird angenommen, daß ischämische Papillarmuskeln die Mitralsegel zwar während der isometrischen Kontraktion zusammenhalten können, jedoch bei der darauffolgenden Ventrikelkontraktion sich nicht mehr adäquat verkürzen und dadurch eine Undichtigkeit der Mitralklappe hervorrufen. Dazu kommt, daß die Ansätze der Papillarmuskeln bei einer ventrikulären Dilatation auseinanderrücken, was ihren Zugwinkel an der Mitralklappe verändert.

Dies erklärt, warum das Systolikum der MI bei Papillarmuskeldysfunktion sich häufig von dem holosystolischen bandförmigen Geräusch einer valvulär bedingten MI unterscheidet: Da die Regurgitation erst nach der isometrischen Kontraktion beginnt und während der Austreibung oft zunimmt, ist das Systolikum oft *vom 1. HT abgesetzt* und weist *Crescendo- oder Crescendo-Decrescendo-Charakter* auf.

Ein solches im Angina pectoris-Anfall über der Herzspitze auftretendes Systolikum ist selten lauter als 3/6 und verschwindet typischerweise mit oder bald nach der Schmerzsymptomatik, insbesondere nach sublingualer Applikation von Nitroglycerin. Selten kann jedoch eine Mitralinsuffizienz bei Angina pectoris das Ausmaß einer akuten MI annehmen und bis zum Lungenödem führen. Typischerweise verschwindet auch hier sowohl das laute Refluxgeräusch (4–5/6) als auch die Lungenstauung prompt auf Nitroglycerin.

Das Auftreten eines 3. oder 4. HT im Angina pectoris-Anfall ist häufig und kann daher die Differentialdiagnose von Thoraxschmerzen erleichtern.

**Mögliche Auskultationsphänomene beim akuten Myokardinfarkt**
- HT meist leise ⎫
- Sehr häufig 4. HT ⎬ Akutphase
- Häufig 3. HT ⎭
- Gelegentlich unauffälliger Auskultationsbefund

**Fakultativ:**
- 1/6–3/6-Systolikum über Herzspitze (Crescendo, spindelförmig oder bandförmig), evtl. reversibel bzw. intermittierend
  (*MI bei Papillarmuskeldysfunktion*)
- Systolischer Click, evtl. mit spätsystolischem Geräusch
  (*Mitralprolaps bei Papillarmuskeldysfunktion*)
- Lokalisiertes Perikardreiben
- Rauhes, lautes, gelegentlich schwirrendes Holosystolikum (evtl. Decrescendo) p.m. Herzspitze/Axilla, oft weite Fortleitung
  (*akute MI bei schwerer Papillarmuskeldysfunktion oder -abriß*)
- Rauhes, meist schwirrendes Holosystolikum p.m. linker unterer Sternalrand
  (*Ventrikelseptumruptur mit Links-rechts-Shunt*)

**Mögliche Auskultationsphänomene im akuten Angina pectoris-Anfall**
- 3. oder 4. HT während AP-Anfall, verschwindet mit der Schmerzsymptomatik (insbesondere nach Nitroglycerin-Applikation)
- Leises (1/6–3/6-Systolikum einer *MI bei Papillarmuskeldysfunktion*, oft nicht bandförmig, sondern vom 1. HT und gelegentlich auch vom 2. HT abgesetzt, verschwindet mit der Schmerzsymptomatik
  (insbesondere nach Nitroglycerin)
- Lautes (4/6 und lauter) Systolikum einer *akuten MI* auch im AP-Anfall möglich, verschwindet nach Nitroglycerin

## 33.3 Die Auskultation nach aorto-koronarer Bypass-Operation

### 33.3.1 Das Systolikum des RIVA-Grafts

Bei Patienten mit aorto-koronarer Überbrückung einer Stenose des R. interventricularis anterior (RIVA) kann gelegentlich im 2. bis 3. ICR linkssternal ein kurzes, leises spindelförmiges Systolikum mit Intensitätsmaximum in der frühen bis mittleren Systole im Phonokardiogramm registriert werden. Beim sitzenden Patienten und bei tiefer Exspiration soll das Geräusch auch zu auskultieren sein und verschwindet meist bei Inspiration und im Liegen.

Bei allen Patienten einer Studie mit einem solchen, *erst postoperativ aufgetretenen* Geräusch konnte angiographisch ein offener Bypass nachgewiesen werden. Andererseits fand sich bei den meisten (nicht allen) nachangiographierten Patienten, bei denen ein solches postoperativ aufgetretenes Geräusch nur vorübergehend bestand, ein Bypassverschluß.

Wenn andere vorbestehende oder erworbene Ursachen für ein basales Systolikum ausgeschlossen sind, kann das postoperative Auftreten eines solchen Geräusches auf die Durchgängigkeit des Bypass hinweisen (nicht *beweisen!*). Das Verstummen eines solchen Geräusches ist zwar nicht beweisend für den Verschluß oder einen niedrigen Flow, macht dies aber zumindest wahrscheinlicher. Trotz dieser unsicheren Spezifität kann das Verschwinden eines nicht vorbestandenen, erst nach der Operation aufgetretenen basalen Systolikums im Einzelfall die Entscheidung zu einer Reangiographie erleichtern.

### 33.3.2 Kontinuierliches Geräusch nach Bypass-Operation

Das Auftreten eines *kontinuierlichen* Geräusches nach einer aorto-koronaren Bypassoperation (p.m. entlang des linken Sternalrandes) ist nahezu beweisend für eine irrtümliche Anastomosierung des Bypass-Grafts auf eine Herz*vene* anstatt auf die Koronar*arterie*.

Alle derzeit veröffentlichten Fälle (etwa 10) betreffen den Bypass zum Sulcus interventricularis anterior, wo überlagernde Fettschichten und ein teilweise intramyokardialer Verlauf des distalen Teils des R. interventricularis anterior seine intraoperative Identifikation (gerade bei Kardioplegie) erschweren kann.

# 34. Herzauskultation in der Schwangerschaft

Aufgrund ausgeprägter hämodynamischer Veränderungen in der Schwangerschaft ist eine Auskultation von Herzfehlern oft erschwert und birgt die Gefahr von Fehlinterpretationen:

Einerseits sind akzessorische Herztöne und Herzgeräusche bei normalem Herzkreislaufsystem in der Schwangerschaft sehr häufig, andererseits kann eine Schwangerschaft die Auskultation vorbestehender Herzfehler in unterschiedlicher Weise beeinflussen.

Darüber hinaus kann die Kreislaufbelastung eine latent vorhandene oder nicht vorbekannte Herzerkrankung demaskieren und selten – bei entsprechender Disposition – sogar erst hervorrufen.

## 34.1 Physiologie und Pathophysiologie

Durch Natrium- und Wasserrentention steigt das Plasmavolumen (mit einem Maximum im 2. Trimenon) auf das etwa 1 1/2fache der Norm. Dies betrifft insbesondere das extrazelluläre Volumen, das von etwa 6 auf 8 l steigt.

Durch die Zunahme des intravasalen Volumens und die vermehrte $O_2$-Ausschöpfung ist die gesamte Zirkulation gesteigert. Dies wird zunächst durch eine Zunahme des Schlagvolumens bewerkstelligt, später kommt eine Herzfrequenzsteigerung hinzu. In der Mitte des 2. Trimenons erreicht das Herzzeitvolumen mit einer Steigerung um 30–50% sein Maximum.

Die Zunahme des HZV ist verbunden mit einer Abnahme des systemischen und auch pulmonalen Gefäßwiderstandes, wodurch der mittlere Blutdruck (außer im letzten Trimenon) eher leicht erniedrigt ist.

Der vermehrte Durchfluß durch das Herz und seine Klappen führt einerseits zu verstärkten Strömungsturbulenzen (→ funktionelle Geräusche) und einer schnellen Füllung (→ Füllungstöne), andererseits zu einem erhöhten Druckgradienten über organisch stenosierten Klappen (→ Stenosegeräusche lauter).

Die Regurgitation durch undichte Klappen (AI, MI) nimmt hingegen aufgrund des erniedrigten peripheren Widerstandes in Verbindung mit der erhöhten Herzfrequenz in der Regel eher ab.

Das Verhalten der beiden klassischen dynamischen Abnormitäten, dem Mitralklappenprolaps und der hypertrophen obstruktiven Kardiomyopathie ist im Einzelfall nicht vorhersehbar: Die Prolapsneigung beim MKP und die Obstruktion bei der HOKM werden einerseits durch die Herabsetzung des peripheren Widerstandes (→ kleinerer Ventrikeldurchmesser) eher begünstigt, andererseits wird dies durch das vermehrte Zirkulationsvolumen (→ größerer Ventrikeldurchmesser) meist jedoch mehr als ausgeglichen.

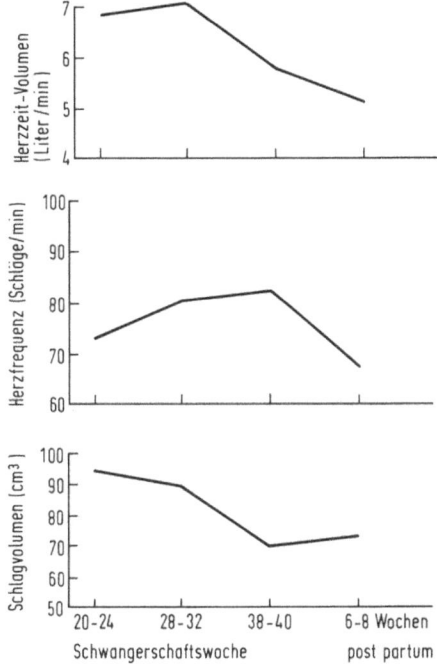

Abb. 34.1. *Die Veränderungen von Herzzeitvolumen, Schlagvolumen und Herzfrequenz während der Schwangerschaft* (modifiziert nach Metcalfe et al. [357])

## 34.2 Auskultation bei normalem Herz-Kreislaufsystem

### 34.2.1 Der 1. Herzton

Gegen Ende des 1. Trimenons nimmt die Lautstärke des 1. HT zu. Darüber hinaus kann eine physiologische Spaltung des 1. HT auftreten (oder zunehmen).

Sie ist bedingt durch einen zeitlich versetzten Kontraktionsbeginn der beiden Kammern in der Reihenfolge Mitralkomponente $M_1$ vor Trikuspidalkomponente $T_1$. Normalerweise ist die Spaltung des 1. HT wegen des leiseren $T_1$ sowie des engen Spaltungsintervalls vom Ohr nicht wahrnehmbar. Rücken die beiden Komponenten in der Schwangerschaft jedoch auseinander (von ca. 0,02 auf 0,04 Sek.), so können sie getrennt, d.h. als Spaltung des 1. HT gehört werden.

Das p.m. der Spaltung des 1. HT ist der linke untere Sternalrand.

### 34.2.2 Der 2. Herzton

Die Pulmonalkomponente $P_2$ des 2. HT kann im Verlauf der Schwangerschaft lauter werden.

Das physiologische Spaltungsintervall zwischen maximaler In- und Exspiration nimmt gegen Ende der Schwangerschaft ab, da die Exkursion der Lunge durch den hochstehenden Uterus eingeschränkt ist.

### 34.2.3 Der Ejection-Click (EC)

Ein aortaler EC ist bei Jugendlichen, insbesondere bei einer hyperkinetischen Kreislaufregulation nicht selten. Durch die hyperkinetischen Verhältnisse in der Schwangerschaft kann der EC an Lautstärke zunehmen oder überhaupt erst auftreten.

Die Differentialdiagnose eines EC gegenüber einem gespaltenen 1. HT kann (ohne zeitliche Korrelation mit Hilfe der Karotispulskurve) schwierig sein. Ein aortaler EC (p.m. LV-Areal) ist jedoch meist noch im Herzspitzenbereich zu hören, eine Spaltung des 1. HT dagegen so gut wie nie.

### 34.2.4 Der 3. Herzton

Bereits bei einer jungen, nicht schwangeren Frau ist ein leiser, dumpfer 3. HT nicht selten zu auskultieren. In der Schwangerschaft wird er lauter und dadurch leichter zu hören. Ab der 20. Schwangerschaftswoche soll bei sorgfältiger Auskultation (Linksseitenlage, Glocke des Stethoskops) in bis zu 80% ein 3. HT zu hören sein.

### 34.2.5 Der 4. Herzton

Ein hörbarer 4. HT ist in der Schwangerschaft ungleich seltener (ca. 15%).

### 34.2.6 Systolische Geräusche

Funktionelle systolische Herzgeräusche sind in bis zu 90% aller Schwangeren zu hören. Es handelt sich hierbei im wesentlichen um Austreibungsgeräusche, d.h. spindelförmige, vom 1. und 2. HT deutlich abgesetzte Geräusche, welche durch Turbulenzen im rechts- und (seltener) linksventrikulären Ausflußtrakt bzw. der Pulmonal- oder Aortenklappe entstehen. Die Lautstärke reicht von 1/6–3/6, das p.m. liegt meistens im Pulmonalareal mit gelegentlicher Fortleitung den linken Sternalrand entlang oder auch nach infraclaviculär, jedoch so gut wie nie in die Karotiden.

### 34.2.7 Diastolische Geräusche

Diastolische Herzgeräusche sind in bis zu 18% aller Schwangeren zu hören und entsprechen meist einem *Trikuspidalströmungsgeräusch* (leises, inspiratorisch betontes, kurzes, rauhes Intervallgeräusch). Ist das Diastolikum hochfrequent, länger und hauchend, so kommt als Ursache eine funktionelle Pulmonalinsuffizienz möglicherweise aufgrund einer Pulmonalwurzeldehnung (oder eine AI) in Betracht.

### 34.2.8 Extrakardiale Geräusche

In den letzten Schwangerschaftswochen sowie postpartal können Gefäßgeräusche der stark vaskularisierten laktierenden Mamma auftreten, wobei durch den schnellen Blutfluß in den Arterien systolische und in den Venen kontinuierliche Geräusche entstehen. Durch Druck auf das Bruststück des Stethoskops können diese Geräusche verändert werden und verschwinden beim festem Druck mit dem Stethoskop oder dem Finger. Die häufigsten Auskultationsareale dieser Geräusche sind der 2. ICR jeweils 1–2 cm lateral des Sternums sowie auch lateral der Mamma.

---

**Mögliche Auskultationsphänomene in der Schwangerschaft (bei normalem Herzkreislaufsystem)**

- 1. HT akzentuiert, gelegentlich gespalten ($T_1 - M_1$)
- Physiologische respiratorische Spaltung des 2. HT geringer ausgeprägt
- Aortaler Ejection-Click möglich
- 3. HT sehr häufig (ab 20. SSW in bis zu 80%)
- 4. HT eher ungewöhnlich (bis 15%)
- Fast regelmäßig funktionelle systolische Austreibungsgeräusche (spindelförmig, vom 1. und 2. HT abgesetzt, 1–3/6, p.m. linker Sternalrand bzw. Pulmonalareal)
- Kurzes, inspiratorisch betontes, leises, rauhes, diastolisches Trikuspidalströmungsgeräusch möglich
- Peripartal systolische oder kontinuierliche Geräusche der laktierenden Mamma

---

## 34.3 Auskultation bei erworbenen oder angeborenen Herzfehlern

### 34.3.1 Mitralstenose

Durch das in der Schwangerschaft erhöhte HZV nimmt der Staudruck (LA-Druck) vor der Mitralstenose zu, wodurch das Intervalldiastolikum akzentuiert wird. Nicht selten wird die Erstdiagnose einer Mitralstenose erst in der Schwangerschaft aufgrund des jetzt erstmals gehörten Geräusches oder bei Auftreten von Vorhofflimmern, Lungenstauung oder Thrombembolien gestellt. Das 2-MÖT-Intervall verhält sich unterschiedlich, ist aber im Einzelfall zur Verlaufsbeobachtung brauchbar.

### 34.3.2 Mitralinsuffizienz

Eine Mitralinsuffizienz wird während der Schwangerschaft gewöhnlich gut toleriert. Ursache hierfür ist die Verminderung des peripheren Gefäßwiderstandes, wodurch die Auswurffraktion (in die Aorta) auf Kosten des Regurgitationsvolumens (in den linken Vorhof) zunimmt. Das systolische Refluxgeräusch der Mitralinsuffizienz wird daher in der Regel während der Schwangerschaft leiser.

Ist jedoch der periphere Gefäßwiderstand bei Hypertonie erhöht, so kann auch während einer Schwangerschaft eine MI zunehmen.

### 34.3.3 Aortenstenose

Eine Aortenstenose ist bei jungen Frauen und dadurch auch in der Schwangerschaft selten. Durch das erhöhte HZV wird auch das Stenosegeräusch akzentuiert und kann differentialdiagnostische Probleme gegenüber einem funktionellen Geräusch aufwerfen. Die funktionellen Geräusche sind jedoch in der Regel kürzer und hochfrequenter und strahlen zudem nicht in die Karotiden aus.

### 34.3.4 Aorteninsuffizienz

Wie bei anderen Regurgitationsvitien, so wird auch eine AI während einer Schwangerschaft gewöhnlich gut toleriert. Ursache ist auch hier der erniedrigte periphere Gefäßwiderstand, der den diastolischen Druckgradienten an der Aortenklappe und somit auch das Regurgitationsvolumen sinken läßt. Dadurch wird das typische hochfrequente Diastolikum der AI während der Schwangerschaft leiser und eventuell auch kürzer.

### 34.3.5 Rechtskardiale Klappenvitien

Trikuspidal- und Pulmonalklappenvitien während der Schwangerschaft sind eine Rarität und spielen allenfalls bei Drogensüchtigen (rechtskardiale Endokarditis) eine Rolle.

Aufgrund der Häufigkeit funktioneller trikuspidaler und pulmonaler Strömungsgeräusche sollte daher die Diagnose eines organischen rechtskardialen Vitiums in der Schwangerschaft nie allein aufgrund eines Auskultationsbefundes gestellt werden.

### 34.3.6 Shuntvitien

Vitien mit Links-rechts-Shunt (ASD, VSD, PDA) werden in der Schwangerschaft gewöhnlich gut toleriert. Da das Shuntvolumen von der Relation des pulmonalen zum peripheren Widerstand abhängt und beide Widerstände sich in der Schwangerschaft in etwa gleich verhalten, ist das Shuntvolumen nicht signifikant verändert.

Bei Rechts-links-Shunt aufgrund einer Eisenmenger-Reaktion (Shuntumkehr) nimmt in der Schwangerschaft das Shuntvolumen und dadurch die Zyanose stark zu, da der periphere Widerstand stärker fällt als der im wesentlichen fixierte pulmonale Widerstand. Eine Interruptio ist angezeigt.

### 34.3.7 Mitralklappenprolaps

Ein MKP ist insbesondere bei jungen Frauen häufig. Eine Schwangerschaft kann durch eine Veränderung der Gefäßwiderstände und des Blutvolumens das Auftreten eines MKP beeinflussen und entweder häufiger bzw. früher in der Systole erscheinen oder auch verschwinden, bzw. später in der Systole auftreten lassen.

### 34.3.8 Hypertrophe obstruktive Kardiomyopathie

Wie ein MKP verhält sich auch die dynamische Obstruktion bei HOKM: Das Absinken des peripheren Widerstandes und die Tendenz zur Hypotension während der Schwangerschaft lassen eine Obstruktion verstärken – andererseits nimmt sie durch das vermehrte intravasale Volumen ab. Meist (insbesondere bei nur leichter Obstruktion) überwiegt letzteres, und das vorbestehende Systolikum einer HOKM wird in der Schwangerschaft leiser oder verschwindet. Durch Provokationsmaßnahmen wie z. B. nach schnellem Aufrichten aus dem Hockstand kann das Geräusch jedoch oft wieder provoziert werden.

### 34.3.9 Dilatative Kardiomyopathie

Wegen der Häufigkeit eines 3. Herztons bei einer normalen Schwangerschaft darf die Verdachtsdiagnose einer Kardiomyopathie (z. B. einer peripartalen „Schwangerschaftskardiomyopathie") nie allein aufgrund eines lauten Füllungstons gestellt werden.

## 34.3.10 Marfan-Syndrom

Besonders bei dem Vollbild dieser erblichen Bindegewebserkrankung (z. B. Linsenschlottern, Aortenwurzelerkrankung) sind ein Mitral- und Trikuspidalklappenprolaps und eine Aorteninsuffizienz häufig. Wegen der Gefahr einer Aortendissekation und -ruptur (und aufgrund der eingeschränkten mütterlichen Lebenserwartung sowie der Vererblichkeit der Erkrankung) muß eine Schwangerschaftsunterbrechung diskutiert werden.

**Tab. 34.1.** Die hämodynamischen Auswirkungen einer Schwangerschaft auf die häufigsten angeborenen und erworbenen Herzfehler und die zu erwartende Änderung des Auskultationsbefundes

|  | **Hämodynamik** | **Auskultation** |
|---|---|---|
| **Mitralstenose** | Durch erhöhtes HZV Zunahme des Staudrucks (LA-Druck) vor der Stenose | Diastolisches Geräusch lauter, evtl. länger (oder erst auftretend) |
| **Mitralinsuffizienz** | Abnahme des Regurgitationsvolumens aufgrund des herabgesetzten peripheren Widerstandes | Systolisches Refluxgeräusch leiser |
| **Aortenstenose** | Durch erhöhtes HZV Zunahme des Druckgradienten | Systolisches Geräusch lauter |
| **Aorteninsuffizienz** | Abnahme des Regurgitationsvolumens aufgrund des herabgesetzten peripheren Widerstandes (und der erhöhten Herzfrequenz) | Diastolikum leiser, evtl. kürzer |
| **Links-rechts-Shuntvitien** (VSD, ASD, PDA) | Keine grundlegende Änderung | Keine wesentliche Änderung |
| **Eisenmenger-Syndrom** | Starke Zunahme des Rechts-links-Shunts, da peripherer Widerstand stärker fällt als der (fixierte) pulmonale Widerstand | Auftreten bzw. Lauterwerden des Graham Steel-Geräusches einer relativen Pulmonalinsuffizienz, Neuauftreten oder Lauterwerden des Systolikums einer relativen Trikuspidalinsuffizienz |
| **Mitralklappenprolaps** | Sowohl Ab- als auch Zunahme des Prolapsmechanismus möglich | Click/Geräusch verschwunden, unverändert oder häufiger, bzw. früher in der Systole |
| **Hypertrophe obstruktive Kardiomyopathie** | Sowohl Abnahme als auch Zunahme der Obstruktion möglich | Systolikum unverändert, leise bis (in Ruhe) verschwunden oder auch verstärkt |
| **Marfan-Syndrom** | Kreislaufbelastung einer Schwangerschaft begünstigt Auftreten oder Zunahme insbesondere der Aortenwurzelerkrankung | Neuauftreten oder Zunahme des Diastolikums einer AI, daneben Click/Geräusch eines MKP/TKP |

# Literaturauswahl

*Lehrbücher*

1. Blömer H (1967) Auskultation des Herzens (und ihre hämodynamischen Grundlagen). Urban & Schwarzenberg, München Berlin Wien
2. Braunwald E (ed) (1984) Heart disease – A textbook of cardiovascular medicine, 2nd edn. WB Saunders Company, Philadelphia London Toronto
3. Butterworth JS, Chassin MR, McGrath R, Reppert EH (1960) Cardiac auscultation. Grune and Stratton Inc, New York
4. Constant J (1976) Bedside cardiology. Little Brown and Co, Boston
5. Delman AJ, Stein E (1979) Dynamic cardiac auscultation and phonocardiography. A Graphic Guide. WB Saunders, Philadelphia London Toronto
6. Dressler W (1970) Clinical aids in cardiac diagnosis. Grune and Stratton, New York.
7. Holldack K (1979) Lehrbuch der Auskultation und Perkussion, 9th edn. Georg Thieme Verlag, Stuttgart New York
8. Holldack K, Wolf D (1974) Atlas und kurzgefaßtes Lehrbuch der Phonokardiographie und verwandter Untersuchungsmethoden. Georg Thieme Verlag, Stuttgart
9. Hurst JW (ed) (1982) The heart. "A Blakiston publication". 5th edn. Mc Graw Hill Book Company, New York
10. Krayenbühl HP, Kübler W (eds) (1981) Kardiologie in Klinik und Praxis. Georg Thieme Verlag, Stuttgart New York
11. Leatham A (1975) Auscultation of the heart and phonocardiography, 2nd edn. Churchill Livingstone, Edinburgh London New York
12. Levine SA, Harvey WP (1959) Clinical auscultation of the heart. WB Saunders Company, Philadelphia London Toronto
13. Luisada AA, Portaluppi F (1982) The heart sounds. Praeger Publishers, New York
14. McKusic VA (1958) Cardiovascular sound in health and disease. The Williams & Wilkins Company, Baltimore
15. Michel D, Klinner W (1981) Der Patient mit der künstlichen Herzklappe. Verlag Dr med D Straube, Erlangen
16. Michel D, Zimmermann W (1968) Differentialdiagnose der Herztöne und Herzgeräusche. Johann Ambrosius Barth, München
17. Ravin A, Craddock LD, Wolf PS, Shander D (1977) Auscultation of the heart. Yearbook Medical Publishers, Chicago
18. Schumacher G, Bühlmeyer K (1978) Diagnostik angeborener Herzfehler, Bd I: Allgemeiner Teil – Untersuchungsmethoden. Verlag Dr med D Straube, Erlangen
19. Schumacher G, Bühlmeyer K (1980) Diagnostik angeborener Herzfehler, Bd II: Systematik der angeborenen Herzfehler. Verlag Dr med D Straube, Erlangen
20. Stein E (1983) Rapid interpretation of heart sounds and murmurs. Lea & Febinger, Philadelphia
21. Tavel ME (1978) Clinical phonocardiography and external pulse recording, 3rd edn. Yearbook Medical Publishers, Chicago
22. Wood P (1968) Diseases of the heart and circulation, 3rd edn. J B Lippincott, Philadelphia
23. Zuckermann R (1965) Herzauskultation. VEB Thieme, Leipzig

*Zu Kapitel 1*

24. Brooker JZ, Alderman EL, Harrison DC (1974) Alterations in left ventricular volumes induced by Valsalva's maneuver. Br Heart J 36:713
25. Cochran PT (1979) Cardiac Auscultation: A reemphasis. Clues from physical maneuvers and pharmacologic agents. Am Heart J 98:141
26. Dohan MC, Criscitiello MG (1970) Physiologic and pharmacological manipulations of heart sounds and murmurs. Mod Concepts Cardiovasc Dis 39:121
27. Ertel PY, Lawrence M, Brown RR, Stern AM (1966) Stethoscope acoustics. I. The doctor and his stethoscope. Circulation 34:889
28. Ertel PY, Lawrence M, Brown RR, Stern AM (1966) Stethoscope acoustics. II. Transmission and filtration patterns. Circulation 34:899
29. Faber JJ, Burton AC (1962) Spread of heart sounds over chest wall. Circulation Res. 11:96
30. Feigen LP (1971) Physical characteristics of sound and hearing. Am J Cardiol 23:130
31. Freeman AR, Levine SA (1933) Clinical significance of systolic murmur: Study of 1000 consecutive "noncardiac" cases. Ann Intern Med 6:1371
32. Kindig JR, Beeson TP, Campbell RW, Andries F, Tavel ME (1982) Acoustical performance of the stethoscope: A comparative analysis. Am Heart J 104:269
33. Littmann D (1961) An approach to the ideal stethoscope. JAMA 178:504
34. Luisada AA, Shah PM (1963) Controversial and changing aspects of auscultation: I. Areas of auscultation: A new concept, II. Normal and abnor-

mal first and second sounds. Am J Cardiol 11:744
35 McCraw DB, Siegel W, Stonecipher HK, Nutter DO, Schlant RC, Hurst JW (1972) Response of heart murmur intensity to isometric (handgrip) exercise. Br Heart J 34:605
36 O'Donnell TV, McIlroy MB (1962) The circulatory effects of squatting. Am Heart J 64:347
37 Parisi AF, Harrington JJ, Askenazi J, Pratt RC, McIntyre KM (1976) Echocardiographic evaluation of the Valsalva maneuver in healthy subjects and patients with and without heart failure. Circulation 54:921
38 Perloff JK, Calvin J, Deleon AC, Bowen P (1963) Systemic hemodynamic effects of amylnitrite in normal man. Am Heart J 66:460
39 Rappaport MB, Sprague HB (1941) Physiologic and physical laws that govern auscultation, and their clinical application: The acoustic stethoscope and the electrical amplifying stethoscope and stethograph. Am Heart J 21:257
40 Rivero Carvallo JM (1947) A new diagnostic sign of tricuspid insufficiency. Am Heart J 33:728
41 Ronan JA Jr (1975) Effect of vasoactive drugs and maneuvers on heart murmurs. In: Leon DF, Shaver JA (eds) Physiologic principles of heart sounds and murmurs. American Heart Association Monograph Series. American Heart Association, New York, Vol 46:183
42 Rothman A, Goldberger A (1983) Aids to cardiac auscultation. Ann Intern Med 99:346
43 Shah PM, Slodki SJ, Luisada AA (1964) A revision of the "classic" areas of auscultation of the heart. Am J Med 36:293
44 Stapleton J (1982) Manipulation cardiac murmurs. Chest 81:135

*Zu Kapitel 2*
45 Abrams J (1982) Examination of the precordium. Primary Cardiol 8:156
46 Benchimol A, Tippit HC (1967) The clinical value of the jugular and hepatic pulses. Prog Cardiovasc Dis 10:159
47 Boicourt OW, Nagle RE, Mounsey JPD (1965) The clinical significance of systolic retraction of the apex impulse. Br Heart J 27:379
48 Constant J (1980) Arterial and venous pulsations in cardiovascular diagnosis. J Cardiovasc Med 5:973
49 Mounsey JPD (1967) Inspection and palpation of the cardiac impulse. Prog Cardiovasc Dis 10:187
50 Perloff JK (1983) The physiologic mechanisms of cardiac and vascular physical signs. J Am Coll Cardiol 1:184
51 Silverman ME (1983) Causes of valve disease: Visual clues. J Cardiovasc Med 8:340

*Zu Kapitel 3*
52 Biamino G, Lange L (1983) Echokardiographie. Hoechst AG, Frankfurt/Main
53 Bogunovic N, Mannebach H, Ohlmeier H (1982) Atlas der Echokardiographie. Boehringer Mannheim GmbH, Mannheim
54 Craige E (1976) On the genesis of heart sounds: Contribution made by echocardiographic studies. Circulation 53:207
55 Jadonić B, Wieser HX (1983) Ein- und zweidimensionale klinische Echokardiographie. Urban & Schwarzenberg, München Wien Baltimore
56 Köhler E (1979) Klinische Echokardiographie. Ferdinand Enke Verlag, Stuttgart
57 Kotler MN, Segal BL, Parry WR (1978) Echocardiographic and phonocardiographic correlation of heart sounds and murmurs. Cardiovasc Clin 9:39
58 Mills P, Craige E (1978) Echo-phonocardiography. Prog Cardiovasc Dis 20:337
59 Tavel M (1983) Phonocardiography: Clinical use with and without combined echocardiography. Prog Cardiovasc Dis 26:145

*Zu Kapitel 4*
60 Abrams J (1978) Current concepts of the genesis of heart sounds. I. First and second sounds. JAMA 239:2787
61 Brooks N, Leech G, Leatham A (1979) Factors responsible for normal splitting of first heart sound. High-speed echophonocardiographic study of valve movement. Br Heart J 42:695
62 Brooks N, Leech G, Leatham A (1979) Complete right bundle branch block. Echophonocardiographic study of first heart sound and right ventricular contraction times. Br Heart J 41:637
63 Burggraf GW, Craige E (1974) The first heart sound in complete heart block. Circulation 50:17
64 Burggraf GW (1981) The first heart sound in left bundle branch block: An echophonocardiographic study. Circulation 63:429
65 Craige E (1976) On the genesis of heart sounds: Contributions made by echocardiographic studies. Circulation 53:207
66 Craige F, Mills PG (1978) The first heart sound. Circulation 57:203
67 Crews TL, Pridie RB, Benham R, Leatham A (1972) Auscultatory and phonocardiographic findings in Ebsteins's anomaly. Correlation of first heart sound with ultrasonic records of tricuspid valve movement. Br Heart J 34:681
68 Dock W (1933) Mode of production of the first heart sound. Arch Intern Med 51:737
69 Hope J (1846) Treatise on the diseases of the heart and great vessels. Lea & Blanchard, Philadelphia, p 52
70 Kostis JB (1975) Mechanisms of heart sounds. Am Heart J 89:546
71 Leech G, Brooks N, Green-Wilkinson A, Leatham A (1980) Mechanism of influence of PR interval on loudness of first heart sound. Br Heart J 43:138

72 Lewis JK, Dock W (1938) The origin of the heart sounds and their variations in myocardial disease. JAMA 110:271
73 Luisada AA, MacCanon DM, Humar S, Feigen LP (1974) Changing views on the mechanism of the first and second heart sounds. Am Heart J 88:503
74 Luisada AA (1975) Tricuspid component of the first heart sound. In: Leon DF, Schaver JA (eds) "Physiologic principles of heart sounds and murmurs". American Heart Association Monograph Series. American Heart Association, New York, Vol 46:19
75 Mills PG, Chamusco RF, Moos S, Craige E (1976) Echophonocardiographic studies of the contribution of the atrioventricular valves to the first heart sound. Circulation 54:944
76 Mintz GS, Kotler MN, Parry WR (1979) Wide splitting of the first heart sound secondary to tricuspid valve endocarditis. A phonocardiographic-echocardiographic study. Am J Med 66:523
77 O'Toole JD, Reddy SP, Curtiss EI, Griff FW, Shaver JA (1976) The contribution of tricuspid valve closure to the first heart sound in man. Circulation 53:752
78 Parisi AF, Milton BG (1973) Relation of mitral valve closure to the first heart sound in man. Am J Cardiol 32:779
79 Prakash R, Moorthy K, Aronow W (1976) First heart sound: A phono-echocardiographic correlation with mitral, tricuspid, and aortic valvular events. Cathet Cardiovasc Diagn 2:381
80 Prakash R (1978) The first heart sound. Circulation 57:202
81 Rouanet J (1832) Analyse des bruits de coeur. Paris Thesis 252
82 Rushmer RF (1961) Cardiovascular Dynamics, 2nd edn. WB Saunders Company, Philadelphia London Toronto
83 Shah PM (1975) Hemodynamic determinants of the first heart sound. In: Leon DF, Shaver JA (eds) Physiologic principles of heart sounds and murmurs. American Heart Association Monograph Series. American Heart Association, New York, Vol 46:2
84 Thompson ME, Shaver JA, Leon DF, Reddy PS, Leonhard JJ (1975) Pathodynamics of the first heart sound. In: Leon DF, Shaver JA (eds) Physiologic principles of heart sounds and murmurs. American Heart Association Monograph Series, Vol 46, American Heart Association, New York, p 8
85 Waider W, Craige E (1975) First heart sound and ejection sounds: Echocardiographic and phonocardiographic correlation with valvular events. Am J Cardiol 35:3

*Zu Kapitel 5*
86 Breen WJ, Rekate AC (1960) Effect of posture on splitting of the second heart sound. JAMA 173:106
87 Chandraratna PAN, Lopez JM, Cohen LS (1975) Echocardiographic observations on the mechanism of production of the second heart sound. Circulation 51:292
88 Curtiss EI, Matthews R, Shaver JA (1975) Mechanism of normal splitting of the second heart sound. Circulation 51:157
89 Curtiss EI, Shaver JA, Reddy PS, O'Toole JD (1975) Newer concepts in physiologic splitting of the second heart sound. in: Leon DF and Shaver JA (eds) Physiologic principles of heart sounds and murmurs. American Heart Association Monograph Series. American Heart Association, New York, Vol 46:68
90 Ehlers KH, Engle MA, Farnsworth PB, Levin AR (1969) Wide splitting of the second heart sound without demonstrable heart disease. Am J Cardiol 23:690
91 Hirschfeld S, Liebman J, Borkat G, Bormuth C (1977) Intracardiac pressure-sound correlates of echographic aortic valve closure. Circulation 55:602
92 Luisada AA (1971) The second heart sound in normal and abnormal conditions. Am J Cardiol 28:150
93 Shaver JA, Nadolny RA, O'Toole JD, Thompson ME, Reddy PS, Leon DF, Curtiss EI (1974) Sound pressure correlates of the second heart sound: An intracardiac sound study. Circulation 49:316
94 Shaver JA, O'Toole JD, Curtiss EI, Thompson ME, Reddy PS, Leon DF (1974) Second heart sound: role of altered greater and lesser circulation. Circulation 51 (suppl):58
95 Shaver JA, O'Toole JD (1977) The second heart sound: Newer concepts. Part II: Paradoxical splitting and narrow physiological splitting. Mod Concepts Cardiovasc Dis 46:13
96 Sutton G, Harris A, Leatham A (1968) Second heart sound in pulmonary hypertension. Br Heart J 30:743
97 Stein PD, Sabbah HH, Anbe DT, Khaja F (1978) Hemodynamic and anatomic determinants of relative differences in amplitude of the aortic and pulmonary components of the second heart sound. Am J Cardiol 42:539
98 Stein PD, Sabbah HN (1978) Origin of the second heart sound: clinical relevance of new observations. Am J Cardiol 41:108

*Zu Kapitel 6*
99 Abrams J (1982) The third and fourth heart sounds. Primary Cardiol 8:47
100 Bonner AJ Jr, Stewart J, Tavel ME (1976) "Presystolic" augmentation of diastolic heart sounds in atrial fibrillation. Am J Cardiol 37:427
101 Craige E (1975) The fourth heart sound. In: Leon DF, Shaver JA (eds) Physiologic principles of heart sounds and murmurs. American Heart Association Monograph Series. American Heart Association, New York, Vol 46:74

102 Goldblatt A, Aygen M, Braunwald E (1962) Hemodynamic phonocardiographic correlations of the first heart sound in aortic stenosis. Circulation 26:92
103 Mitchell JH, Gupta DN, Payne RM (1965) Influence of atrial systole on effective ventricular stroke volume. Circ Res 17:11
104 Muiesan GD, MacCanon DM, Nunez-Dey D, DiBartolo G (1961) Hemodynamic correlates of the fourth heart sound. Am J Physiol 201:1090
105 Ozawa Y, Smith D, Craige E (1982) Localization of the origin of the third heart sound. Circulation 66 (suppl 2):210
106 Ozawa Y, Smith D, Craige E (1983) Origin of the third heart sound. II. Studies in human subjects. Circulation 67:399
107 Porter CM, Baxley WA, Eddleman EE Jr, Frimer M, Rackley CE (1971) Left ventricular dimensions and dynamics of filling in patients with gallop heart sounds. Am J Med 50:721
108 Rectra EH, Khan AH, Pigott VM, Spodick DH (1972) Audibility of the fourth heart sound. JAMA 221:36
109 Shah PM, Jackson D (1975) Third heart and summation gallop. In: Leon DF, Shaver JA (eds) Physiologic principles of heart sounds and murmurs. American Heart Association Monograph Series. American Heart Association, New York, Vol 46:79
110 Spodick DH (1973) Fourth sound gallop or split first heart sound? Am J Cardiol 31:530
111 Tavel ME (1974) The fourth heart sound – a premature requiem? Circulation 49:4
112 Waider W, Madry R, McLaurin L, Craige E (1973) Genesis of right-sided heart sounds. Circulation 48 (suppl IV):63
113 Yahini JH, Dulfano MJ, Toor M (1960) Pulmonic stenosis: A clinical assessment of severity. Am J Cardiol 5:744

*Zu Kapitel 7*
114 Leech G, Mills P, Leatham A (1978) The diagnosis of a non-stenotic biscuspid aortic valve. Br Heart J 40:941
115 Martin CE, Reddy PS, Leon DF, Shaver JA (1973) Genesis, frequency and diagnostic significance of the ejection sound in adults with tetralogy of Fallot. Br Heart J 35:402
116 Martin CE, Shaver JA, O'Toole JD, Leon DF, Reddy PS (1975) Ejection sounds of right-sided origin. In: Leon DF, Shaver JA (eds) Physiologic principles of heart sounds and murmurs. American Heart Association Monograph Series. American Heart Association, New York, Vol 46:35
117 Mills PG, Brodie B, McLaurin LP, Schall S, Craige E (1977) Echocardiographic and hemodynamic relationships of ejection sounds. Circulation 56:430
118 Shaver JA, Griff FW, Leonard JJ (1975) Ejection sound of left sided origin. Circulation 51 (suppl):27
119 Waider W, Craige E (1975) First heart sound and ejection sounds. Am J Cardiol 35:346

*Zu Kapitel 8*
120 Alexander MD, Bloom KR, Hart P et al (1981) Atrial septal aneurysm: A cause for midsystolic click. Report of a case and review of the literature. Circulation 63:1186
121 Barlow JB, Bosman CK, Pocock WA, Marchand P (1968) Late systolic murmurs and nonejection ("mid late") systolic clicks. An analysis of 90 patients. Br Heart J 30:203
122 Barlow JB, Pocock WA (1975) The problem of nonejection systolic clicks and associated mitral systolic murmurs: emphasis on the billowing mitral leaflet syndrome. Am Heart J 90:636
123 DeMaria AN, King JF, Bogren HG, Lies JE, Mason DT (1974) The variable spectrum of echocardiographic manifestations of the mitral valve prolapse syndrome. Circulation 50:33
124 Devereux RB, Perloff JK, Reichek N, Josephson ME (1976) Mitral valve prolapse. Circulation 54:3
125 Fontana ME, Wooley DF, Leighton RF, Lewis RP (1975) Postural changes in left ventricular and mitral valve dynamics in the systolic click-late systolic murmur syndrome. Circulation 51:165
126 Fontana ME, Kissel GL, Criley JM (1975) Functional anatomy of mitral valve prolapse. In: Leon DF, Shaver JA (eds) Physiologic principles of heart sounds and murmurs. American Heart Association Monograph Series. American Heart Association, New York, Vol 46:126
127 Jeresaty RM (1973) Mitral valve prolapse – click syndrome. Prog Cardiovasc Dis 15:623
128 Liedtke AJ, Babb JD, DeJoseph RL (1979) Mitral valve echoes in patients with mitral valve prolapse syndrome. Am Heart J 98:672
129 Markiewicz W, Stoner J, London E, Hunt SA, Popp RL (1976) Mitral valve prolapse in one hundred presumably healthy young females. Circulation 53:464
130 Mathey DG, De Coodt PR, Allen HN, Swan HJC (1976) The determinants of onset of mitral valve prolapse in the systolic click-late systolic murmur syndrome. Circulation 53:872
131 Nutter DO, Wickliffe C, Gilbert CA, Moody C, King SA (1975) The pathophysiology of idiopathic mitral valve prolapse. Circulation 52:297
132 Perloff JK (1982) Evolving concepts of mitral-valve prolapse. N Engl J Med 307:369
133 Pomerance A (1969) Ballooning deformity (mucoid degeneration) of atrioventricular valves. Br Heart J 31:343
134 Popp RL, Brown OR, Silverman JF and Harrison DC (1974) Echocardiographic abnormalities in the mitral valve prolapse syndrome. Circulation 49:428
135 Procacci PM, Savran SV, Schreiter SL, Bryson AL (1976) Prevalence of clinical mitral-valve

prolapse in 1169 young women. N Engl J Med 294:1086
136 Victor MF, Mintz GS, Kotler MN et al (1981) Dissecting aortic aneurysm associated with a midsystolic click. Arch Intern Med 141:255
137 Wei J, Fortuin NJ (1981) Diastolic sounds and murmurs associated with mitral valve prolapse. Circulation 63:559
138 Winkle RA, Goodman DJ, Popp RL (1975) Simultaneous echocardiographic-phonocardiographic recordings at rest and during amyl nitrite administration in patients with mitral valve prolaps. Circulation 51:522

*Zu Kapitel 9*
139 Gupta SC, Taguchi JT (1982) Pacemacer catheter-induced systolic murmur. Angiology 33:277
140 Harris A (1967) Pacemaker "heart sound". Br Heart J 29:608
141 Kramer DH, Moss AJ, Shah PM (1970) Mechanisms and significance of pacemaker-induced extracardiac sound. Am J Cardiol 25:367
142 Moss AJ, Rivers R (1966) Myocardial perforation by a permanent transvenous catheter. N Engl J Med 275:265
143 Nager F, Bühlmann A, Schaub F et al (1965) Auskultatorische und kardiographische Befunde bei Patienten mit implantiertem elektrischem Schrittmacher. Klin Wochenschr 43:1232

*Zu Kapitel 10*
144 Friedman NJ (1970) Echocardiographic studies of mitral valve motion: Genesis of the opening snap in mitral stenosis. Am Heart J 80:177
145 Martinez-Lopez JI (1974) Sounds of the heart in diastole. Am J Cardiol 34:594
146 Millward DK, McLaurin LP, Craige E (1973) Echocardiographic studies to explain opening snaps in presence of nonstenotic mitral valves. Am J Cardiol 31:64
147 Pitt A, Pitt B, Schaefer J, Criley JM (1967) Myxoma of the left atrium: Hemodynamic and phonocardiographic consequences of sudden tumor movement. Circulation 36:408
148 Stefadouros MA, Little RC (1980) The cause and clinical signifiance of diastolic heart sounds. Arch Intern Med 140:537
149 Tavel ME (1975) Opening snaps: Mitral and tricuspid. In: Physiologic principles of heart sounds and murmurs. American Heart Association Monograph Series. American Heart Association, New York, Vol 46:85
150 Tyberg TI, Goodyer AVN, Langou RA (1980) Genesis of pericardial knock in constrictive pericarditis. Am J Cardiol 46:570

*Zu Kapitel 11*
151 Brodie BR, Grossmann W, McLaurin LP, Starek PJK, Craige E (1976) Diagnosis of prosthetic mitral valve malfunction with combined echo-phonocardiography. Circulation 53:93

152 Bush U, Pechacek LW, Garcia E, Hall RJ (1978) Acoustic changes in normally functioning mitral valve prostheses: echophonocardiographic observations. Cardiovasc Dis 5:107
153 DePace NL, Kotler MN, Mrutz GS, Lichtenberg R, Goel JP, Segal BL (1981) Echocardiographic and phonocardiographic assesment of the St Jude cardiac valve prosthesis. Chest 80:272
154 von der Emde J (1977) Früh- und Spätergebnisse nach Herzklappenersatz. Med Klin 72:107
155 Horowitz MS, Goodman DJ, Hancock EW, Popp RL (1976) Noninvasive diagnosis of complications of the mitral bioprosthesis. J Thorac Cardiovasc Surg 71:450
156 Hylen JC (1972) Mechanical malfunction and thrombosis of prosthetic heart valves. Am J Cardiol 30:396
157 Johnson AD, Daily PO, Peterson KL, De Winter M, DiDonna GJ, Blair G, Niwayama G (1975) Functional evaluation of the porcine heterograft in the mitral position. Circulation 50 (suppl 1):40
158 Kotler MN, Segal BL, Parry WR (1978) Echocardiographic and phonocardiographic evaluation of prosthetic heart valves. Cardiovasc Clin 9:187
159 Mirro MJ, Pyhel JH, Wann LS et al (1978) Diastolic rumbles in normally functioning porcine mitral valves. Chest 73:189
160 Raizada V, Smith MD, Hoyt TW et al (1982) Phonocardiographic characteristics of the St Jude prosthesis in the aortic position. Chest 81:95
161 Roberts WC (1982) Complications of cardiac valve replacement. Characteristic abnormalities of prosthesis pertaining to any or specific site. Am Heart J 103:113
162 Roma G (1983) Funktionsstörungen künstlicher Herzklappen. Erkennung durch Auskultations- und phonokardiographischen Befund. Z Allg Med 59:628
163 Smith ND, Raizada V, Abraus J (1981) Auscultation of the normally functioning prosthetic valve. Ann Intern Med 95:594
164 Wise JR Jr, Webb-Peploe M, Oakley CM (1971) Detection of prosthetic mitral valve obstruction by phonocardiography. Am J Cardiol 28:107

*Zu Kapitel 12*
165 De Monchy C, Van der Hoeven GMA, Benekin JEW (1973) Studies on innocent praecordial vibratory murmurs in children. III. Followup study of children with an innocent praecordial vibratory murmur. Br Heart J 35:685
166 Freeman AR, Levine SA (1933) The clinical significance of the systolic murmur. A study of 1000 consecutive "noncardiac" cases. Ann Intern Med 6:1371
167 Glancy DL, Epstein SE (1971) Differential diagnosis of type and severity of obstruction to left

ventricular outflow. Prog Cardiovasc Dis 14:153
168 Leatham A, Weitzman DW (1957) Auscultatory and phonocardiographic signs of pulmonary stenosis. Br Heart J 19:303
169 Leatham A, Segal B, Shafter H (1963) Auscultatory and phonocardiographic findings in healthy children with systolic murmurs. Br Heart J 4:451
170 Paley HW (1975) Left ventricular outflow tract obstruction: Heart sounds and murmurs. In: Leon DF, Shaver JA (eds) Physiologic principles of heart sounds and murmurs. American Heart Association Monograph Series. American Heart Association, New York, Vol 46:107
171 Reddy PS, Shaver JA, Leonard JJ (1971) Cardiac systolic murmurs: Pathophysiology and differential diagnosis. Prog Cardiovasc Dis 14:1
172 Rushmer RF, Morgan C (1968) Meaning of murmurs. Am J Cardiol 21:722
173 Sabbah HN, Stein PD (1976) Turbulent flow in humans: Its primary role in the production of ejection murmurs. Circ Res 38:513
174 Stein PD, Sabbah HN (1977) Aortic origin of innocent murmurs. Am J Cardiol 39:665
175 Tavel ME (1975) Innocent murmurs. In: Leon DF, Shaver JA (eds) Physiologic principles of heart sounds and murmurs. American Heart Association Monograph Series. American Heart Association, New York, Vol 46:102
176 Tavel ME (1977) The systolic murmur – innocent or guilty? Am J Cardiol 39:757
177 Vogelpoel L, Schrire V (1960) Auscultatory and phonocardiographic assessment of Fallot's tetralogy. Circulation 22:73
178 Zuberbuhler JR, Lenox CC, Neches WH, Park SC, Shaver JA (1975) Auscultatory spectrum of the tetralogy of Fallot. In: Leon DF, Shaver JA (eds) Physiologic principles of heart sounds and murmurs. American Heart Association Monograph Series. American Heart Association, New York, Vol 46:187

*Zu Kapitel 13*
179 Cohn KE, Hultgren HN (1966) The Graham Steel murmur reevaluated. N Eng J Med 274:486
180 Craige E, Millward DK (1971) Diastolic and continuous murmurs. Prog Cardiovasc Dis 14:38
181 Fortuin NJ, Craige E (1972) On the mechanism of the Austin Flint murmur. Circulation 45:558
182 Fortuin NJ, Craige E (1973) Echocardiographic studies of genesis of mitral diastolic murmurs. Br Heart J 35:75
183 Green EW, Agruss NS, Adolph RJ (1973) Right-sided Austin Flint murmur. Am J Cardiol 32:370
184 Hultgreen HN, Hancock EW, Cohen KE (1968) Auscultation in mitral and tricuspid disease. Prog Cardiovasc Dis 10:298

185 Nemickas R, Roberts J, Gunnar RM, Tobin JR (1964) Isolated congenital pulmonic insufficiency. Differentiation of mild from severe regurgitation. Am J Cardiol 14:456
186 Runco V, Levin HS (1975) The spectrum of pulmonic regurgitation. In: Leon DF, Shaver JA (eds) Physiologic principles of heart sounds and murmurs. American Heart Association Monograph Series. American Heart Association, New York, Vol 46:175
187 Steel G (1888) The murmur of high pressure in the pulmonary artery. Med Chron 9:182

*Zu Kapitel 14*
188 Craige E, Millward DK (1971) Diastolic and continuous murmurs. Prog Cardiovasc Dis 14:38
189 Holman E (1965) Abnormal arteriovenous communications. Circulation 32:1001
190 Huffman T, Leighton RF, Goodwin RS, Ryan JM, Wooley CF (1970) Continuous murmurs associated with shunts in acyanotic adult. Am J Med 49:160
191 Myers JD (1975) The mechanism and significance of continuous murmurs. In: Leon DF, Shaver JA (eds) Physiologic principles of heart sounds and murmurs. American Heart Association Monograph Series. American Heart Association, New York, Vol 46:201
192 Spencer MP, Johnston FR, Meredith JH (1958) Origin and interpretation of murmurs in coarctation of aorta. Am Heart J 56:722

*Zu Kapitel 15*
193 Dressler W (1961) Effect of respiration on the pericardial friction rub. Am J Cardiol 7:130
194 Harvey WP (1961) Auscultatory findings in diseases of the pericardium. Am J Cardiol 7:15
195 Holldack K, Heller A, Groth W (1959) The pericardial friction rub in the phonocardiogram. Am J Cardiol 4:351
196 Spodick DH (1975) Pericardial rub. Prospective, multiple observer investigation of pericardial friction in 100 patients. Am J Cardiol 35:357

*Zu Kapitel 16*
197 Antman FM, Angoff GH, Sloss LJ (1978) Demonstration of the mechanism by which mitral regurgitation mimics aortic stenosis. Am J Cardiol 42:1044
198 Campbell M (1968) Calcific aortic stenosis and congenital bicuspid aortic valve. Br Heart J 30:606
199 Bonner JA, Sacks HN, Tavel ME (1973) Assessing the severity of aortic stenosis by phonocardiography and external carotid pulse recordings. Circulation 48:247
200 Henke RP, March HW, Hultgren HN (1960) An aid to identification of the murmur of aortic stenosis with atypical location. Am Heart J 60:354

201 Kumar S, Luisada AA (1971) Mechanism of changes in the second heart sound in aortic stenosis. Am J Cardiol 28:162
202 Paley HW (1975) Left ventricular outflow tract obstruction. In: Leon DF, Shaver JA (eds) Physiologic principles of heart sounds and murmurs. American Heart Association Monograph Series. American Heart Association, New York, Vol 46:107
203 Perloff JK (1968) Clinical recognition of aortic stenosis; the physical signs and differential diagnosis of the various forms of obstruction to the left ventricular outflow. Prog Cardiovasc Dis 10:323
204 Roberts WC (1970) Anatomically isolated aortic valvular disease: The case against its being of rheumatic etiology. Am J Med 49:151
205 Roberts WC, Perloff JK, Costantino T (1971) Severe valvular aortic stenosis in patients over 65 years of age. Am J Cardiol 27:497
206 Sabbah HN, Khaja F, Anbe DT et al (1978) Determinants of the amplitude of the aortic component of the second heart sound in aortic stenosis. Am J Cardiol 41:830

*Zu Kapitel 17*
207 Abdulla AM, Frank MJ, Erding RA jr, Canedo MI (1981) Clinical significance and haemodynamic correlates of the third heart sound gallop in aortic regurgitation. A guide to optimal timing of cardiac catheterisation. Circulation 64:464
208 Cheng TO (1970) Diastolic murmur caused by coronary artery stenosis. Ann Intern Med 72:543
209 Dorschner F, Steinbrunn W, Turina J, Krayenbühl HP (1976) Schwierigkeiten der Diagnosestellung und Beurteilung des Schweregrades der akuten Aorteninsuffizienz bei bakterieller Endokarditis. Schweiz Med Wochenschr 106:1816
210 Flint A (1862) On cardiac murmurs. Am J Med Sci 44:29
211 Fortuin NJ, Craige E (1972) On the mechanism of the Austin Flint murmur. Circulation 45:558
212 Goldschlager N, Pfeifer J, Cohn K, Popper R, Selzer A (1973) The natural history of aortic regurgitation: A clinical and hemodynamic study. Am J Med 54:577
213 Groom D, Boone JA (1955) The Dove-Coo murmur and murmurs heard at a distance from the Chest Wall. Ann Intern Med 42:1214
214 Kohno K, Hiroki T, Arakawa K (1981) Aortic regurgitation with dove-coo murmur with special references to the mechanism of its generation using dual echocardiography. Jpn Heart J 22:861
215 Lochaya S, Igorashi M, Shaffer AB (1967) Late diastolic mitral regurgitation secondary to aortic regurgitation: Its relationship to the Austin Flint murmur. Am Heart J 74:161
216 Mann T, McLaurin L, Grossmann W, Craige E (1975) Acute aortic regurgitation due to infective endocarditis. N Engl J Med 293:108
217 Meadows WR, van Praagh S, Indreika M, Sharp JT (1963) Premature mitral valve closure. A hemodynamic explanation for absence of the first sound in aortic insufficiency. Circulation 28:251
218 Morganroth J, Perloff JK, Zeldis SM, Duncman WB (1977) Acute severe aortic regurgitation: pathophysiology, clinical recognition and management. Ann Intern Med 87:223
219 Reddy PS, Leon DF, Krishnaswami V, O'Toole JD, Salerni R, Shaver JA (1975) Syndrome of acute aortic regurgitation. In: Leon DF, Shaver JA (eds) Physiologic principles of heart sounds and murmurs. American Heart Association Monograph Series. American Heart Association, New York, Vol 46:166
220 Reddy PS, Curtiss EI, Salerni R, O'Toole JD, Griff FW, Leon DF, Shaver JA (1976) Sound pressure correlates of the Austin Flint murmur. An intracardiac sound study. Circulation 53:210
221 Rowe GG, Afonso S, Castillo CA, McKenna DH (1965) The mechanism of the production of Duroziez's murmur. N Engl J Med 272:1207
222 Sabbah HN, Khaja F, Anbe DT, Stein PD (1977) The aortic closure sound in pure aortic insufficiency. Circulation 56:859
223 Suh SK (1960) Differentiation of murmur of aortic regurgitation and pulmonary regurgitation with amyl nitrite. Circulation 22:820
224 Vogelpoel L, Nellen M, Beck W, Schrire V (1969) The value of squatting in the diagnosis of mild aortic regurgitation. Am Heart J 77:709
225 Wigle ED, Labrosse CJ (1965) Sudden severe AI. Circulation 32:708

*Zu Kapitel 18*
226 Brockenbrough EC, Braunwald E, Morrow AG (1961) A hemodynamic technic for the detection of hypertrophic subaortic stenosis. Circulation 23:189
227 Braunwald E, Oldham HN Jr, Ross J Jr, Linhart JW, Mason DT, Fort L (1964) III: The circulatory response of patients with idiopathic hypertrophic subaortic stenosis to nitroglycerine and to the Valsalva maneuver. Circulation 29:422
228 Glancy DL, Shepherd RL, Beiser GD, Epstein SE (1971) The dynamic nature of left ventricular outflow tract obstruction in idiopathic hypertrophic subaortic stenosis. Ann Intern Med 75:589
229 Goodwin JF (1975) IHSS? HOCM? ASH? A plea for unity. Am Heart J 89:269
230 Goodwin JF (1982) The frontiers of cardiomyopathy. Br Heart J 48:1
231 Henry WL, Clark CE, Griffith JM, Epstein SE (1975) Mechanism of left ventricular outflow obstruction in patients with obstructive asymmetric septal hypertrophy (IHSS). Am J Cardiol 35:337

232 Lindgren KM, Epstein SE (1972) Idiopathic hypertrophic subaortic stenosis with and without mitral regurgitation. Phonocardiographic differentiation from rheumatic mitral regurgitation. Br Heart J 34:191
233 Marcus FI, Perloff JK, Leon AC (1964) The use of amyl nitrite in the hemodynamic assessment of aortic valvular and muscular subaortic stenosis. Am Heart J 68:470
234 Marcus FI, Jones RC (1965) The use of the Valsalva maneuver to differentiate fixed-orifice aortic stenosis from muscular subaortic stenosis. Am Heart J 69:473
235 Murgo JP (1982) Does outflow obstruction exist in hypertrophic cardiomyopathy? N Engl J Med 307:1008
236 Nellen M, Gotsman MS, Vogelpoel L, Beck W, Schrire V (1967) Effect of prompt squatting on the systolic murmur in idiopathic hypertrophic obstructive cardiomyopathy. Br Med J 3:140
237 Spiller P, Brenner C, Karsch KR, Loogen F, Neuhaus KL (1977) Systolische und diastolische Funktion des linken Ventrikels bei hypertrophischer obstruktiver Kardiomyopathie. Z Kardiol 66:483
238 Sze KC, Shah PM (1976) Pseudo ejection sound in hypertrophic subaortic stenosis. An echocardiographic correlative study. Circulation 54:504
239 Stefadouros MA, Mucha E, Frank MJ (1976) Paradoxic response of the murmur of idiopathic hypertrophic subaortic stenosis to the Valsalva maneuver. Am J Cardiol 37:89
240 Wigle ED, Adelman AG, Auger P, Marquis Y (1969) Mitral regurgitation in muscular subaortic stenosis. Am J Cardiol 24:698

*Zu Kapitel 19*

241 Criley JM, Feldman JM, Meredith T (1971) Mitral valve closure and the crescendo presystolic murmur. Am J Med 51:456
242 Criley JM, Hermer AJ (1971) Crescendo presystolic murmur of mitral stenosis with atrial fibrillation. N Engl J Med 285:1284
243 Criley JM, Chambers RD, Friedman NJ (1973) Departures from the exspected auscultatory events in mitral stenosis. Cardiovasc Clin Vol. 14
244 Delman A, Gordon GM, Stein E, Escher DJ (1966) The second sound-mitral opening snap ($A_2$-OS) interval during exercise in the evaluation of mitral stenosis. Circulation 33:399
245 Erbringer R, Pitt A, Anderson ST (1970) Haemodynamic factors influencing opening snap interval in mitral stenosis. Br Heart J 32:350
246 Fortuin NJ, Craige E (1973) Echocardiographic studies of genesis of mitral diastolic murmurs. Br Heart J 35:75
247 Friedman NJ (1970) Echocardiographic studies of mitral valve motion. Genesis of the opening snap in mitral stenosis. Am Heart J 80:177
248 Gamble WH, Reddy PS (1983) Preservation of the third heart sound in mitral stenosis. N Engl J Med 308:498
249 Kiger RG (1963) Differentiation of Austin Flint and mitral stenosis murmurs by amyl nitrite. Clin Res 11:24
250 Lakier JB, Pocock WA, Gale GE, Barlow JB (1972) Haemodynamic and sound events preceding first heart sound in mitral stenosis. Br Heart J 34:1152
251 Millward DK, McLaurin LP, Craige E (1973) Echocardiographic studies to explain opening snaps in presence of non-stenotic mitral valves. Am J Cardiol 31:64
252 Rackley CE, Craig RJ, McIntosh HD, Orgain ES (1968) Phonocardiographic discrepancies in the assessment of mitral stenosis. Arch Intern Med 121:50
253 Smith MR, Agruss NS, Levenson NI, Adolph RJ (1975) Nonobstructive hypertrophic cardiomyopathy mimicking mitral stenosis. Am J Cardiol 35:89
254 Tavel ME (1975) Opening snaps: Mitral and tricuspid. In: Leon DF, Shaver JA (eds) Physiologic principles of heart sounds and murmurs. American Heart Association Monograph Series. American Heart Association, New York, Vol 46:85
255 Thompson MD, Shaver JA, Heidenreich FP, Leon DF, Leonard JJ (1970) Sound, pressure and motion correlates in mitral stenosis. Am J Med 49:436

*Zu Kapitel 20*

256 Antmann EM, Anghoff GH, Sloss LJ (1978) Demonstration of the mechanism by which mitral regurgitation mimics aortic stenosis. Am J Cardiol 42:1044
257 Burch GE, Phillips JH Jr (1963) The murmurs of aortic stenosis and mitral insufficiency masquerading as one another. Am Heart J 66:439
258 Burch GE, DePasquale NP, Phillips JH (1968) The syndrome of papillary muscle dysfunction. Am Heart J 75:399
259 Cheng TO (1969) Some new observations on the syndrome of papillary muscle dysfunction. Am J Med 47:924
260 Cohen LS, Mason DT, Braunwald E (1977) Significance of an atrial gallop in mitral regurgitation. Circulation 35:112
261 Cohen LS (1975) Atypical and acute mitral regurgitation. In: Leon DF, Shaver JA (eds) Physiologic principles of heart sounds and murmurs. American Heart Association Monograph Series. American Heart Association, New York, Vol 46:122
262 DeBusk RF, Harrison DC (1969) The clinical spectrum of papillary muscle disease. N Engl J Med 281:1458
263 Fontana ME, Kissel GL, Criley JM (1975) Functional anatomy of mitral valve prolapse. In: Leon DF, Shaver JA (eds) Physiologic principles of heart sounds and murmurs. American Heart Association Monograph Series. American Heart Association, New York, Vol 46:126

264 Fontana ME, Wooley CF, Leighton RF, Lewis RP (1975) Postural changes in left ventricular and mitral valvular dynamics in the systolic click-late systolic murmur syndrome. Circulation 51:165

265 Karliner JS, O'Rourke RA, Kearney DJ, Shabetai R (1973) Haemodynamic explanation of why the murmur of mitral regurgitation is independent of cycle length. Br Heart J 35:397

266 Leon DF, Leonard JM, Kroetz FW, Page WL, Shaver JA, Lancaster JF (1966) Late systolic murmurs, clicks and whoops arising from the mitral valve. Am Heart J 72:325

267 Merendino KA, Hessel II EA (1967) The "murmur on top of the head" in acquired mitral insufficiency. JAMA 199:892

268 Nixon PGF (1961) The third heart sound in mitral regurgitation. Br Heart J 23:677

269 Read RC, Thal AP, Wendt VE (1965) Symptomatic valvular myxomatous transformation (The Floppy Valve Syndrome): A possible forme fruste of the Marfan syndrome. Circulation 32:897

270 Roberts WC, Perloff JK (1972) A clinicopathologic survey of the conditions causing the mitral valve to function abnormally. Ann Intern Med 77:939

271 Sanders CA, Armstrong PE, Willerson JT, Dinsmore RE (1971) Etiology and differential diagnosis of acute mitral regurgitation. Prog Cardiovasc Dis 14:129

272 Sutton GC, Craige E (1967) Clinical signs of acute severe mitral regurgitation. Am J Cardiol 20:141

273 Tavel ME, Campbell RW, Zimmer JF (1965) Late systolic murmurs and mitral regurgitation. Am J Cardiol 15:719

274 Tei Ch, Shah P, Cherian G, Wong M, Ormiston JA (1982) The correlates of an abnormal first heart sound in mitral-valve-prolapse syndromes. N Engl J Med 307:334

275 Wei JY, Fortuin NJ (1981) Diastolic sounds and murmurs associated with mitral valve prolapse. Circulation 63:559

*Zu Kapitel 21*

276 Bousvaros GA, Stubington D (1964) Some auscultatory and phonocardiographic features of tricuspid stenosis. Circulation 29:26

277 El-Sherif N (1971) Rheumatic tricuspid stenosis: a haemodynamic correlation. Br Heart J 33:16

278 Kitchin A, Turner R (1964) Diagnosis and treatment of tricuspid stenosis. Br Heart J 26:354

279 Perloff JK, Harvey WP (1960) Clinical recognition of tricuspidal stenosis. Circulation 22:346

280 Sanders CA, Hawthorne JW, DeSanctis RW, Austen WG (1966) Tricuspid stenosis: A difficult diagnosis in the presence of atrial fibrillation. Circulation 33:26

281 Weyman AE, Rankin R, King H (1977) Loeffler's endocarditis presenting as mitral and tricuspid stenosis. Am J Cardiol 40:438

*Zu Kapitel 22*

282 Cha SD, Gooch AS, Maranhao V (1981) Intracardiac phonocardiography in tricuspid regurgitation: Relation to clinical and angiographic findings. Am J Cardiol 48:578

283 Edwards JE (1980) The spectrum and clinical significance of tricuspid regurgitation. Practical Cardiol 6:86

284 Kennan TJ, Schwartz MJ (1973) Tricuspid whoop. Am J Cardiol 31:642

285 Rios JC, Massumi RA, Breesmen WT, Sarin RK (1969) Auscultatory features of acute tricuspid regurgitation. Am J Cardiol 23:4

286 Rivero Carvallo JM (1947) A new diagnostic sign of tricuspid insufficiency. Am Heart J 33:728

287 Salazar E, Levine HD (1962) Rheumatic tricuspid regurgitation – the clinical spectrum. Am J Med 33:111

288 Uricchio JF, Bentivoglio L, Gilman R, Likoff W (1958) Tricuspid regurgitation masquerading as mitral regurgitation in patients with pure mitral stenosis. Am J Med 25:224

289 Werner JA, Schiller NB, Pasquier R (1978) Occurrence and significance of echocardiographically demonstrated tricuspid valve prolapse. Am Heart J 96:180

290 Wooley CF (1975) The spectrum of tricuspid regurgitation. In: Leon DF, Shaver JA (eds) Physiologic principles of heart sounds and murmurs. American Heart Association Monograph Series. American Heart Association, New York, Vol 46:139

*Zu Kapitel 23*

291 Crews TL, Pridie RB, Benham R, Leatham A (1972) Auscultatory and phonocardiographic findings in Ebstein's anomaly. Br Heart J 34:681

292 Vacca JB, Bussmann DW, Mudd JG (1958) Ebstein's anomaly: Complete review of 108 cases. Am J Cardiol 2:210

*Zu Kapitel 24*

293 Leatham A, Weitzman D (1957) Auscultatory and phonocardiographic signs of pulmonary stenosis. Br Heart J 19:303

294 Reeve R (1966) Variations of the ejection click in valvular pulmonic stenosis. Clin Res 14:129

295 Vogelpoel L, Schrire V, Nellen M, Swanepoel A (1959) The use of amyl nitrite in the differentiation of Fallot's tetralogy and pulmonary stenosis with intact ventricular septum. Am Heart J 57:803

296 Vogelpoel L, Schrire V (1960) Auscultatory and phonocardiographic assessment of pulmonary

stenosis with intact ventricular septum. Circulation 22:55

*Zu Kapitel 25*
297 Leatham A, Gray I (1956) Auscultatory and phonocardiographic signs of atrial septal defect. Br Heart J 18:193
298 O'Toole JD, Reddy PS, Leon DF, Shaver JA (1974) Spectrum of second heart sound abnormalities in atrial septal defects. Circulation 50 (suppl 3):85
299 Sanchez J, Rodriguez-Torres R, Lin J et al (1969) Diagnostic value of the first heart sound in children with atrial septal defect. Am Heart J 78:467
300 Steinbrunn W, Cohn KE, Selzer A (1970) Atrial septal defect associated with mitral stenosis Am J Med 48:295
301 Tavel ME, Baugh D, Fisch C et al (1970) Opening snap of the tricuspid valve in atrial septal defect. Am Heart J 80:550

*Zu Kapitel 26*
302 Farru O, Duffau G, Rodriguez R (1971) Auscultatory and phonocardiographic characteristics of supracristal ventricular septal defect. Br Heart J 33:238
303 Hollman A, Morgan JJ, Goodwin JF, Fields H (1963) Auscultatory and phonocardiographic findings in VSD. Circulation 28:94
304 Kek EWO, Ongley PA, Kincaid OW, Swan HJC (1963) Ventricular septal defect with aortic insufficiency. Circulation 27:203
305 Leatham A, Segal B (1962) Auscultatory and phonocardiographic signs in ventricular septal defect with left-to-right shunt. Circulation 25:318
306 Leatham A (1975) The spectrum of ventricular septal defect. In: Leon DF, Shaver JA (eds) Physiologic principles of heart sounds and murmurs. American Heart Association Monograph Series. American Heart Association, New York, Vol 46:126
307 Schrire V, Vogelpoel L, Beck W, Nellen M, Swanepoel A (1961) The effect of amyl nitrite and phenylephrine on the intracardiac murmurs of small ventricular septal defects. Am Heart J 62:225
308 Tatsuno K, Konno S, Sakakibara S (1973) Ventricular septal defect with aortic insufficiency. Am Heart J 85:13
309 Vogelpoel L, Schrire V, Beck W, Nellen N, Swanepoel A (1961) The atypical systolic murmur of minute ventricular septal defect and its recognition by amyl nitrite and phenylephrine. Am Heart J 62:101
310 Vogelpoel L, Schrire V, Beck W, Nellen M, Swanepoel A (1962) Variations in the response of the systolic murmur to vasoactive drugs in ventricular septal defect with special reference to the paradoxical response in large defects with pulmonary hypertension. Am Heart J 64:169

*Zu Kapitel 27*
311 Abbott JA, Shively HH (1973) Auscultatory silent patent ductus arteriosus. Chest 63:371
312 Neil P, Mounsey P (1958) Auscultation in patent ductus arteriosus. With description of two fistulae simulating patent ductus. Br Heart J 20:51
313 Ongley PA (1964) Patent ductus arteriosus and the diffential diagnosis of continuous murmurs. In: Segal BL (ed) Theory and practice of auscultation. FA Davis & Co, Philadelphia, p 254
314 Sakakibara S, Yokoyama M, Takao A, Nogi M, Gomi H (1966) Coronary arteriovenous fistula. Am Heart J 72:307

*Zu Kapitel 28*
315 Leatham A (1975) Eisenmenger's syndrome. In: Leon DF, Shaver JA (eds) Physiologic principles of heart sounds and murmurs. American Heart Association Monograph Series. American Heart Association, New York, Vol 46:193
316 Perloff JK (1967) Auscultatory and phonocardiographic manifestations of pulmonary hypertension. Prog Cardiovasc Dis 9:303
317 Sutton G, Harris A, Leatham A (1968) Second heart sound in pulmonary hypertension. Br Heart J 30:743
318 Wood P (1958) The Eisenmenger syndrome, or pulmonary hypertension with reversed central shunt. Br Med J 1:701

*Zu Kapitel 29*
319 Spencer MP, Johnston FR, Meredith JH (1958) The origin and interpretation of murmurs in coarctation of the aorta. Am Heart J 56:722

*Zu Kapitel 30*
320 Cohen AI, McIntosh HD, Orgain ES (1963) The mimetic nature of left atrial myxomas. Am J Cardiol 11:802
321 DeSa'Neto A, Bartall HZ, Desser KB, Benchimol A (1980) Mitral valve prolapse simulating left atrial myxoma. Chest 78:87
322 Nasser WK, Davis RH, Dillon JC, Tavel ME, Helmen CH, Feigenbaum H, Fisch C (1972) Atrial myxoma II. Phonocardiographic, echocardiographic, hemodynamic and angiographic features in nine cases. Am Heart J 83:810
323 Peters MN, Hall RJ, Cooley DA, Leachman RD, Garcia E (1974) The clinical syndrome of atrial myxoma. JAMA 230:694
324 Pitt A, Pitt B, Schaeffer J, Criley JM (1967) Myxomas of the left atrium: Hemodynamic and phonocardiographic consequences of sudden tumor movement. Circulation 36:408
325 Rose MR, Fox AC, Glassman E, Reed GE (1974) Left atrial myxoma and aortic regurgitation: case report. J Thorac Cardiovasc Surg 68:797
326 Sandrasagra FA, Oliver WA, English TAH (1979) Myxoma of the mitral valve. Br Heart J 42:221

327 Sung RJ, Ghahramani AR, Mallon SM, Richter SE, Sommer LS, Gottlieb S, Myerburg RJ (1975) Hemodynamic features of prolapsing and nonprolapsing left atrial myxoma. Circulation 51:342
328 Waxler EB, Kawai N, Kasparian H (1972) Right atrial myxoma: Echocardiographic, phonocardiographic and hemodynamic signs. Am Heart J 83:251

*Zu Kapitel 31*
329 Beck W, Schrire V, Vogelpoel L (1962) Splitting of the second heart sound in constrictive pericarditis with observations on the mechanism of pulsus paradoxus. Am Heart J 64:765
330 El-Sherif A, El-Said G (1971) Jugular, hepatic, and praecordial pulsations in constrictive pericarditis. Br Heart J 33:305
331 Lisa CP, Hood GD, Tavel ME (1972) The jugular pulse in pericardial constriction. Its differentiation from that in cardiomyopathy. Am Heart J 84:409
332 Moreyra E, Knibbe P, Segal BL (1970) Constrictive pericarditis masquerading as mitral stenosis. Chest 57:245

*Zu Kapitel 32*
333 deLeon AC, Perloff JK, Twigg HL, Majd M (1965) The straight back syndrome. Clinical cardiovascular manifestations. Circulation 32:193
334 Siegel JS, Schechter E (1967) The straight back syndrome. Am J Med 42:309

*Zu Kapitel 33*
335 Barnard PM, Kennedy JM (1965) Postinfarction ventricular septal defect. Circulation 32:76
336 Brody W, Criley JM (1970) Intermittent severe mitral regurgitation. N Engl J Med 283:673
337 Buda AJ, Levene DL, Myers MG, Chisholm AW, Shane SJ (1978) Coronary artery spasm and mitral vale prolapse. Am Heart J 95:457
338 Cheng TO (1969) Some new observations on the syndrome of papillary muscle dysfunction. Am J Med 47:924
339 Cheng TO (1972) Late systolic murmur in coronary artery disease. Chest 61:346
340 Cohn PF, Thompson P, Todd J, Strauss W, Gorlin R (1973) Diastolic sounds during static (handgrip) exercise in patients with chest pain. Circulation 47:1217
341 Come PC, Riley MF (1982) Hypertrophic cardiomyopathy. Disappearance of auscultatory, carotid pulse, and echocardiographic manifestations of obstruction following myocardial infarction. Chest 82:451
342 Heikkila J (1967) Mitral incompetence complicating acute myocardial infarction. Br Heart J 29:162
343 Hill JL, O'Rourke RA, Lewis RP, McGranahan GM (1969) The diagnostic value of the atrial gallop in acute myocardial infarction. Am Heart J 78:194
344 Holmes AM, Logan WF, Winterbottom T (1968) Transient systolic murmurs in angina pectoris. Am Heart J 76:680
345 Karpman L (1972) The murmur of aortocoronary bypass. Am Heart J 83:179
346 Lee KS, Johnson T, Karnegis JN, Quattlebaum FW, Edwards JE (1970) Acute myocardial infarction with long-term survival following papillary muscle rupture. Am Heart J 79:258
347 Morrow AG, Cohen LS, Roberts WC, Braunwald NS, Braunwald E (1968) Severe mitral regurgitation following acute myocardial infarction and ruptured papillary muscle. Circulation 37 (suppl 2):124
348 Selzer A, Gerbode F, Kerth WJ (1969) Clinical, hemodynamic and surgical considerations of rupture of the ventricular septum after myocardial infarction. Am Heart J 78:598
349 Stein PD (1979) Heart sounds: Significance of intensity following myocardial infarction. Prim Cardiol 5:66
350 Verani MS, Carroll RJ, Falsetti HL (1976) Mitral valve prolapse in coronary disease. Am J Cardiol 37:1
351 Vieweg WVR (1981) Continuous murmur following bypass surgery. Chest 79:4
352 Vlodaver Z, Edwards JE (1977) Rupture of ventricular septum or papillary muscle complicating myocardial infarction. Circulation 55:815
353 Zone DD, Botti RE (1976) Right ventricular infarction with tricuspid insufficiency and chronic right heart failure. Am J Cardiol 37:445

*Zu Kapitel 34*
354 Breuer H-WM (1981) Herzauskultation in der Schwangerschaft. MMW 123/45:1705
355 Conradsson T-B, Werkö L (1974) Management of heart disease in pregnancy. Prog Cardiovasc Dis 16:407
356 Cutforth R, McDonald CB (1966) Heart sounds and murmurs in pregnancy. Am Heart J 71:741
357 Metcalfe J, Veland K (1974) Maternal cardiovascular adjustments to pregnancy. Prog Cardiovasc Dis 16:363
358 Tabatznik B, Randall TW, Hersch E (1960) The mammary souffle of pregnancy and lactation. Circulation 22:1069

# Sachregister

Akzidentelle Herzgeräusche s. unter Geräusche
Amylnitrit 38
–, Aortenstenose 200
–, Austin Flint-Geräusch 214
–, hypertrophe obstruktive Kardiomyopathie 230
–, Mitralklappenprolaps 116, 274
–, Mitralstenose 250
–, Pulmonalinsuffizienz 171
Amyloidose 384
–, Papillarmuskeldysfunktion 266
Anämie 150
–, Ejection-Click 108
–, funktionelle Geräusche 150
–, Lautstärke 1. Herzton 76
Angina pectoris 396 ff.
–, Aortenstenose 189
–, Auskultation bei koronarer Herzerkrankung 396
–, 3. und 4. Herzton 398
–, transientes Systolikum 398
Aortenaneurysma 26, 175, 207
–, dissezierendes 113, 202, 204
Aortenareal 18, 22
Aorteninsuffizienz 202 f.
–, Ätiologie 202
–, akute 206
–, Aortenisthmusstenose 368
–, Aortenklappenerkrankungen 202
–, Aortenwurzelerkrankungen 204
–, Austin Flint-Geräusch 214 f.
–, diastolisches Geräusch 168, 210 f.
–, Differentialdiagnose 39, 216 f.
–, Ejection-Click 108, 210
–, Hämodynamik 204
–, 1. Herzton 208
–, –, Lautstärke 74
–, 2. Herzton 208
–, –, Spaltung 88
–, 3. Herzton 216
–, Schwangerschaft 406
–, systolische Geräusche 216
–, traumatische 212
Aortenisthmusstenose 340, 362 ff.
–, Definition 362
–, Ejection-Click 366
–, Erwachsenen-Form 362
–, Hämodynamik 362
–, 1. und 2. Herzton 364
–, 4. Herzton 366
–, kindliche Form 362
–, kontinuierliche Geräusche 172, 176, 366 f.
–, Pulsdifferenz 364
–, Umgehungskreislauf 362
Aortenklappe, bikuspide 193, 202, 204, 362
–, –, Ejection-Click 108

–, Öffnungston 106
–, Prolaps 168
–, Prothesen s. unter Herzklappen, künstliche
Aortenlues 108, 204, 208, 212
Aortenstenose 184 ff.
–, diastolische Geräusche 196
–, Differentialdiagnose 39, 198 f.
–, Ejection-Click 108, 192
–, fibröse 186
–, Hämodynamik 186
–, 1. Herzton 190
–, 2. Herzton 190
–, –, Spaltung 88
–, 4. Herzton 100, 196
–, Schwangerschaft 405
–, senil-kalzifizierende 186
–, stumme 194
–, subvalvuläre, fixiert 184, 198
–, supravalvuläre 184, 198
–, systolisches Geräusch 148, 192 f.
–, valvuläre 184
Aortenwurzel
–, Aneurysma 48
–, Dehnungston 106
–, Dilatation 26, 150, 202
–, Ejection-Click 108
Aortopulmonales Fenster 175, 350
Apnoe 33
Arrhythmie, absolute 72
Arterientöne, spontane 207
Arthritis, rheumatoide 202, 254, 379
ASD s. unter Vorhofseptumdefekt
Atmung 32 f.
atrial shock 46
Auskultation, dynamische 28, 32 ff., 90
–, –, Aorteninsuffizienz 214
–, –, Aortenstenose 200
–, –, hypertrophe obstruktive Kardiomyopathie 228
–, –, Mitralinsuffizienz 262, 264
–, –, Mitralklappenprolaps 274
–, –, Mitralstenose 250
–, –, Trikuspidalinsuffizienz 294
–, –, Ventrikelseptumdefekt 338
Auskultationsareale 16 ff.
Auskultationsbefund 30
Auskultationspunkte 16
Auskultationsregeln 3 ff.
Auskultationsschallplatten 42
Auskultationsvorgang, schematischer 14, 22
Austin Flint-Geräusch 214, 250 f.
–, Differentialdiagnose 39
Austreibungsgeräusche (Ejektionsgeräusche) 144 ff.
Auswurfton s. unter Ejection-Click
AV-Block 1. Grades 66, 136, 164, 300

## Sachregister

AV-Block 1. Grades, 4. Herzton 94
AV-Block 3. Grades 66, 72
–, diastolischer Extraton 124
av-Fisteln (arterio-venös) 150, 175
–, Lautstärke 1. Herzton 76
–, pulmonale 352
AV-Kanaldefekte s. unter Vorhofseptumdefekt
AV-Klappenstenosen 162 ff.
AV-Rhythmus 94

Ballrollen, bei Kugelprothesen 138
Ballvarianz, bei Herzklappenprothesen 141
Barlow-Syndrom 113
Belastung
–, Auskultation nach 90
–, funktionelle Geräusche 150
–, isometrische 36, 214
–, –, hypertrophe obstruktive Kardiomyopathie 230
Bindegewebserkrankungen 112, 202, 204, 254, 270, 407
Bioprothesen s. unter Herzklappen, künstliche
Blalock-Anastomose 124
Bland-White-Garland-Syndrom 352
Blutviskosität 150
Botalli s. unter Ductus arteriosus, persistierender
Broadbent'sches Zeichen 50, 381
Brockenbrough-Phänomen 225
Bronchiektasien 175
Brustwandimpulse
–, ektope 48
–, Herzspitzenstoß 46

Click(s)
–, extrakardialer 112
–, –, bei Herzschrittmacher 120
–, Herzklappenprothesen 136 ff.
–, hypertrophe obstruktive Kardiomyopathie 228
–, systolischer (MKP) 112 ff., 272 f., 382
Click-Syndrom 113
close splitting 86
Coanda-Effekt 198
Compliance, ventrikuläre 101
Cor pulmonale
–, 3. Herzton 96
–, 4. Herzton 100

Dauergeräusche s. unter Geräusche, kontinuierliche
Dialyseshunt 175
Diastolische Extratöne 122 ff.
Diastolische Füllung 62
Diastolische Herztöne s. unter Herzton(-töne)
Dip, frühdiastolischer 380
Distanzgeräusch 30, 194, 310, 334
Distanztöne, Klappenprothesen 136
Doppelflügelprothesen s. unter Herzklappen, künstliche
Dreierrhythmus s. unter Galopprhythmus
Dressler-Syndrom 179, 396
Druckanstiegsgeschwindigkeit (d$p$/d$t$), ventrikuläre 64, 74
Druckausgleich 354
Ductus arteriosus (Botalli), persistierender 340 ff.

–, „Botalli-Geräusch" 344 f.
–, Definition 340
–, Differentialdiagnose 350 f.
–, Eisenmenger-Syndrom 354
–, Ejection-Click 344
–, Hämodynamik 340
–, 1. Herzton 344
–, 2. Herzton 344
–, –, Spaltung 88
–, 3. Herzton 92, 344
–, kontinuierliches Geräusch 175, 344 ff.
–, Mitralöffnungston 124
–, Mitralströmungsgeräusch 346
–, pathologische Anatomie 340
–, pulmonale Hypertonie 346
–, Schwangerschaft 406
Düsenmechanismus 160, 168
Duroziez-Geräusch 206

Ebstein-Anomalie 296 ff., 355
–, Definition 296
–, Differentialdiagnose 302
–, Hämodynamik 296
–, 1. Herzton 298
–, –, Spaltung 70
–, 2. Herzton 298
–, 3. Herzton 300
–, 4. Herzton 300
–, pathologische Anatomie 296
–, systolische Geräusche 300
–, Trikuspidalströmungsgeräusch 302
Echokardiographie 52 ff.
–, diagnostische Wertigkeit 53
–, Methodik 52
–, normale TM-Registrierung 54, 79
Einströmungsgeräusche s. unter Geräusche
Eisenmenger-Syndrom 354 ff.
–, Definition 354
–, diastolische Geräusche 360
–, Ejection-Click 358
–, Hämodynamik 354
–, 1. Herzton 356
–, 2. Herzton 356
–, persistierender Ductus arteriosus 354
–, relative Trikuspidalinsuffizienz 288
–, Schwangerschaft 406
–, systolische Geräusche 360
–, Ventrikelseptumdefekt 160, 354
–, Vorhofseptumdefekt 354
–, Vorkommen 354
Ejection-Click 106 ff.
–, Aorteninsuffizienz 210
–, Aortenisthmusstenose 366
–, Aortenstenose 192
–, Definition 106
–, Eisenmenger-Syndrom 358
–, nichtvalvulärer aortaler 106
–, nichtvalvulärer pulmonaler 110
–, pulmonale Hypertonie 244
–, Pulmonalstenose 110, 308
–, valvulärer aortaler 108
–, valvulärer pulmonaler 110

Sachregister 421

–, Vorhofseptumdefekt 322
Embolien, arterielle 224
Endokardfibrosen 384
Endokarditis
–, bakterielle 202, 204, 212, 224, 272
–, –, akute Aorteninsuffizienz 206
–, –, akute Mitralinsuffizienz 276
–, Herzklappenprothesen 141
–, rheumatische 184, 202, 232, 254, 256, 280
Endomyokardfibrose 254, 280, 289
–, Löffler 276
–, Papillarmuskeldysfunktion 266
Extrasystolen
–, Lautstärke 1. Herzton 74
–, Spaltung 1. Herzton 70
–, Spaltung 2. Herzton 88

Fallot-Hexalogie 355
Fallot-Pentalogie 355
Fallot-Tetralogie 146, 304, 355
–, diastolischer Extraton 124
–, Ejection-Click 108
Fallot-„Trilogie" 304, 312, 355
Fieber, funktionelle Geräusche 150
–, Lautstärke 1. Herzton 76
–, rheumatisches 232, 256, 280
flail mitral leaflet 75, 272
floppy aortic valve 204
Foramen ovale 340
–, offenes 296, 315
–, –, Ebstein-Anomalie 296
–, –, Pulmonalstenose 312
Frequenzbereich kardiovaskulärer Geräusche 12
Friedreich'sche Ataxie 384
Friedreich'sches Zeichen 381
Füllungsdruck 95
Füllungstöne s. unter 3. und 4. Herzton
Funktionelle Herzgeräusche s. unter Geräusch(e)

Gallavardin-Phänomen 194, 200
Galopprhythmus 102 f.
–, Summationsgalopp 104
–, systolischer 102
–, Ventrikelgalopp 104
–, Vorhofgalopp 104
Gefäße, hüpfende 207, 343
Gefäßgeräusche
–, arterielle 174
–, laktierende Mamma 404
–, venöse 22, 174
Gefäßsklerose, allgemeine 108
Gefäßwiderstand
–, pulmonaler 80
–, Schwangerschaft 402
–, systemischer 36
Gehör, Physiologie 12
Geräusch(e) 144 ff.
–, akzidentelle 152 f., 312
–, diastolische 162 ff.
–, –, Aorteninsuffizienz 168, 210 ff.
–, –, Aortenstenose 196
–, –, hypertrophe obstruktive Kardiomyopathie 228

–, –, Koronararterienstenose 218
–, –, künstliche Herzklappen 136 ff.
–, –, Mitralstenose 162 f., 240
–, –, pulmonale Hypertonie 244
–, –, Pulmonalinsuffizienz 170
–, –, Schwangerschaft 404
–, –, Trikuspidalstenose 162 f.
–, –, Vorhofseptumdefekt 320
–, –, Vorhoftumor 376
–, diastolisches Crescendo bei persistierendem Ductus arteriosus 348
–, Fortleitung 16, 194
–, kontinuierliche 172 ff., 346, 351
–, –, Aortenisthmusstenose 366
–, –, diastolisches Maximum 350
–, –, laktierende Mamma 405
–, –, nach Bypass-Operation 400
–, –, persistierender Ductus arteriosus 344
–, Lautstärkengrade 30
–, Lautstärkenzunahme, inspiratorische 33
–, systolische 144 ff.
–, –, akute Mitralinsuffizienz 278
–, –, akzidentelle (harmlose) 152 f., 198
–, –, Aorteninsuffizienz 150, 216
–, –, Aortenstenose 148, 192 f.
–, –, Aortenwurzeldilatation 150
–, –, Austreibungsgeräusch (Ejektionsgeräusch) 144 ff.
–, –, Ebstein-Anomalie 300
–, –, Fallot-Tetralogie 146
–, –, funktionelle 150 f.
–, –, hypertrophe obstruktive Kardiomyopathie 226
–, –, inspiratorische Lautstärkenzunahme 158
–, –, intermittierend 392, 398
–, –, künstliche Herzklappen 136 ff.
–, –, Mitralinsuffizienz 156, 260 ff.
–, –, nach Bypass-Operation 400
–, –, Papillarmuskelabriß 394
–, –, Papillarmuskeldysfunktion 268
–, –, pulmonale Hypertonie 244
–, –, Pulmonalektasie, idiopathische 150
–, –, Pulmonalstenose 146, 308 f.
–, –, Schwangerschaft 404
–, –, Trikuspidalinsuffizienz 158, 292 f.
–, –, Ventrikelseptumdefekt 158, 332 ff.
–, –, Ventrikelseptumruptur 394
–, –, Vorhofseptumdefekt 150, 320 f.
–, –, Vorhoftumor 374
Glockenstethoskop 10
Glykogenspeicherkrankheiten 384
Graham Steel-Geräusch 170, 216, 244, 248, 322

Hämangiome 174
Hämochromatose 384
Halsvenenpuls s. unter Venenpuls
hangout
–, aortales 81
–, pulmonales 81
Hepatome 174
Herzbasis 21
Herzbeuteltamponade 181
Herzbuckel 44

Herzgeräusche s. unter Geräusche
Herzindex 95
Herzinfarkt s. unter Myokardinfarkt
Herzinsuffizienz
–, Galopprhythmus 104
–, 3. Herzton 96
Herzklappen, künstliche 136 ff.
–, Bioprothesen 142
–, Doppelflügelprothesen 140
–, Kippscheibenprothesen 138
–, Kugelprothesen 136
Herzschrittmacher 120
Herzspitze 21, 26
Herzspitzenstoß
–, diastolischer 46
–, fehlender 46, 234, 307, 357, 381
–, hebender 46, 207, 365
–, normaler 46
–, schleudernder 46, 343
Herzton(-töne)
1. Herzton 56 ff.
–, Auskultationsareal 24
–, Entstehungsmechanismus
–, –, Hämodynamik 62
–, –, Theorien 58
–, Komponenten 56
–, Lautstärke 64 ff., 208, 236, 258, 298, 372, 390
–, –, wechselnde 72
–, paukender 66, 236, 246, 248
–, punctum maximum 56
–, Schwangerschaft 403
–, Spaltung
–, –, Ebstein-Anomalie 298
–, –, pathologische 68 f.
–, –, physiologische 68
–, –, Trikuspidalstenose 282
–, –, Vorhoftumor 372
2. Herzton 78 ff.
–, Auskultationsareal 24
–, Lautstärke 190, 208, 356
–, Mitralstenose 238
–, pulmonale Hypertonie 244
–, punctum maximum 78
–, Spaltung
–, –, bleibende 82 f., 260, 306, 330
–, –, Eisenmenger-Syndrom 358
–, –, fixierte 86 f., 318
–, –, paradoxe 88 f., 190, 224, 344
–, –, persistierender Ductus arteriosus 344
–, –, physiologische 80 f.
–, –, Pulmonalstenose 306
–, –, Schwangerschaft 403
–, –, Trichterbrust 388
–, –, Ventrikelseptumdefekt 330
–, –, Vorhofseptumdefekt 318
–, Tonkomponenten 78
3. Herzton 90 f.
–, akuter Myokardinfarkt 390
–, Aorteninsuffizienz 216
–, bei Erwachsenen 94
–, Definition 90
–, Differentialdiagnose 99

–, früher 132
–, –, Ebstein-Anomalie 300
–, –, Pericarditis constrictiva 132 f., 382
–, –, restriktive Kardiomyopathien 384
–, Galopprhythmus 102 f.
–, Herzinsuffizienz 96
–, Hyperzirkulation 94
–, linksventrikuläre Ursachen 96
–, Mitralinsuffizienz 96, 258, 262
–, Pathophysiologie 92
–, physiologischer 94
–, Provokationsmöglichkeiten 90
–, punctum maximum 90
–, rechtsventrikuläre Ursachen 96
–, Schwangerschaft 404
–, tastbarer 46, 96, 262, 332, 343, 381
–, Trikuspidalinsuffizienz 294
–, Ventrikelseptumdefekt 332
4. Herzton 90 ff.
–, akuter Myokardinfarkt 390
–, Aortenisthmusstenose 366
–, Aortenstenose 196
–, bei Erwachsenen 100
–, Definition 90
–, Ebstein-Anomalie 300
–, Galopprhythmus 102
–, hypertrophe obstruktive Kardiomyopathie 226
–, linksventrikuläre Ursachen 100
–, Pathophysiologie 92
–, physiologischer 94
–, Provokationsmöglichkeiten 90
–, Pulmonalstenose 308
–, punctum maximum 90
–, rechtsventrikuläre Ursachen 100
–, tastbarer 46
Herzton(-töne), künstliche Herzklappen 136 ff.
Herztumoren s. unter Vorhoftumor
Herzzyklus 62
Hill'sches Phänomen 207
Hochdruckkrise 88
Hockversuch 34 f., 274
–, hypertrophe obstruktive Kardiomyopathie 230
Hörschwelle 12
Hyperkinetische Zustände, Ejection-Click 108
–, Lautstärke 1. Herzton 76
–, systolische Geräusche 150
Hypernephrom 174
Hypertensive Herzerkrankung 96
–, Papillarmuskeldysfunktion 266
–, Spaltung 2. Herzton 88
Hyperthyreose
–, diastolischer Extraton 124
–, Ejection-Click 108
–, kontinuierliches Geräusch 174
–, Lautstärke 1. Herzton 76
–, systolische Geräusche 150
Hypertonie
–, arterielle 75, 202
–, –, akzidentelles Geräusch 154
–, –, Ejection-Click 108, 110
–, –, 4. Herzton 100
–, pulmonale 110

–, –, Eisenmenger-Syndrom 354
–, –, 3. Herzton 96
–, –, 4. Herzton 100
–, –, Mitralstenose 244
–, –, Spaltung 2. Herzton 82
–, –, Vorhofseptumdefekt 324
Hypertrophie
–, exzentrische 204, 258, 342
–, 4. Herzton 94
–, konzentrische 186, 364
–, linksventrikuläre 20, 167
–, rechtsventrikuläre 20
Hyperzirkulation 248
–, funktionelle Geräusche 150f.
–, 3. Herzton 92, 94
Hypothyreose, Lautstärke 1. Herzton 76

inching 102
Inspektion 44, 152
Inspiration 32
–, Lautstärkenzunahme 33
–, Spaltung 2. Herzton 80
Intensitätszunahme, inspiratorische 32f., 171, 284, 286, 292
Interkostalraum 20
Intervallgeräusch, diastolisches
–, –, Mitralstenose 240f.
–, –, Trikuspidalstenose 286

Kammerkontraktion 62
Kanonenschlag 66, 72
Kapillarpuls 206, 343
Kardiomyopathie
–, dilatative 75, 76, 96, 254, 406
–, –, Papillarmuskeldysfunktion 266
–, hypertrophe nichtobstruktive
–, –, 4. Herzton 100
–, hypertrophe obstruktive 220ff.
–, –, Definition 220
–, –, diastolische Geräusche 228
–, –, Differentialdiagnose 230
–, –, dynamische Auskultation 228
–, –, Hämodynamik 222
–, –, 1. Herzton 224
–, –, 2. Herzton 88, 224
–, –, 4. Herzton 226
–, –, Myokardinfarkt 396
–, –, Papillarmuskeldysfunktion 266
–, –, pathologische Anatomie 222
–, –, Schwangerschaft 406
–, –, systolische Geräusche 226
–, –, Terminologie 220
–, Lautstärke 1. Herzton 76
–, restriktive 113, 384
Karditis, rheumatische 232, 256, 280
Karotidenareal 22
Karotispuls 192, 200
Karotissinusdruck 102
Karotisstenose 22, 194
Karzinoid 280, 289, 384
Kippscheibenprothesen s. unter Herzklappen, künstliche

Klappenprothesen s. unter Herzklappen, künstliche
Koarktation der Aorta s. unter Aortenisthmusstenose
Kollaps, orthostatischer
–, –, Lautstärke 1. Herzton 76
Koronararterienanomalie, Papillarmuskeldysfunktion 266
Koronararterienfisteln 175, 350
Koronararterienstenose 218
Koronare Herzerkrankung 390ff.
–, akute Mitralinsuffizienz 276
–, Auskultation
–, –, beim akuten Myokardinfarkt 390f.
–, –, im Angina pectoris-Anfall 396f.
–, –, nach aorto-koronarer Bypass-Operation 400
–, ektope Brustwandimpulse 48
–, ischämische Papillarmuskelschädigung 266, 270
Kugelprothesen s. unter Herzklappen, künstliche
Kußmaul-Zeichen 290, 381
Kyphoskoliose 44, 289

Lautstärkengrade 30
Lautstärkenzunahme, inspiratorische 33f., 171
–, –, Trikuspidalöffnungston 284
–, –, Trikuspidalstenose 286
Leberpulsationen, systolische 159, 296, 360
Leberzirrhose 174
Leck, paravalvuläres 138
LGL-Syndrom, Lautstärke 1. Herzton 75
Ligamentum arteriosum 340
Linksschenkelblock
–, Lautstärke 1. Herzton 75
–, Spaltung 1. Herzton 70
–, Spaltung 2. Herzton 88
Linksventrikuläres Areal 20
Löffler-Endokardfibrose 384
Lungenembolie 175
–, Spaltung 2. Herzton 84
Lungengefäßwiderstand 82f., 354
–, Vorhofseptumdefekt 316
Lungensequestration 175
Lupus erythematodes disseminatus 112, 254, 270, 379
–, –, Endokarditis Libmann-Sacks 276, 280
Lutembacher-Syndrom 175, 232, 326, 355

Mamma, laktierende 174
Marfan-Syndrom 112, 202, 270, 288
–, Schwangerschaft 407
Maschinengeräusch s. unter Geräusche, kontinuierliche
Medianekrose, zystische 204
Mediastinalemphysem 112
Medikamente
–, gefäßaktive 38
–, positiv inotrope 108
Membranstethoskop 10
Mitralinsuffizienz 254ff.
–, Ätiologie 254
–, akute 156, 254, 276ff., 394
–, –, Differentialdiagnose 278
–, –, Hämodynamik 276

Mitralinsuffizienz, Ätiologie
–, –, 4. Herzton 278
–, –, systolisches Geräusch 278
–, chronisch-rheumatische 256 ff.
–, –, Hämodynamik 256
–, –, 1. Herzton 258
–, –, 2. Herzton 260
–, –, 3. Herzton 262
–, –, Mitralöffnungston 262
–, –, Mitralströmungsgeräusch 264
–, –, pathologische Anatomie 256
–, –, systolisches Geräusch 260
–, Endomyokardfibrose (Löffler) 276
–, „frühsystolische" 236
–, 3. Herzton 92, 96
–, hypertrophe obstruktive Kardiomyopathie 224, 226 f.
–, idiopathische Mitralringverkalkung 276
–, intermittierend 269, 398
–, Kompensationsmechanismen 258
–, Lautstärke 1. Herzton 74
–, Lupus erythematodes disseminatus (Libmann-Sacks) 276
–, Mitralklappenprolaps 270 ff.
–, –, Ätiologie 270
–, –, Differentialdiagnose 274
–, –, 1. Herzton 272
–, –, Pathophysiologie 270
–, –, systolischer Click 272
–, –, systolisches Geräusch 274
–, Papillarmuskeldysfunktion 266 ff., 398
–, –, Ätiologie 266
–, –, 1. Herzton 268
–, –, 2. Herzton 268
–, –, 3. Herzton 268
–, –, 4. Herzton 268
–, –, Mitralströmungsgeräusch 268
–, –, systolisches Geräusch 268
–, Schwangerschaft 405
–, Spaltung 2. Herzton 84
–, systolisches Geräusch 156 f.
Mitralklappenbewegung 54, 62, 92
Mitralklappendysplasie 232
Mitralklappenprolaps 112 ff., 270 ff.
–, Clicks, mesosystolische 112
–, Definition 114
–, Differentialdiagnose 118
–, dynamische Auskultation 116
–, Hämodynamik 114
–, Häufigkeit 114
–, mit Mitralinsuffizienz 270
–, punctum maximum 114
–, Schwangerschaft 406
–, unter Betablockermedikation 116
–, Vorhofseptumdefekt 324
Mitralklappenprothese s. unter Herzklappen, künstliche
Mitralkomplex 254, 266
Mitralöffnungston 122 ff., 238 f.
–, Belastung 126
–, Beurteilung Klappenzustand 126, 238
–, Beurteilung Schweregrad 126, 238

–, Definition 122
–, Differentialdiagnose 128
–, Hämodynamik 124
–, im Verlauf der Erkrankung 246
–, Klappenprothesen 136 ff.
–, LV-Hypertrophie 126
–, Mitralinsuffizienz 124, 262
–, Mitralstenose 238 f.
–, persistierender Ductus arteriosus Botalli 124
–, punctum maximum 122
–, Ventrikelseptumdefekt 124
–, Vorhofflimmern 126
–, Vorkommen ohne Mitralstenose 124
Mitralringverkalkung, idiopathische 254, 276
Mitralstenose 232 ff.
–, Definition 232
–, diastolische Geräusche 240 f.
–, Differentialdiagnose 39, 248 ff.
–, Hämodynamik 234
–, 1. Herzton 236
–, 2. Herzton 238
–, mit pulmonaler Hypertonie 244
–, Mitralöffnungston 122 ff., 238 f.
–, pathologische Anatomie 232
–, Schwangerschaft 405
–, stumme 248
–, Wandel des Auskultationsbefundes 246
Mitralströmungsgeräusch 164, 250
–, Aortenisthmusstenose 368
–, Mitralinsuffizienz 264
–, persistierender Ductus arteriosus 346
–, Ventrikelseptumdefekt 336
Möwenschreigeräusch 168, 212
Morbus Bechterew 202
Morbus Paget des Knochens 151, 174
Morbus Reiter 202
Morbus Roger, Ventrikelseptumdefekt 160, 328
Müller'scher Saugversuch 32, 130, 158, 286, 292
Müller'sches Zeichen 206
Musset'sches Zeichen 206
Myokardfibrosen 384
Myokardinfarkt (akuter) 390 ff.
–, 1. und 2. Herzton 390
–, 3. und 4. Herzton 94, 390
–, hypertrophe obstruktive Kardiomyopathie 396
–, Mitralinsuffizienz, akute 394
–, Mitralinsuffizienz bei Papillarmuskeldysfunktion 392
–, Perikardreiben 396
–, Ventrikelseptumruptur 394
Myxom, prolabierendes s. unter Vorhoftumor
Myxomatöse Degeneration 113, 202, 204, 212, 270

Nabelvenenanomalien 174
Nachlast (afterload) 38
Nonnensausen 22, 174

Oliver-Cardarelli-Zeichen 206
Osteogenesis imperfecta 202
Otosklerose 12

Palpation 46, 152
Panzerherz s. unter Pericarditis constrictiva

Papillarmuskelabriß 394
Papillarmuskeldysfunktion 266ff., 398
Paravalvuläres Leck, Herzklappenprothesen 141
Pericarditis constrictiva 132, 378ff.
–, Ätiologie 378
–, Definition 378
–, Differentialdiagnose 382
–, Hämodynamik 378
–, 1. und 2. Herzton 380
–, Perikardton 382
Perikardadhäsionen 113
Perikarderguß 180
Perikarditis 178, 396
–, Clicks 112
Perikardreiben 50, 178ff., 396
–, Ätiologie 178
–, Definition 178
–, inspiratorische Verstärkung 180
–, Klangcharakter 180
–, Lautstärke 180
–, punctum maximum 182
Perikardton 132f., 380
–, Definition 132
–, diastolische Töne 132
–, Differentialdiagnose 132
–, Hämodynamik 132
–, punctum maximum 132
Perkussion 44
Pistolenschußphänomen 206, 343
Pleuraempyem 112
Pleuritis 112
Pleuropneumonie 112
Pneumoperikard 113
Pneumothorax 112
Postkardiotomiesyndrom 178
Postmyokardinfarktsyndrom 178, 396
Präexzitationssyndrom, Spaltung 1. Herzton 70
Präsystolikum 164, 251f.
–, als Austin Flint-Geräusch bei Aorteninsuffizienz 214
–, Ebstein-Anomalie 302
–, Mitralstenose 242f., 246
–, Trikuspidalstenose 284
Preßstrahlgeräusch 160
–, Pulmonalstenose 310
–, Ventrikelseptumdefekt 334
Prothesentöne und -geräusche s. unter Herzklappen, künstliche
Pseudotruncus aortalis 355
Pulmonalareal 18, 24
Pulmonalarterienstenose 175
Pulmonalatresie 175
Pulmonalektasie, idiopathische 150
–, Ejection-Click 110
–, Spaltung 2. Herzton 80, 84
Pulmonalinsuffizienz
–, bei pulmonaler Hypertonie (relative) 170, 216, 360
–, Differentialdiagnose 39
–, Eisenmenger-Syndrom 360
–, ohne pulmonale Hypertonie (kongenital) 170
Pulmonalissog 80, 82f., 318, 358
Pulmonalklappe, bikuspide 113

Pulmonalklappen-Öffnungston 106
Pulmonalklappenschluß, tastbarer 317, 343, 356
Pulmonalstammverengungen 176
Pulmonalstenose 146, 304ff.
–, Differentialdiagnose 39, 312f.
–, Ejection-Click 110, 308
–, Hämodynamik 304
–, 1. Herzton 306
–, 2. Herzton 306
–, –, Spaltung 84
–, 4. Herzton 100, 308
–, infundibuläre 312, 338
–, offenes Foramen ovale 312
–, pathologische Anatomie 304
–, systolisches Geräusch 308f.
–, valvuläre 311
–, Vorhofseptumdefekt 312
Pulmonalwurzel-Dehnungston 106
Pulmonalwurzeldilatation 48
Pulsus
–, bisferiens 225
–, celer et altus 206, 259, 343
–, durus 365
–, frequens 188
–, paradoxer 381
–, parvus 188, 234, 307
–, tardus 188
Pulswellenlaufzeit 56
Punctum maximum 19

Rechtsschenkelblock
–, Spaltung 1. Herzton 68
–, Spaltung 2. Herzton 82
Rechtsventrikulärer Impuls 307
–, hebender 48
–, schleudernder 48
Rechtsventrikuläres Areal 18
Refluxgeräusche
–, diastolische 168ff.
–, systolische 156ff.
Relaxationshemmung 132
Rivero-Carvallo-Zeichen 33, 158, 286, 292

Sarkoidose 384
Schalleitungsbedingungen 154
Schock, Lautstärke 1. Herzton 76
Schwangerschaft 150, 402ff.
–, Auskultation bei erworbenen oder angeborenen Herzfehlern 405
–, Auskultation bei normalem Herz-Kreislaufsystem 403
Schwirren 30
–, diastolisches 212
–, tastbares 50, 194, 394
–, –, Pulmonalstenose 310
–, –, Ventrikelseptumdefekt 334
Septumhypertrophie, asymmetrische s. unter Kardiomyopathie, hypertrophe obstruktive
Septumruptur s. unter Ventrikelseptumruptur
Shuntumkehr s. unter Eisenmenger-Syndrom
Shuntvitien 354
Sinus-Valsalva-Aneurysma 175, 203, 350

Sklerosegeräusch 150, 200
Skoliose 270
Spaltung s. unter 1. Herzton, 2. Herzton
Spondylarthritis 254
Stenosen
–, linksventrikuläre 148 ff.
–, rechtsventrikuläre 146 ff.
Stethoskope 8 ff.
Still'sches Geräusch 154
Straight-Back-Syndrom 386 ff.
Struma, schwirrende 22, 174
Subaortenstenose, idiopathische hypertrophe s. unter Kardiomyopathie, hypertrophe obstruktive
Subaortenstenose, muskuläre s. unter Kardiomyopathie, hypertrophe obstruktive

Tamburin-Ton 208
Thoraxtrauma 288, 378
–, Aorteninsuffizienz 212
–, Mitralklappenprolaps 112
Transposition der großen Gefäße 355
Trichterbrust 270, 386 ff.
–, Spaltung 2. Herzton 388
Trichterstenose, immobile 243
Trikuspidalatresie 355
Trikuspidalinsuffizienz 288 ff.
–, Ätiologie 288
–, Definition 288
–, diastolische Zusatztöne 294
–, Differentialdiagnose 294
–, funktionelle/relative 244, 288 f., 360
–, Hämodynamik 288
–, 1. Herzton 290
–, 2. Herzton 292
–, organische/isolierte 288
–, systolisches Geräusch 158, 292
–, traumatische 288
–, Trikuspidalströmungsgeräusch 294
Trikuspidalklappenendokarditis, Spaltung 1. Herzton 70
Trikuspidalklappenprolaps 288
Trikuspidalklappenschluß 68
Trikuspidalkomplex 288
Trikuspidalöffnungston 130 f., 284
Trikuspidalstenose 280 ff.
–, Ätiologie 280
–, diastolische Geräusche 284
–, Differentialdiagnose 286
–, Hämodynamik 280
–, 1. Herzton 282
–, –, Spaltung 70
–, 2. Herzton 284
–, Trikuspidalöffnungston 130, 284
Trikuspidalströmungsgeräusch 164, 250
–, Ebstein-Anomalie 302
–, Schwangerschaft 404
–, Trichterbrust 388
–, Trikuspidalinsuffizienz 294
–, Vorhofseptumdefekt 322
Trill 131
Truncus arteriosus communis 355

Tumor-„Plop" 134 f., 374
–, Differentialdiagnose 377

Überleitungszeit, kurze 66
Ultraschallkardiographie s. unter Echokardiographie

Valsalva-Preßversuch 34 f., 102, 201, 214, 274
–, hypertrophe obstruktive Kardiomyopathie 228
–, Mitralklappenprolaps 116
Vasodilatatoren 38 f.
Vasopressoren 38 f.
Venenpuls
–, Ebstein-Anomalie 296
–, Pulmonalstenose 307
–, Trikuspidalinsuffizienz 290
–, Trikuspidalstenose 282
Venöses pooling 36
ventricular knock 96
ventricular shock 46, 96, 262, 332, 343
Ventrikelseptumdefekt 328 ff.
–, Aorteninsuffizienz 352
–, Defekte vom AV-Kanal-Typ 328
–, Definition 328
–, diastolische Geräusche 336
–, Differentialdiagnose 39, 338 f.
–, Ejection-Click 332
–, 1. Herzton 330
–, 2. Herzton 330
–, –, Spaltung 86
–, 3. Herzton 92, 332
–, Morbus Roger 328
–, muskulärer 337
–, Pathophysiologie 328
–, perimembranöse Defekte 328
–, Schwangerschaft 406
–, Septumruptur bei akutem Myokardinfarkt 337, 394
–, suprakristale Defekte 328, 337
–, systolische Geräusche 158, 332
–, –, großer Ventrikelseptumdefekt mit Eisenmenger-Syndrom 336
–, –, großer Ventrikelseptumdefekt ohne schwere pulmonale Hypertonie 336
–, –, kleiner Ventrikelseptumdefekt 334
Vorhofflimmern 94
Vorhofkontraktion 62, 92
Vorhofmyxom s. unter Vorhoftumor
Vorhofseptumaneurysma 113
Vorhofseptumdefekt 314 ff.
–, Definition 314
–, diastolische Geräusche 320
–, Differentialdiagnose 326
–, Ebstein-Anomalie 296
–, Ejection-Click 322
–, Hämodynamik 316
–, 1. Herzton 318
–, –, Spaltung 70
–, 2. Herzton 318
–, –, Spaltung 86
–, kompletter AV-Kanal 326
–, Koronarsinus-Defekt 314
–, Lutembacher-Syndrom 326

–, Mitralklappenprolaps 324
–, pulmonale Hypertonie 324
–, Ostium primum-Defekt (partieller AV-Kanal) 314, 320, 324
–, Schwangerschaft 406
–, Sinus venosus-Defekt 314
–, systolische Geräusche 320
–, zentraler Ostium secundum-Defekt 314
Vorhofsystolengeräusch 286
Vorhoftumor 370 ff.
–, Definition 370
–, diastolische Geräusche 376
–, Differentialdiagnose 376
–, Hämodynamik 370
–, 1. Herzton 372
–, –, Lautstärke 74

–, 2. Herzton 374
–, pathologische Anatomie 370
–, systolische Geräusche 374
–, Tumor-„Plop" 134 f., 374
–, Zusatztöne 374

Wasserhammerpuls 207
Windkesselfunktion 206, 343
WPW-Syndrom, Lautstärke 1. Herzton 75

Zyanose
–, bei Belastung 312, 356
–, dissoziierte 342, 348
–, „gelbe" 234
–, periphere 188, 234, 381
–, zentrale 296, 317, 352, 355

F. Müller, O. Seifert

# Taschenbuch der medizinisch-klinischen Diagnostik

71., völlig neu bearbeitete Auflage
Herausgegeben von **G. A. Neuhaus**

1985. Etwa 125 Abbildungen,
etwa 168 Tabellen. Etwa 880 Seiten
Gebunden DM 65,-. ISBN 3-8070-0334-7

Zunehmende Spezialisierung und die Einführung zahlreicher neuer Verfahren und Methoden gerade auf diagnostischem Gebiet haben es erforderlich gemacht, fast alle Kapitel der 71. Auflage vollständig neu zu schreiben. Hochkompetente und klinisch erfahrene Autoren konnten hierfür gewonnen werden. Der neue Müller/Seifert bringt – der fast hundertjährigen Tradition des Buches folgend – in seinen 12 Kapiteln den neuesten Stand des gesicherten diagnostischen Wissens der inneren Medizin einschließlich dem der internistischen Neurologie.

Das wesentliche Anliegen des Buches liegt in der Darstellung und Begründung der für die einzelnen Krankheiten der Organe oder Organsysteme notwendigen diagnostischen Verfahren und in der Bewertung dieser Methoden und Verfahren nach den Zuverlässigkeitskriterien: Spezifität, Präzision und Sensitivität. Hierbei wird dem Gesichtspunkt der praktischen Bewährung im Rahmen der diagnostischen Strategie: apparativer Aufwand, Zeitbedarf, Kosten der einzelnen Methoden und Verfahren sowie der Nutzen-/Risikoabwägung bei den am Patienten direkt angewandten Verfahren besondere Aufmerksamkeit gewidmet. Durch methodischen Fortschritt obsolet gewordene Methoden und Verfahren werden als solche ausdrücklich erwähnt und charakterisiert.

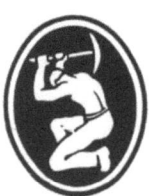

J. F. Bergmann
Verlag
München

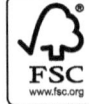

MIX
Papier aus verantwortungsvollen Quellen
Paper from responsible sources
FSC® C105338

If you have any concerns about our products,
you can contact us on
**ProductSafety@springernature.com**

In case Publisher is established outside the EU,
the EU authorized representative is:
**Springer Nature Customer Service Center GmbH
Europaplatz 3, 69115 Heidelberg, Germany**

Printed by Libri Plureos GmbH
in Hamburg, Germany